Von Psychose genesen

Edward M. Podvoll

Von Psychose genesen

Psychosen verstehen und behandeln

Vom Begründer des *Windhorse*-Modells
therapeutischer Gemeinschaften

NORBU VERLAG

Die amerikanische Originalausgabe erschien 1990 als *The Seduction of Madness* bei Harper Collins Publishers, New York. Die zweite Fassung wurde von E. Podvoll um ein Vorwort und zwei Kapitel erweitert und erschien 2003 als *Recovering Sanity – A Compassionate Approach to Understanding and Treating Psychosis* bei Shambala Publications, Boston.

Die erste deutsche Übersetzung erschien 1994 als *Die Verlockung des Wahnsinns – Therapeutische Wege aus entrückten Welten* bei Irisiana im Heinrich Hugendubel Verlag. Die zweite, um Teil III erweiterte, aber ansonsten unveränderte Fassung erschien dann 2004 als *Aus entrückten Welten – Psychosen verstehen und behandeln* bei Ariston im Heinrich Hugendubel Verlag, Kreuzlingen und München.

Die jetzige, eingehend überarbeitete Neuauflage *Von Psychose genesen – Psychosen verstehen und behandeln* im Norbu Verlag ist eine präzisere Übersetzung der amerikanischen Ausgabe von 2003.

www.norbu-verlag.de

ISBN 978-3-944885-17-9

Übersetzung: Tilmann Borghardt
Umschlaggestaltung und Satz: Gerd Pickshaus
Coverfoto: © Gerd Pickshaus
Druck und Bindung: Steinmeier GmbH & Co.KG, Deiningen
Printed in Germany

Gedruckt auf holzfreiem Werkdruckpapier, säurefrei, alterungsbeständig nach DIN 9706, ohne optische Aufheller

Inhaltsverzeichnis

Teil 2

Teil 3

Anhang 485

Dieses Buch hilft,
die Mechanismen der Psychose zu verstehen,
und es regt uns dazu an, wo immer möglich,
eine Gruppenbetreuung für an Psychose
Erkrankte zu gestalten.

Heilung von Psychose ist möglich.
Sie braucht einen starken Willen zu
genesen und die Entschlossenheit,
immer wieder in das dafür notwendige
Gewahrsein zurückzufinden.
Weiterhin brauchen wir Mitgefühl und Weisheit,
menschliche Nähe, Sanftheit und Mut.

Den Menschen.

Tilmann Borghardt

Vorwort zur Neuauflage von Tilmann Borghardt

Sehr geehrte Leser, es ist mir eine besondere Freude, Ihnen erneut die deutsche Übersetzung dieses wertvollen Werkes, in dritter deutscher Auflage, zur Verfügung stellen zu können. Für alle, die Menschen mit Störungen aus dem psychotischen Formenkreis betreuen oder selber betroffen sind, ist dieses Buch in meinen Augen ein unumgänglicher Wegweiser. Es beschreibt auf faszinierend tiefe und zugleich leicht nachvollziehbare Weise, wie Psychose entsteht und wie sie folgerichtig auch behandelt und geheilt werden kann.

Ich hatte die Freude, mit Dr. Edward Podvoll in enger Freundschaft verbunden zu sein. Von 1991 bis 1994 verbrachten wir in Frankreich drei Jahre und drei Monate zusammen in meditativer Zurückziehung unter der Leitung des tibetischen Meisters Lama Gendün Rinpoche. In dieser Zeit studierte ich eingehend das vorliegende Buch, damals mit dem Titel »Seduction of Madness« (Verlockung des Wahnsinns). Edward besprach jeden Absatz mit mir und klärte meine Fragen. In den folgenden Jahren leitete ich gelegentlich Unterstützergruppen im Sinne des Windhorse-Modells, das im zweiten Teil vorgestellt wird.

Kurz vor Edward Podvolls Tod (2003) drehte der Schweizer Regisseur Edgar Hagen den Film »Someone beside you« über Podvolls »Vision, dass Mut und Freundschaft die Kraft zur Heilung von Psychosen haben«. Der Film lässt Dr. Podvoll selbst zu Wort kommen, wie auch seine Patientin Karen, die durch Windhorse 20 Jahre zuvor Heilung erfuhr, und Eric Chapin, einen der engagierten Psychotherapeuten der heutigen Windhorse-Bewegung. Es gibt inzwischen Windhorse-Projekte nicht nur in den USA, sondern auch in Deutschland, Frankreich und Österreich.

Bei der vorliegenden Auflage wurden die Untertitel des Originals übernommen und zum leichteren Auffinden von Passagen einige weitere Titel eingefügt. Auch wurde die Übersetzung durchgehend mit dem amerikanischen Original verglichen und – wo nötig – neu übersetzt. Dies gilt insbesondere für die Passagen über Psychose-Entstehung, Heilungsverlauf, Meditation, Geist, Spiritualität und Gewahrsein. Podvoll versucht in seiner Sprache, wie er selber schreibt, »die Kluft zwischen dem buddhistischen Verständnis des Nicht-Ich und der westlichen Vorstellung der Ich-Psychologie mittels einer Terminologie der Selbsterfahrung zu überbrücken«. Diesem Ansatz bin ich bei der Überarbeitung gefolgt.[1] Angesichts seiner fortschreitenden Krebserkrankung hatte Edward mich gebeten, mich ein wenig um sein geistiges Erbe zu kümmern. So bin ich glücklich, dazu beitragen zu dürfen, dass neben der französischen Übersetzung dieses Werkes (»Psychose et Guérison«) nun auch die deutsche wieder zur Verfügung steht.

Dr. Tilmann Borghardt (Lama Lhündrup), Raitenbuch, August 2017

1 So wie in dem kürzlich erschienen Werk »Buddhistische Psychologie, Grundlagen und Praxis – Eine fundierte Synthese von buddhistischer Geistesschulung und westlicher Psychotherapie«, 600 Seiten, von T. Borghardt und W. Erhardt, Arkana Verlag, München, 2016.

Vorwort von Jeffrey Fortuna

Es ist mir eine Ehre, liebe Leserinnen und Leser, Ihnen Edward M. Podvoll, meinen Freund, Kollegen und Mentor, und die Neuausgabe seines Klassikers jetzt unter dem Titel »Aus entrückten Welten«, vorstellen zu dürfen. Ich begegnete Dr. Podvoll zum ersten Mal im Jahr 1977 anlässlich eines winterlichen Meditationsseminars für Psychotherapeuten im Staat New York. Eines Morgens machten wir beide uns auf den Weg, um im verschneiten Wald Brennholz zu holen. Bald entdeckten wir einen gestürzten Baum und versuchten, den dicken Stamm durchzusägen. Aber mit wachsender Frustration und zunehmend auch ärgerlich werdend, mussten wir feststellen, dass das feuchte Holz steinhart gefroren und all unsere Anstrengungen vergeblich waren. Da warfen wir uns einen Blick des Einverständnisses zu, lächelten und gaben auf. So kreuzten sich unsere Lebenswege. In den Jahren danach wurde uns immer klarer, dass noch ein langer gemeinsamer Weg vor uns lag.

Dieses erste gemeinsame Erlebnis blieb uns als Sinnbild in der Erinnerung haften: in der Psychose kann sich der Mensch in Furcht, Einsamkeit und Desorientierung bis ins Extrem verhärten. Dennoch wird eine unablässige, wache Anteilnahme das Eis irgendwann schmelzen. So zeigt sich, dass Heilung von Psychose und anderen extremen Geisteszuständen nur durch einen allmählichen Wachstumsprozess, nicht durch forcierte therapeutische Maßnahmen möglich ist. Seit 1981 arbeitet das Windhorse-Projekt auf der Grundlage dieses Prinzips. Unsere spezielle Methode besteht darin, dass wir für unsere Patienten in ihren eigenen Wohnungen und Wohnorten eine therapeutisch wirksame Atmosphäre schaffen. Eine Anzahl hilfsbereiter, einfühlsamer Personen, geübt in kontemplativer Praxis, bildet ein Team, das sich um das Wohl des Patienten – und um das gegenseitige Wohl kümmert. Wesentlich sind Ehrlichkeit in Wort und Tat und Aufmerksamkeit im Detail. Damit jedoch diese Anteilnahme auch wirklich fruchtbar wird, ist es erforderlich, dass das Pflegepersonal die Erlebnisse des Psychotikers voll begreift und weiß, wie damit umzugehen ist. Solange der psychotisch Kranke sich der eigentlichen psychischen Wurzeln seiner Krankheit nicht bewusst ist, wird sie immer aufs Neue ausbrechen. Und darin liegt der besondere Wert von Dr. Podvolls Buch: Es gibt durch Auswertung von Krankenberichten aus erster Hand eine Erklärung psychotischer Zustände und beschreibt die möglichen Wege zur Gesundung. Auf diese Weise entwickeln Windhorse und dieses Buch die aktuelle medizinische Theorie der Geisteskrankheiten weiter und führen unter Einbeziehung von Geist, Körper und Umwelt zu einem ganzheitlichen Paradigma.

Das Buch »Aus entrückten Welten« (jetzt: »Von Psychose genesen«) kann dem Leser unterschiedliche Zwecke erfüllen. Es gibt spezielle Anleitungen, wie man sich einem Erkrankten und seiner Umgebung auf geschickte Art und Weise widmet. Es beschreibt als praktischer Ratgeber, wie man eine normale Wohnung in eine therapeutische, allen Bewohnern zugutekommende Einrichtung umwandelt. Es vermittelt wichtige Einsichten, auf welche Weise der Teufelskreis wiederholter psychotischer Schübe durchbrochen werden kann. Es ist eine Art Führer in der scheinbar pfadlosen Wildnis unterschiedlichster psychotischer Erlebnisse. Es stellt die Mittel zur Verfügung, um angstfrei die eigenen Potenziale seelisch-geistiger Erkrankung zu erkunden.

Die Lektüre dieses Buches ist ein ebensolches Abenteuer wie die Arbeit mit Menschen in Extremzuständen. Aber Sie selbst haben genauso wie die Kranken aufmerksame, stetige Zuwendung verdient. Deshalb lade ich Sie ein, sich auf diese Lektüre so einzulassen, wie Sie sich auf einen Kranken einlassen würden. Achten Sie auf Ihre eigenen Empfindungen und Gedanken. Seien Sie geistesgegenwärtig, beobachten Sie genau und nehmen Sie all Ihren Mut zusammen. Seien Sie sich aber auch bewusst: »Es gibt kein Zurück mehr. Wer einmal das Innerste der Erde betreten hat, kann das nicht ungeschehen machen. Er kommt nicht mehr los davon.« (S. 200)

Wie Dr. Podvoll mir gezeigt hat, wird er auch Ihnen zeigen, welche Bedeutung die »Inseln der Klarheit« bei einer Psychose haben. Ich bin sicher, Ihr Blick auf diese Dinge wird sich zunehmend wandeln und weiten. »Falls es ein Gegenmittel für Wahnsinn gibt – hier ist es: Sich nach außen öffnen« (S. 200).

Seit seinen Anfängen im Jahr 1981 und seit dem ersten Erscheinen dieses Buches im Jahre 1990 hat sich das Windhorse-Projekt ständig weiterentwickelt (vgl. Kapitel 6). Es begann während unserer Arbeit mit Chögyam Trungpa Rinpoche an der Naropa-Universität (früher Naropa-Institut). Er vermittelte uns eine Vorstellung davon, was eigentlich Gesundheit ist, und gab uns die Mittel an die Hand, therapeutische Umfelder zu schaffen. Unsere erste Verbindung mit der Naropa-Universität, die Trungpa 1975 gründete, wird fortdauern und bis weit in die Zukunft hinein die Grundlagen für das Windhorse-Projekt bilden. Die einschneidendste Änderung unserer Methode war bisher, dass wir die ursprünglich großen Teams, wie sie in diesem Buch beschrieben werden, in kleinere, stärker auf ihr Ziel gerichtete Teams aufspalteten, die sich den besonderen Bedürfnissen und finanziellen Möglichkeiten jedes Kranken besser anpassen können. Mehrere hundert Kranke und ihre Familien sind auf diese Weise durch das Windhorse-Projekt in fünf Ländern betreut worden.

Viele Hunderte haben außerdem an Windhorse-Trainingsseminaren teilgenommen. Zudem haben wir verschiedene Wirtschaftsmethoden als Grundlage für unsere klinische Praxis entwickelt. Immer orientierten wir uns dabei an den Berichten der gesundenden Patienten und ihrer Angehörigen. Wir haben Anleitungen für Familien verfasst, die ihnen ein besseres Eingehen auf die Kranken ermöglichen. Das Windhorse-Modell ist auf betreutes Wohnen alter Patienten, auf Kinder und auf Personen ausgedehnt worden, die an geschlossenen Kopfverletzungen, Drogenabhängigkeit oder irgendwelchen sonstigen charakterlichen Veränderungen, Stimmungsschwankungen und Ängsten leiden. Im Prinzip lässt sich das Modell auf jede beliebige psychische Störung anwenden, bei welcher der Erkrankte zu Hause bleiben und dort gesund werden will.

Windhorse-Pflegegemeinschaften haben sich inzwischen in mehreren Ländern gebildet und dienen als Knotenpunkte in einem sich immer erweiternden Windhorse-Netz, das zudem jährlich eine große Konferenz für seine Mitglieder veranstaltet. Die aktuellen Resultate des Windhorse-Projekts haben bewiesen, dass die Heilung von Psychosen möglich ist. Sie bestätigen die Arbeit nach dem Prinzip der durch Kontemplation unterstützten therapeutischen Umgebung.

Ich hatte das Glück, seit ihren Anfängen in Windhorse-Gemeinschaften zu leben, zu arbeiten und zu lehren, und bin dort in eine führende Position aufgerückt. Dr. Podvoll hat eine zwölfjährige Rückzugsphase mit buddhistischer Meditation beendet und ist zum Erscheinen der amerikanischen Neuausgabe zu uns zurückgekehrt. Mit herzlicher Freude heißen wir ihn bei uns willkommen. Möge diese Ausgabe eine große Leserschaft erreichen, möge sie je nach Zeiterfordernis weitere Auflagen erleben und ihre Wirkung weit über unseren Tod hinaus behalten. Mögen Dr. Podvoll und seine segensreiche Tätigkeit die vielen Formen geistiger Erkrankung weiterhin lindern helfen. Wir wünschen Dr. Podvoll ein langes, gesundes Leben, weil wir immer noch einen langen Weg gemeinsam vor uns haben.

Jeffrey Fortuna
Co-Direktor, Windhorse Community Services,
Boulder, Colorado, 2003

Geleitwort von Edward Podvoll

In den letzten dreißig Jahren hat sich langsam, aber stetig eine Zusammenarbeit zwischen Praktizierenden buddhistischer Meditation und westlicher Psychotherapie entwickelt. Die Resultate sind teils kaum zu bemerken, teils revolutionär.

Als ausgebildete Psychotherapeuten begannen, durch ihre Meditationspraxis tiefe persönliche Einsichten zu erfahren, veränderte das ihr Leben. Was sie erlebt hatten, warf die Grundlagen der westlichen Psychologie über den Haufen, weil es einer völlig neuen Sicht von Geisteskrankheiten und deren Heilung entsprach. Ein Stück Psychologie-Geschichte wiederholte sich: Als William James einst Vorlesungen von einem Hindu-Mönch über Meditation hörte, verkündete er allenthalben, diese Psychologie sei die Psychologie der Zukunft. Er gab seine Forschungen in Verhaltenspsychologie auf und wandte sich der Psychologie religiöser Erfahrungen zu, woraus seine großartigen Gifford Lectures aus dem Jahr 1902 entstanden. Es ist immer ungemein aufregend, wenn ein Therapeut diese neue Perspektive entdeckt, aber immer entsteht großes Chaos in seinem Leben. 1974 wurde ich einer dieser Therapeuten. Zwar hatte ich eine intensive psychoanalytische Ausbildung hinter mir und bereits eine entsprechende Lehrtätigkeit aufgenommen, doch nach dem, was ich in der meditativen Praxis erlebt hatte, war es mir unmöglich, auf dem eingeschlagenen Weg weiterzumachen.

Als ich die Technik der Sitzmeditation erlernte und sie zu praktizieren begann, kam es mir vor, als hätte ich mein Leben lang nur darauf gewartet. Schnell war mir klar, dass ich fortan meinen Geist und meine Existenz auf diese Weise erkunden musste, und so fing ich an, drei Stunden pro Tag gewissenhaft zu meditieren. Nach einem Jahr wusste ich, dass Meditation ab jetzt den Mittelpunkt meines Lebens bilden würde.

In den ersten drei Jahren entdeckte ich so feine Schichten und Bewegungen des Geistes, wie sie gewöhnliche Psychoanalyse niemals wird sichtbar machen können. Sie befanden sich unter und vor den sprachlich-begrifflichen Schichten und waren weit flüchtiger und subtiler als bei der ungehinderten freien Assoziation oder bei der Technik, wo Phänomene als Bewusstseinsstrom erlebbar werden. Allmählich erschloss sich mir eine neue Dimension der Geisteskrankheit, mit der ich in der Psychoanalyse nur oberflächlich in Berührung gekommen war. Doch ich hatte keine Ahnung von der in dieser Dimension herrschenden, sich ständig wandelnden Aktivität, insbesondere von dem den Geist ständig belastenden Zwang, sich selbst zu rechtfertigen, ins rechte Licht zu rücken und zu behaupten. Ich blickte wie durch ein Mikroskop in die Welt der subtilen, tief eingewurzelten Ego-Gewohnheiten, die unter der Oberfläche des Bewusstseins wirken und die Grundlage der zwischenmenschlichen Beziehungen bilden. Ich erkannte sie klar als eine universelle Tortur.

Jetzt begriff ich meine Patienten auf neue Weise. Wie gestört sie auch sein mochten – ihre eigentliche seelische Qual war dieselbe wie die meine. Sogleich brachte ich ihnen mehr Mitgefühl und Freundlichkeit entgegen und sprach leichter und offener mit ihnen. Nicht so leicht gelangen mir die Gespräche mit meinen Berufskollegen. Ich war zu ungeschickt, ja mitunter geradezu unfähig, über die neue Richtung, die ich in Arbeit und Leben eingeschlagen hatte, mit ihnen zu diskutieren.

Eine riesige Kluft trennt die Behandlung durch die konventionelle Psychologie von den Therapieformen, die sich aus der Meditationstechnik ergeben. Diese Kluft könnte als »Ego-Problem« bezeichnet werden. Die einzigartige Wirkung der Meditation besteht darin, dass die Ich-Illusion und die egoistischen Impulse des Menschen allmählich schwächer werden, so dass sich der Betreffende langsam entspannt und wieder öffnet. Die konventionelle Psychologie hingegen fordert erst recht, dass der Mensch seine Ich-Identität durch Techniken der Selbst-Behauptung, Selbst-Stärkung, Abgrenzung von anderen und Absicherung des eigenen Ichs noch bestärkt. Von diesem Gesichtspunkt aus definiert sich Gesundheit als Fähigkeit des Ego, seinen Besitzstand zu wahren, und psychische Störungen sind die Folge einer Krise, eines Ego-Zusammenbruchs oder der Unfähigkeit des Ichs, den genetischen und kulturellen Mustern zu entsprechen, aus denen es aufgebaut ist.

Niemand hat mehr zu dieser Ego-Definition der psychischen Gesundheit beigetragen als der große Psychoanalytiker und Humanist Erik Erikson. Als ich ihm von meiner Meditationspraxis erzählte und davon, dass ich seit kurzem meine »Zuflucht zum Buddha« genommen hätte – ein anderer Ausdruck für das Betreten des buddhistischen spirituellen Weges, sagte er: »Das steht ja in völligem Gegensatz zu meinem Lebenswerk!«

Erst viel später konnte ich diese Feststellung in ihrer ganzen Tragweite erfassen und nahm unsere Begegnung als Sinnbild für den Zusammenstoß zweier Arten der Psychologie. Im Jahr darauf, 1977, zog ich nach Boulder, Colorado, um einen Lehrauftrag an dem dort entstandenen Naropa-Institut (später Naropa-Universität) zu übernehmen und meine buddhistische Praxis und Ausbildung ungehindert fortsetzen zu können.

Im vorliegenden Buch habe ich versucht, die Kluft zwischen dem buddhistischen Verständnis des Nicht-Ich und der westlichen Ideologie der Ich-Psychologie mittels einer Terminologie der Selbsterfahrung zu überbrücken. Die vielen klinischen Berichte und Fallbeispiele in diesem Buch weisen alle auf die Tatsache hin, dass in jedem Menschen eine Anlage zur Geisteskrankheit verborgen ist, dass die Seele ein natürliches Bedürfnis nach Selbst-Expansion besitzt und zu diesem Zweck einen unaufhörlichen Strom von Illusionen erzeugt. Jede Empfindung kann als Anknüpfungspunkt für dieses Bedürfnis nach einer fixen, expansiven, sich selbst behauptenden Illusion dienen. Jede Empfindung kann, wenn nicht auf ihren Platz verwiesen, zum Gift werden, das die Seele aus dem Gleichgewicht bringt. Hier handelt es sich nicht um eine Sprache der Technik oder Wissenschaft, sondern um die Sprache des Lebens selbst. Cupido (Begierde) ist blind, so heißt es. Ebenso die Rachsucht. Und der Hang zur Selbsttäuschung ist allgegenwärtig. Alle Tragödien Shakespeares – sogar seine Komödien, etwa der »Sommernachtstraum« – beruhen auf dieser Grundgegebenheit.

Aber es ist noch eine andere Anlage in uns verborgen, noch bedeutsamer als die Ego-Anlage: Es ist die Anlage zur geistigen Gesundheit, eine tiefverwurzelte Fähigkeit zur Klarheit, die in jedermann als helles, klares Bewusstsein wirken und die Selbsttäuschungen und Wahnvorstellungen spontan »durchschneiden« kann. Es sind Augenblicke der Offenheit und Wachheit, die den Menschen von seinen Wanderungen durch die selbsterzeugten Traumwelten zurückholen. Es bedarf im Allgemeinen gesteigerter Aufmerksamkeit, um solche Augenblicke überhaupt zu bemerken. Auf jeden Fall aber begünstigt die meditative Übung die Wahrnehmung dieser »Blitze« der Wachheit, ja, sie werden dadurch sogar häufiger. Doch auch verschiedene andere Übungen zur Synchronisation von Körper und Geist erleichtern den Zugang zu ihnen.

Jedes einzelne Kapitel dieses Buches zeigt, dass neben dem psychotischen Leiden – und darin eingebettet – immer eine solche Möglichkeit geistiger Klarheit und Offenheit von Herz und Haupt existiert. Jede Behandlungsmethode, die wahrhaft den Namen Therapie verdient, sollte diese Klarheit des Geistes so weit wie möglich fördern können. In diesem Sinn begannen wir 1981 an der Naropa-Universität mit einer solchen Art der Behandlung und bauten unter dem Kollektivnamen »Windhorse-Projekt« therapeutische Gemeinschaften auf, die bis heute fortbestehen.

Dieses Buch hat aber noch eine andere Absicht, die über die Bedürfnisse professioneller Therapeuten, die sich schwer gestörter Menschen annehmen, hinausgeht: Die hier dargestellten Prinzipien und Tätigkeiten können als geistige Führer für alle dienen, die sich auf dem spirituellen Pfad des Mitgefühls befinden. Es gibt heute weit mehr Meditierende als damals, als ich dieses Buch schrieb, und noch mehr Menschen, die sich mit den unterschiedlichsten Geist-Körper-Techniken befassen. Sie werden entdecken, dass die hier beschriebene Arbeit angewandte kontemplative Technik ist.

Insbesondere für Meditierende ist dieses Buch ein erklärender Begleittext zu mancherlei Extremzuständen, die vielleicht irgendwelche ihrer Bekannten – oder auch Sie selbst, ein Familienmitglied, ein Weggefährte, auf dem spirituellen Pfad durchgemacht haben. Das Buch vermittelt direkt umsetzbare Informationen, wie man sich einem Menschen in der Krise oder seinen Angehörigen gegenüber verhalten sollte. Es kann auch zum Verständnis der eigenen Meditationserfahrungen beitragen, indem es noch einmal die Extreme emotionaler Erlebnisse vor Augen führt, die dauernden Angriffe der Ego-Impulse bei der Meditationspraxis veranschaulicht und an die grotesken Auswüchse erinnert, zu denen sich spiritueller Materialismus und Gier nach spirituellen Erfahrungen steigern können.

Schließlich können sich die Inhalte dieses Buches für Therapeuten in der eigenen Praxis bestätigen. Sie werden besser erkennen können, ob und wann Menschen in psychische Schwierigkeiten geraten, und besser in der Lage sein, psychisch labilen Personen, die ein spirituelles Leben beginnen wollen, zu helfen und sie anzuleiten.

Nachdem ich zwei Jahre lang an der ersten Ausgabe dieses Buches von 1990 gearbeitet hatte, war ich ziemlich froh, als es endlich fertig war –

aber doch längst nicht so froh, wie man hätte erwarten können. Denn der glühende Wunsch, meine Meditationspraxis zu vervollkommnen, und der Gedanke an die gewaltige Aufgabe innerer Arbeit, die noch auf mich wartete, bereiteten mir Unbehagen. Ich hatte das Gefühl, mein Leben sei sinnlos, solange ich dem immer wachsenden inneren Bedürfnis, das in sechzehn Jahren meditativer Übung in mir entstanden war, nicht nachgeben konnte. Dieses Bedürfnis befahl mir, eine sehr lange Meditationsphase durchzuführen. Alle anderen Zukunftspläne versanken dem inneren Befehl gegenüber ins Nichts.

Kurz nach Erscheinen des Buches reiste ich nach Indien und lebte zunächst in einem Ashram im Süden, wo ich meine seit sechs Jahren geübte Hatha-Yoga-Praxis fortsetzte. Ich hatte die Absicht, baldmöglichst eine traditionelle Pilgerreise zu den heiligen Stätten des Buddhismus anzutreten. Doch in den nächsten drei Monaten steigerten sich meine Sehnsucht und meine Verehrung der buddhistischen Lehrer und ihrer Linie, die mich unterwiesen, in einem solchen Maße, dass ich tagtäglich schwere Migräneanfälle bekam, die ich allmählich als lebensbedrohlich empfand. Irgendwas ging gefährlich schief, das Leben verrann nur allzu schnell, es war keine Zeit mehr zu verlieren.

Entschlossen verließ ich den Ashram und begab mich nach Neu-Delhi. Dort, so hoffte ich, würde ich am ehesten Lehrer meiner Linie finden, die mir Weisung geben könnten. Plötzlich ereignete sich eine merkwürdige Reihe von Begegnungen, die mir den Weg zu einem Meditations-Retreat in Frankreich eröffneten. Ich blieb dort zwölf Jahre. Nach einer derart günstigen Gelegenheit, Meditation zu praktizieren, pflegen mich die Leute zu fragen: »Und was haben Sie uns jetzt zu sagen?«

Ich möchte die Antwort in die Form eines Gebetes kleiden, eines Wunsches, eines dringenden Ersuchens an die Menschen der Erde, die während der Zeit meiner Abwesenheit aus dem Zeitalter der Angst endgültig ins Zeitalter des Terrors eingetreten sind. Dieses Gebet stammt aus der Praxis des »Chöd«, dem »Durchtrennen der Ichbezogenheit«. Gemeint ist das Auflösen aller Emotionen, die wie unkontrollierbare Dämonen die Seele bestürmen, zum Beispiel in Form der Rachsucht:

Mögen die karmischen Schulden getilgt und die Bande der Rache durchschnitten sein. Mögen stets Freude und Seligkeit herrschen, und Befreiung vom Leiden erfolgen.

Dieser Neuausgabe füge ich Aufsätze im Anhang hinzu, die der direkten Umsetzung des Buches in die Praxis dienen sollen. Der erste Artikel »Psychotherapie« entstand als eine Einführung für Studenten, die im Rahmen des Windhorse-Projekts in Einzelpsychotherapie ausgebildet wurden. Der zweite Artikel »Das Arbeiten mit der Biografie geistiger Gesundheit« wurde für Studenten der klinischen Psychologie an der Naropa-Universität verfasst, um ihnen die besondere Dimension der inneren Klarheit weiter zu verdeutlichen.

Da dieses Buch Ergebnis und Ausdruck meiner Praxis der buddhistischen Geistesschulung und meines ständigen Fortschreitens auf dem spirituellen Weg ist, danke ich den Lehrern von ganzem Herzen, die mich immer wieder zum Weitergehen ermuntert haben: meinem ersten Lehrer, Vidyadhara Chögyam Trungpa Rinpoche; meinem Retreat-Meister, dem Verehrten Lama Gendün Rinpoche; und dem besten aller Freunde, dem Dritten Jamgon Kongtrül Rinpoche.

Mein besonderer Dank gilt Jeffrey Fortuna für seine Bemühungen um diese Neuausgabe und seine unermüdliche Energie, mit der er das Windhorse-Projekt an leitender Stelle weitergeführt hat. Desgleichen danke ich Lama Khedrup für ihre Pionierarbeit und großzügige Unterstützung der Windhorse-Gemeinschaft. Mit Bewunderung und Respekt sage ich ferner allen Direktoren und Mitarbeitern der Windhorse-Projekte meinen herzlichsten Dank. Ihre hervorragende Betreuung der Kranken macht weiterhin deren Heilung möglich.

Samuel Bercholz und Emily Bower bei den Shambala Publications danke ich für ihr Vertrauen und ihren Einsatz, wodurch diese Neuveröffentlichung möglich geworden ist, ebenso Anne Munck, die das Lektorat und die Produktion der Neuausgabe tatkräftig unterstützt hat.

Edward M. Podvoll, März 2003

Einführung

Mehr als 70 % der Patienten, die sich in intensive psychiatrische Behandlung begeben, kehren später zu ihren Familien zurück, brauchen aber fast immer weitere Betreuung. Das bedeutet, dass (in den USA) über 10 Millionen Menschen in Haushalten leben, in denen sich eine in irgendeinem Stadium der Rekonvaleszenz befindliche Person aufhält.[2] Diese Menschen sind fast ganz auf sich gestellt, erhalten kaum Hilfe von Experten, und auch mit kompetenten Beratungen hapert es sehr. Auf jeden Fall sind sie nicht genügend informiert, um während und nach einer psychischen Katastrophe für sich selbst und ihre Angehörigen ausreichend sorgen zu können. Das führt zu ständig wachsenden Spannungen und Schwierigkeiten in Familien von Patienten, die für lange Zeiträume ausschließlich auf psychiatrische Dienste angewiesen sind. Aber es gibt keine psychiatrischen oder sonstigen Dienste, die diesem Problem gewachsen wären. Die Lage wird immer dringlicher. Heutzutage, wo Heere von besitz- und obdachlosen Menschen unsere Städte bevölkern, ist es von größter Wichtigkeit, sich klarzumachen, was eigentlich Heilung ist, und gegebenenfalls zu erkennen, auf welche Weise eine Familie selbst zur Heilung von Psychose und anderen Erkrankungen beitragen kann.

Der desolate Zustand der Psychiatrie ist nachgerade zum Gemeinplatz geworden. Das gilt insbesondere für die Betreuung und Behandlung von Menschen in psychischen Extremsituationen: den Psychotikern und den sogenannten chronisch psychisch Kranken. Charakteristisch für die gegenwärtige Lage sind Uneinigkeit unter den Experten, persönliche Animositäten, Ressentiments und enorme soziale Probleme. Das Leiden der Millionen Menschen in psychischen Extremsituationen hat verständlicherweise dazu geführt, dass sich ihre Angehörigen und Ärzte auf die immer mehr ausufernden medikamentösen Methoden verlassen, die eine Heilung von der Seite der »Biologie« her ins Auge fassen. In den letzten zehn Jahren hat sich das Interesse der Psychiatrie fast ausschließlich auf

2 Aus einem Ausschussbericht der American Psychiatric Association, abgedruckt in Psychiatric Times, Oktober 1987.

den biologischen und chemischen Ursprung psychischer Störungen verlagert. Staatliche und kommunale Gelder und Zuwendungen von Privatleuten kommen immer ausschließlicher der Erforschung der vermeintlich biologischen Ursachen zugute, während andere Bereiche klinischer Forschung zu verkümmern drohen. Schuld daran ist die Faszination, die von den Forschungen im Bereich der Hirnphysiologie ausgeht, die mit gewaltigem technischem Aufwand durchgeführt werden. Man rechnet damit, dass diese Forschung eines Tages das Rätsel psychischer Erkrankungen lösen und die sie hervorrufenden chemischen Vorgänge entdekken wird. Wieder einmal erwartet man sich das Heil von den Labors.

Viele Leute glauben, dass es nicht lange dauern wird, bis sich die Wissenschaft ein endgültiges und verbindliches Urteil über diese rätselhaften Krankheiten gebildet hat.[3] Und dann wäre es überflüssig und sinnlos, sich groß Gedanken über individuelle Behandlungsmethoden oder soziale Maßnahmen zu machen. Ebensowenig denkt man über die naheliegende Möglichkeit nach, dass Psychosen die unvermeidliche Kehrseite der menschlichen Natur überhaupt sein könnten. Es ist durchaus vorstellbar, dass die Psychose weniger eine seltene Krankheit ist – das wäre ein sehr bequemer Ansatz – als die natürliche Folge der besonderen Lebensumstände eines Menschen. Vielleicht hat die medikamentöse Behandlung von Geisteskrankheiten bei uns ein Gefühl falscher Sicherheit erzeugt. Tatsache ist, dass Menschen in jedem Alter, von frühester Kindheit bis zum Tod, die Herrschaft über ihre psychischen und geistigen Funktionen verlieren, also psychotisch werden können. Wenn man sich vormacht, eine Psychose nehme bei bestimmten Eigenschaften des Gehirns ihren Anfang und auch ihr Ende, verschließt man die Augen vor der menschlichen Tragödie, die jede Psychose ist, und trägt zur ständigen Verschlechterung der psychiatrischen Betreuung bei, der heutzutage fast alle chronisch psychisch Kranken ausgeliefert sind.

Der gegenwärtige Zustand der Psychiatrie ist von einem derartigen Durcheinander und einem solchen Chaos rivalisierender Institutionen gekennzeichnet, dass die übertriebene Anwendung von Medikamenten zur Regel geworden ist, was gleichzeitig wieder den gesundheitsschäd-

3 Vom Jahre 1810 an wird diese Erwartung immer wieder in den Vordergrund gestellt; siehe Andrew Scull, Museums of Madness: The Social Organization of Insanity in Nineteenth-Century England (New York: St. Martin's Press 1979).

lichen Kampf gegen negative Nebenwirkungen bedingt. Dazu gehören Störungen der Körperfunktionen, Lethargie, soziale Distanz, mangelnde Konzentrationsfähigkeit, Interesselosigkeit und »Langeweile«. Die Therapie mit Elektroschocks ist zur Mode geworden, und in einigen führenden Krankenhäusern, an denen der psychiatrische Nachwuchs ausgebildet wird, ist sie die bevorzugte Methode zur Behandlung schwerer neurotischer Depressionen. Sie wird heute (1989) bei über 30 000 Patienten pro Jahr praktiziert.[4] Und auch das Interesse an der Neurochirurgie lebt wieder auf, was fast ausschließlich mit dem günstigen Kostenfaktor begründet wird.

Die Schreckensvisionen Ivan Illichs in seinem Buch »Die Nemesis der Medizin«[5] sind inzwischen Wirklichkeit. Die Menschen haben in ihrer Leichtgläubigkeit die »biologische Verursachung« auf breiter Front akzeptiert und damit von der überlieferten Weisheit des Heilens Abschied genommen. Die professionellen Heiler haben ihrerseits die Fähigkeiten und Methoden vergessen, mit denen sie für ihre eigene geistige und seelische Gesundheit sorgen könnten. Die »Industrialisierung der seelischen Gesundheit«[6], wie es einmal genannt wurde, ist fast perfekt: Zeitlose Heilweisheit und gesunder Menschenverstand gelten heute als »anachronistisch« – als unmodern und nicht mehr brauchbar in unseren aufgeklärten Zeiten. Aber die »aufgeklärten Zeiten« unserer psychiatrischen Behandlungsmethoden sind inzwischen selbst zu einem schlimmen Krankheitssymptom der Gesellschaft geworden. Alle modernen Therapien werden von drei mächtigen Faktoren beherrscht, die deren Reichweite bestimmen und sich überall bei der Betreuung kranker Menschen in den Vordergrund schieben: Kosten-Nutzen-Verhältnis, Krankenkassen und Furcht vor den Konsequenzen ärztlicher Kunstfehler. Diese drei Faktoren garantieren, dass die nicht hinterfragte, ganz falsche Überzeugung, die beste Methode sei die Behandlung möglichst vieler Menschen an einem Ort, stets aufrechterhalten bleibt, was zur sogenannten »Anstalts-Mentalität« führt. Mit diesen Faktoren ist immer auch eine ganze Reihe

4 Untersuchung der American Psychiatric Association über Elektroschocktherapie, Boulder, Colorado, Daily Camera, 22. Dezember 1989.

5 Ivan Illich, Die Nemesis der Medizin, Reinbek: Rowohlt 4834, 1981.

6 Thomas Bittker, The Industrialization of American Psychiatry, American Journal of Psychiatry 142 (1985), 2.

aggressiver therapeutischer Maßnahmen gerechtfertigt worden (»Furor therapeuticus« nannten das die Kliniker früher). Die meisten Bedingungen moderner Therapien fördern heute, ohne dass es den Menschen bewusst wäre, eine Furcht vor zwischenmenschlichen Beziehungen, die für die Heilung geistiger und seelischer Krankheiten von immensem Wert, ja ausschlaggebend sind.

Fast ebenso gravierend wie die schlimmen Folgen moderner Behandlungsmethoden ist der Umstand, dass die Ausbildung des Personals, das mit extrem gestörten Patienten arbeitet, weitgehend vernachlässigt worden ist. Die Ausbilder selbst scheinen auch nur darauf zu warten, dass endlich der biologische Schlüssel entdeckt wird, der in alle Krankheitsschlösser passt. Und während sie warten, häufen sich die Beschwerden von Menschen, die in unseren Krankenhäusern und Anstalten behandelt worden sind – Beschwerden über mangelnde Aufmerksamkeit, Vernachlässigung, ja sogar Körperverletzung. Tatsächlich findet man in den medizinischen, psychiatrischen und den meisten psychologischen Lehrplänen praktisch keine Angaben mehr über das Wesen der Seele und ihre Funktionen. Auch die praktische Ausbildung in der Psychotherapie schwer gefährdeter Menschen oder in sozialen Heilmethoden ist im akademischen Bereich immer seltener geworden – inzwischen sind fast alle Vorstände psychiatrischer Abteilungen Biochemiker oder Genetiker. Woher soll dann die Erfahrung kommen, durch die ein Mensch die Angst und Hilflosigkeit überwindet, die ihn angesichts eines psychotisch gewordenen Mitmenschen überfällt?

Selbsthilfegruppen früherer Psychiatriepatienten mögen in ihren Ansichten über die geeigneten Therapien differieren. Aber sie alle sind sich einig in ihrer Opposition gegen das Vorurteil und die populären Theorien der Mediziner über die Unheilbarkeit von Gehirnstörungen. Wohin man auch blickt: überall Uneinigkeit, Resignation und Rivalität in Bezug auf die richtige psychiatrische Behandlung; viele Menschen haben bereits das Gefühl, die gegenwärtige Situation sei nachgerade hoffnungslos. Doch glücklicherweise ist das Thema damit noch nicht erschöpft.

Es gibt eine Alternative. Aus der Geschichte der Heilkunst psychisch kranker Menschen ist uns ein Wissen überkommen, das zwar nicht sehr bekannt ist, aber gerade durch seine Einfachheit in unserer aktuellen Krise neue Impulse geben könnte. Von diesem Wissen, oder besser: von dieser Weisheit, geht das Buch »Verlockung des Wahnsinns« (»Von Psychose genesen«) aus, um dann eine zur üblichen Praxis alternative Perspektive auf das Wesen der Psychose und ihre Behandlung aufzuzeigen. Trotz der bestürzenden und entmutigenden Vorurteile, die die gegenwärtige psychiatrische Praxis charakterisieren, lassen sich neuer Mut und neue Hoffnung schöpfen, wenn man sich zurückbesinnt auf die im Wesen des Menschen selbst gelegenen Ursachen psychischer Krankheiten und die entscheidenden geistigen Funktionen, die sie hervorrufen. Man muss sich nur einmal wirklich auf psychotisch Kranke einlassen, um zu erkennen, was für ein heftiger, abgründiger Kampf sich in der psychotischen Krise eigentlich abspielt. Es wäre aber ein Missverständnis, wollte man diese Neubesinnung mit einer populär gesagt »antipsychiatrischen« Haltung gleichsetzen. Sie fußt im Gegenteil auf einer langen psychiatrischen Tradition, die allerdings heute tatsächlich nicht in Mode ist. Vielleicht ist sie überhaupt niemals in Mode gewesen. Es ist eine Tradition, die stets das große Risiko auf sich nahm, alternative Wege bei der Behandlung psychischer Krankheiten einzuschlagen.

Alternative, natürlichere, menschlichere Heilmethoden haben eine lange, ehrwürdige Tradition in der Geschichte der Psychiatrie selbst. Der große Schweizer Psychiater Eugen Bleuler, der den Begriff Schizophrenie prägte, lebte Ende des 19. Jahrhunderts zwölf Jahre mit seinen psychotischen Patienten zusammen. Er arbeitete mit ihnen auf dem Feld, kochte, aß, schlug Holz, teilte also sein ganzes Leben mit ihnen in einer experimentellen therapeutischen Gemeinschaft, die er in einem alten Kloster in Rhineau gegründet hatte. Etwa um die gleiche Zeit nahm William James einen jungen Mann aus der staatlichen »Irrenanstalt« in seine eigene Familie auf, wo er leben und wieder gesund werden sollte. Dasselbe tat Bruno Bettelheim mit zwei autistischen Kindern.

In solchen Situationen hört und erfährt man die Wahrheit über den Menschen im psychotischen Zustand. Man wird mit dem Zauber und der Verführung konfrontiert, die das psychotische Bewusstsein auf den Menschen ausübt, und mit der Anstrengung und Selbstdisziplin, die eine Heilung von Psychose erfordert. Die heutige Psychiatrie jedoch scheint völlig zu übersehen oder zu vergessen, was unsere Patienten uns über ihre Psychose und andere Extremzustände der Seele erzählt haben und immer noch erzählen. Das bedeutet: Was auch immer das auslösende Moment dieser Zustände sein mag – stets muss sich die Beobachtung auch auf die subtileren Vorgänge während dieser Zustände konzentrieren, sei es mitten im Anarchismus der Seele, sei es in der Phase, in der der Patient langsam daraus erwacht. Es ist erforderlich, sich direkt und sehr präzise auf die sich im Kranken abspielenden geistigen und seelischen Ereignisse einzulassen, auch wenn sie sich zunächst sehr bizarr ausnehmen mögen. Tut man das nicht, so wird der Patient noch tiefer in den Wahnsinn hineingetrieben.

Indessen ist das eigentliche Anliegen dieses Buches die Heilung, nicht die Reform. In erster Linie ist es unter der Voraussetzung geschrieben, dass eine echte Heilung von Psychosen möglich ist.

Augenblicke einer natürlichen Heilung – »Inseln der Klarheit«, wie ich sie nenne – treten immer wieder im Verlauf einer Psychose auf. Sie können nicht nur bemerkt und erkannt werden, sondern müssen auch geschützt werden. Letzten Endes hat dieses Buch kein anderes Ziel, als zu schildern, wie solche »Inseln der Klarheit« bemerkt und sorgfältig gepflegt werden können. Denn auf diese Weise können und konnten Psychosen vollständig geheilt werden, ohne dass man aggressive oder für den Körper schädliche Therapien anwenden müsste. Doch im Allgemeinen bezweifelt, ja bestreitet man die Möglichkeit einer vollständigen Heilung von Psychosen. Man hat eine regelrechte Abneigung gegen »weiche« Methoden entwickelt – als ob der Übergang zwischen Psychose und Gesundheit nicht fließend wäre, als ob wir es uns leisten könnten, unsere eigene seelische Befindlichkeit und das erschreckende Potenzial seelischer Defekte in uns selbst zu ignorieren! Vor einigen Jahren schrieb ich an Professor Manfred Bleuler, eine internationale Kapazität der Psychiatrie, der 27 Jahre lang die Stelle seines Vaters als Direktor des Burghölzli-Spitals in Zürich (das durch C. G. Jung berühmt wurde) innehatte. Ich teilte ihm meine Sorgen und Probleme im Hinblick auf die Therapie psychotischer Menschen mit. Damals machte ich mir schon, genauso wie heute, Gedanken über das Versagen unserer Gesellschaft, diesen Menschen zu helfen. Prof. Bleulers Antwort zeigte, dass ich offene Türen eingerannt hatte. Speziell auf meine Therapie eingehend, schrieb er:

> »Ich möchte einige Punkte aus Ihren Ausführungen herausgreifen, die mir besonders gefallen haben: Selten wird in

der psychotherapeutischen Literatur erwähnt, wie wichtig auch die ›Geschichte der geistigen Gesundheit‹ des Menschen ist. Meines Wissens sind Sie der erste, der diesen Tatbestand auf so überzeugende Weise in den Vordergrund gestellt hat. Er spielt auch in meiner psychiatrischen Praxis eine große Rolle. Es ist dringend erforderlich, dass wir uns endlich von dem Vorurteil freimachen, ein psychotischer Mensch werde auch immer psychotisch bleiben. Sie formulieren diese Notwendigkeit absolut einleuchtend. In den letzten Jahren bin ich immer wieder heftig angegriffen worden, wenn ich über meine vielen Erfahrungen mit der Heilung Schizophrener berichtete, die lange Zeit schwer krank gewesen waren. Die Kritik an meiner Lehr- und Heiltätigkeit gipfelt immer in Folgendem: ›Ein schizophrener Patient kann niemals gesund werden – wenn Sie glauben, Heilungen schizophrener Patienten beobachtet zu haben, so kann das nur an einer falschen Diagnose liegen!‹ Meiner Meinung nach ist eine solche Einstellung unrealistisch und mehr als schädlich für unsere Patienten. Ich freue mich, in Ihnen einen Bundesgenossen gegen diese Einstellung gefunden zu haben.«[7]

In diesem Licht hoffe ich auch hier, das Problem der Heilung psychotisch Kranker darstellen zu können. Ich möchte den Patienten und den zur Betreuung in Frage kommenden Personen die Mittel an die Hand geben, zu erkennen, wie und in welcher Abfolge sich die Ereignisse abspielen, wenn jemand geistig erkrankt, aber auch, welche Phänomene beim natürlichen Prozess der Gesundung auftreten. Es ist z. B. von größter Wichtigkeit, sich der spirituellen Dimension des psychotischen Leidens bewusst zu werden und zu sehen, wie eng sie mit entsprechenden körperlichen Erfahrungen verbunden ist. Solche Einsichten in die Ursachen des psychotischen Leidens können unschätzbare Augenblicke der inneren Klarheit und Entspannung mit sich bringen. Mit einem Wort: Dieses Buch soll allen, die an einer Psychose gelitten haben oder vielleicht wieder leiden sowie ihren Familienangehörigen, Psychiatern oder anderen mit ihnen arbeitenden Personen praktische Informationen vermitteln, wie die

7 Manfred Bleuler, Brief an den Autor, Oktober 1984. Mit Genehmigung von Dr. Bleuler.

Kranken mit sich selbst umgehen, sich selbst schützen und in den verschiedenen Stadien der Erkrankung und der Gesundung ihre Lage verbessern können.

In den vergangenen dreißig Jahren habe ich erleben können, dass viele Menschen nach schwersten psychotischen Erkrankungen wieder gesund geworden sind, manchmal für Monate oder Jahre, manchmal fürs ganze Leben. Und es gab Fälle, wo sie nach der Krankheit weit gesünder waren als zuvor. In all diesen Fällen habe ich zu beobachten versucht, wovon es abhängt, dass ein Patient wieder gesund wird, zum Beispiel von den besonderen Stärken seiner Persönlichkeit, ihren Charaktereigenschaften und ihrer Intelligenz. Manchmal befand ich mich über Jahre in engstem therapeutischem Kontakt zu diesen Menschen und untersuchte, welche Aspekte dieses Kontaktes der Heilung hinderlich oder förderlich waren. Während meiner Arbeit in mehr als einem Dutzend Kliniken und therapeutischen Gemeinschaften hatte ich auch Gelegenheit festzustellen, welche Bedingungen der sozialen und kulturellen Umwelt die für eine Gesundung erforderlichen Einstellungen und Bemühungen der Kranken fördern oder nicht.

Als Folge der dabei gewonnenen Einsichten gründete ich das Windhorse-Projekt (siehe zweiter Teil des Buches), eine besondere therapeutische Gemeinschaft, die ich die ersten sechs Jahre leitete und in der meine Erfahrungen ihre Früchte zeigen konnten. Die intensive Betreuung dieser Menschen vertiefte mein Verständnis vom Wesen der Psychose und vom Gesundungsprozess. Ich glaube, am besten vermitteln zu können, was ich dabei gelernt habe, indem ich einfach die Lebensgeschichte ausgewählter Patienten erzähle – vor, während und nach der Psychose.

Es handelt sich dabei um schon veröffentlichte Berichte und meine eigenen klinischen Protokolle. Jeder hier vorgestellte Fall wurde deshalb ausgewählt, weil er ganz bestimmte Informationen vermittelt und diese durch meine eigene klinische Erfahrung wiederholt bestätigt worden sind. Die Fälle spiegeln überdies auch wider, was ich von Hunderten von Menschen, die mir zur klinischen Beobachtung anvertraut wurden, gehört und bei ihnen festgestellt habe. Immer wieder habe ich diese Berichte mit jetzigen und früheren Patienten durchgesprochen. Alle, welche die autobiographischen Arbeiten gelesen haben, aus denen diese Krankengeschichten exzerpiert wurden, haben ihre Gründlichkeit bestätigt und manch wertvolle Einsicht und nützlichen praktischen Hinweis darin entdeckt. Immer erkannten sie zum Teil sich selbst darin wieder.

Es gibt zwar die verschiedensten Möglichkeiten, seelisch oder geistig zu erkranken. Aber die hier ausgewählten Beispiele sind bis zu einem gewissen Grad allgemeingültig. Es handelt sich nicht etwa um besonders eigenartige oder prominente Fälle. Aber die Erkrankten sind insofern Ausnahmepersonen, als sie die Fähigkeit und das Geschick haben, das ganz normale psychotische Drama darzustellen und vorzuführen. Jeder von ihnen ist davon überzeugt, für alle Menschen zu sprechen, die je an einer Psychose erkrankt sind, und jeder führt den Beweis, dass man auch in der größten geistigen Verwirrung zuzeiten noch klar beobachten und denken kann. Das mag für jemanden, der eine Psychose lediglich für einen Zustand der geistigen Umnachtung hält, überraschend klingen. Doch jeder dieser Berichterstatter erzählt von der subjektiven Realität seiner Psychose, und es handelt sich wahrlich um Sachverhalte, die zu erzählen schwer und qualvoll, manchmal sogar gefährlich ist. Denn es ist bekannt, dass sie den Leser in heftige Aufregung versetzen und zornige Kritik hervorrufen können. Viele dieser Menschen sind bis zu einem gewissen Grad gesund geworden, so dass jeder Fall die Grundvoraussetzungen einer Heilung beleuchtet und erklärt. Alle Chronisten geben direkt oder indirekt Ratschläge und Empfehlungen, die jeder, der lernen will, mit seiner Psychose umzugehen, dringend benötigt. Diese Ratschläge beziehen sich aber auch – und das ist genauso wichtig – auf die Zuwendung, die der Kranke von seiner Umwelt braucht. Wir haben diese Empfehlungen in den letzten Kapiteln in ein Behandlungsschema umgesetzt, das jedem, der eine therapeutisch wirksame Umgebung aufbauen will, wertvolle Hinweise und Informationen geben kann.

Viele Fälle tauchen im ganzen Buch immer wieder auf. Andererseits gibt es vier große Porträts, die sonst verborgene Dimensionen psychotischer Erfahrung enthüllen und vor allem die Rolle einer flexiblen, grundlegenden Intelligenz beschreiben, die letzten Endes eine Heilung erst ermöglicht. Die durch diese vier Geschichten vermittelten Einsichten in das, was für den Aufbau einer therapeutischen Wohngemeinschaft notwendig ist, sind so entscheidend, dass die Schilderungen als Texte für sich genommen werden und den ersten Teil des Buches bilden sollen. Als würden wir ein Mikroskop auf immer größeres Auflösungsvermögen einstellen, so verfolgen sie die Entwicklung einer Psychose von den ersten zwingenden Schüben bis zu Momenten aufflackernder Klarheit des Bewusstseins. Das erste Kapitel beschreibt das gesamte Spektrum psychotischer Erfahrungen von Anfang bis Ende und den heroischen Kampf eines Menschen um seine Heilung, der, ganz auf sich allein gestellt, gegen alle Wahrscheinlichkeit doch den Sieg davonträgt. Das zweite Kapitel gibt die Darstellung der Extreme dessen, was noch menschenmöglich ist – die gewaltigen Energien, die von der Manie auf der einen und der Depression auf der anderen Seite entfesselt werden. Das dritte Kapitel stammt aus dem Tagebuch eines Mannes, der geisteskrank wurde, als er sich allein auf hoher See befand. Es führt uns in die Abgründe der psychotischen Persönlichkeitsveränderung und zu dem Krisenpunkt, wo Manie in Megalomanie umschlägt. Der vierte Bericht wurde von einem französischen Dichter geschrieben. Er wagte es, die Vorhänge zur Seite zu ziehen und unmittelbar in die Tiefen der psychotischen Seele hineinzublicken, um die grundlegenden Elementar-Funktionen und konstituierenden Bestandteile des Bewusstseins kennenzulernen.

Der zweite Teil des Buches geht den umgekehrten Weg: Der Blick wendet sich von den immer wieder aufflackernden Einsichten des langsam gesundenden Gemüts (den »Inseln der Klarheit«) zur Gesamtsituation einer heilwirksamen Umwelt, wobei auch Empfehlungen für eine Therapie und entsprechende gesundheitspolitische Maßnahmen ausgesprochen werden. Das erste Kapitel des zweiten Teils, das Fallbeispiel einer Heilung, zeigt, wie weitgehend eine Heilung von Psychosen von der Gesundheit der Umgebung abhängig ist. Im nächsten Kapitel wird beschrieben, wie ein spezialisiertes »therapeutisches Team« eine heilwirksame einfühlsame Umgebung aufbauen und aufrechterhalten kann. Das letzte Kapitel erörtert, wie man die in diesem Buch vermittelten Informationen über Geisteskrankheit und ihre Heilung auf sein eigenes Leben anwenden kann, unter anderem dadurch, dass man eine therapeutische Wohngemeinschaft aufbaut. Außerdem wird der Plan für ein kleines Krankenhaus skizziert.

Verschiedene in der Geschichte der Medizin entwickelte Ansätze werden in diesem Buch auf das zeitlose Problem der Psychose angewendet. Einer dieser Ansätze ist mir aus der gegenwärtigen Psychiatrie und Psychoanalyse vertraut. Einen anderen, der vom Wesen der Seele und ihrer

Tätigkeit ausgeht, habe ich aus Jahren praktischer und theoretischer Beschäftigung mit buddhistischer Psychologie gewonnen, besonders des Vajrayana-Buddhismus. Auch die Ansätze der Heiltraditionen amerikanischer Ureinwohner, des wissenschaftlichen Yoga und bestimmter schamanistischer Überlieferungen kommen zu Wort. Durch diese Kombination von Einsichten aus psychologischer Theorie und Praxis wurde es möglich, die bei einer Psychose ablaufenden Seelenvorgänge von Augenblick zu Augenblick zu verfolgen, sozusagen eine »Mikropsychologie« der Psychose zu entwickeln und die Erfahrungen, die sich dabei im Innersten des Menschen abspielen, besser zu verstehen. Diese Verbindung verschiedener Heilansätze trägt auch dazu bei, ein Licht auf das eigentliche Wesen geistiger Gesundheit zu werfen. Sie macht die Universalität der Erfahrungen bewusst, die einer Heilung geistiger und seelischer Erkrankungen zugrunde liegen.

Teil 1

Bilder des Wahnsinns

1. Percevals Mut

»Ich leihe den Stummen meine Sprache ... und fordere Sie auf, sich an die Stelle der Menschen zu versetzen, deren Leiden ich schildere. Erst dann mögen Sie Überlegungen darüber anstellen, wie sie zu behandeln sind. Fühlen Sie mit ihnen. Verteidigen Sie sie. Seien Sie ihr Freund – greifen Sie sie nicht an.«

John Thomas Perceval

Ketzerei

Er wanderte im Regen am nebelverhangenen Strand von Port Glasgow entlang. Er wusste, dass er bekehrt worden war. Er hatte bekommen, was er sich gewünscht hatte. Doch niemals hätte er gedacht, dass er es so deutlich spüren würde. Er hatte empfunden, wie ganz oben vom Scheitel her ein »Geist« oder ein »Strom« durch seinen Körper hinabrann, ihn durchdrang und mit einem unbeschreiblichen Wohlgefühl erfüllte. Es war der »süßeste, mildeste und wohltuendste Frieden«, den er jemals erlebt hatte.

Wie hatte er nur daran zweifeln können, dass ihm dieses Geschenk zuteilwerden würde? Doch er hatte gezweifelt – und dann auch wieder nicht. In qualvoller Unentschlossenheit war er vorwärts und rückwärts gegangen. Aber er wollte, dass es geschah. Er war in diese nordschottische Küstenstadt im trüben September gekommen, um die außergewöhnlichen übersinnlichen Ereignisse zu erkunden, für die dieser Ort weithin bekannt geworden war. Für die Kirche war es ein Skandal, sie bezeichnete es als die »Ketzerei von Row«. In Port Glasgow, genau der Fähranlegestelle in Row gegenüber, sprach eine kleine Gemeinschaft erweckter Christen »in Zungen«. Perceval hatte die Universität Oxford verlassen und drei Monate gebraucht, bis er hier eintraf. Und sobald er zu diesen Menschen gelangt war und ihre begeisternde Gegenwart erlebte, verlangte er auch selbst nach diesem göttlichen Geschenk des Heiligen Geistes, das die anderen offenbar erhalten hatten. Aber als es zu ihm kam, überflutete es ihn in großen, brausenden Wogen, untergrub die Gesundheit seiner Nerven, verwirrte seinen Verstand, und in den vierzig Jahren, die noch folgten, hatte er mit der Erfahrung von Geisteskrankheit zu kämpfen.

John Thomas Perceval (1803–1876) war ein junger Adliger im viktorianischen England. Obwohl Sohn eines populären englischen Premierministers, wurde er gegen seinen Willen im Alter von 29 Jahren in eine Nervenheilanstalt eingeliefert. Im ersten Jahr seines Aufenthalts dort genas er weitgehend von seiner Psychose, wurde aber erst zwei Jahre später entlassen. Von da an widmete er sein Leben der Verkündigung der durch harte Erfahrungen erkämpften Wahrheiten: *dass* Heilung von Psychose möglich ist und *wie* sie möglich ist. Diese Gewissheit schenkte ihm die Kraft, die Mechanismen des Wahnsinns zu durchschauen und den Code zu knacken, der ihn an seine Psychose fesselte.

Das Interesse am psychotischen Menschen, ja Faszination durch ihn ist unausrottbar. Seit Urzeiten haben Kranke und Ärzte den Ursprung der Psychose und ihre rätselhaften Eigenschaften diskutiert und beschrieben. Die Spekulationen von Philosophen, Psychologen, Wissenschaftlern und Heiligen jeder Couleur darüber nehmen kein Ende. Doch ebenso zeitlos ist die Undurchdringlichkeit dieses Phänomens. Immer wieder sind auch Hinweise und Vermutungen aufgetaucht, dass in der Kenntnis der Psychose der Schlüssel zu den elementarsten und mächtigsten Energien der menschlichen Seele liegen könnte. Aber die Psychose ist und bleibt ein dunkles, düster lockendes Gebiet der Seele. Fällt jedoch einmal ein Lichtstrahl in dieses Dunkel, so treten mit einem Schlag ganz andere Konturen der Seelenlandschaft hervor. Das war die Erfahrung des John Perceval; das war auch die Erfahrung aller anderen Personen, die in diesem Buch zu Wort kommen.

Die äußere Geschichte der Psychose Percevals scheint uns sehr vertraut zu sein und wirkt überraschend modern. Er war ein Student, der sich zunehmend auf seine innere Entwicklung konzentrierte. Innere Erlebnisse sollten seinem sonst recht öden, beschränkten Dasein Inhalt und Bedeutsamkeit geben. Er begeisterte sich für eine religiöse Gruppe, die sich mit Transzendenz und Erleuchtungserfahrungen beschäftigte, und schloss sich ihr an. Nach kurzer Zeit wurde er geradezu begierig nach spiritueller Erfahrung. Unaufhörlich versuchte er, die Zustände einer Bewusstseinsveränderung, die er durch verschiedene Methoden zur Beeinflussung des Bewusstseins hervorgerufen hatte, noch zu intensivieren. Schließlich schwankte er zwischen Ekstase und Furcht der Erfahrungen eines Lebens in Himmel und Hölle hin und her.

Er wurde nun von seiner Familie in eine Heilanstalt eingewiesen und fast drei Jahre lang aufgrund richterlichen Beschlusses in zwei renommierten Kliniken behandelt. Für einige Monate verschlechterte sich sein Zustand zunächst. Abwechselnd unterwarf er sich bedingungslos seinen Halluzinationen, die ihm Befehle erteilten, oder lehnte sich heftig dagegen auf. Im letzten Jahr des Krankenhausaufenthalts aber war es sein einziger Gedanke, entlassen zu werden. Er wehrte sich vehement gegen jeden Versuch, ihn zu behandeln. Schließlich erreichte er »gegen ärztlichen Rat« die Entlassung, aber nur dadurch, dass er allen mit seiner Behandlung betrauten Personen androhte, sie wegen Nachlässigkeit und Behandlungsfehlern zu belangen.

Ähnliches findet sich in zahllosen Krankengeschichten junger Menschen, die die Kontrolle über ihren Geist verloren haben. So ist die Geschichte der psychischen Erkrankung John Percevals zum Gleichnis für den Wahnsinn überhaupt.

Aber die *innere* Geschichte John Percevals unterscheidet sich von der der meisten anderen. Ganz selbstständig bahnte er sich einen gefährlichen Weg durch die Heilung von Psychose, und da er fest entschlossen war, seine Rückkehr zur Gesundheit zu dokumentieren, führte er täglich Tagebuch. Er veröffentlichte es gegen den erbitterten Widerstand seiner Familie und der medizinischen Autoritäten. Nach 150 Jahren wurden Percevals Aufzeichnungen durch Gregory Bateson der Vergessenheit entrissen, und sie wirken heute noch ebenso frisch und brandaktuell wie zur Zeit ihrer Abfassung.[8]

In den Tagen Percevals hielt man Psychosen für unheilbar; möglich erschien höchstens eine geringfügige Besserung. Auf jeden Fall war der

8 John Perceval, Perceval's Narrative: A Patient's Account of His Psychosis, Hrsg. Gregory Bateson (Palo Alto: Stanford University Press 1961).

Psychotiker für die Menschheit verloren. Aber Perceval hegte die unbezwingliche Hoffnung, dass diese destruktiven Vorstellungen vom Wesen der Psychose durch ein wirkliches, in die Tiefe gehendes Verständnis des psychotischen Geistes widerlegt werden könnten. Nimmt man jedoch seine Erfahrungen ernst, so gerät man an den Rand der Irrlehre. Denn unweigerlich wird man dann in Dinge hineingezogen, die er die »magische« und »wunderbare« Dimension der Psychose nannte.

Nicht alle Forscher nähern sich dem Phänomen Psychose mit solchem Wissensdurst. Viele Experten auf dem Gebiet der Therapie psychisch schwer Gestörter haben gar kein Interesse daran, sich mit den überaus starken, eindringlichen, großartigen und sogar majestätischen Momenten im psychotischen Bewusstsein auseinanderzusetzen. Ihrer Meinung nach gibt es vom psychotischen Geist nichts zu lernen, nichts von der dauernden Verlockung, der er ausgesetzt ist, nichts von den subtilen Vorgängen bei der Entstehung von Wahnvorstellungen, selbst wenn diese, wie es tatsächlich oft der Fall ist, Hinweise darauf geben, wie man die Leiden des Psychotikers mildern könnte. Manche Menschen haben sogar das Gefühl, solche Untersuchungen könnten der eigenen seelischen Gesundheit abträglich sein. Aus diesem Grund hat man das existente Wissen, wie Psychotiker geheilt werden könnten – und dieses Wissen gab es immer –, jahrhundertelang einfach nicht zur Kenntnis genommen. Diese Unkenntnis hat dazu geführt, dass man in unserer Zeit an die Möglichkeit einer Heilung von Psychose endgültig nicht mehr glaubt.

Ausbruch

John Perceval verlebte seine Jugend in reichen aristokratischen Kreisen seines Landes: »Ich wuchs in einer Zeit des Friedens und des Überflusses auf, erlernte kultivierte Umgangsformen und alle Erfordernisse der Etikette, gewöhnte mich an maßvolle Lebensführung und Selbstbeherrschung und schenkte der Religion meines Landes die gebührende Beachtung, ja zollte ihr Hochachtung und Respekt.« Bis zu seiner Erkrankung führte er das konventionelle Leben eines Gentlemans der Oberklasse. Doch erfüllte ihn allmählich wachsendes Unbehagen.

Ausgebildet in Harrow und von Privatlehrern, war er ein geachtetes Mitglied des Landadels und lebte so anständig und ehrenhaft wie nur je ein Zeitgenosse, der in seinem Herzen felsenfest davon überzeugt war, ein geborener Führer und Wohltäter Englands zu sein. Keinen Augenblick verließ ihn der glühende, typisch englische Glaube an die ideale Gerechtigkeit, Freiheit und Fairness, insbesondere nicht der legendäre englische Respekt vor den Rechten des Individuums. In all dem sah Perceval die große, hohe Mission des britischen Reiches. Und diesen Überzeugungen huldigte er in seiner Jugend, während seiner Psychose und nach seiner Heilung, ja er blieb ihnen bis zum Tode treu. In gewissem Sinn war er einer der typischsten Engländer seiner Zeit.

Er sah gut aus und besaß wie sein Vater, Spencer Perceval, Premierminister von Georg III., große traurige, braune Augen. Als er neun Jahre alt war, starb sein Vater, und seine Mutter musste sich nun allein um ihn, seine fünf Brüder und sechs Schwestern kümmern. John war stark, von athletischer Figur. Von Kindheit an war er daran gewöhnt, mehrere Stunden am Tag körperlich hart zu arbeiten. Nichts liebte er mehr als, wie er sich ausdrückte, »gute Disziplin«. Er verfügte über einen scharfen Intellekt, konnte z. B. fließend Griechisch und Lateinisch lesen und schreiben, dennoch entschloss er sich, die Schule auf der Suche nach einem mehr bodenständigen Leben zu verlassen. Von Natur aus zog ihn die Disziplin des Militärs an, und durch Familienbeziehungen erhielt er im Alter von achtzehn Jahren einen Posten in der Kavallerie. Später bekleidete er den Rang eines Kapitäns bei den First Foot Guards. Der Übergang zum Militär fiel ihm nicht schwer: »Ich war in sorgloser Atmosphäre, aber mit skrupulöser Moral erzogen worden. Jetzt trat ich in die Schule der weltgewandten, geschmeidigen Aristokraten ein.« Dieser Ausdruck »skrupulöse Moral« zieht sich durch sein ganzes Leben, als wäre es der eigentliche Kern seines Charakters.

Es gab nämlich ein Problem: Perceval war sehr streng gegen sich und andere. Das war seine Vorstellung von Integrität. Gleichzeitig machte er sich Gedanken über seine tatsächliche Charakterstärke und hegte Zweifel, ob sein Mut standhalten würde, wenn seine Kompanie einmal in den Kampf ziehen musste. Er war bekannt für sein »ernstes Schweigen, wenn meine Kameraden leichtsinnig die Grenzen des Schicklichen überschritten und über die Religion spotteten oder das sittliche Empfinden beleidigten. Fest widerstand ich auch allen Versuchen, mich durch Spott zu Unbeherrschtheit verleiten zu lassen.« Gerade diese Ernsthaftigkeit führte zu einer Art Verkrampfung. Gewiss wirkte er humorlos auf seine Umgebung. Am Lagerfeuer beim Biwakieren muss er recht prüde und überheblich dreingeschaut haben, arrogant in seiner eigenen Tugendhaftigkeit. Aber in Wirklichkeit quälte ihn diese Strenge:

> »In meinem Inneren focht ich schwere Seelenkämpfe aus über die Wahrheit und Natur der christlichen Religion. Dazu kam akute Seelenqual wegen meiner Unfähigkeit, nach den Normen und inneren Maßstäben zu leben, wie sie von Jesus und seinen Aposteln gelehrt worden waren, aber auch Erstaunen darüber, in welchen Sumpf der Leichtlebigkeit und des Widerspruchs zur Tradition die mich umgebende Gesellschaft geraten war.«[9]

Ein persönlicher Umschwung bereitete sich in ihm vor. Der Drang, in eine sinnvollere Existenz zu finden, erreichte allmählich seinen Höhepunkt, und irgendwann musste es zum Eklat kommen, wie bei einem zu hart dressierten Pferd, das eines Tages ausbricht und wild umherrast.

So begann eine *spirituelle Krise*. Perceval verspürte heimliche Impulse, sich für mehr Würde, Anstand und Mitgefühl einzusetzen, zur gleichen Zeit aber wurde er von tiefem Ekel vor seinem eigenen Egoismus und der Ichbezogenheit seiner Umgebung erfasst. Diese in ihm aufkeimende Abscheu nährte die Tendenz zu Entsagung und Askese und er zog die Schraube der Selbstdisziplin noch stärker an. All seine früheren Anstrengungen sah er jetzt in einem neuen Licht. Sie hatten ja doch nur dem konventionellen Streben nach Macht, Genuss und Reichtum gegolten.

Er betete um Führung. Er studierte die Bibel, vor allem die Propheten. In seinem Dilemma fühlte er sich zunehmend zu Menschen hingezogen, die ähnliche Kämpfe durchlitten hatten, um zu besseren Menschen zu werden: die Wüstenväter und die Scharen von »Gottesstreitern«, die Körper und Geist riskierten auf der Suche nach einer Lösung. Er begann zu fasten. Dann fügte er »seinen Maßnahmen die Übung hinzu, wachzubleiben und zu beten«. Wie er von König David gelesen hatte, blieb

9 Perceval's Narrative, 6.

er oft die Nacht durch wach und betete. Und dann tauchten Visionen auf, »wobei ich bald entdeckte, dass es Bilder von Ereignissen waren, die *wirklich stattfanden*!«

Mehr und mehr besuchte er jetzt Gottesdienste, manchmal auch arme Familien und Sterbende. Er nahm an Gesprächen in kleinem Kreis über die Lehren eines bekennenden Christentums teil (wie es schon sein Vater getan hatte) und interessierte sich vor allem für die Unterweisungen über »direkten Kontakt« mit einem immanenten Christus. Sein Geist war fieberhaft besessen mit Details der religiösen Doktrin. Alles, was er las und in seiner Umgebung sah, bewies ihm, dass die Welt hoffnungslos im Strudel des moralischen Niedergangs versank. Insgeheim war er überzeugt, dass er die kurz bevorstehende »Vernichtung der Welt« vorhersah. Das wiederum führte zu Anfällen von Depression. Allmählich aber reifte ein fester Entschluss in ihm. Nach neun Jahren beim Militär trat Perceval von seinem Posten zurück und begab sich ins Magdalen College nach Oxford, um dort Theologie zu studieren.

Bekehrung: Ruhe

Er genoss zunächst sein Glück, die richtige Entscheidung getroffen zu haben, und nahm jede Gelegenheit wahr, den Erweckungspredigern der »neuen Lehre« zuzuhören, die regelmäßig durch Oxford kamen. Ungeheuer erregten ihn ihre Worte, dass es möglich sein sollte, die »unmittelbare Gegenwart« des Heiligen Geistes zu erfahren:

> »Ich fühlte mich wie neugeboren und spürte die Kraft in mir, alle Konventionen zu überwinden, die mich in meinem bisherigen Leben so gequält hatten. Ich bildete mir ein, die Früchte eines neuen Lebens, die Beweise für die Gaben des Heiligen Geistes, bestünden darin, absolut vorurteilslos zu handeln und zu sprechen, in allem überaus gewissenhaft zu sein und reine Gedanken zu haben. Zum ersten Mal stimmten mein Geist und mein Handeln überein.«[10]

10 Perceval's Narrative, 12.

Wenn man weiß, welche tragische Jahre Perceval noch bevorstanden, kann man nicht umhin, sich mit ihm – wie er es damals tat – über diese wunderbare und so lang ersehnte Wandlung in seiner trostlosen Seele zu freuen. Man kann es ein »Verwandlungserlebnis« nennen. Als William James die allgemeinen Merkmale solcher Verwandlungserlebnisse untersuchte, stellte er fest, dass sie alle in Situationen starker Spannung im eigenen Leben und Geist auftraten. Immer erfolgte dann eine Art psychischer Implosion, durch die ein ausgedehntes »bisher unter der Schwelle des Bewusstseins liegendes Feld« seelischer Tatsachen freigelegt wurde.[11]

Perceval sprach von Erfahrungen, die »das Herz in Erstaunen versetzen«. Heutzutage bezeichnet man derartige Ereignisse gelegentlich als »transformative Erfahrungen« oder »Transformationen des Bewusstseins«. Solche Erfahrungen können auch in der Psychose auftreten und sind für die Betroffenen von höchster Bedeutung. Sie sind Schätze, die sich aus der psychotischen Erfahrung herauskristallisieren, Edelsteine in dem Trümmerfeld, das die Psychose zu hinterlassen pflegt.

Die transformative Erfahrung

Allem Anschein nach ist das Spektrum der vielen tausend möglichen transformativen Erfahrungen unübersehbar groß. Auch die Wirkungen, die sie auf das Leben eines Menschen ausüben können, sind sehr unterschiedlich. Sie reichen von Empfindungen, die dem Kitsch nahestehen, bis zum Wunderbaren. Aber drei Gruppen von ihnen lassen sich unterscheiden: gewöhnliche transformative Erfahrungen, Verwandlungserlebnisse und psychotische Transformationen. John Perceval erlebte alle drei Typen, und zwar in höchst gedrängter Form. Manchmal waren es gewöhnliche transformative Erfahrungen: ein plötzliches Wachwerden für die spirituelle Dimension, für seine geistige Berufung, für die Welt des Mysteriums oder für das Erscheinen himmlischer Mächte auf Erden. In noch größere Tiefe aber scheinen seine »Bekehrungserlebnisse« hinabzureichen. Bei ihnen hatte er die Empfindung, »zu einem neuen Leben erwacht zu sein«, zu einem neuen Wesen mit vollkommeneren Eigenschaften, »begabt mit einer neuen Natur«, erfüllt vom »Leben des

11 William James, Die Vielfalt religiöser Erfahrung, Heitersheim: Walter 1979.

Geistes«. Ab und zu gingen diese Erfahrungen auch Hand in Hand mit ekstatischen körperlichen und geistigen Zuständen. Perceval begriff diese Erfahrungen auf ähnliche Art, wie Sören Kierkegaard sie erlebt und beschrieben hat:

> » … so geht ja eine Veränderung mit ihm vor, wie vom Nichtsein zum Sein. Dieser Übergang aber vom Nichtsein zum Sein ist ja der der Geburt… Wir wollen diesen Übergang die Wiedergeburt nennen, durch die er zum zweiten Mal auf die Welt kommt, genauso wie die Geburt eines einzelnen Menschen, der noch nichts von der Welt weiß, in die er hineingeboren wird, ob sie bewohnt ist und ob es andere Menschen in ihr gibt.«[12]

Viele Religionen und spirituelle Traditionen kennen die Wollust, die mit Erfahrungen spiritueller Transformation verbunden sein kann und die Menschen veranlasst, sie immer wieder erleben zu wollen. Viele Traditionen warnen daher auch vor einem sogenannten spirituellen Materialismus. In der Vajrayana-Tradition des tibetischen Buddhismus – in Tibet saugen die Kinder derartige Geschichten und Lehren schon mit der Muttermilch ein – werden die gewöhnlichen transformativen Erfahrungen und Bekehrungserlebnisse nur als »flüchtige Ereignisse« gewertet, die leicht missverstanden und auch missbraucht werden können. Der tibetische Ausdruck dafür ist *nyam*, was »vorübergehende Erfahrung« bedeutet. Man weiß dort sehr genau, wie diese Erfahrungen bei intensiver Meditation auftauchen, und teilt sie in verschiedene Kategorien ein. Die Hauptsache dabei ist: Sie sollten auf keinen Fall als Beweis für besondere persönliche Leistungen, insbesondere nicht für einen spirituellen Fortschritt des Meditierenden aufgefasst werden. Der leiseste Versuch, durch Nachgiebigkeit gegen sich selbst oder Forcieren derartige Erfahrungen hervorzurufen, führt zu einer Verwilderung der Seele und zum Abirren vom richtigen Weg. Solche vorübergehenden Erfahrungen können immer wieder auftreten. Man erlebt sie nicht nur einmal und hat sie dann hinter sich.

12 Sören Kierkegaard, Philosophische Brosamen, München: dtv 1976, 29.

Von der »psychotischen transformativen Erfahrung«, die den Menschen in die Psychose treibt, heißt es, sie trete auf, wenn ein direkter Kontakt mit außerhalb der Kontrolle des Menschen stehenden »Mächten« stattfinde – guten oder bösen. Seit Urzeiten sind solche Mächte von Schamanen und geistigen Lehrern beschrieben und als gefährlich für die geistige Gesundheit des Menschen beurteilt worden. Auch unter den Heilern der amerikanischen Natives erzählt man sich Geschichten von begabten Heilern, die dem Umgang mit solchen Mächten zum Opfer fielen. Der Grund dafür ist, dass der Betreffende in derartigen Erfahrungen auch die eigene Macht spürt. Und wer von uns besitzt schon das Rüstzeug und die Selbstbeherrschung, um mit dieser Macht umgehen zu können?

Percevals erstes Bekehrungserlebnis freilich war nichts Außergewöhnliches. Es hielt nicht lange vor, bestärkte ihn aber in der Überzeugung, dass einem Menschen Übernatürliches begegnen könne, wenn er nur stark genug danach verlange. Er fühlte sich imstande, allmählich einen schwachen, aber direkten Kontakt mit einer Welt »außerhalb des Sichtbaren« herzustellen. So wurde sein Traum vom Übersinnlichen langsam wahr, er lernte die in Port Glasgow verbreiteten häretischen Lehren und die damit im Zusammenhang stehenden übernatürlichen Phänomene kennen und sah sich von innen her getrieben, all dem auf den Grund zu gehen.

Perceval verliert den Verstand

Drei Monate blieb Perceval bei den »Ketzern von Row«, die von der Synode der Presbyterianer erbittert verfolgt und zur Rechenschaft gezogen wurden. Im Verlauf der dabei durchgeführten Untersuchungen stürzte einmal einer der Brüder Macdonald, ein Urheber der neuen Lehre, aus der Kirche und schrie: »Verlasst sie mit mir, verlasst sie mit mir, meine Brüder!« Wie bei allen anderen Gelegenheiten eines spontanen Sprechens in Zungen, deren Zeuge Perceval geworden war (bei manchen hatte er nur den Eindruck eines sinnlosen Gestammels gehabt), war er auch jetzt von der Glaubensstärke dieses Mannes sehr beeindruckt. Aber er bezweifelte noch, dass es vernünftig sei, dem Glauben auf diese Art Ausdruck zu geben. Tatsächlich lebte Perceval in der Gemeinde von Row fast ununterbrochen am Abgrund des Zweifels. Ihn quälte die Frage, ob er sich dem Glauben, der sich hier entfaltete, auch wirklich hingeben sollte. Diese Unentschlossenheit machte seiner früheren »Ruhe« ein Ende. Doch versuchte er mit aller Kraft, sie aufrechtzuerhalten, und zwar auf die einzige Art, die er kannte: mit noch größerem spirituellem Ehrgeiz. So ergab sich eine zweite Art Bekehrungserlebnis, das schließlich die Psychose auslösen sollte.

Bekehrung: Macht

Glühend beneidete er die anderen Angehörigen der Gemeinschaft, die bei Gottesdiensten »in Zungen« sprechen konnten – es waren Klänge, die er als »extrem schön empfand«, und er wünschte sich sehr, ebenfalls »eine *aktive* Rolle spielen zu können«. Als er einmal abends im Wirtshaus war, setzte sich ein junger Mann zu ihm. Unvermeidlich kam das Gespräch auf religiöse Fragen. Nicht lange, und der junge Mann gestand ihm, wie deprimiert und verzweifelt er darüber sei, dass er von Christus getrennt lebe. Das rührte Perceval zutiefst, es ähnelte so sehr seiner eigenen Erfahrung. Irgendetwas musste er jetzt tun:

> »Ein schwerer Seelenkampf tobte in mir – mein innerer Führer drängte mich, etwas zu tun … was, das wusste ich selbst nicht. Schließlich ließ ich mich gewissermaßen in die Arme des Herrn fallen. Da tat sich plötzlich mein Mund auf, und ich sang ohne zu überlegen in den schönsten Tönen: ›Mit Christus sind wir verwandt! Bein von seinem Bein, Fleisch von seinem Fleisch!‹ … Es war nicht meine eigene Handlung – die Worte, ja selbst die Gedanken, wurden nicht von mir gedacht, oder jedenfalls war ich mir nicht bewusst, dass ich sie dachte.«[13]

Es gab noch mehrere Beispiele dieser Art, wo Perceval spürte, wie die »Kraft des Geistes« in ihn eintrat und er »in herrlichen Tönen Worte der Reinheit, der Liebe und des Trostes« sprechen, ja sogar singen konnte.

13 Perceval's Narrative, 19.

Sich fallen lassen – das war, wie er entdeckte, die Methode, um seinen Körper, seine Stimme und seine Seele zu immer innigerer Hingabe und größerer Veränderung zu *öffnen*. Dann tat er noch einen weiteren Schritt in diese Richtung.

Er ging jetzt Risiken ein. Er fühlte sich manchmal »geführt«, auch zu ungelegener Zeit zu sprechen, und obwohl er gegen diese Anwandlungen ankämpfte, konnte er sich nicht beherrschen. Mitglieder der Gemeinschaft tadelten ihn streng wegen dieses Missbrauchs der Kraft, aber für Perceval waren Körper und Seele schon zu einem »Instrument« geworden, auf dem zu heiligen Zwecken gespielt wurde. Auch auf andere Vorzeichen verließ er sich. Er fragte die Bibel um Rat, indem er sie zufällig irgendwo aufschlug (oder besser: »veranlasst wurde, sie aufzuschlagen«), und seine Augen fielen auf Drohungen und Warnungen, die ihn in Verwirrung stürzten: »Und der Herr wird dich mit Wahnsinn, Blindheit und Verstockung des Herzens schlagen.«

Es gelang ihm jetzt nicht mehr, seine Inspirationen dem eigenen Willen zu unterwerfen, noch konnte er sich beherrschen, Eingebungen auszusprechen. Er sagte, er sei sich der Gefahr durchaus bewusst gewesen, aber er wolle sich lieber »durch falschen Eifer zum Narren machen, als der Kraft, die ihn führte, ungehorsam und undankbar sein.« Er konnte nur hoffen, dass das, »was ohne mich begonnen hatte, in mir auch vollendet werden würde – trotz, ja gegen mich.« Immer mehr Mächte meldeten sich im Lauf der Zeit. Er erwarb sich nun auch die Fähigkeit, die Geister, die verborgen in anderen Menschen lebten und sich durch sie kundtaten, in ihrem Wesen zu unterscheiden. Er konnte sie schon am Klang der Stimme erkennen, auch an den unterschiedlichen Wirkungen auf den Körper des Betreffenden, besonders an den eigenartigen Kehllauten, die von tief unten heraufkamen. Als nach und nach seine Freunde gegen seine forcierten »Inspirationen« misstrauisch wurden, baten sie ihn, die Gemeinschaft wieder zu verlassen. Sie ahnten, dass seine Gesundheit bedroht war. Einige von ihnen hegten sogar den Verdacht, er könne »von einem Teufel besessen sein«. Aber er versuchte, ihnen klarzumachen, dass die ihm eingeflößten Kräfte erst der Anfang seien. Trotzdem verließ er Schottland, »nach meiner eigenen Überzeugung ein lebendes Beispiel für das Wirken des Heiligen Geistes – erfüllt von Mut und Selbstvertrauen, Frieden und Verzückung, eine lodernde Flamme, doch still und demütig.«[14]

Die erste Bekehrung, die der »Ruhe«, hatte Perceval gezeigt, welche Mächte in der Welt existieren. Die zweite Bekehrung bezog sich eher auf die eigene Person: Er hielt diese Mächte für seine eigenen. Er spürte, dass verborgene Quellen seiner Seele durch die Kraft des Heiligen Geistes erschlossen wurden. In Row hatten die Ketzer das Sprechen in Zungen mit dem Ziel praktiziert, die festgefügte, willentlich agierende Persönlichkeit, die Ichbezogenheit, aufzulösen, die das einzige Hindernis zwischen ihnen selbst und den übersinnlichen Kräften darstellte. Aber diese Methode hatte die gegenteilige Wirkung auf Perceval gehabt: Je tiefer er in den Kampf, sich selbst zu verstehen, hineingerissen wurde, desto deutlicher spürte er, dass sich die Mächte immer mehr auf ihn konzentrierten. Als er Schottland verließ und sich nach Dublin einschiffte, um Freunden seiner Familie einen Besuch abzustatten, war es schon so weit, dass die Mächte ohne seinen Willen seine Glieder bewegten und seine Hände dirigierten. Um festzustellen, wie groß seine eigene Kraft noch war – und im eigenen Wesen die Kraft, die in ihm und durch ihn wirkte, zu offenbaren und zu verherrlichen – musste er sich auf weitere Risiken einlassen. Leidenschaftlich verlangte er nun von sich selbst, kleinere Wunder zu vollbringen. Als das nicht klappte, verzweifelte er an sich selbst und wurde von heftigsten »Gewissensbissen« gequält. Schlaflos wanderte er bei Nacht durch die Straßen Dublins. Erschöpft, müde und gebrochen dachte er schon daran, die Suche nach religiöser Erfüllung überhaupt aufzugeben. In dieser Stimmung ließ er sich mit einer Prostituierten ein (nicht ohne ihr zuvor einen Vortrag über Spiritualität gehalten zu haben) und zog sich prompt eine Geschlechtskrankheit zu. Akutes Fieber, schädliche Medikamente und das quälende Bewusstsein, ein Sünder zu sein – das alles »führte mich an den Rand der Selbstzerstörung«.

Einmal saß er mit Freunden am Kamin und ruhte sich aus. Da hörte er eine Stimme: »Lege die Hand ins Feuer!« Seine Freunde hielten ihn zurück. Als man ihm ein rotes Taschentuch gab, dachte er, man habe es in Blut getaucht. Ein andermal hörte er Stimmen, die ihm befahlen, in

14 Perceval's Narrative, 22.

der Dunkelheit der Nacht aus vollem Halse zu singen oder seinen Körper so zu verrenken, dass er sich den Hals brechen musste:

> »Ein Geist kam zu mir und schickte sich an, meine Operationen zu leiten. Ich lag auf dem Rücken, und es schien mir, als ob der Geist sich auf dem Kopfkissen an meinem rechten Ohr niederließ und meinem Körper Befehle erteilte. Ich musste eine sehr anstrengende Haltung einnehmen: auf den Füßen stehen, die Knie bis zum Kopf hochziehen und den Rumpf unaufhörlich hin- und herpendeln lassen. Gleichzeitig hörte ich Stimmen inner- und außerhalb von mir, Geräusche wie das Rasseln von Eisen, das Zischen von großen Blasebälgen und prasselnde Flammen.«[15]

Als sein ältester Bruder zu ihm nach Dublin kam, konnte Perceval kaum mehr sprechen. Der Bruder war entsetzt und wusste sich keinen Rat. Er behandelte Perceval wie ein unmündiges Kind. Er ließ einen »Irrenarzt« kommen, wie sie damals hießen. Dieser erklärte Perceval für geisteskrank. Man sperrte ihn in einer kleinen Kammer ein, vor der Tür hielt jemand Wache. Wenn er zu unruhig wurde, steckte man ihn in eine Zwangsjacke. Als er diese zerriss (mit der »Kraft eines Elefanten«, die ihm die Geister verliehen), kreuzte man ihm die Arme über der Brust und zwängte sie in zwei dicke lederne Armschienen, in denen er schwitzte. So musste er bleiben, bis er zwei Wochen später in England ankam. Da er Tag für Tag auf diese Weise gewaltsam eingeschnürt wurde, verschlechterte sich sein Zustand zusehends.

Es sollte Jahre dauern, bis er seinen Quälern dieses Vorgehen, das er als grausam und völlig unnötig empfand, vergeben und vergessen konnte. Er fühlte sich wie ein Tier behandelt und musste sich einfach wehren, nicht nur weil es seine Selbstachtung so verlangte, sondern weil es ihm auch die Stimmen befahlen. Sie drohten ihm mit ewiger Pein, wenn er gegen seine Unterdrücker nicht aufbegehrte. Er gelangte später zu der Überzeugung, seine Psychose hätte sich schnell wieder verflüchtigt, wenn man ihm mit Verständnis begegnet wäre.

15 Perceval's Narrative, 29.

»Man wird mich fragen, wie man mich am besten behandelt hätte, da es doch offensichtlich gefährlich war, mir die Freiheit zu geben. Meine Antwort lautet: Immer hätte man mir eine Chance geben müssen, die nur irgendwie mit meinem jeweiligen Zustand vereinbar war. Man hätte mich z. B. ankleiden sollen, wenn ich es nicht selbst tat. Man hätte mich im Zimmer auf- und abgehen lassen müssen, und wäre ich dabei nicht ruhig gewesen, dann eben in derselben Zwangskleidung wie im Bett. Statt dass man mir Gegenstände wie Federhalter, Bleistifte, Bücher usw., die mich hätten verletzen können, wegnahm, hätte man sie mir erst recht geben sollen. Man hätte mich in eine Mietkutsche setzen und mit mir an die frische Luft, an die Küste oder in die Umgebung Dublins fahren sollen, wo ich auch hätte herumlaufen können. Ich weiß nicht, ob sich jemand den Hunger und die Sehnsucht nach frischer Luft vorstellen kann, die noch jetzt in mir aufsteigen, wenn ich an diese Zeit zurückdenke.«[16]

Im Januar 1831 überführte man Perceval in Handschellen auf dem Postdampfer und in der Postkutsche nach Brisslington in England und brachte ihn in das renommierte private »Irrenhaus« des Dr. Edward Fox. Dabei glaubte Perceval, er werde wegen der von ihm begangenen Verbrechen in ein höllisches Gefängnis eingeliefert. Diese Verbrechen bestanden, wie er überzeugt war, darin, dass er die heiligen Worte, die zu ihm gesprochen worden waren, nicht befolgt und nicht den Mut aufgebracht hatte, sich selbst zu läutern und zu erlösen. Es war eine dunkle Periode der englischen Medizingeschichte. Ganze Scharen von Gelehrten, Historikern und Soziologen haben inzwischen den Irrsinn dokumentiert, mit dem man den Irrsinn zu bekämpfen suchte.[17]

16 Perceval's Narrative, 43.

17 Michel Foucault, Wahnsinn und Gesellschaft. Eine Geschichte des Wahns im Zeitalter der Vernunft, Frankfurt: Suhrkamp 1973; Andrew Scull, Museums of Madness: The Social Organization of Insanity in Nineteenth-Century England (New York: St. Martin's Press 1979); Andrew Scull, Hrsg. Madhouses, Mad-Doctors, and Madmen (Philadelphia: University of Pennsylvania Press 1981); William Parry-Jones, The Trade in Lunacy (London: Routledge and Kegan Paul 1972) und andere.

Die Gesellschaft hatte jedes Augenmaß für den Umgang mit Geisteskranken verloren und überließ die Behandlung schwer gestörter Menschen einer bestimmten, sich schnell vergrößernden Klasse ärztlicher Fachleute. Private Irrenhäuser (madhouses) verbreiteten sich wie Metastasen über ganz England (150 waren es während der »Inhaftierung« Percevals). Sie besaßen unglaubliche Macht über ihre Insassen. Wie üblich verzichtete Percevals Familie auf ihr eigenes Urteil zugunsten der Kompetenz der Irrenärzte (lunatic specialists). Seine Angehörigen beugten sich sogar der Anordnung, ihn im Krankenhaus nicht zu besuchen, da sein Befinden sich dadurch verschlechtern oder er gewalttätig werden könne. Man behauptet, damals hätten die Psychiater die besondere Arroganz der Macht entwickelt, die bis heute bei der Behandlung psychotisch Kranker nachwirkt. Wir sind die Erben dieser alten Voreingenommenheiten, Vorurteile und Selbsttäuschungen. Immer beeinflussen sie uns auf subtile Weise, wenn wir plötzlich mit einem Psychotiker konfrontiert werden.

Unbeschreiblich ist die »Behandlung«, die Perceval hinter den Mauern des Irrenhauses von Brisslington erlitt. Seine eigenen Worte darüber zu lesen, bereitet Qualen. Ein Schrecken jagte den anderen. Er wurde behandelt mit Schocks eiskalter Bäder, in die er gewaltsam eingetaucht wurde, mit kalten Dampfbädern und gefährlichen sogenannten Entlausungsmitteln. Zweimal musste er die Prozedur über sich ergehen lassen, die man als Aderlass bezeichnete.

»Fast acht Monate lang kam ich niemals aus meiner Zwangsjacke. Sie wurde mir umgebunden, und so saß ich normalerweise den ganzen Tag in einem Winkel auf einem Holzhocker, Monat für Monat, die Füße an den Boden gekettet und mit 14 anderen Patienten zusammen ... Zweimal waren schwere Operationen erforderlich, jedenfalls sagte man mir das. Das eine Mal wurde der Schläfenarterie Blut entnommen, das andere Mal schnitt man mir eine Stelle am Ohr auf, um aus den Gefäßen ausgetretenes Blut ausfließen zu lassen ... An diesem Tag [als die Arterie aufgeschnitten wurde] blutete ich, bis ich das Bewusstsein verlor!

Ich sah, wie mein Blut in vollen Schüsseln weggetragen wurde, und wusste nicht, was ich dagegen unternehmen sollte.«[18]

Ironischerweise war es gerade Percevals eigener Vater gewesen, der notgedrungen der Legitimierung dieser Methoden zustimmen musste. Sie sollten gegen Georg III. angewendet werden, als er sich im letzten Stadium seiner Geisteskrankheit befand. Für Spencer Perceval waren diese Methoden unmenschlich und zerstörerisch. Er war aber, wie sein Sohn, machtlos dagegen. Es fehlten ihm Bundesgenossen, um ihre Einführung zu verhindern.[19]

Das Schlimmste jedoch, was Perceval erdulden musste, war die Brutalität des behandelnden Personals. Es war zunächst physische Brutalität, etwa als ein Wärter nach dem Essen Percevals Mund dermaßen grob abwischte, dass er blutete. Noch schlimmer aber war die seelische Brutalität, die tagtäglich vorkam, z. B. wenn man ihn verhöhnte oder absichtlich zu Gewalttätigkeiten provozierte. Besonders schwer ließ man es ihn büßen, wenn er Respekt vor seinem »königlichen Blut« verlangte. Die Ärzte dachten immer, dieser Anspruch sei nichts anderes als das übliche Symptom einer Megalomanie. Erst geraume Zeit später wurde bekannt, dass seine Familie tatsächlich von den ersten irischen Königen abstammte, die für Freiheit von der Herrschaft der Engländer gekämpft hatten. Wahrscheinlich war seine schlechte Behandlung zum Teil auch darauf zurückzuführen, dass er von Wärtern diskriminiert wurde, die der Unterschicht angehörten. Deren Klassenhass wurde damals durch die Bristoler Krawalle besonders angeheizt, die sich nicht weit von Brisslington abspielten. Wenn Perceval im zweiten Jahr seiner »Gefangenschaft« nicht ins Bett durfte und an die Wand gefesselt wurde oder in einen Schweinestall verbannt war, konnte er manchmal durch die Gitterstäbe seines Zellenfensters am Horizont den roten Feuerschein sehen, der von den brennenden Straßen Bristols den Himmel färbte. Diese rohen Behandlungsmethoden und der Terror, dem er sich schutzlos preisgegeben fühlte, trieben ihn natürlich immer tiefer in die Psychose hinein.

18 John Perceval, A Narrative, Vol. II (London: E.H. Wilson), 23.

19 Ida Macalpine and Richard Hunter, George The Third and the Mad Business (New York: Pantheon Books 1969).

Unbeschreiblich trostlos, vergleichbar den Bildern Hogarths, sind die Szenen im Irrenhaus, die die Notizen Percevals vor dem inneren Blick heraufbeschwören. Aber sie sind den Geschehnissen in den psychiatrischen Dauerstationen staatlicher Anstalten von heute gar nicht so unähnlich. Sie erinnern sehr an die von den Insassen heutiger Kliniken geschriebenen Briefe, an Berichte in der Untergrundpresse und an Bilder und Filme, die heimlich von solchen vor der Öffentlichkeit versteckten Abteilungen gemacht wurden. Angesichts solcher Bilder verschlägt es einem die Sprache. Nur wenn man sich plastisch vorstellt, wie man sich selbst unter solchen Bedingungen fühlen würde, kann man erahnen, wie diese äußerste Hoffnungslosigkeit und Verzweiflung den Geist zerrütten muss. Fast neun Monate lang begriff Perceval nicht, was da eigentlich vor sich ging. Endlich aber entdeckte er die geheime Absicht, die hinter den Methoden der Irrenärzte steckte. Kaum zu glauben: Sie besaßen eine unausgesprochene, manchmal ihnen selbst nicht bewusste Behandlungsphilosophie, die sie auf ihn und alle anderen Patienten anwandten: Die Kranken sollten auf die Knie gezwungen werden. Man wollte sie sich unterwerfen, indem man sie erniedrigte. Die Ärzte glaubten allen Ernstes daran, »dass harte Behandlung unbedingt notwendig« sei.

Doch bis er diese Entdeckung machte, glaubte Perceval noch, alles, was man ihm antat, sei göttliche Fügung. Alles hatte den Sinn, ihn zu bestrafen, zu prüfen und schließlich von seinen Sünden zu reinigen. Dadurch würde er nicht nur sich selbst und viele andere vor dem ewigen Höllenfeuer retten, sondern auch die ewige Erlösung erlangen, wie ihm das von seinen Stimmen immer zugeflüstert und versprochen wurde. Jedes Ereignis, jeder Zufall, auch der kleinste, passten in dieses grandiose Schema der Selbsttäuschung, mit dem er sich die Welt deutete.

Die grausame Behandlung, die Perceval in der Anstalt des Dr. Fox erdulden musste, verschlimmerte mit Sicherheit seine Krankheit und verlängerte sie noch. Aber auch die Wunde, die er sich selbst zufügte, ließ das Übel fortdauern. In diesem Fall war es eine seelische Wunde, durch die das Gleichgewicht eines empfindlichen Denk-Mechanismus gestört wurde. Eine solche Verwundung erfolgt immer in Etappen: Eine psychische Störung baut auf der anderen auf und treibt den Menschen in den archetypischen Teufelskreis der Psychose hinein. Die Höllenfahrt Percevals, auf der er stufenweise in die Psychose hineinglitt, begann mit einem Angriff auf seinen Verstand.

Außerachtlassen der Intelligenz

Über ein Jahrhundert schon versuchen die Psychiater vergeblich, den entscheidenden Fehler zu entdecken, der den Menschen psychotisch macht, die Abweichung, die letztlich für die besondere »psychotische Logik« mit ihren Halluzinationen und Wahnvorstellungen verantwortlich ist. Auf fast jeder Seite von Percevals Tagebuch wird angesprochen, was er selbst über die Natur dieses psychotischen Defektes herausgefunden hatte. Es handelt sich um die Störung einer ganz normalen Verstandesfunktion: der Fähigkeit zu zweifeln.

Perceval erforschte die natürliche Funktion des Zweifels und ihre Transformationen vom Anfang bis zum Ende seiner Psychose. Es ging dabei nicht um den Zweifel im Sinne von Unentschlossenheit, Zögern oder Ambivalenz. Seit seiner Bekehrung der »Macht« hatte er seine Augen vor einem unwillkürlichen »Reflex«, einem natürlichen »Instinkt« seiner grundlegenden Intelligenz verschlossen, den er den »Blitz des Zweifels« nannte. So ein Blitz ist fähig, eine in der Welt der Vorstellungen fest gegründete Überzeugung im Nu zu zerspalten. Es ist ein Moment der Klarheit, dessen Dauer Mikrosekunden zählt, ein Moment geistiger Frische. In jedem Menschen kann dieser Blitz sogar in einen alles erdrückenden Albtraum hineinfahren und aufzeigen, dass dieser nur ein fiktives, vom Bewusstsein inszeniertes Schauspiel ist. Bei Perceval durchtrennte diese blitzartige Klarheit oft die wildesten Halluzinationen und erlosch dann wieder. Wie ein kurzer, scharfer Schnitt mit der Machete durch das wuchernde Dickicht der Gedanken – und ein neuer Ausblick war geschaffen, eine Frage, ein Zweifel. In jeder Phase des allmählichen Verrücktwerdens fragte sich Perceval plötzlich: »Träume ich das nur?« In diesen Augenblicken hatte seine Geisteskrankheit die Macht über ihn verloren.

Auch in den allerersten, deutlich spürbaren Momenten seiner Krankheit, als ihn schon das stets wachsende Gefühl der Reinheit und Macht durchdrang, »zweifelte« Perceval: »Ich spürte, entweder war es eine ungeheure Wahrheit, die hier vor mir stand, oder der schrecklichste, abscheulichste Wahn.« Sogar in Augenblicken, wo er von einer Art körperlichem Glücksgefühl durchflutet wurde, konnte er plötzlich nachdenklich werden: »Bilde ich mir das alles nur ein, auch wenn ich offensichtlich glücklich bin?«

Fast jeden Tag erlebte er kurzfristig ein solches Dilemma: Ist es ein Traum oder ist es kein Traum? Werde ich verrückt oder zu geistiger Vollkommenheit transformiert? Immer wieder tauchte unvermittelt ein Misstrauen in die Realität dieser unheimlichen Erfahrungen auf. Dann pflegte er die »Realität« überhaupt in Zweifel zu ziehen, und das gesamte System seines Glaubens konnte in Sekundenschnelle zusammenbrechen. Mitten im Chaos tat sich immer wieder der Abgrund des Zweifels auf, wie ein glühender Lavastrom erhellten ursprüngliche Intelligenz und Wachheit die Szene. Das zieht sich durch alle Stufen des Prozesses, in dem Perceval den »Verstand verlor«. Diese Gegebenheit lässt sich tatsächlich überall beobachten, wo jemand »den Verstand verliert«.

Aber wie ist es überhaupt möglich, dass einer den Verstand verliert, wenn sein Denken offenbar noch zu so starken Aktivitäten imstande ist? Ein Grund dafür ist, dass diese grundlegende Intelligenz sich unter Umständen einfach nicht mehr durchsetzen kann: »Es waren mir gewisse Zweifel gekommen. Aber niemand, der nicht eine ähnliche Verstörung des Geistes durchgemacht hat, kann ermessen, wie fürchterlich stark Wahnvorstellungen auf einen Menschen einwirken können und als wie schwach sich demgegenüber seine gesunden Zweifel erweisen.« Selbst total von den »wunderbaren Mächten« vereinnahmt, hatte Perceval noch seine Zweifel, ob er sich hier auf dem Weg zu geistiger Gesundheit (oder gar Supergesundheit) befand.

> »Aber wenn ich zweifelte, wurden meine Zweifel doch überwältigt oder ganz aufgelöst, teils durch Gewissensbisse, dass ich so sanfte, liebevolle, bewegende Erlebnisse überhaupt etwas anderem als der Gottheit selbst zuschrieb, teils durch die Furcht, eine Sünde gegen den Heiligen Geist zu begehen. Für alles, was ich dann als widersprüchlich empfand oder was nicht erwartungsgemäß verlief, machte ich meinen Ungehorsam oder mein mangelndes

Verständnis verantwortlich und nicht den Umstand, dass vielleicht mein ›Vermittler‹ nicht vertrauenswürdig genug war.«[20]

»Irgendetwas stimmt hier nicht!« Das ist immer der erste Moment des Zweifels, ein gewisses Unbehagen, das natürlicherweise jede Erfahrung begleitet, durch die ein Mensch eine höhere oder niedrigere Stufe der Existenz betritt. Es handelt sich um eine Art intensiven Fragens, eine Grundhaltung des Verstandes, die sich aber nicht auf ein bestimmtes Problem richtet. Sie steht auch nicht im Dienst des Ichs oder Nicht-Ichs. Es ist vielmehr einfach eine kritische Einstellung, ein ununterbrochen wirksamer Zustand.[21]

Nach der klassischen Psychologie des Buddhismus ist diese Fähigkeit zu spontanen kritischen Impulsen tatsächlich unzerstörbar. Sie funktioniert immer und kann sich jeden Augenblick regenerieren. Aber obgleich sie niemals wirklich verschwindet, kann sie doch allmählich gleichsam entwurzelt werden. Die Verdunkelung dieses »Instinktes« der Klarheit ist ein sehr großer Verlust, so groß, dass dadurch das Gleichgewicht zwischen allen anderen Funktionen des Verstandes zerstört werden kann. Und genau das geschah mit Perceval. Aber in seinem Fall war es sogar noch mehr als nur eine Betäubung des Zweifels durch den Wahn. Er spielte eine aktive Rolle dabei. Er verwundete seinen eigenen Verstand gewaltsam, indem er den kritischen Zweifel systematisch zum Schweigen brachte.

Manipulation der Intelligenz

Perceval kam zu dem Schluss, der Zweifel sei das größte Hindernis auf seinem geistigen Weg. Der Zweifel in diesem Sinne bedeutete ja eine kritische Prüfung, ob er nicht drauf und dran war, verrückt zu werden, und ob er einer immer mächtiger werdenden Selbsttäuschung erlag oder wirklich einer außergewöhnlichen, übernatürlichen Führung gewürdigt wurde. Perceval sagt, der Schock des Zweifels habe ihn immer wieder daran gehindert, auf dem Weg der Selbsttäuschung fortzugehen. Aber

20 Perceval's Narrative, 70.

21 Chögyam Trungpa, Glimpses of Abhidharma (Boston: Shambhala Publications 1975).

er machte sich Vorwürfe wegen dieses Zweifels, weil er das Gefühl hatte, er könnte sich dadurch den spirituellen Erfolg verbauen. »Wenn mir Stimmen Befehle meines Gottes zusprachen, konnte nichts und niemand mich daran hindern, diesen Befehlen zu gehorchen, wie absurd sie mir und anderen oder wie gefährlich sie mir auch erscheinen mochten.«

Er fasste jetzt den Zweifel als eine absichtliche »Verzögerung« auf, als ein mentales »Stottern«, hervorgerufen durch Unentschlossenheit, wodurch alle Taten, die ihm befohlen waren, nur halbherzig ausgeführt wurden und der absoluten Zielstrebigkeit ermangelten, die der Heilige Geist von ihm verlangte. Zweifel und Zaudern machten ihn unfähig, die Befehle, die er von den Stimmen erhielt, buchstabengetreu zu befolgen: »Sie hinderten mich an der Ausführung oder ließen mich zeitlich hinterherhinken.«

So endete jede Handlung, auf die er sich einließ, in Irrtum, Verzagtheit und Schuldgefühlen, während die Stimmen, die jede seiner Bewegungen überschatteten und kommentierten, ihn der Schwäche und Feigheit bezichtigten. Sogar alles, was er noch nach seinem eigenen Willen tat, geriet in die Mühle des Zweifels. Und für all dies bestraften ihn die Stimmen mit schweren körperlichen und seelischen Qualen und drohten ihm und seiner Familie mit ewiger Pein. Da nun der Zweifel jedwedes zielstrebige Handeln untergrub, sei es in Übereinstimmung mit einer Selbsttäuschung oder in Opposition dagegen, entschloss sich Perceval, den Zweifel zu besiegen und zu *unterdrücken*.

Der Zweifel, sein innerster mentaler Instinkt, wurde nun zu seinem Intim-Feind. Er erklärte ihm den offenen Krieg und fand auch eine Taktik, ihn zu unterwerfen: Er brauchte den Zweifel nur in sein Gegenteil zu verkehren – wilde Hoffnung und fanatischen Glauben. In der Praxis machte er das so, dass er sich angewöhnte, schon auf die winzigste, fast unmerkliche Regung des Zweifels zu achten. Manchmal »schmeckte« er den Zweifel schon hinten in der Kehle, bevor er sich noch zu einem Gedanken ausformen konnte. Dieses »Schmecken« benutzte er dann als leises »Signal« oder Sprungbrett, um erst recht und möglichst tief in eine Wahnvorstellung hineinzuspringen. So brachte sich Perceval selbst eine mentale Wunde bei, wobei er immer kränker und manchmal sogar gewalttätig wurde.

Er entdeckte aber, dass diese Methode, den Zweifel in blinden Glauben und Wahnvorstellungen zu verkehren, nur funktionierte, wenn sie auf einem anderen Mechanismus aufbaute, der dem menschlichen Denken ebenfalls innewohnt. Gerade wenn sein Verstand am schwersten gestört war, bemerkte er, dass jeder Gedanke unmittelbar an seinen Gegengedanken gekoppelt ist. Er gewann den Eindruck, diese Gegenbewegung, die alles in sein Gegenteil verkehrt, sei der menschlichen Natur insgeheim überhaupt eigentümlich und könne sogar dazu verwendet werden, den Funktionen des eigenen Verstandes entgegenzuarbeiten. Er nannte das die »Perversität« der menschlichen Natur, ein immer wirksames Prinzip des Gegensatzes, das aber erst stark genug in Erscheinung tritt, wenn das Denken des Menschen irgendwie gestört ist. Auf diese Weise gelang es ihm, das klare Denken, das zwischen Einbildung, Traum und Wirklichkeit unterscheidet, auszuschalten. So wie jeder der fünf Sinne so beeinflusst oder konditioniert werden kann, dass eine beliebige äußere Wahrnehmung übersehen, verzerrt und von einem Gedankenbild überlagert wird, so ist dies auch mit inneren Wahrnehmungen und Bildern möglich. Für Perceval wie für den Paulus der Bibel war diese Verkehrung von Glauben in sein Gegenteil, den Zweifel, die eigentliche »Ursünde«.

Das Dilemma geistiger Unterwerfung

Wenn es Spiritualität nicht schon gäbe, würden psychotische Menschen sie erfinden. Das Scheitern geistiger Mechanismen, wie es Psychotiker erleben, scheint nach metaphysischer, übernatürlicher Erklärung zu schreien. Die Probleme des Kranken können dadurch in einen größeren Zusammenhang eingeordnet werden. Er kämpft ja nicht nur darum, der äußeren Welt einen Sinn abzugewinnen, sondern sieht sich auch in dauerndem Konflikt mit einer unsichtbaren Welt.

Dieser Konflikt machte sich bei Perceval zuerst im Reich der Sprache bemerkbar. Wenn er unter dem Einfluss dessen sprach, was er für göttliche Führung hielt, brachte er häufig nur ein unsinniges Gestammel hervor. Von sich selbst eingenommen und stolz, wie er war, fürchtete er, sich dadurch lächerlich zu machen. Auch konnte es vorkommen, dass ihn seine Führung beim Sprechen urplötzlich verließ, so dass er verzweifelt nach Worten rang und wirklich den Eindruck eines Verrückten machte. Hielt er aber seine Zunge im Zaum und weigerte sich auszusprechen, was ihm die Führung befahl, stand er stumm und hilflos da wie ein Idiot. Auch dies konnte bewirken, dass die Menschen seiner Umgebung an seiner geistigen Gesundheit zweifelten. Selbst wenn er auf eine ganz unschuldige Frage zu antworten versuchte, empfand er äußerstes physisches Unbehagen. Jedes Wort, das er ohne die geistige Führung äußerte, bereitete ihm körperlichen Schmerz.

Wie viele andere in der Psychose gefangene Menschen lebte Perceval in der ständigen Qual, entweder den »Mächten« gehorchen zu müssen oder aber undankbar für ihre Gabe der Kraft zu erscheinen und die gefürchtete Kritik der Umwelt herauszufordern. Dieses Dilemma: sei es das Sprechen aufzugeben, im Sinne der Führung sprechen zu *müssen* oder seine eigenen Gedanken auszusprechen, war »die stärkste innere Ursache all meines Unglücks«.

Sobald jedoch wieder Hoffnung an die Stelle des Zweifels trat, deutete er sich die Lähmung der Sprache nur als ein weiteres spirituelles Instrument, das ihm zu dem Zweck geschenkt war, seine schlechten und widersetzlichen Gedanken zu erkennen und sich von ihnen zu reinigen. Als er sich wieder einmal in tödlicher Gefahr fühlte, weil er an seinen göttlichen Inspirationen zweifelte, schlug er wie üblich die Bibel an einer zufälligen Stelle auf und stieß auf Worte, die nur Anweisungen zu einem bestimmten Handeln sein konnten:

> »Gürte dich, Jeremia, mache dich auf und sprich zu ihnen. Sage ihnen alles, was ich von dir verlange. Brich nicht zusammen bei ihrem Anblick, oder ich will dich vor ihren Augen zerbrechen.«

Glückliche Zufälle, Botschaften und bedeutungsvolle Winke kamen nun von überallher auf ihn zu. Trotzdem konnte er es bei aller Mühe, die er sich gab, nicht verhindern, dass sich doch immer wieder Zweifel meldeten. So schwankte er zwischen dem Gefühl, im Himmel zu sein, und der Empfindung, in der Hölle gefoltert zu werden. Die Stimmen sagten ihm im zweiten Fall, er sei endgültig vom Geist und seiner Glorie abgefallen, und seine einzige Hoffnung bestehe darin, zu sterben und in einem geistigen Leib wiederaufzuerstehen, der über jede Beschmutzung durch Zweifel erhaben sei. Er kam zu dem Entschluss, sich umzubringen.

»Meinen Körper zu töten, das ist die letzte Hoffnung auf geistige Vollendung.«

Der Albtraum – den Wahnbildern ausgeliefert

Während er manchmal mehrere Wochen lang mit Ledergurten ans Bett gefesselt war, bemerkte er, »dass ich durch die Untätigkeit von Geist und Körper meinen Wahnbildern auf Gedeih und Verderb ausgeliefert war. Ich verlor jede Kontrolle über meine Einbildungskraft.« Zuerst gelang es ihm nicht mehr, die immer schneller strömenden Gedanken zu kontrollieren und zu prüfen. Dann aber verselbstständigten sie sich total und wuchsen sich zu den wildesten Alpträumen aus.

Später erkannte Perceval, welcher Mechanismus den Alpträumen zugrunde lag. Tag und Nacht starrte er an die Decke und halluzinierte hemmungslos: »Ich stritt mit den Stimmen bei mir, in mir, außerhalb von mir. Sie sollten mir endlich erlauben, mich frei zu bewegen. Das wäre das einzige Mittel, mich zu retten.« Alle Denkvorgänge verdinglichten sich. Worte und Gedanken verwandelten sich in Töne. Die Töne wurden zu lebendigen Stimmen, die verlangten, gehört zu werden. Dann personifizierte er sie und identifizierte sie als »Geister«. Den Geistern wurden auch bestimmte Charaktere zugewiesen und alle »schwirrten mir wie Bienen um den Kopf«. So wandten sich die Gedanken als materialisierte Wesen gegen den Denker. Einige Geister wurden sichtbar, konnten inner- und außerhalb des Körpers wie Besucher aus einer außermenschlichen Welt wahrgenommen werden. Alle verlangten von ihm, er solle sich ihnen opfern. Jede innere und äußere Hemmung rief sofort eine entsprechende Wahnvorstellung ins Leben.

> »Ich war der einzige Mensch, der für alle Ewigkeit verdammt war, einsam in immer wieder neuen Körpern und unermesslichen Qualen umherirrend.«

So schrecklich diese Einbildungen auch waren, sie zeigten ihm doch wenigstens eine Richtung seines Handelns. Die Geister sagten ihm, er könne, wenn er sich als tapfer genug erweise, mit seiner Familie wieder vereint werden (fortwährend klagte er heftig darüber, dass ihm die Familie fehle). Sie werde ihm als einem heldenmütigen Märtyrer huldigen, der um der Glorie Christi willen zu jedem Opfer bereit war. Es liege allein an ihm, die drohende »Vernichtung der Welt«, die Rache der geistigen Welt, abzuwenden. Mit diesem Wahnbild war der Bruch mit der Realität noch vollständiger vollzogen als zuvor. Andererseits wurde dieser Bruch dadurch auch illustriert: Der Wunschtraum inszenierte das Drama des Wahnsinns. Das war der Countdown, der damit endete, dass Perceval definitiv »den Verstand verlor«.

Der »Knacks« – die Kapitulation des Willens

In einer Vision sah nun Perceval, dass seine Schwestern den Mut hatten, ihr eigenes Leben zu opfern, da er selbst zu feige war, das seine zu beenden. Sie handelten so, um ihm zu helfen und die Welt zu retten, die er nicht zu retten vermochte. Alle verspotteten ihn wegen seiner Feigheit, und in dieser Demütigung riss sich sein Geist vom Körper und der physischen Welt endgültig los.

> »Schließlich kam die Stunde, wo mir der Schrecken über den eingebildeten Verlust meiner Ehre so zusetzte, dass ich die Kapitulation meines Verstandes nicht mehr verhindern konnte. Der geistige Vorgang, den ich jetzt zu beschreiben versuche, war vom Geräusch eines leisen Knackens und dem Gefühl begleitet, über der rechten Schläfe zerreiße eine Nervenfiber. Es erinnerte mich an das Abknicken eines Großstags am Mast. Daraufhin war ich nicht mehr Herr über bestimmte Körpermuskeln, und es folgten unmittelbar zwei weitere Knackse der gleichen Art, einer nach dem andern, jeweils noch näher zum rechten Ohr. Die Muskeln erschlafften jetzt ganz, wobei ich die Empfindung hatte, auch der Verstand ergebe sich endgültig. Bis dahin hatte ich noch eine gewisse Herrschaft über Gedanken und Überzeugungen gehabt. Das war jetzt vorbei. Ich konnte den durch Gedanken oder Einbildungen hervorgerufenen Schuldgefühlen und vergiftenden Vorwürfen nichts mehr entgegensetzen. Jede Willensanstrengung, folgerichtig zu denken, hatte sich verflüchtigt. Ich wurde zu einem Menschen,

> der wach durch die Welt geht, aber in Träume verstrickt und nur körperlich anwesend ist.«[22]

Die aufs höchste gesteigerte Anspannung des Denkens und die Verkrampfung des Körpers wurden also plötzlich gelöst: Ein »Knacks« mit Erschlaffung, Kapitulation des Willens und unkontrollierter Verwandlung der Gedanken zu Visionen. An diesem Punkt der Entwicklung wurde Perceval »an allen Ecken und Enden« von Geistern, Visionen und Stimmen bestürmt. Ein fast vollständiger Übergang in eine andere Welt und Absorption durch sie war die Folge.

Besessen

Percevals Geist trieb nun hilflos im Ozean der eigenen Projektionen. Da war kein Raum mehr für intelligenten Zweifel. Perceval befand sich im *Status hallucinosis*, im Zustand ununterbrochener Halluzinationen. Sein Geist gehörte ihm nicht mehr, er war zum Spielball der Geisterwelt geworden. Er hatte das Gefühl, »besessen« zu sein, und was sein Verhalten und seine Ziele betrifft, so richtete er sich jetzt ganz nach den Winken, Zufällen und Botschaften der unsichtbaren Welt.

Die Synchronizität mit der Welt außerhalb seines Bewusstseins war vollständig verschoben. Er war bei allem, was er tat oder unterließ, zum ohnmächtigen Gefangenen seiner Wahnwelt geworden. Sie quälte ihn unablässig, und von Zeit zu Zeit begehrte er gegen sie auf. Es war der erbarmungslose Kampf, der zwischen Herrn und Sklave ausgetragen wird. Von den ersten uns aus dem Mittelalter überkommenen Berichten über Psychosen bis heute ähneln sich die Beschreibungen der »Besessenheit«.[23]

Es ist keineswegs immer so, dass die Betroffenen dabei unbewusst und naiv die primitiven Erklärungen, die ihre Umwelt für solche Vorgänge bereitstellte, übernommen und so überliefert hätten. Sie berichten vielmehr ihre subjektiven Erfahrungen. Sie haben nur das Gefühl, fremder Herrschaft unterworfen zu sein. Was Besessenheit letzten Endes auch

22 Perceval's Narrative, 44.

23 D. P. Walker, Unclean Spirits: Possession and Exorcism in France and England in the Late Sixteenth and Early Seventeenth Centuries (Philadelphia: University of Pennsylvania Press 1981).

sein mag – laut Perceval sind eindeutig unsichtbare Kräfte daran beteiligt, die sich die Kontrolle über die latenten Mechanismen der in sich widersprüchlichen und gegensätzlichen Natur des Menschen sichern, wodurch sie Verwirrung im Denken und Chaos im Handeln erzeugen.

Das Wunder: An zwei Orten zugleich

Im Griff seines Wahnes stellte Perceval fest, dass Gedanken zu Realitäten werden konnten – im Bruchteil einer Sekunde. Bilder gewannen plötzlich Leben. Erinnerungen wurden zu aktueller, lebendiger Gegenwart. Das Bewusstsein konnte sich von einem Augenblick auf den anderen an andere Orte und in andere Zeiten versetzen:

> »Obgleich ich mich im Haus des Dr. Fox auf der Erde befand, war ich doch gleichzeitig auch im Himmel (oder in der Hölle). Und ich war mir beider Zustände bewusst und konnte mein Verhalten in beiden blitzschnell steuern, wie es die Situation jeweils erforderte.«[24]

In einer Vision wurde ihm ein »früheres Leben« enthüllt – Jahrzehnte zogen im Nu vorbei und wurden wieder durchlebt. Die Geschichte dieses »früheren Lebens« hört sich folgendermaßen an:

Er lebte als junges Waisenkind in Portugal (wo er als Offizier einmal gedient hatte) und wurde von einem gütigen alten Mann aufgezogen. Doch undankbar gegen die Menschen, die ihn liebten, ermordete er aus Habsucht seinen Wohltäter. Die Vision setzte sich fort: Er wurde verhaftet, ins Gefängnis geworfen und gefoltert.

Während er in früheren Visionen immer die letzte Hoffnung seines Volkes gewesen war, wenn er nur richtig handelte, zeigte ihm diese Vision eines früheren Lebens, warum er jetzt nicht mehr aus reinen Motiven und mutig zu handeln vermochte. Da hatte er endlich die wunderbare und vollständige Erklärung für seine grundsätzliche Widerspenstigkeit, Negativität und Ichsucht: Er hatte sich in einer früheren Existenz derart befleckt, dass er im jetzigen Leben für diese noch nicht gebüßte Schuld zwangsläufig mit Leiden bezahlen musste! Wahrscheinlich war seine

24 Perceval's Narrative, 46.

damalige Sünde ein ewiges Hindernis für die Erlösung, ja auch nur für ein menschenwürdiges Leben. Dieses Erlebnis festigte in ihm die Überzeugung, er müsse irgendwie einen ganz großen Sprung nach vorne, zur geistigen Vollkommenheit hin tun. Von da an suchte er eifrig nach einer Gelegenheit für diesen Sprung.

Alle seine Sinne waren »gestört«, »genarrt« und »getäuscht«. Erscheinungen tauchten aus dem Nichts auf und verschwanden wieder. Gesichter verwandelten sich, während er sie anschaute. »Meine Art zu empfinden, blieb sich nicht gleich, mein Geruchssinn und Geschmackssinn funktionierten nicht mehr oder falsch.«

Widersprüchliche Stimmen bewarben sich um ihn: »Iss! – Iss nicht!« Er sagte später: »Fast nie konnte ich dem Wunsch der einen nachkommen, ohne der anderen ungehorsam zu sein.« Wundersame Wesen aus den verschiedensten Dimensionen des Daseins beobachteten jede Bewegung seines Denkens und Körpers.

All dies erklärte er sich so: Wenn jedes Ereignis, das im gegenwärtigen Bewusstsein auftritt, nur die Wirkung unsichtbarer Kräfte ist, »warum sollten dann mein Charakter und der Charakter all dessen, was sich jetzt in meinem Bewusstsein spiegelt«, nicht durch dieselben unsichtbaren Kräfte auch in Minutenschnelle verwandelt werden können? Es waren diese »Wunder der Einbildungskraft«, die in ihm die Wahnvorstellung erzeugten, er sei an zwei, ja sogar drei Orten auf einmal.

Die Empfindung, an »zwei Orten auf einmal« zu sein, war nur die Folge der Trennung von Körper und Geist oder der Verschiebung der Synchronizität zwischen ihnen. Sie führte zu noch schlimmeren impulsiven Handlungen. Man könnte es damit vergleichen, dass jemand gerade einschläft und schon über die Schwelle des Traumes gleitet, aber plötzlich dadurch, dass man ihm eine Frage stellt, aus diesem Zustand gerissen wird. Dann bemächtigt sich der Traum dieses Vorgangs. Trotz größter Anstrengungen wird die Antwort des Betreffenden, weil seine Aufmerksamkeit geteilt ist, unverständlich oder lächerlich sein, obwohl durchaus der Logik des Traumes entsprechend. Es ist eine tiefgreifende Störung, und entweder wacht man dann völlig auf oder gerät noch tiefer in den Traum hinein. Genau diese Art falscher Logik wurde von Percevals Wahnbildern erzeugt. Wie ein zum Greifen wirklicher Traum zogen sie all seine Sinne magnetisch an, machten sie sich gefügig und gliederten sich ihre Eindrücke ein. Sie zeugten weitere Wahnbilder und brüteten sie aus, bis die ganze Welt nichts als Vision und Stimme war. Jedes Hintergrundgeräusch, jeder vage optische und akustische Eindruck, jede Geruchs- oder Geschmackswahrnehmung wurde zum

> »Substrat der Sprache: Die Klänge, die die Sprache bilden, sind nicht immer besonders laut, sondern oft leise und intensiv. Aber durch Gleichheiten und Ähnlichkeiten erzeugen sie die Vorstellung von Rufen, Schreien, Lachen, Jammern, Weinen, Klagen und so weiter. Die Wirkung ist unheimlich schön und fein, ein sensibles Gemüt gerät dadurch in Verzückung. Ich wäre gerne bereit, ein Leben des Müßiggangs zu führen, nur um das Delirium des Glücks und Entzückens zu genießen, das solche Klänge hervorrufen.«[25]

So versank Perceval für viele Monate in seinem Wahn. Er »sprach kein Wort, handelte kaum und dachte kaum jemals, ohne dass er dazu von seiner Führung inspiriert oder veranlasst worden wäre.«

Das Kreisen in den Reichen der Verwirrung

Das Schema stellt zusammenfassend die »Reiche« dar, die Perceval durchwanderte, während er »den Verstand verlor«. Er war eine Persönlichkeit ganz eigener Prägung, aber die Vorgänge, die bei diesem Prozess auftraten, sind nicht singulär. Es gibt einen genetischen Zyklus jeder Psychose, und fast alle Merkmale dieses Zyklus werden von Menschen erlebt, die geisteskrank werden. Es sind Erfahrungen, die wie die Glieder einer Kette ineinandergreifen und am Ende zum Anfang zurückkehren. Der gesamte Zyklus lässt sich als Gang durch sechs voneinander zu unterscheidende Bewusstseinszustände charakterisieren, deren jeder durch eine vorherrschende Emotion und eine typisch gefärbte Weitsicht gekennzeichnet ist. Jeder von ihnen hat seine besondere Art der Wahrnehmung der Welt, seine eigenen Bedürfnisse, Logik, Assoziationen, Symbole, Bilder und

25 Ebd., 185.

Körperempfindungen. In diesem Sinne sind es nicht so sehr Bewusstseinszustände als Daseinsbereiche oder »Reiche« der Wirklichkeit.[26]

Die Existenz dieser Reiche ist aber keineswegs nur auf Psychosen beschränkt. In jedem gewöhnlichen Leben bilden sie Durchgangsstationen, in denen der Mensch kürzer oder länger verweilt. Bei bestimmten, hochgradig neurotischen Menschen z. B. lässt sich das eine oder andere dieser »Reiche« in intensivierter Form deutlich beobachten. Doch bei einer voll entwickelten Psychose sind die Erfahrungen dieser Reiche aufs äußerste gesteigert und ineinander verwoben, so dass sie in ihrer Gesamtheit das qualvolle Erlebnis der Geisteskrankheit hervorrufen.

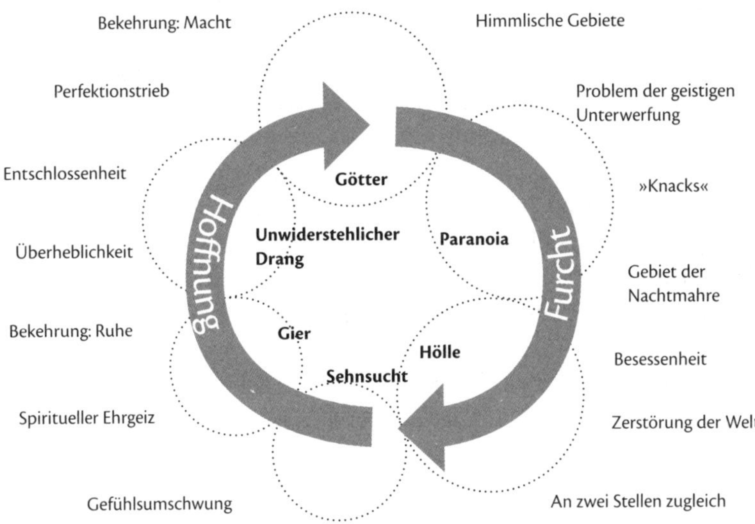

Die Antriebsenergie, die den Übergang von einem, allmählich eskalierendem Reich zum nächstfolgenden ermöglicht, ist die Hoffnung, irgendwo zu spiritueller Erfüllung zu gelangen. Hoffnung in diesem Sinne bezieht sich auf einen eigentümlichen psychischen und geistigen Materialismus. Bei Perceval begann es mit dem Reich der *Sehnsucht*. Er stand unter größtem Druck, sich von dem Widerwillen und Ekel zu befreien,

26 Siehe Chögyam Trungpa, Die sechs Reiche, in: Spirituellen Materialismus durchschneiden, München: Theseus 1989.

den er vor sich selbst und seiner Umwelt empfand. Daraus entstanden das Motiv und die Sehnsucht, ein besserer oder »höherer«, spirituell perfekter Mensch zu werden. Dass diese Möglichkeit überhaupt bestand, wurde ihm bewusst, als er sein erstes Bekehrungserlebnis mit der damit verbundenen inneren Ruhe und dem tiefen Frieden hatte. Alles in seinem Leben schien damals auf diesen Weg zum Glück hinzuweisen.

Als die Empfindungen intensiver wurden – oder der Zweifel sie ihm wieder raubte – wollte er unbedingt mehr von ihnen haben und betrat nun das Reich der *Gier*. Diese Erfahrung besteht darin, dass man immer mehr von irgendetwas haben will, jedoch niemals volle Befriedigung finden kann. Man ist vielleicht einmal von einer spirituellen Gnade berührt worden, und der Hunger nach einer Wiederholung wächst nun ins Unermessliche. Jedes Mal, wenn Perceval den geistigen Frieden erlangt hatte, nach dem er sich so sehnte, hatte sich dieser Friede als Illusion erwiesen. Oder er konnte doch nichts damit anfangen oder die Erfahrung wendete sich plötzlich gegen ihn. Er empfand den quälendsten Mangel: So arrogant er auch war in dem, was er erreicht hatte, so war er doch ständig unerfüllt. Jedem Zweifel, ob er irgendwelchen spirituellen Fortschritt machte, stellte sich der Stolz entgegen, etwas erfahren zu haben. In dieser Zeit feuerten ihn wunderschöne Stimmen an zu einer spirituellen Gefräßigkeit mit Dichtungen von unerwiderter Liebe.

Nun strengte er sich aufs äußerste an weiterzukommen. Alle Warnungen schlug er in den Wind, jeden Zweifel schob er blindlings zur Seite oder unterdrückte ihn. Immer gewaltsamer zwang er sich dazu, das schon eroberte Terrain zu sichern und den heiligen Mächten noch mehr, ja die endgültige Gnade abzutrotzen. Dies ist das Reich der *Besessenheit*, einem fast animalischen Getriebensein weiterzugehen und Macht auszuüben, »auf Biegen oder Brechen«. In diesem Reich kann der Mensch durchaus auch träumen, ja geistig verwirrt sein und sich wie betäubt fühlen – immer aber drängt es in ihm weiter, egal, was daraus entstehen mag.

Im nächsten Schritt brach Perceval in das ihm scheinbar verheißene Land der Spiritualität ein. Für kurze Momente, in denen er sich »in himmlische Gefilde erhoben« fühlte, glaubte er im psychotischen Wahn, die Zinnen des Erreichens greifbar nahe zu sehen. In diesem Reich der *Götter* hatte er die Empfindung, die Ewigkeit zu erfahren und jenseits von Geburt und Tod zu stehen. Er erlebte eine Trennung von Bewusstsein und Körper. Der Zweifel hatte sich fast vollständig verflüchtigt, doch wenn das klare Denken einmal im Bewusstsein aufblitzte, sah Perceval, was er das Reich reiner Vorstellung oder den göttlichen Geist nannte. Dieses Erlebnis führte zu einer Art Benommenheit, in der er ganz unterging, fasziniert von den herrlichen spirituellen Bildern. Doch zeitweise flimmerten sie auch wie eine Fata Morgana, und es keimte die Furcht in ihm auf, dass er alles wieder verlieren könnte.

Diese Furcht lieferte gewaltige Energien. Wenn sich ihm seine Wahnbilder entzogen, blickte er, neidisch auf sich selbst, auf die einmal erklommenen Höhen geistigen Segens zurück. Er wusste in diesen Augenblicken, dass es damit vorläufig vorbei war. So empfand er einen noch stärkeren Antrieb, die geistigen Mächte gewaltsam zur Herausgabe spiritueller Güter zu zwingen. Mit Anfällen des Zweifels wurde er jetzt leicht fertig, das waren nur Einflüsse der Dämonen. Die Stimmen erteilten weiterhin widersprüchliche Befehle. Einstimmigkeit unter ihnen herrschte jedoch darin, dass sie unbedingte geistige Unterwerfung von ihm forderten. Er befand sich nun im Reich der *Paranoia*, wo er sich »gegen Angriffe von allen Seiten« behaupten musste. Es war ihm klar, dass ihn nur der Einsatz von noch größerer Energie und von noch wirkungsvolleren, schnelleren Reaktionen vor der Welt der Nachtmahre, die da auf ihn eindrang, retten konnte.

Beim Eintritt in das Reich der *Hölle* schließlich wurde er von der vollen, wütenden Wucht seiner Projektionen getroffen. Er wusste nicht mehr, ob seine Handlungen Taten des Todes oder Taten des Lebens waren. Die Gedanken rasten und zuckten unaufhörlich zwischen tod- und lebensbringenden Impulsen hin und her. Er war ohnmächtig den Empfindungen des Hasses ausgeliefert, hasste selbst und wurde gehasst, und während er gegen diese Projektionen anzukämpfen versuchte, wandte er sich schließlich gegen sein eigenes Inneres. Die Stimmen befahlen ihm, sich selbst zu zerstören. Als sich der von ihm beschriebene »Knacks« ereignete, befand er sich am Tiefpunkt der Entwicklung und schien endgültig erledigt zu sein. Manchmal brannte er in siedender Hitze, manchmal zitterte er vor Eiseskälte in einer Welt des Schreckens.

Zu Beginn seiner Erkrankung durchlief Perceval diesen ganzen Zyklus, den er später noch viele Male erleben sollte. In den letzten Phasen seiner Krankheit war es nur eine Sache von Minuten, dass er alle sechs

Reiche nacheinander mit höchster Intensität durcheilte. Offenbar wurde diese Höllenfahrt immer leichter, wenn sie sich einmal ereignet hatte. Es kam aber vor, dass er für kurze Augenblicke doch in Ruhe gelassen wurde und sogar Momente geistiger Klarheit hatte, besonders in den besonders verzweifelten Situationen im »Höllenreich«. Aber immer begannen die Schrecken von neuem. Anscheinend bilden sich im Höllenreich spontan charakteristische »Lücken« oder Pausen, in denen der Mensch wieder fähig ist, zu lernen und die Dinge in einem neuen Licht zu sehen. Lücken, in denen er auch – das ist besonders wichtig – offen ist für das Aufnehmen positiver zwischenmenschlicher Beziehungen. Aber natürlich gab es bei dem furchtbaren Leben, das Perceval in der Irrenanstalt führte, dafür keine Gelegenheit.

In seiner Einsamkeit musste er oftmals an die biblischen Propheten und viele Mystiker und Heilige denken. Sie hatten sicher Verständnis für seine Leiden, hatten sie doch ähnliche Erfahrungen durchlitten. Auch sie waren herumkommandiert, von der höchsten Seligkeit des Himmels in den tiefsten Abgrund der »dunklen Nacht der Seele« hinabgeschleudert worden. Wie viele Psychotiker stand auch Perceval vor der ewigen Frage, worin der feine Unterschied zwischen einer stürmisch verlaufenden spirituellen Reise und wirklicher Geisteskrankheit bestehen mochte. Aber er war sich sicher, dass dieselbe Macht auf ihn einwirkte, die auch die Propheten und Apostel geführt hatte.

Stufen der Genesung

In unserer modernen Gesellschaft besteht stillschweigendes Einverständnis darüber, dass Psychosen unheilbar sind. Nur gelegentlich wird diese resignierte Einstellung öffentlich artikuliert. Aber auch im privaten Kreis kennt die übergroße Mehrheit der Psychiater und Psychologen keine Heilung von Psychose. Zu häufig haben sie mit ansehen müssen, wie Patienten »rückfällig« wurden: Sie gliedern sich zeitweilig wieder ins Leben ein, sind dann aber seinen Anforderungen nicht gewachsen und fallen in ihre psychotische Welt zurück. Die Ärzte sind so oft Zeuge dieser Vorgänge geworden, dass sie schließlich zu der Überzeugung gelangt sind, der Rückfall sei schon vorprogrammiert und könne mit Sicherheit, als Fortsetzung der Krankengeschichte, erwartet werden. Diese Überzeugung der Fachleute ist weit verbreitet und zu einer Selbstverständlichkeit geworden. Die meisten Menschen haben sich an den Gedanken der Unheilbarkeit von Psychosen gewöhnt und machen sich in ihrer Abgestumpftheit gar nicht mehr bewusst, dass sie vielleicht vorschnell resigniert haben.

Als Perceval erklärte, er sei geheilt, erntete er nur Hohn und Spott. Viele Monate war er jetzt schon im Irrenhaus, und alle Welt glaubte, er sei immer noch gefährlich für sich und andere. Die elende Behandlung, die er erfuhr, wollte kein Ende nehmen. In der Zeit, in der er seine Heilung von Psychose proklamierte, schrieb er über hundert Briefe (einige wurden vom Krankenhaus gar nicht abgeschickt) und bat seine Mutter, Brüder, Schwestern, Freunde, Anwälte und die Gerichte, man möge ihn aus der strengen Zwangsunterbringung entlassen und ihm das Maß von Freiheit gewähren, das seiner wiedergewonnenen Gesundheit entspreche. Zuerst wandte er sich an seine Mutter. Sie besaß als sein juristischer Vormund den Schlüssel, der das Gefängnis öffnete oder schloss. Er versuchte, ihr zu erklären, dass es ihm jetzt besser gehe und warum er frei sein wolle:

> »Als ich von meinem schrecklichen Traum genas… begriff ich, dass die Dinge und Menschen wirklich so sind, wie sie sind. Ich begriff es zwar nicht immer oder auch nur für einen längeren Zeitraum… aber obwohl ich mich noch im Traumzustand befand, war jetzt mein Verhalten gemäßigter.«

Doch all seine Bitten wurden ihm abgeschlagen. Einmal machte er einen Ausbruchsversuch, wurde aber wieder eingefangen und eingesperrt. Verschiedene renommierte Psychiater der damaligen Zeit besuchten ihn – verordneten aber die Fortsetzung des Aufenthalts in der Anstalt. Einer von ihnen lehnte Percevals Gesuch ab mit der Feststellung, er habe lange, lockige Haare (was Perceval als »natürlich und männlich« ansah) und er stelle sich damit in bewussten Gegensatz zur Hausordnung. Auch weigere er sich, ein guter Patient zu sein und sich so zu betragen, dass er bald entlassen werden könne (er müsse freundlicher gegen seine Familie sein und sich weniger über die Ärzte beschweren). Aus all dem gehe hervor, dass sein Urteilsvermögen noch geschwächt und eine weitere Behandlung unumgänglich sei.

Wie sehr sehnte er sich danach, endlich dem aufregenden und aufreizenden Anstaltsleben zu entrinnen und in einer ruhigen Umgebung an der Stabilisierung seines Innenlebens zu arbeiten! Obwohl er tatsächlich noch weitere zwei Jahre in der geschlossenen Anstalt verbleiben musste, hielt er seine Sehnsucht nach Freiheit aufrecht.

Es ist kaum zu glauben: Während dieser schrecklichen Zeit und in der äußersten Isolation fand Perceval einen Weg, der zur Heilung seiner Psychose führte. Es ist schwer abzuschätzen, ob es sich hier um eine einmalige Entdeckung handelte oder ob und wie oft sich so etwas in aller Stille auch in unseren Kliniken und Anstalten ereignet. Auf jeden Fall hatte sich Perceval zumindest am Anfang seine Heilung nicht vorgenommen. Heilung von Psychose ist eine prozesshafte Entwicklung. Bei jedem Schritt auf diesem Weg musste Perceval neue Entscheidungen treffen. Es galt, immer wieder abzweigende Seitenwege zu vermeiden und die von außen in den Weg gelegten Steine zu umgehen.

Man ist zwar heute allgemein davon überzeugt, dass eine Heilung bei Menschen, die so krank sind, wie Perceval es war, unwahrscheinlich ist. Dennoch erholte sich Perceval *vollständig* – sein weiteres Leben beweist es – und das alles unter den Bedingungen der »Pflege« im Irrenhaus! Seine unglaublich schnelle Heilung zeigt uns einige Grundtatsachen, die für jeden Menschen gelten, der dem Zyklus der Psychose unterworfen ist. Als Perceval erkannt hatte, was er tun musste, um gesund zu werden, verfolgte er diese Richtung mit eiserner Entschlossenheit. Am besten, ich erzähle die Geschichte von Percevals Heilung am Leitfaden dieser Grundtatsachen.

Die Weisheit der Heilung

Zuerst treten plötzliche »Schocks« oder Augenblicke des »Staunens« auf, vorübergehende »Inseln der Klarheit« und Wachheit. Von solchen Momenten sagte Perceval: »Es fiel mir wie Schuppen von den Augen.« Oft ist diese Erfahrung von heißem Schrecken über den tiefen Wahn begleitet, in dem man gefangen ist.

Dann gibt es auch ein *allmähliches* Wachwerden, das sich in den Intervallen zwischen diesen Lichtpunkten der Klarheit ereignet. Es vollzieht sich Schritt für Schritt, manchmal quälend langsam, manchmal als heftige Erschütterung. Aber es schließt auch Augenblicke der Freude und eines neuen Vertrauens ein. So etwas ereignet sich immer wieder und die entsprechenden Momente häufen sich auf die Dauer. Dennoch wird hier vom Menschen, der sich auf dem Weg der Heilung von Psychose befindet, eine dauernde *Anstrengung* verlangt.

Jede Stufe des Heilungsvorgangs hat ihre eigenen *spezifischen Gefahren.* Die Gefahr ist groß, wieder in den Traumstrudel der Psychose zurückgezogen zu werden; die Verlockung kann sogar unwiderstehlich sein. Auch ist es möglich, dass sich der Kranke in die Momente des plötzlichen Erwachens verliebt und dann leicht des Guten zu viel tut, indem er sie zur Selbstverherrlichung benutzt oder versucht, sie absichtlich herbeizuführen.

Während der Zeiten des allmählichen Erwachens ist er manchmal extrem empfindlich. Perceval sagte von diesem Zustand, man habe dabei »die Empfindsamkeit eines Kindes aber zugleich nur die Fähigkeit eines Schwachsinnigen, seine wild schweifenden Gedanken zu beherrschen«. Es wirkt dauernd ein unterschwelliger Sog der Trauer und des Heimwehs, der den Kranken in den Traum zurückholen will. Im Vergleich zu dem lebendigen Schauspiel beim Verlieren des Verstandes ist Genesung ein langweiliger Prozess ohne viel Hoffnung. Zielstrebigkeit und eigenes Bemühen erlahmen dabei leicht vollends. Es gibt kein besseres Wort für das, was man braucht, um die gefahrvolle Reise der Genesung zu bestehen, als »Mut«.

Heilung ist weder ein bestimmter Augenblick noch eine zu überschreitende Grenze. Momente der Heilung können immer wieder auftreten, sogar mitten im Zusammenbruch des Bewusstseins. Krankheit und Gesundheit laufen parallel. Wilder Geist und klares Verstehen existieren Seite an Seite. Spontane Einsichten über den Weg zur Heilung können sich als verborgene Botschaften mitten im Strudel des Wahns kundtun. Entweder werden sie dann ernst genommen, oder sie verschwinden unbeachtet wieder.

Wenn auf irgendeiner Stufe der natürliche Heilvorgang *vereitelt,* frustriert oder aktiv von der Umwelt behindert wird, gibt der Kranke seine

Bemühungen entweder vollständig auf, oder es entwickelt sich, wie bei Perceval, ein grimmiger Kampf ums Überleben.

Die Konsequenzen dieser Tatsachen sind gewaltig, bedeuten sie doch, dass *jeder Mensch die Fähigkeit besitzt, sich von einer Psychose zu heilen,* wie oben beschrieben: Es ist tatsächlich ein allmähliches »Aufwickeln« der Psychose. Die nächsten Schritte in dieser Entwicklung wollen wir aus der Perspektive Percevals darstellen. Jede Stufe bedeutet eine Erkenntnis, eine Einsicht in die Natur der eigenen Psychose. Jede Stufe ist ein bestimmter Bewusstseinszustand, aber nicht im Sinne intensivierter Erfahrungen in einem psychischen »Reich« der oben beschriebenen Art. In jedem Reich gibt es vielmehr typische Momente der Gesundheit mit den ihnen eigentümlichen Emotionen, Gesetzmäßigkeiten und Problemen. Sie treten zwar nicht immer in der hier angegebenen Reihenfolge auf, können uns aber als Leitfaden dienen, um die mit dem Gesundungsprozess verbundenen Schwierigkeiten zu beschreiben.

Ablösung vom Wahn

In den ersten Monaten im Irrenhaus musste sich Perceval eingestehen, dass vielleicht nicht einmal die Aussicht auf den Tod ihn davon abschrecken konnte, den Befehlen seiner Wahnvorstellungen bedingungslos zu gehorchen. Seine Entschlossenheit, sich dem Geist vorbehaltlos zu unterwerfen, hatte ihn in diese Lage gebracht. Er gab jetzt offen zu, dass er vollständig versklavt war. Aber schon einen Monat nach dem großen Knacks zeigten sich die ersten verheißungsvollen Lichtblicke einer möglichen Heilung:

> »Eine Art neues Selbstvertrauen erfüllte mich am Abend des Tages, an dem mir die Stimmen so übel mitgespielt hatten, und ich erkannte, dass der Blitz direkt neben mir eingeschlagen hatte, ohne Schaden anzurichten … und da sich nichts weiter ereignete, wuchs das Selbstvertrauen, und diese Nacht klangen die Stimmen anders.«[27]

27 Perceval's Narrative, 54.

Noch einige Male ereignete sich derartiges. Und darauf kam es an. Perceval sagte, »nur die wiederholte Erfahrung, dass die mir im Wahnzustand gemachten Versprechungen falsch waren, konnte mich dazu veranlassen, meine Versuche, den Befehlen zu gehorchen, endgültig aufzugeben.« Worin immer dieses Selbstvertrauen bestand – es hatte zur Folge, dass sich der Wahnzustand selbst änderte.

Auch der Zweifel meldete sich wieder. Er kennzeichnet den Anfang vom Ende der Wahnabhängigkeit Percevals. Doch ließ der Fortgang der Heilung von Psychose dann, wie er sagte, »lang auf sich warten«, insgesamt sechs Monate. Denn kurz nach dem Ereignis mit dem Blitz, der nicht getroffen hatte, wurde Perceval erneut aufs Bett gebunden, und hier »spielte sich wieder ein Fest der wildesten Einbildungen ab«. Der Schock des Zweifels ermöglichte also dem Zweifel, wieder Fuß zu fassen. Erinnerungen und Echos dieses ersten Zweifels hallten nach. Doch jeder Moment der Klarheit rief sofort eine Gegenbewegung, einen »Nachschock« auf, so dass ein schneller Wechsel zwischen Wahrheit und Wahn stattfand. Aber allmählich wurde der Wahn doch geschwächt. Denn nach jedem Augenblick der Wahrheit musste er sich neu konstituieren – sozusagen einen Kompromiss eingehen, der der größeren Wachheit Rechnung trug. Zugleich aber forderte er Perceval immer noch auf, sein Bündnis mit den wunderbaren Mächten aufrechtzuerhalten.

> »Ich war so lange von meinen Geistern getäuscht worden, dass ich ihnen jetzt auch nicht mehr glaubte, wenn sie die Wahrheit sprachen. Ich kam schließlich zu der Entdeckung, dass ich mich nur auf der Erde befand, in natürlichen, obgleich höchst peinvollen Umständen, in einem Irrenhaus … und ich wusste, man behandelte mich wie ein Kind.«[28]

Bei den unaufhörlichen Widersprüchen, in die sich die Stimmen verwickelten, kam Perceval unaufhaltsam zu dem Schluss, sie müssten ebenso verwirrt sein wie er selbst. Auf diese Art wurde die Macht der Stimmen schrittweise gebrochen und schließlich ganz vernichtet – ein für alle Mal, wie Perceval ausdrücklich betont.

28 Perceval's Narrative, 151.

Innere Disziplin und eigene Anstrengung

Was ihn zu zermürben drohte, war jedoch, dass er kurz nach jedem gelungenen »Ungehorsam« gegenüber den Geistern spontan und gegen seinen Willen wieder in die Haltung des gehorsamen Sklaven zurückfiel. Nur noch größere Disziplin und Anstrengung konnten dieser Schwächung seiner Willenskraft entgegenarbeiten.

Sporadisch meldeten sich jetzt auch Stimmen (anfangs mit ganz sinnlosen Worten), die ihn drängten, sich »zu sammeln«, d. h. sich seiner Lage besser bewusst zu werden. Er möge dafür sorgen, »nicht wieder in einen täuschenden Zustand des Bewusstseins zu verfallen …, sondern *den Kopf beim Herzen und das Herz beim Kopf lassen.*«

Diesen Spruch rief er sich während des ganzen Heilungsprozesses wieder und wieder in Erinnerung, weil er ihn darauf aufmerksam machte, dass Körper und Geist zusammengehalten werden müssten: »Tat ich das nicht, wanderte mein Kopf den ganzen Tag ohne Herz irgendwo umher, und mein Herz kümmerte sich nicht um den Kopf.« Die Stimmen sagten ihm, er »grüble den ganzen Tag lang sinnlos vor sich hin«, und ein »herzerfrischendes weißes Licht erschien ihm als Führer« und rief ihn in die Wirklichkeit zurück, wenn er sich in Gedanken verlor.

Entschiedene Anstrengungen waren erforderlich, sich zu sammeln und auf die Einzelheiten der physischen Welt zu konzentrieren. Wenn ihm das gelang, liefen Körper und Geist wieder synchron, wodurch seine Kraft gestärkt wurde, den Versuchungen des Wahns zu widerstehen. Beim Schreiben von Briefen zum Beispiel »sah ich jede Silbe vor meinem geistigen Auge, bevor ich sie niederschrieb. Aber auch viele andere Sätze neben denen, für die ich mich schließlich entschied, erschienen mir. Oft ergänzten diese Sätze das, was vorausgegangen war. Oft widersprachen sie ihm auch total – wodurch ich mir wie ein Narr vorkam, und das ärgerte mich dann wieder und machte mich wahnsinnig. So hatte ich die größte Mühe, mich zu konzentrieren und diejenigen Sätze festzuhalten, die wenigstens folgerichtig waren – und nicht zu heftig oder zu leidenschaftlich. Das war äußerst qualvoll«.[29]

29 Perceval's Narrative, 151.

Es konnte vorkommen, dass das Entstehen einer Illusion oder eines verführerisch glitzernden Wahnbildes ihn »verblüffte«. In solchen Augenblicken setzten seine wild schweifenden Gedanken plötzlich aus und erlaubten ihm, die Dinge klar zu sehen. Es bedurfte einer gewissen Willensanstrengung, diese Momente gut zu nutzen und sich nicht wieder ablenken zu lassen.

> »Ich sah meine Gestalt im Spiegel. Das war ein Schock für mich, und ich stand wie angewurzelt. Ich sah so gewöhnlich und bedeutungslos aus. Da fing ich an zu weinen und rief mir selbst die Worte zu: ›Ach Ichabod! Mein Ruhm hat mich verlassen!‹ Dann wieder warf ich mir vor, was für ein Heuchler ich doch war. Insofern befand ich mich in der richtigen Geistesverfassung. Aber der nächste Gedanke war: ›Wie könnte ich meine Heuchelei ausrotten?‹ Und sofort begann ich wieder verrückt zu werden.«[30]

Das Platzen einer Wahnvorstellung konnte, wie Perceval bemerkte, die Folge ganz simpler Wahrnehmungen oder auch einer vereinzelten Tatsache sein, die sich dem Bewusstsein aufdrängte. Aber jetzt spürte er solchen Fakten bewusst nach. Einmal schrieb er seinem Bruder, um das genaue Datum zu überprüfen, wann sein Hund gestorben war. (Der Hund spielte eine große Rolle in einem seiner Wahnbilder.) Ein andermal besorgte er sich die Kopie seines Taufscheins und zerstörte so den Glauben an seine Geisterstimmen, die ihm weisgemacht hatten, er sei nicht wirklich der Sohn seiner Mutter.

> »Um den Verdacht, ich sei das Opfer einer Selbsttäuschung, zu erhärten, brauchte mein Verstand diese beweiskräftigen Einzelheiten. Nur so konnte er völlig von seinen Irrtümern geheilt werden.«

Er beobachtete auch, dass es Wahrnehmungen gab, deren Wirkungen er reflexartig stets zu vermeiden gesucht hatte. Z. B. als er einmal sein Gesicht

30 Perceval's Narrative, 63. Die Anspielung bezieht sich auf Ichabod Crane, eine komische Figur in »The Legend of Sleepy Hollow« des amerikanischen Dichters Washington Irving (1783–1859). (Anm. d. Übers.)

sah: »Als mir plötzlich mein Spiegelbild in der Fensterscheibe entgegenblickte, bemerkte ich, wie mein Kopf unwillkürlich zur Seite flog, und ich drehte mich um, um zu sehen, wer mich da geschlagen hatte.« Das Gesicht war verzerrt wie das eines Idioten, und es »erinnerte mich an mich selbst«. Nach diesem Vorfall trug Perceval ständig einen Taschenspiegel mit sich, so dass er bei Bedarf nachschauen konnte, ob er wirklich wie ein Wahnsinniger aussah oder nicht.

In dem Maße, wie er überall in seinen Einbildungen auf »Irrtümer« stieß, wuchs der Widerstand gegen die Stimmen des Wahns in ihm. Er zügelte jetzt auch seine Handlungsimpulse: »Ich fing an zu zögern, bevor ich handelte, und machte mich innerlich über die Absurditäten in meinen Wahnbildern lustig.« Dann war es soweit, dass er schon gewohnheitsmäßig den Stimmen den Gehorsam verweigerte:

> »Wenn mir jetzt eine Stimme etwas verbot, war das ein Grund für mich, es erst recht zu tun. Es tat mir leid, aus abergläubischer Furcht nicht schon früher so gehandelt zu haben. Denn dieses Verhalten brachte mich zur Vernunft und machte mich ruhig.«

Doch sogar in dieser Phase, wo sein Glauben an die Wahnvorstellungen entwurzelt wurde, »traten immer neue Wahnbilder an die Stelle der bereits erledigten«. Aufs Neue mussten alle Kräfte gesammelt werden.

Entdeckung: Wie die psychotische Täuschung entsteht

Er lebte in tiefster Einsamkeit in einer gespaltenen Welt, wo Täuschung Seite an Seite mit Wirklichkeit existierte. Der Grad seiner inneren Isolierung von den Menschen war alarmierend:

> »Sie waren für mich gestorben, ich war für sie gestorben. Doch war das nur die Folge dessen, dass ich in einem qualvollen Traum befangen war. Ich war wie durch einen Zauberbann von ihnen abgeschnitten, durch ein Rätsel, dessen Lösung mir jeden Augenblick einfallen konnte.«

Aber jetzt wurde seine Neugier wach. Die Gegenwart anderer Menschen riss ihn aus seiner Selbstversunkenheit, selbst wenn ihn dies der Gefahr aussetzte, von den Stimmen dafür bestraft zu werden. »Ein hübsches Zimmermädchen, das ich Louisa nannte«, löste zum Beispiel einen derartigen Effekt aus:

> »Der Anblick einer schönen Frau bezauberte mich. Schnell gewann ich jetzt meine Verstandeskräfte zurück und machte Beobachtungen über Charaktere und Menschen meiner Umgebung.«[31]

Die Geisterstimmen selbst »lenkten meine Aufmerksamkeit immer nachdrücklicher« auf die »unterschiedlichsten Situationen und Äußerlichkeiten«. Er war nun wieder fähig, klar zwischen Wirklichkeit und den Erscheinungen, die sich hinter dem dicken Schleier der Illusionen abspielten, zu unterscheiden. »Je mehr ich zur Vernunft gelangte, desto mehr musste ich über meine absurden Einbildungen lachen.« Er »experimentierte« jetzt auch mit seinen illusionären Wahrnehmungen und spielte mit ihnen. Was er dabei entdeckte, war aufregend, und er machte sich daran, diese seltsamen Wahrnehmungsprozesse zu erforschen. Er fand heraus, dass er eine übertriebene Neigung zum »Träumen« auch im Wachzustand hatte, das heißt, sich von äußeren Sinneseindrücken zurückzuziehen und stattdessen aufsteigende Erinnerungsbilder zu betrachten.

Derartige »Forschungen« führte Perceval in den kurzen Perioden durch, in denen er sich zwang, bewusst an dem Abgrund stehenzubleiben, der zwischen Traum und Wirklichkeit gähnte – eine sehr prekäre Situation. Beginnen konnten solche Zustände mit einem belanglosen Vorfall: Vielleicht wurde er plötzlich von einer Stimme oder Vision überfallen und analysierte sie rasch nach den sie zusammensetzenden Komponenten, wie man es manchmal beim Aufwachen mit einem Traum macht. Dabei beobachtete er als erstes eine »einfache Illusion in Form eines nachwirkenden Sinneseindrucks, eines Echos oder einer optischen Täuschung.« Darauf aufbauend und ins Leben gerufen durch diese gewöhnliche Illusion, die ja nur eine optische oder akustische Täuschung war, konnte dann eine Halluzination blitzschnell Gestalt annehmen:

31 Perceval's Narrative, 103.

> »Ich sah und entdeckte das böse Spiel, das da mit mir getrieben wurde. Es war nur ein Täuschungsmanöver gewesen, das mich, bevor sich meine Gesundheit wieder festigte, an der Wirklichkeit der Dinge um mich herum zweifeln ließ.«

Unmittelbar nach diesem ersten Täuschungsmanöver trat dann immer, wie er beobachtete, eine zweite Täuschung auf. Sie veränderte die Bedeutung der Wahrnehmung. Es war eine Art Überlagerung, erzeugt durch einen Faktor, den Perceval die »Macht der Ähnlichkeit« nannte. Dieser Faktor gab der Illusion das Aussehen einer Erinnerung.

Ein drittes Täuschungsmanöver bewirkte schließlich, dass die ganze Erscheinung eine besondere Überzeugungskraft gewann. Das geschah durch eine Kraft, die die Illusion personifizierte oder ihr eine unabhängige Existenz zuschrieb. Wenn eine solche neu geschaffene Existenz auftrat, begann sie auch sogleich zu handeln, und zwar für ihn, gegen ihn oder ohne Bezug auf ihn. Endlich konsolidierte sich die Einbildung definitiv und schloss jeden Zweifel an ihrer Echtheit dadurch aus, dass sie mit ihm ein Gespräch anfing.

Als sich Percevals Sinn der Selbstbeobachtung schärfte, entdeckte er, dass all diese Schritte in großer Schnelligkeit erfolgten, und zwar unter Umgehung seines Bewusstseins. Er staunte nachgerade über die Geschwindigkeit, mit der sich ein Wahnbild aufbauen konnte, aber auch darüber, dass er imstande war, diesen rasend schnellen Vorgängen beobachtend zu folgen. Kurz gesagt:

> Er entdeckte, dass eine Halluzination das gemeinschaftliche Werk wild schweifender Gedanken und ungeordneter Sinneseindrücke ist, dass aber ein Mensch erst wirklich geisteskrank wird, wenn er sich in ein Gespräch mit solchen Halluzinationen einlässt.

Diese Selbstbeobachtungen und viele später noch folgende Beobachtungen Percevals über die Natur der *psychotischen Wahrnehmung* gehören zum Erhellendsten, was in dieser Hinsicht jemals gedacht wurde. Sie sind zentral für das Verständnis des psychotischen Heilprozesses. Die folgenden Beispiele demonstrieren, wie sich seine Einsichten über sein aus den Fugen geratenes Seelenleben allmählich abrundeten. All diese Einsichten waren unentbehrlich für ihn. Sie schlugen eine Bresche in den Wall, den die Wahnvorstellungen um ihn errichtet hatten. Sie werden hier in der gleichen Reihenfolge berichtet, wie sie bei ihm auftraten.

> 1. »Eines Tages bemerkte ich folgendes: Als ich einmal glaubte, einer zu mir sprechenden Stimme zuzuhören, wurde meine Aufmerksamkeit plötzlich von äußeren Dingen abgelenkt. Merkwürdigerweise blieb der Ton zurück, die Stimme jedoch war verschwunden. Der Ton kam aus einem benachbarten Zimmer oder wehte mit einem Luftzug durchs Fenster oder die Tür herein. Ich fand nun heraus, dass die Stimme zurückkam, sobald ich mich wieder dem Zustand der Geistesabwesenheit überließ, und dass die Art, wie die Stimme zu mir sprach, sich je nach meiner Stimmung änderte. Als ich einige Zeit später diese Untersuchungen fortsetzte, zeigte sich, dass ich sogar, obgleich die Stimmen gewöhnlich zu mir kommen, ohne dass ich gedanklich daran beteiligt bin, ab und zu und bis zu einem gewissen Grade die Macht besaß zu bestimmen, was ich hören wollte!«[32]
>
> 2. »Donnergrollen, das Bimmeln von Kuhschellen, das Läuten einer Kirchenglocke und andere Geräusche waren drohende, mir geltende Botschaften, Ermahnungen und dergleichen. Bis jetzt hatte ich diese Dinge als Wunder angesehen und Angst gehabt, ihnen auf den Grund zu gehen. Aber nun wurde ich mutiger.«[33]
>
> 3. »Meine Forschungen noch weiter treibend, erkannte ich, dass sogar die Bewegungen meiner Nasenflügel beim Atmen, besonders wenn ich aufgeregt war, Träger von Worten und Sätzen sein konnten. Ich steckte mir nun die Finger in die Ohren und entdeckte, dass ich, wenn ich dabei auch keine Worte hörte, doch ein unangenehmes Singen und Summen in den Ohren hatte. Es blieben also diese Geräusche weiterhin hörbar, die so oft als Träger für Worte und Sätze gedient und die meine Einbildungskraft zu anderen Zeiten für laut schluchzende, heftig streitende oder mich anklagende Geister gehalten hatte. Daraus schloss ich, dass die Geräusche in

32 Perceval's Narrative, 294.
33 Ebd., 294.

Wirklichkeit im Kopf oder Gehirn erzeugt wurden, obwohl sie von hoch oben aus der Luft oder vielleicht aus einem Winkel der Zimmerdecke zu kommen schienen. Ich begriff, dass alle Stimmen, die ich je in mir gehört hatte, von der Macht der Gottheit erzeugt worden waren, um den ganz natürlichen Geräuschen, die von der Tätigkeit der Pulse, Muskeln, Säfte usw. im Körper hervorgerufen werden, Sprache zu verleihen. Auf ähnliche Art waren alle Stimmen, von denen man mich glauben gemacht hatte, sie kämen von außerhalb, entweder aus zufälligen Lauten in meiner Umgebung extrahiert worden, oder sie bauten auf solchen auf. Genauso wurden die in mir erzeugten Laute von den Stimmen benutzt.«[34]

4. »Nachdem ich entdeckt hatte, dass eine Illusion durch das Projizieren eines Nachbildes entsteht, kam ich bei weiterer Überlegung zu folgenden Ergebnissen: Wenn ich Personen oder Geister in meiner Umgebung gesehen oder Visionen von Gegenständen gehabt oder geträumt hatte, befanden sich die Objekte niemals außerhalb meines Körpers. Die Geister, Visionen und Träume werden vielmehr von einer Kraft hervorgerufen …, die bestimmte Gestalten reproduziert, welche zuvor über die Netzhaut des Auges – oder auf andere Art – dem Bewusstsein sichtbar geworden sind. Oder sie arrangiert winzige Partikel in den Sehwerkzeugen so, dass eine Ähnlichkeit zu diesen Gestalten und ein Bild von ihnen entstehen. Oder sie kombiniert die Muster dieser Partikel und Schatten derart mit äußeren Linien und Schatten usw., dass eine solche Ähnlichkeit erzeugt wird. Die Seele wird dann durch Erregung der Sehorgane veranlasst, sich einzubilden, dass das, was sie in Wirklichkeit innerhalb des Körpers wahrgenommen hat, außerhalb von ihm existiert. Sie tut das, indem sie das Bild nach außen projiziert, ähnlich wie das Bild von einer magischen Laterne nach außen geworfen wird.«[35]

5. »Obwohl ich immer noch ab und zu diese Stimmen hörte und Erscheinungen hatte, legte ich jetzt keinen größeren Wert mehr auf sie als auf meine eigenen Gedanken, Träume oder die Gedanken

34 Ebd., 295.
35 Ebd., 305.

anderer Menschen. Nein, noch mehr als das: Ich tat immer das genaue Gegenteil von dem, was sie verlangten.«[36]

Aus all diesen Einsichten in die simplen Täuschungsmanöver, die eine psychotische Wahrnehmung erzeugen, bezog Perceval die Stärke, sich mit seinen Wahnbildern auseinanderzusetzen. Einmal hatte er die wunderbare Erscheinung einer nackten Frau, die plötzlich aus den Büschen im Garten vor ihm auftauchte und behauptete, seine älteste Schwester zu sein, und ihm zuwinkte. Nimm sie dir, riefen ihm die Stimmen zu. Er aber erinnerte sich daran, wie abscheulich ihn seine Visionen schon hereingelegt hatten, und sagte, indem er sich abwandte: »*Soll sie kommen, wenn sie will, soll sie gehen, wenn sie will – ich jedenfalls will mit der Sache nichts zu tun haben!* – Nach dieser groben Antwort verschwand die Erscheinung.« Die Antwort wurde zu Percevals zweitem Wahlspruch, der besondere Bedeutung für seine Heilung gewann. Er benutzte ihn als mentale Heilmethode: Nein sagen zu den Zauberwesen aus dem eigenen Innern.

Jeder Mensch, der aus einem Nachttraum, Tagtraum oder aus Momenten der Geistesabwesenheit erwacht, »kommt zu sich«. Gewöhnlich ist das eine plötzliche Ausdehnung des Bewusstseins in die Außenwelt hinein. Perceval versuchte jetzt, diese Art des »Bewusstseins von der Außenwelt« in sich zu kultivieren. Er erforschte den entsprechenden Vorgang in sich selbst: »Da ich mich nun auf mich selbst besinnen musste, wurde ich mir meiner realen Lage besser bewusst. Meine Gedanken wurden *aus mir selbst herausgerufen* und auf äußere Gegenstände gerichtet.« Er bezeichnete die Empfindung, aus der Selbsttäuschung »herausgerufen« zu werden, als eine Art leidenschaftlicher Energie, sich auf die Objekte der Wahrnehmung zu richten, so wie ein Pfeil kraftvoll auf sein Ziel abgeschossen wird. Er gewöhnte sich an, diese Empfindung schon in statu nascendi zu bemerken.

Doch gab es ein großes Hindernis dabei. Er beobachtete, dass diese plötzliche Offenheit für die Wahrnehmung der Außenwelt regelmäßig von einem bestimmten Mechanismus unterbrochen und überlagert wurde. Es war wie ein trüber »Film« oder Nebel, welcher sich heimtückisch über sein Bewusstsein legte und den klaren Himmel der Wachheit mit

36 Ebd., 329.

dunklen Wolken überzog. Ohne es zu wollen, projizierte er Bilder auf diesen Film, die dann lebendig wurden und ihn der Wachheit für äußere Eindrücke wieder beraubten. Er löste dieses Problem schließlich dadurch, dass er sich antrainierte, schon die ersten Anzeichen dieses feinen Films zu erkennen und kurz entschlossen zu durchstoßen. Auf diese Weise funktionierte er den Film, der ihn einschläfern wollte, in sein Gegenteil um: in einen Anlass zur Selbstbesinnung, zum »Wecker«, der ihn aus dem Schlaf riss.

Mut: Alle Kraft für die Gesundung aufbieten

So wurde Perceval immer wieder geweckt, aber nur, um sich in der »barbarischen Umgebung« des Anstaltslebens wiederzufinden. Es erfasste ihn dann eine sterbenskranke Niedergeschlagenheit, die sich aus Schuldgefühlen, Traurigkeit und einem »tiefen Ekel vor sich selbst und dem Gefühl der Erniedrigung« zusammensetzte. Wie er bemerkte, reagierten er selbst oder andere Insassen der Anstalt auf solche Zustände entweder mit »wildem Aufbegehren oder völliger Apathie«. Er erzählt von »der allmählichen Zerstörung eines feinen alten Herrn, der sich in genau der gleichen Lage wie ich befand«. Der Alte ließ sich immer mehr gehen und verlor schließlich jegliche Selbstachtung: Die Menschenwürde war ihm geraubt worden. Da sah Perceval sein eigenes Leben plötzlich im selben Licht und war bestürzt. Auch er kam ja immer mehr herunter und wurde allmählich zum Tier! An diesem Punkt wurde ihm klar, dass er ebenso sehr das bejammernswerte Opfer seiner Umstände wie seiner Wahnvorstellungen war. Diesen »Bewusstseinsschock« bezeichnete er als »Gnade«. Für den Alten war es eine Tragödie, aber für Perceval eine Einsicht, eine Gnade, die ihm geschenkt worden war.

Es erwachte jetzt ein schreckliches Mitleid in ihm mit sich selbst und allen anderen Patienten. Ein mitleidiges Entsetzen, so könnte man sagen, ergriff von ihm Besitz und gab ihm Kraft. Zum ersten Mal schwor er sich, von nun an einem bestimmten Plan zu folgen: Er nahm sich vor, in jeder, wirklich in jeder Hinsicht wieder gesund zu werden. Sein einziges Ziel war es, die Krankheit zu besiegen und Kräfte zu sammeln, um für alle anderen sprechen zu können, die zeitlebens hinter den Mauern der Anstalt bleiben würden. Er wollte die Wahrheit über diese furchtbaren Zustände in die Welt hinausschreien. Er legte vor sich selbst ein Gelöbnis ab:

> »Ich fasste den Entschluss – ich konnte nicht anders –, all meine Kräfte und Fähigkeiten gegen dieses System zu mobilisieren, und, koste es was es wolle, meine Pflicht gegen mich selbst und mein Land zu erfüllen. Unter dem Einsatz meines Lebens, meiner Gesundheit, selbst meines Verstandes, würde ich in die geheimsten Winkel dieses Systems hineinkriechen und die bösen und dummen Vorurteile, die ihm zugrunde lagen, ans Licht ziehen, bloßstellen und die offensichtliche Schurkerei, durch die es in Gang gehalten wurde, entlarven.«[37]

Dieses Erwachen des Mitleids war ein großes Ereignis, eine Art Quantensprung in Percevals Genesung von der Psychose. Das gilt für viele andere Menschen ebenso. Wache Anteilnahme und die Bereitschaft, opferbereit zu dienen, ist ein entscheidender Schritt in den späteren Phasen des Heilprozesses. Von jetzt an wirkte in allem, was Perceval tat, eine unwillkürliche Tendenz zur Gesundheit. Er beschloss, »einem Plan zu folgen, der mich beruhigen und stärken, aufrichten und ermuntern sollte – hätte ich nicht die Entschlusskraft aufgebracht, mich einem solchen Plan zu weihen, so wäre das Risiko eines Rückfalls in eine körperliche, vielleicht sogar auch wieder in die Geisteskrankheit, immer fortbestanden … ebenso nahm ich mir fest vor, unbedingt mutig und tapfer zu sein.«

Er experimentierte mit neuen Maßnahmen, Körper und Geist in Harmonie zu bringen, um die durch die Anstaltsatmosphäre hervorgerufene körperliche und geistige Trägheit zu überwinden.

> »Immer wenn ich denkend und handelnd besonders aktiv war, kam ich, wie ich vermute, dem Zustand der Gesundheit am nächsten, was dann auch bedeutete, dass ich mir meiner Situation deutlicher bewusst war.«

Er macht die Bemerkung:

37 Perceval's Narrative, 321.

»Alle – oder wenigstens möglichst viele – Kräfte des Geistes und der Seele sollten immer gleichzeitig aktiviert werden, und – was das wichtigste ist – der Körper muss in Bewegung gehalten werden.«

Er experimentierte auch mit dem Atem und stellte fest, dass eine spezifische Abhängigkeit zwischen Seele und Atem bestand, derart, dass die Seele durch »kontrolliertes Atmen« beruhigt und geführt werden konnte. Desgleichen versuchte er, genauer zu beobachten, wie seine Nahrungsaufnahme vor sich ging. Er erkannte, dass es Auswirkungen auf sein Gemüt hatte, ob er viel oder wenig aß, wie nahrhaft die Speisen waren und wie sie bei ihm anschlugen. Er testete seine Kondition im Dauerlauf und war bedrückt, konstatieren zu müssen, dass er körperlich sehr abgebaut hatte. Sein Allgemeinzustand wurde ihm jetzt wichtig, und er schrieb an seine Mutter, sie möge ihm seine »Zahnsachen« schicken (was sie auch tat). Er setzte sich gegen die Anstaltsleitung durch, so dass er sich schließlich einige religiöse Bücher schicken lassen durfte. So oft wie möglich suchte er die Einsamkeit in seinem Krankenzimmer, um dann regelmäßig über all seine Bemühungen Buch zu führen. Das Tagebuch hielt er vor dem Personal versteckt. Denn es war ihm klar, man hätte sehr gerne gewusst, ob er sich Notizen über schlechte Behandlung machte oder vorhatte, sich zu beschweren. Da man seine Aufzeichnungen immer einmal finden konnte, schrieb er besonders heikle Passagen auf Portugicsisch nieder.

Erst nach unzähligen Briefen und unaufhörlichem Drängen, was die Behörden »notorische Quengelei« nannten, erreichte Perceval seine Entlassung aus der Anstalt des Dr. Fox. Seine schon bejahrte Mutter und seine Brüder gaben endlich nach, und es kamen zwei seiner älteren Brüder, um ihn abzuholen. Während der ganzen Zeit, in der Perceval in der Kutsche saß, die ihn immer weiter von der Anstalt wegtrug, dachte er, es gehe geradewegs nach Hause. Erst als man vor den Toren des Irrenhauses des Dr. C. Newington in Ticehurst, Sussex, anhielt, merkte er, was gespielt wurde. Es stellte sich immerhin heraus, dass es im neuen Irrenhaus etwas menschlicher zuging. Wenigstens war es gestattet, in dem ummauerten Garten Spaziergänge zu machen. Kein Vergleich zur harten Behandlung in der früheren Anstalt! Perceval leistete auch hier Widerstand, so gut er konnte, und schrieb weiter Briefe. Er richtete sich jetzt häufiger auch an die Krankenhausbehörde der Hauptstadt, an Richter und Parlamentsmitglieder und forderte stets, dass man ihn sofort auf seinen Gesundheitszustand untersuchen solle.

Auch bei seinen Angehörigen ließ er nicht locker und verlangte, dass sie ihn aus dem Irrenhaus nähmen und in einem privaten Heim bei einer Familie oder besonderen Pflegern unterbrächten.

> »Ich brauchte Ruhe, ich brauchte Stille, ich brauchte Zeit für mich selbst. Manchmal brauchte ich auch völlige Abgeschiedenheit. Aber nichts davon bekam ich. Ich brauchte auch den Anblick freundlicher Menschen und lebhafter Bilder, um einmal etwas anderes zu sehen als die traurigen Szenen und niederdrückenden Vorgänge in der Irrenanstalt. Wie sehnte ich mich nach Stärkung für Geist und Körper, einerseits durch niveauvolle, geistreiche, gebildete Unterhaltung, andererseits durch Übungen und Sport im Freien! Nach dem dauernden Umgang mit brutalen und groben Menschen, zu dem ich verurteilt war, sehnte ich mich auch nach der Gesellschaft des zarten Geschlechts.«[38]

Zu der Zeit, wo er sich immer offener gegen die Anstaltsautoritäten zur Wehr setzte, wies er auch die Befehle seiner Visionen immer entschiedener zurück und setzte ihnen ein klares »Nein« entgegen. Die Halluzinationen nahmen einen weniger fordernden Charakter an, ja manchmal ermunterten sie ihn sogar, sich um seine Gesundung zu kümmern. Doch peinlich war seine Entdeckung, dass er auch hart gegenüber Stimmen bleiben musste, die sich als seine Freunde vorstellten. Es war unumgänglich, die Leitung seiner Gedanken entschlossen in die eigenen Hände zu nehmen. Dies, sagte er, war die allergrößte Anstrengung, die ihm auferlegt war. Es bedeutete nämlich, Macht über sein Denken zu gewinnen – eben die Macht, die er, als er »den Verstand verlor«, bekämpft und bewusst zu beseitigen versucht hatte. Sein früheres Verhalten, den Zweifel zu verdrängen, musste jetzt ins Gegenteil verkehrt werden. Er tat das, indem er die emotionalen Bindungen an seine Stimmen bewusst ignorierte: Weder gab er seiner Furcht nach, wenn sie ihn bedrohten, noch ließ er

38 Perceval's Narrative, 243.

sich betören, wenn sie ihm Hoffnungen machten. Und bald war der Bann der Erscheinungen, Stimmen und Geister gebrochen.

Rehabilitation

Kurz nachdem Perceval in die zweite Anstalt überführt worden war, schrieb er seiner Mutter und ihrem Anwalt. Er erklärte, sie seien juristisch für seine entwürdigende Behandlung verantwortlich und hielten ihn gegen seinen Willen in dem Krankenhaus fest. Er verlange, unverzüglich entlassen und bei einer Familie untergebracht zu werden. Er hatte gehört, diese Behandlungsmethode werde von zwei Londoner Ärzten praktiziert, weshalb er forderte, ihnen zur Betreuung übergeben zu werden. Wieder gab es daraufhin eine Reihe ärztlicher Besuche und sinnlose Befragungen. Wieder drängte man ihn, er möge doch im Irrenhaus in Ticehurst bleiben und seiner Familie, die durch seine Krankheit schon genug gelitten habe, nicht noch mehr Kummer machen.

Aber etwas Neues war jetzt im Verhalten der Ärzte und Beamten, die die Untersuchung führten, zu spüren: Sie hatten Angst vor seiner Entlassung. Er merkte deutlich, wie sehr es ihnen als Vertretern ihres Berufes darauf ankam, dass er in der Rolle des Patienten verblieb. Er nahm wahr, dass sie sich davor fürchteten, von ihm an den Pranger gestellt zu werden. Auch hatte er den Verdacht, seine Familie beeinflusse die Untersucher zu seinen Ungunsten, da auch sie seinen weiteren Aufenthalt im Krankenhaus wünschte. Schließlich zog er den Schluss, der Hauptgrund dafür, dass sie seiner Bitte nicht entsprechen wollten, sei, dass es keine freidenkenden Menschen von Welt waren, sondern tief in Konventionen und Vorurteilen steckten. Sie waren einfach »ungeheuer primitiv« – und hatten Angst.

Schließlich erzwang Perceval, nachdem er seine Familie und die Ärzteschaft unablässig unter Druck gesetzt hatte, nach dreijährigem Aufenthalt in den beiden Irrenhäusern, dass er entlassen wurde. Er war jetzt 31 Jahre alt. Körperlich krank, geistig erschöpft, verletzlich und reizbar, begab er sich nach London, wo er einige Zeit in einem privaten Pflegeheim in Seven Oaks verbrachte. Er brauchte Ruhe und noch einmal Ruhe!

Im folgenden Jahr heiratete er eine Frau namens Anna Gardner, und zwei Jahre später kam die erste von vier Töchtern zur Welt. Die beiden lebten meist in einer Wohnung im Londoner Bezirk Kensington. Dort fasste Perceval den schicksalhaften Entschluss, ein Buch über seine Erfahrungen zu schreiben. In dem Buch sollten alle Notizen und Briefe, die er in den Anstalten geschrieben hatte, enthalten sein, sowie Anklage gegen Ärzte und Familie erhoben werden. Seine Freunde rieten ihm ab. Sie meinten, man würde ihn dieser Veröffentlichung wegen aufs heftigste unter Beschuss nehmen. Das würde ihm, seiner Familie und seinen Kindern nur schaden. Besser wäre, er ließe die schrecklichen Jahre, die hinter ihm lagen, auf sich beruhen. Er aber erinnerte sich an das Gelöbnis, das er vor sich selbst abgelegt hatte: im Namen aller anderen Insassen zu sprechen. Das war die Voraussetzung seiner Gesundung gewesen: der Entschluss, alle Kraft und sein Leben einzusetzen, das System der »Irrenhauspflege« bloßzustellen – und seine Macht zu *brechen*.

> »Ich überlegte mir, wie viele Menschen in der gleichen Lage waren wie ich selbst ... und sagte mir: Wer, wenn nicht ich, soll denn für sie sprechen? Wer für sie eintreten, wenn ich schweige? Ich kann sie und mich selbst doch nicht verraten und Ja und Amen zu der raffinierten Schurkerei, Grausamkeit und Tyrannei der Ärzte sagen!«[39]

Das folgende Jahr verbrachte er in Paris und schrieb dort, weitgehend aus dem Gedächtnis, über seine Krankheit und Gefangenschaft. Das Schreiben allein schon jagte ihm Schauer über den Rücken. Er fürchtete, die Erinnerung an all seine Erlebnisse würde ihn wieder an den Rand des Wahnsinns bringen. Auch hatte er zu Recht die Sorge, er könnte seine Leser mit der Flut seiner leidenschaftlichen, von Schmerz und Anklage erfüllten Worte überrennen. Beim Schreiben hatte er tatsächlich manchmal die Empfindung, die Krankheit komme zurück und er werde zur Beute seiner Erinnerungen, z. B. an die gemeinsamen Mahlzeiten einer Schar gefräßiger, an den Stühlen angeketteter Irrer, doch dann fasste er sich wieder, »machte eine Pause, atmete tief durch, schluchzte oder

39 Perceval, A Narrative, Vol. II, 114.

seufzte kurz auf, wenn die dunkle Wolke trauriger Erinnerungen über mich hinwegstrich«. Auf die Titelseite des Buches setzte er ein Zitat aus der Äneis. Ein alter Krieger wird darin aufgefordert, die Belagerung und Plünderung Trojas zu beschreiben:

> »Oh Königin, zu furchtbar für Zungen ist der Schmerz, den Du mich bittest zu erneuern. Die Geschichte, wie die Griechen den Reichtum Trojas zerstören konnten, das Königreich der Klagen: denn ich selbst sah diese traurigen Dinge und hatte selbst an vielem teil.«

Noch in Paris begegnete er in der Salpetrière Dr. Jean-Etienne Esquirol, einer Koryphäe der französischen Psychiatrie, der bald zu einer führenden Persönlichkeit in der Reform des Anstaltswesens werden sollte. Esquirol half Perceval und beriet ihn bei den politischen Aktionen, die er in England durchführen wollte. Doch war er von der radikalen Überzeugung Percevals sehr irritiert, *alle* privaten Irrenhäuser müssten beseitigt werden. Er hatte im Gegenteil den Eindruck, eine Reform der Psychiatrie könne überhaupt nur vom privaten Sektor ausgehen.

Ohne es zu merken, hatte sich Perceval in die große Diskussion eingeschaltet, die damals in der französischen Psychiatrie geführt wurde und die sich heute genauso wiederholt: Ist die Psychose eine Störung der geistigen und seelischen Funktionen, wie Esquirol behauptete, oder ist es eine erbliche, organische Gehirnerkrankung? Letztere These verfocht Dr. Jacques Joseph Moreau an der psychiatrischen Anstalt in Rouen (die Perceval ebenfalls aufsuchte).

Zurück in London, fühlte sich Perceval berufen, in dieser Angelegenheit ein Wörtchen mitzureden. Er war der Meinung, die Erforschung eines Mysteriums wie der Geisteskrankheit – ein Phänomen, das ihm sein »majestätisch furchtbares Antlitz« gezeigt hatte – sei zu wichtig und verspreche zu viele Einblicke in die menschliche Natur überhaupt, als dass man es allein den Ärzten überlassen dürfe. Seinem Buch gab er den Titel: *Bericht über die Behandlung, die einem geistig gestörten Gentleman zuteilwurde: Verfasst, um Ursachen und Wesen der Geisteskrankheit darzustellen und die Methoden ans Licht zu bringen, mit denen man gegen die zahlreichen unter diesem Übel leidenden Unglücklichen vorgeht.* Er veröffentlichte das Buch 1838, was unmittelbare Folgen für sein Leben hatte.

Empörung gegen Missbrauch – ein Element der Gesundung

Ein Leben kaum beherrschbarer Empörung – das ist die Erfahrung vieler Menschen, die einer Nervenheilanstalt den Rücken gekehrt haben. Was Perceval betrifft, so fühlte er sich stets als einsamer Überlebender und Zeuge eines Schreckens, der ungebrochen andauerte, ohne dass die Öffentlichkeit davon wusste, und der auch weit in die Zukunft hinein andauern würde. Wenige gab es außer ihm, die aus eigener Erfahrung für die geistig Kranken sprechen konnten. »Wer steht mir dabei zur Seite? Woher soll ich die Kraft nehmen, diese Missstände abzuschaffen?« Seine Lage ähnelte in gewissem Sinne den Menschen, die als erste den Konzentrationslagern entkommen waren und berichteten, was sie dort erlebt hatten. Man begegnete ihnen mit ungläubiger Kritik und bezichtigte sie der ungeheuren »Übertreibung« und Hysterie.[40] Bei der Beschreibung seiner Erlebnisse stieß Perceval immer auf den Vorwurf, er sei zu »exzessiv und maßlos« oder lasse sich zu leicht »hinreißen«. Darauf konnte er nur antworten:

> »Ich halte es für eine der schwersten Prüfungen, die einem Geisteskranken auferlegt sind, dass ihm nach seiner Gesundung die Formalismen der Gesellschaft nicht erlauben, seine Empfindungen in dem Ton und der Ausdrucksweise zu äußern, die seiner Lage entsprechen. … Man erwartet von diesen Kranken, die so bitter gelitten haben, dass sie denselben Gestus, Tonfall und [dieselbe] Zurückhaltung zeigen, wie es Menschen durchaus ansteht, die nicht durch derart einschneidende Erfahrungen gegangen sind.«[41]

Als Perceval erfuhr, ein gewisser Richard Paternoster, ein Staatsangestellter, sei fälschlich in Dr. Finchs Irrenhaus in Kensington eingesperrt worden, war er unter denen, die die öffentliche Meinung mobilisierten, was dann zur Entlassung Paternosters führte. Wieder in Freiheit, gab Paternoster

40 Bruno Bettelheim, Erziehung zum Überleben. Zur Psychologie der Extremsituation, München, dtv 1978.

41 Perceval, Perceval's Narrative, 220.

in der *Times* in London eine Annonce auf, in der er sich an »Leidensgenossen« wandte, die bereit wären, »mit ihm eine Kampagne zur Abstellung der Missbräuche des Anstaltssystems« durchzuführen.[42] Perceval nahm unverzüglich mit ihm Kontakt auf, und gemeinsam forderten sie nun von den städtischen Behörden, dass das Gebaren der psychiatrischen Anstalten untersucht würde. Bald schlossen sich ihnen William Baily (ein Erfinder, der fünf Jahre in einem Irrenhaus verbracht hatte), Richard Saumarez, seines Zeichens Chirurg mit zwei geisteskranken Brüdern, und Dr. John Parkin an – auch er ein früherer Patient.

1840 veröffentlichte Perceval einen zweiten, noch umfangreicheren Band seines »Berichts«. In diesem Buch stand die politische Aktion noch deutlicher im Vordergrund als im ersten. Als eine der spektakulärsten Maßnahmen plante Perceval die gerichtliche Verfolgung seiner Mutter und des Dr. Fox. Keine seiner Aktivitäten rief so viel Verdacht in Bezug auf die Klarheit seines Verstandes, so viel Zweifel an seiner Gesundheit und so viele Vorwürfe hervor, er sei ein Verräter an seiner Klasse und seinem Land, wie die Tatsache, dass er seiner eigenen Mutter mit gerichtlichen Schritten drohte.

War das ein Amoklauf der Empörung? Man weiß von vielen von Psychosen geheilten Menschen, dass sie sich in einer Art verständlicher Empörung festgefahren hatten. Sie empfanden innerlich, dass die dadurch freiwerdende Energie ein entscheidendes Moment ihrer Gesundung war. Gewiss waren das auch die Empfindungen Percevals. Es erfasste ihn eine nicht zu zügelnde Ungeduld mit Leuten, die den Machtmissbrauch, der in den Anstalten und ihrem Umfeld getrieben wurde, einfach nicht sehen konnten oder wollten.

Schatten der Ermordung

Er wusste, dass ihm so etwas wie das Geschehene jederzeit wieder passieren konnte. Seine Familie oder die Irrenärzte konnten ihn für geisteskrank erklären, und dann würden sich die Tore des Irrenhauses wieder hinter ihm schließen. Schon wurde er vom Innenminister mit argwöhnischen

42 Nick Hervey, Advocacy or Folly: The Alleged Lunatics' Friend Society, 1845–63, Medical History 30 (1986), 245.

Augen betrachtet. Man warf ihm vor, er verteile Hetzschriften in den unteren Klassen. Paternoster hatte einen Streit mit seinem Vater über Gelddinge gehabt und war von der Polizei mitten in der Nacht abgeholt worden. Perceval und seine Schar ehemaliger Patienten arbeiteten in einer Atmosphäre ständig drohender Gewalt. Das viktorianische Zeitalter war auch das Zeitalter irrtümlicher Zwangseinweisungen.

Percevals entferntere Verwandte, unter denen sich eine Anzahl prominenter Angehöriger des niederen Adels mit Posten in Politik und Verwaltung befand, waren über die öffentliche Diskussion seiner Geisteskrankheit äußerst bestürzt, noch mehr jedoch wegen des Prozesses, den er gegen seine Mutter plante. Für sie war es eindeutig ein Racheakt. Für ihn aber war es die gezielteste und wirksamste Maßnahme, seinen Fall bekanntzumachen: Seine Mutter war, wie die Öffentlichkeit überhaupt, den Irrenärzten auf den Leim gegangen und hatte sich widerspruchslos ihren herzlosen Anordnungen gefügt. Erst später erfuhr Perceval, dass einer seiner Brüder von Anfang an versucht hatte, ihn aus der Anstalt zu befreien und in einer Privatwohnung in seiner Nähe einzuquartieren. Doch seine Mutter legte – auf den Rat der Anstalt – ihr Veto ein.

Kurz vor der Entlassung hatte Perceval seine Mutter gebeten, gemeinsam mit ihm gegen Dr. Fox vorzugehen. Sie hatte sich geweigert. Jetzt blieb ihm nach seinem Dafürhalten keine andere Wahl, als auf eigene Faust zu handeln. Ein Prozess wegen Amtsmissbrauchs würde die Öffentlichkeit auf die Missstände aufmerksam machen, vielleicht eingehendere Untersuchungen auslösen und das Schicksal irrtümlich eingesperrter Insassen wenden. Auch hoffte er, dieses juristische Vorgehen würde ihm das rechtmäßige Erbe seines Vaters sichern, das ihm seine Mutter seit seiner Internierung vorenthalten hatte.

Es ist eine Ironie des Schicksals, dass Perceval seiner Familie wie das rächende Gespenst des Mannes vorkommen musste, der vor vielen Jahren seinen geliebten Vater ermordet hatte. Das hatte sich folgendermaßen zugetragen: Im Jahre 1812, als Perceval neun Jahre alt war, war sein Vater in der Vorhalle des Unterhauses erschossen worden. Der Mörder, John Bellingham, wurde für geisteskrank erklärt (wie es schon Bellinghams Vater gewesen war). Man machte kurzen Prozess mit ihm und hängte ihn eine Woche nach dem Vorfall. In einem Bericht darüber hieß es:

»Nur eine Woche verging zwischen zwei Morden. Man bezeichnete diesen Prozess als einen Justizmord an einem Geisteskranken und nahm ausdrücklich gegen ihn Stellung, da er durch keinen Präzedenzfall gedeckt war.«[43]

Bellingham hatte viel Unglück im Leben gehabt, Bankrott gemacht und war wegen Unterschlagung im Gefängnis gelandet. Seitdem bestürmte er die Mitglieder der Regierung ununterbrochen mit Petitionen und Eingaben. Er verlangte Kompensation für die seiner Meinung nach ungerechte Gefängnisstrafe. Der Gedanke setzte sich in ihm fest, er müsse jemanden umbringen, um die Öffentlichkeit auf seine Beschwerden aufmerksam zu machen, und Spencer Perceval, ein für seine Freigebigkeit und sein Herz für die Armen bekannter Mann, war das von ihm auserkorene Opfer. Als John Perceval 26 Jahre später mit seinen unaufhörlichen Briefen und Petitionen für eine Reform der Anstalten eintrat, stiegen in seiner Familie unliebsame Erinnerungen auf. Spencer Perceval war umgebracht worden. War vielleicht auch John Perceval ein gefährlicher Irrer, ein chronischer Querulant, ein Vergeltungssüchtiger, der möglicherweise auch zum Mittel der Gewalt greifen würde?

Seine Mutter hatte immer Unkenntnis vorgeschützt. Sie habe keine Ahnung davon gehabt, wie übel man ihn behandelt hatte. Stets habe sie geglaubt, die Ärzte wüssten schon, was sie täten. Sie hatten ihr gesagt, John könnte gewalttätig werden, wenn man ihn ihrer Aufsicht entzöge. Das reichte ihr völlig, hatte sie doch genug Gewalt in ihrer Familie erlebt.

Kurz nach Veröffentlichung seines zweiten Buches ließ Perceval seine Drohung mit gerichtlicher Verfolgung fallen, möglicherweise unter dem Eindruck, allein mit seiner Schriftstellerei und sonstigen Aktionen seine Ziele schon erreichen zu können.

Geburt der Patientenschutzbewegung

In seinen Büchern und Briefen an Zeitungen und Ämter entpuppte sich Perceval als ausgesprochener Gegner dessen, was man das Neue

43 Aus dem Jahresbericht der Oskar Dierhelm Historical Library, New Soul Hospital.

Armengesetz nannte. Es handelte sich dabei um ein kompliziertes Produkt der Bürokratie, bestehend aus Gesetzen und Bestimmungen, die es den Armen erschwerten, öffentliche Unterstützung zu erhalten, den Behörden aber erleichterten, sie in die öffentlichen Arbeitshäuser einzuweisen, die damals in jeder Gemeinde Englands existierten. Percevals öffentliche Kritik hatte zur Folge, dass man ihm die Stelle eines Aufsehers bei der Durchführung des Armengesetzes gab – eine undankbare und im Allgemeinen auch unfruchtbare Aufgabe.

Sein Titel lautete »Obmann des Bezirks Kensington«. Er besuchte die Armen in ihren Wohnungen und vertrat ihre Ersuchen um öffentliche Unterstützung bei den Behörden. Er schrieb an den Innenminister (und veröffentlichte den Brief in der Times) zugunsten einer armen Witwe, die wegen »Unregelmäßigkeiten«, die sie sich hatte zuschulden kommen lassen, nach Irland deportiert oder aber in ein Arbeitshaus eingewiesen werden sollte. Er kämpfte gegen die Trennung von Ehepaaren bei der Einweisung ins Arbeitshaus und gegen die Praxis, Kinder getrennt von ihren Familien unterzubringen. Als Obmann hatte er auch das Recht, Patienten in den öffentlichen Anstalten zu besuchen. Manchmal tat er das zusammen mit den Vertretern der Behörden bei deren regelmäßigen Inspektionen. So wurde Perceval allmählich zu einem lästigen Störenfried bei den Krankenhausverwaltungen, schuf sich aber zahlreiche Freunde unter den Insassen.

Als empörte Bürger (viele von ihnen waren Mitglieder der Liberalen im Parlament) sich immer mehr für die Rechte der Patienten und die Missstände in den Anstalten interessierten, vergrößerte sich die ursprüngliche Gruppe. 1846 wurde eine Initiative ins Leben gerufen, die sich »Vereinigung der Irrenfreunde« nannte. Fast jeder, der dieser Gruppe beitrat, war ein ehemaliger Patient, oder, was häufiger der Fall war, mit einem Anstaltsinsassen verwandt. Perceval hatte eindeutig die Führung dieser Organisation inne und war für sein gewandtes und energisches Auftreten bekannt. In den nächsten 20 Jahren setzte sich die Vereinigung unermüdlich für die bürgerlichen Rechte der Geisteskranken und eine intensivere Betreuung in den Anstalten ein. Sie prangerte Geldgier und Korruption in den Anstalten an und vertrat bedürftige Patienten vor den Gerichten.

Die Juristen der Vereinigung nahmen sich in mehr als 70 Fällen bestimmter Patienten an, die fast alle ohne Verteidigung hilflos dastanden. Erbarmungslos bombardierten sie eine Anzahl einander ablösender Innenminister mit ihren Vorschlägen, Petitionen, Memoranden und Gesetzesentwürfen. Bei all ihren Aktionen hatten sie keine Bedenken, Empfindlichkeiten der Oberklasse in Sachen Geisteskrankheit zu verletzen, die man bisher schamhaft dem privaten Bereich zugeordnet und als höchst delikate Angelegenheit behandelt hatte. Sie organisierten Versammlungen, verteilten Informationsmaterial und hielten öffentliche Vorträge.

Doch bei fast jeder Maßnahme, die die Vereinigung durchführte, stieß sie auf den erbitterten Widerstand der ultrakonservativen »Irrenkommission« der Landeshauptstadt, der führenden Körperschaft, die für ganz England die Normen der Patientenbetreuung festlegte. Jeder Patient, der ein Krankenhaus zu verlassen wünschte, war von der Entscheidung dieser Kommission abhängig. Sie befand sich im eisernen Griff des berüchtigten Earls von Shaftesbury, eines Mannes, der fanatisch an den Tugenden des viktorianischen Zeitalters festhielt und jeden Ansatz zu Reformen blockierte. Mit sicherer Hand steuerte er die Kommission im Strom der Interessen der Ärzteschaft und der einflussreichen Anstaltseigner. Shaftesbury war der selbsternannte Erzfeind der Vereinigung und besonders John Percevals, der in Harrow neben ihm die Schulbank gedrückt hatte. Vereinigung und Kommission lieferten sich erbitterte Fehden und versuchten, sich den Einfluss aufs Parlament streitig zu machen.

Aber Perceval schien in diesem zwanzigjährigen Kampf noch zu wachsen. Einmal gelang es ihm durch seine Nachforschungen, einen Patienten, der jahrelang gegen seinen Willen in einem privaten Irrenhaus eingesperrt war, zu befreien, und zwang die Kommission, den Anstaltseigner zur Rechenschaft zu ziehen. Dieser sagte zu Perceval: »Lieber hätte ich den Teufel in meiner Anstalt als Sie!« Perceval war als echter »Sohn seines Vaters« in allen Schlichen der Macht bewandert und wurde immer kühner bei seinen Angriffen auf Shaftesbury und die Kommission. Er kündigte einen öffentlichen Vortrag für den 1. Mai 1851, 19.00 Uhr, in der Kings Arms Tavern, High Street, Kensington, an. Die Ankündigung lautete:

> »Zur Reform des Gesetzes über das Irrenhauswesen: Verstöße gegen das Gesetz werden durch mehrere, jüngst aufgedeckte

Fälle von Unterdrückung angeprangert, vor allem am Beispiel eines Herrn, der vor kurzem von der Polizei der Hauptstadt unter entwürdigenden Umständen gesetzwidrig verhaftet wurde.«

Unter den Zuhörern befand sich auch ein Geheimpolizist – Perceval vermutete damals schon, dass man ihn auf diese Weise überwachte, wusste es aber nicht mit Sicherheit –, der der Polizei und der Kommission Bericht erstattete. Sein Report muss recht enttäuschend für sie gewesen sein. Er lautete nur: »Es waren 24 Personen mit durchaus respektablem Äußeren anwesend.« Der Informant hätte hinzufügen können, was ohnehin schon gut bekannt war, dass nämlich Perceval ein hinreißender Redner war, der seine Zuhörerschaft durch die Klarheit seiner Beweisführung in Begeisterung versetzen konnte.

Viele Mitglieder der Vereinigung waren persönlichen Angriffen und Verleumdungen ausgesetzt. Als Perceval auf dem Wege über die Gerichte, die Presse und öffentliche Vorträge eine Schlacht gegen die Missstände im Northampton Hospital führte (er gewann sie), warf ihm einer der Leiter der Anstalt vor, er sei geistig gestört. In der Zeitung schrieb er, Percevals »Sympathien mit den Geisteskranken« seien »Ausdruck einer kranken Seele und sein Urteil höchst schwankend und ohne Festigkeit«. Obwohl immer noch ein paar Leute an Percevals endgültiger Gesundung zweifelten, gewann er in diesen Jahren des politischen Kampfes allmählich das Vertrauen seiner Familie zurück. Viele Brüder, Schwestern und entferntere Verwandte taten sich zusammen, um ihn zu unterstützen und ihm moralische und finanzielle Rückendeckung zu geben.

Die Vereinigung produzierte einen kontinuierlichen Strom neuer, vorzüglich durchdachter Gesetzesvorschläge, die die bisherigen Gesetze ablösen sollten. Sie machten Vorschläge zu Einweisungsverfahren, Zwangsbehandlungen, Patientenbesuchen, Behandlungsmethoden, Qualifikationen der Ärzte und Anstaltsbesitzer, Inspektionen der Einrichtungen, Vermeiden von Überbelegung der Krankenhäuser, Informieren der Patienten über ihre Rechte, und richterlichen Anhörungen eines jeden Patienten vor einer zwangsweisen Einlieferung. Sie stellten auch die Berechtigung langfristiger Behandlungen aller Patienten in Frage, sei es in Anstalten, Arbeitshäusern oder privaten Heimen, und plädierten für ein in Geel (Gheel) in Belgien praktiziertes Behandlungssystem, bei dem

Patienten auf freiwilliger Basis bei bestimmten Familien in Pension lebten. Perceval schrieb:

> »Ich bin davon überzeugt, dass es ganz falsch ist, geisteskranke Patienten in gemeinsamen Räumen unterzubringen. Man darf diese Methode auf keinen Fall zum Prinzip machen.«

Die Vereinigung schlug vor, Übergangseinrichtungen zu schaffen, in denen Patienten behandelt werden sollten, bevor sie in eine geschlossene Anstalt eingewiesen wurden, und für eine Nachbehandlung nach der Entlassung Sorge zu tragen. Perceval legte besonderen Wert auf ein größeres Engagement der Kirche bei der Betreuung und bei Besuchen der Kranken – seiner Meinung nach war das ein Dienst, den die Priester sonst immer und überall übernommen hatten. Erst in letzter Zeit war er leider von der Kirche den Irrenärzten überlassen worden.

Jeder Vorschlag Percevals und der Vereinigung stieß auf heftigsten Widerstand von Seiten der Kommission und der Leute, deren Interessen mit dem Anstaltswesen verknüpft waren. Dieser Konflikt erreichte seinen Höhepunkt, als aufgrund der Bemühungen der Vereinigung das Parlament einen Ausschuss ins Leben rief, der Anhörungen abhalten und Beweismaterial über die Behandlungspraxis in den Irrenhäusern erheben sollte. Auf einem dieser Hearings wurde Perceval gefragt, warum er so hartnäckig darauf bestehe, dass die Beförderung der Patientenbriefe gewährleistet sein müsse. Er gab die entwaffnende Antwort: »Ich betrachte mich als den Kronanwalt für alle Verrückten Ihrer Majestät.«

Perceval und die anderen Leiter der Vereinigung verbrachten Tage auf offiziellen Hearings. Perceval hörte schlecht – sein Ohr war im Irrenhaus verletzt worden – und musste jede Nacht Niederschriften der Verhandlungen nachlesen. Manchmal versperrten Anwälte der Kommission der Vereinigung den Zugang zu wichtigen Zeugenaussagen und Beweismaterial. Aber bei allen Verhandlungen blieben die Mitglieder der Vereinigung voll Hoffnung und guter Dinge. Selbst heute noch ist man, wenn man die Protokolle liest, bewegt von der Klarheit und dem Temperament, mit dem sie ihr Reformprogramm vortrugen.

Letzten Endes wurde freilich nur eine Handvoll der Entwürfe und Verbesserungsvorschläge vom Parlament verabschiedet. Doch der aufklärerische Effekt der Arbeit der Vereinigung war groß. Sie säte die Samen für eine potenzielle Reform in der nächsten Generation. Ihre Forderung, dass alle Patienten vor einer Zwangseinweisung das Recht auf Anhörung vor Gericht oder einem Amt haben sollten – ein Hauptpunkt im Reformprogramm der Vereinigung, dem Shaftesbury ein eisenhartes Nein entgegensetzte –, konnte erst 1890, nach Shaftesburys Tod, verwirklicht werden.

Zwischen 1860 und 1870 kam die Vereinigung nach 20 Jahren unermüdlicher Aktivität an ein natürliches Ende ihrer Wirksamkeit. In diesen Jahren starben zwei ihrer fähigsten Partisanenkämpfer und Perceval verlor drei seiner Brüder. »Man darf annehmen«, schreibt ein Historiker, der diese Periode behandelt, »dass ihn die 1866 erfolgte Ernennung seines Neffen, Charles Spencer Perceval, zum persönlichen Sekretär des Obersten Richters und später zum Geschäftsführer der Kommission für Geisteskranke einigermaßen beruhigt hat.«[44]

Diese Geschichte des ersten – und vielleicht wirksamsten organisierten Versuchs auf der Welt, das Anstaltswesen durch ehemalige Patienten zu reformieren, sollte allen, die gegenwärtig am Problem des Patientenschutzes arbeiten, Stoff zum Nachdenken geben. In unserer Zeit ist ein von der Basis ausgehender Patientenschutz im Begriff, ein wesentlicher Faktor bei der Festlegung der Richtlinien für die Behandlung Geisteskranker zu werden. Aber es gibt eine Reihe von neuen Schwierigkeiten. Zusätzlich zu *fast allen* Punkten, für die sich die damalige Vereinigung einsetzte, müssen sich die modernen Initiativen noch mit anderen Problemen auseinandersetzen, z. B. dem Vollpumpen der Patienten mit Tranquilizern und »antipsychotischen« Medikamenten (Neuroleptika) oder dem Recht auf Behandlungsverweigerung. Als moderne Vorkämpfer für eine Reform müssen wir uns fragen, welchen Wert unsere eigene Arbeit hat, wenn schon eine so durchorganisierte und aktive Gesellschaft wie die damalige Vereinigung mit ihren Gesetzesvorschlägen scheiterte und praktisch unbemerkt im Dunkel der Geschichte der Psychiatrie verschwand.

In unserer Zeit, wo doch immer mehr Organisationen zur Bekämpfung von Verletzungen der Menschenrechte und von menschenunwür-

44 Hervey, Advocacy or Folly, 245.

digen Verhältnissen aller Art in Erscheinung treten, wird leider gerade die Bewegung zum Schutz der Geisteskranken nicht besonders gefördert. Sicher, Perceval würde uns sofort zurufen, nicht den Mut zu verlieren. Er würde uns daran erinnern, dass »Antipsychiatrie« keine Reformbewegung ist, die erst in den 60er Jahren unseres Jahrhunderts entstand, sondern von Anfang an mit der Entstehung der Psychiatrie parallel lief. Er würde darauf hinweisen, dass es zu allen Zeiten enorme Widerstände gegen eine patientengerechte Behandlung der Geisteskranken gab – jede Zeit hat ihren Shaftesbury. Aber obwohl die Vereinigung, was die Gesetzgebung in England und die Änderung der psychiatrischen Behandlungspraxis betrifft, wenig Erfolg hatte, wurde sie durch den direkten Einsatz ihrer Mitglieder zum Wohltäter Hunderter von Menschen und erleichterte indirekt wahrscheinlich das Los vieler tausender Patienten in den Anstalten.

Dass sich jemand der Patientenschutzbewegung verschreibt, hat meist sehr persönliche Gründe – vielleicht ist er selbst krank gewesen oder hat Kranke in der eigenen Familie oder der Bekanntschaft. Eine immer größere Anzahl von uns hat die Möglichkeit, im Patientenschutz mitzuarbeiten. Wenn wir uns nicht am Patientenschutz beteiligen, wer soll es dann tun, wer wird es dann tun?

Perceval würde sagen, es spielt keine Rolle, ob wir ein Jahr lang oder nur einen Tag mitmachen. Immer wird etwas für die Menschen in den Krankenhäusern dabei herausspringen. Wenn wir für eine Verbesserung der Behandlung nur eines einzigen Patienten eintreten und dabei nicht lockerlassen, kann das gewaltige Folgen haben. Wer den Mut hat, irgendeinen Kranken in einer Klinik zu besuchen, tut damit schon etwas sehr Wertvolles. Ein solcher Besuch kann zu einem entscheidenden Ereignis im Leben dieses Kranken werden!

Perceval besuchte öffentliche Anstalten und private Irrenhäuser, so oft er konnte. Als Obmann des Bezirks Kensington hatte er Zugang auch zu den vollkommen geschlossenen Abteilungen, wenn er die offiziellen Inspektionsteams begleitete:

> »Ich mischte mich unter die Patienten und hielt mich abseits von den anderen Herren, weil man so unter Umständen mehr sieht, als wenn man in unmittelbarer Nähe der Ärzte beobachtet. Als sich

> einmal ein Patient, der aus voller Kehle und auch sehr gut sang, an mich wandte und mich fragte, wie mir sein Gesang gefiele, gab ich ihm zur Antwort: ›Gar nicht schlecht. Aber etwas machen Sie falsch. Sie haben kein Gefühl für Takt.‹ ›Sie sind der erste, der mir das sagt‹, erwiderte er. Ich antwortete: ›Sie haben nicht ganz verstanden, was ich meine. Ich meine, es verrät kein besonderes Taktgefühl, in Anwesenheit dieser Herren hier zu singen, die in Angelegenheiten des Krankenhauses hierhergekommen sind.‹ Er quittierte diese Antwort mit einem herzlichen Lachen und hörte auf zu singen.«[45]

Bei einem dieser Besuche im berüchtigten Bethlehem Hospital befand sich Perceval in Begleitung des Dr. John Bright, dem Irrenarzt, der ihn selbst im Irrenhaus zu Ticehurst besucht und seine Bitte um Freiheit abgelehnt hatte. Da trat ein hagerer Patient mittleren Alters in der Eingangshalle auf Perceval zu, überreichte ihm ein Bündel von 100 Blättern mit Gedichten und bat ihn, es Dr. Bright weiterzugeben. Mit steigender Bewunderung las Perceval die Zeilen, unter anderem die Strophe:

> »Häftling und Wärter sind hier nahgerückt,
> Der Unterdrückte, und der Unterdrücker.
> Ob groß, ob klein, der Vorschrift Tyrannei
> Macht alle gleich. Im Totenreich ist frei
> Sklave wie Herr; 's ist eins und einerlei.«

Arthur Legent Pearce hatte vor zehn Jahren in einem Anfall wahnhafter Eifersucht seine Frau tätlich angegriffen. Man hatte ihn von seiner Familie getrennt und eingesperrt. Jetzt erklärte er Perceval, er sei gesund, und bat um seine Freiheit. Perceval und Pearce wurden Freunde. Bei den nun folgenden Besuchen überzeugte Perceval den anderen, er müsse diese Gedichte unbedingt veröffentlichen. Das würde sein Anliegen fördern, ihm selbst Auftrieb geben, und mit dem Erlös der verkauften Exem-

45 John Perceval to Sir James Graham, Collected Letters (London: Effingham Wilson 1846), 115.

plare könnte man einen Teil der Kosten der Eingaben vor Gericht bestreiten.[46]

Bei einem anderen offiziellen Besuch im Bethlehem Hospital begegnete Perceval Dr. Edward Peithmann, der behauptete, 13 Jahre lang eingesperrt zu sein, obwohl er vollkommen normal sei. Perceval lernte Peithmann als einen der glänzendsten Gelehrten kennen, dem er jemals begegnet war, und nahm sich des Falles an. Peithmann, Deutscher von Geburt, war Sprachlehrer und Universitätsdozent gewesen, war aber durch eine seltsame Verkettung von Umständen nach Auseinandersetzungen mit seinem Chef wegen »Hausfriedensbruchs« verhaftet und ins Nervenkrankenhaus eingeliefert worden. Jahr für Jahr bescheinigte Dr. Munro, ein Direktor im Bethlehem Hospital, Peithmann, er sei geisteskrank. Als nun die Kommission für Geisteskranke seinen Fall wieder aufrollte, kam Peithmann frei. Doch unmittelbar nach seiner Entlassung begab er sich zum Buckingham Palast und reichte eine ausführliche Petition ein, in der er Entschädigung für 13 Jahre gesetzwidriger Inhaftierung forderte. Man riet ihm nachzugeben, aber er blieb standhaft. Daraufhin wurde er wieder festgenommen und ins Krankenhaus zurückgebracht.

Jetzt besorgte Perceval zahlreiche Zeugenaussagen von Ärzten, Geistlichen, Freunden und Peithmanns Familie in Deutschland, die alle bestätigten, er sei geistig völlig normal. Peithmann wurde wieder entlassen, doch nur unter der Bedingung, dass er das Land verlasse und nach Deutschland zurückkehre. Perceval begleitete ihn auf der Reise und brachte ihn zu seiner Familie zurück. In Deutschland stellten Peithmanns Familie und eine ganze Reihe von Ärzten fest, dass er vollkommen gesund, ja eine Art Genie sei. Wenige Monate später forderte Peithmann mit Unterstützung der preußischen Regierung und Alexanders von Humboldt, Kammerherrn des Königs von Preußen, von der englischen Krone die sofortige Wiedergutmachung der erlittenen Schäden. 1854 veröffentlichte Perceval den vollständigen Bericht über diese Angelegenheit, zusammen mit Briefen, Urkunden und Zeugenaussagen, um Peithmanns Petition zu unterstützen. Perceval fügt ein kurioses Postskriptum an:

46 John Perceval, Hrsg., Poems from Bethlehem Hospital (London: Effingham Wilson 1851).

»Abschließend sei bemerkt, dass – wie sich herausgestellt hat – Dr. Munro, durch dessen allein maßgebliches Urteil Dr. Peithmann 13 Jahre lang in Bethlehem festgehalten wurde, selbst geisteskrank ist. Er ist inzwischen in eine Anstalt eingeliefert worden.«[47]

Anstaltsmentalität

Zur Zeit Percevals betrachtete man geschlossene Anstalten als eine bedauerliche, aber unvermeidliche Begleiterscheinung einer sich schnell wandelnden Gesellschaft. Aber jedermann wusste, dass Nervenkrankenhäuser sehr gefährliche Orte waren – man blieb vielleicht zeitlebens darin begraben oder kam in schlimmerer Verfassung wieder heraus als hinein. Auch heute hat das zunehmend wachsende Interesse am Patientenschutz mehr als ausreichendes Beweismaterial bereitgestellt, dass Einlieferungen in die Psychiatrische Abteilung immer noch gefährlich sind.[48]

Ein Vergleich der Prozesse gegen Krankenhäuser und Ärzte und der Gesetzesreformvorschläge von damals mit denen von heute ergibt, dass sich so gut wie nichts geändert hat. Wir kämpfen noch immer mit denselben Problemen, vor denen auch die damaligen Anstalten standen: Einweisungsverfahren, zwangsweise Einlieferung, Recht zur Ablehnung einer Behandlung, unzureichende Aufsicht bei der Behandlung, unqualifizierte Ärzte und Betreuer und vertuschte Todesfälle im Krankenhaus. Wir debattieren immer noch über den feinen Unterschied zwischen Behandlung und »aggressiver Therapie«. Viel hat sich seit der Zeit Percevals geändert. Doch wenn Perceval heute durch unsere Stationen gehen und die unter schweren Medikamenten stehenden Patienten sehen würde, wenn er mit ihnen spräche, mit unseren Ärzten über die Therapie diskutierte und die einsamen Geisteskranken in ihren Zellen aufsuch-

47 John Perceval, The Case of Dr. Peithmann, Journal of Contemplative Psychotherapy 3 (1985).

48 Siehe z. B. eine der jüngsten Untersuchungen: Inside Looking Out, in Southern Exposure, Herbst 1989.

te, käme er gewiss zu dem Schluss, dass sich zwar wirklich viel geändert hat, aber kaum zum Besseren.

Wir haben unseren eigenen Stil der Irrenhäuser und Anstalten entwickelt. Das lässt sich an reich ausgestatteten privaten Behandlungszentren genauso wie an staatlichen Kliniken ablesen, bei denen sich die Verhältnisse langsam, aber sicher zum Schlechteren entwickeln. Es sieht so aus, als ob wir unvermeidlich wieder in Behandlungsmethoden hineinschlittern würden, die es den Patienten schwer, wenn nicht unmöglich machen, Heilung von Psychose zu erreichen.

Bei einer Untersuchung unserer Behandlungspraxis heute müssen wir uns einmal ehrlich fragen: Wie kommt es, dass wir trotz allerbester Absichten vor der drohenden Möglichkeit stehen, dass wir die Verhältnisse der ehemaligen Irrenanstalten in unseren modernen Einrichtungen wieder reproduzieren? Warum haben wir nicht gelernt, eine psychiatrische Klinik anders und besser zu führen? Der Grund dafür ist: Jeder Plan, eine Anstalt zu gründen, geht von einer bestimmten Geisteshaltung aus, der Anstaltsmentalität, die überall und zu jeder Zeit wirksam wird und welche die Anstaltsverhältnisse der Vergangenheit in der Gegenwart wiederaufleben lassen kann. Schon allein der Kontakt mit dem Phänomen Geisteskrankheit provoziert diese Mentalität.

Wie durch einen unbewussten Reflex können bei der Begegnung mit geisteskranken Menschen im Nu all die berüchtigten »Bestrafungstechniken« wieder lebendig werden, die einer angeblich vergangenen Ära angehören. Sogar in den Einrichtungen mit dem besten Klima setzt sich immer wieder die Anstaltsmentalität durch in Form von Selbsttäuschungen und primitiven Überzeugungen, ja abergläubischen Vorstellungen darüber, was Wahnsinn sei und wie er behandelt werden sollte. Die Erfahrung lehrt, dass kein Programm, Projekt und Krankenhaus und keine therapeutische Gruppe vollständig gegen den spontanen Ausbruch der Anstaltsmentalität gefeit ist. Als Erben der Vergangenheit übernehmen wir unbewusst die Methode, viele Menschen gemeinsam an einem Ort zu behandeln.

Anstaltsmentalität ist eine Geistesverfassung, in der man Macht über andere ausübt, in diesem Fall therapeutische Macht. Percevals schockierende Entdeckung – ein Meilenstein in seinem Heilungsprozess – war, dass er sah, welch ungeheure Macht in den Händen der ihn behandelnden Personen konzentriert war und mit welcher »therapeutischen Aggression« sie diese Macht ausübten. In unserer Zeit dachte man, durch die Einrichtung therapeutischer Gruppen diese Tendenz des Machtmissbrauchs vermeiden zu können. Man versuchte, die Abteilungen zu »demokratisieren«. Doch auch diese Bewegung ist gescheitert, wie Dr. Maxwell Jones, ihr Begründer, jüngst zugab, weil sich dabei doch die Neigung zum Missbrauch therapeutischer Macht wieder bemerkbar machte und auf diese Weise dieselben therapeutischen Aggressionen wirksam wurden.[49] Die Tatsachen sprechen eine deutliche Sprache. Die Beschwerden gegen »Unterdrückung« durch therapeutische Macht sind in unseren heutigen Einrichtungen und Anstalten genau die gleichen wie damals.

Ihre Auswirkungen in der Praxis

Wie aber sollen wir mit dieser anscheinend universellen Tendenz zur Anstaltsmentalität fertig werden? Für alle von uns ist es das Wichtigste, sie überhaupt zu bemerken. Gewiss ist niemand von uns gegen jeden Anflug von Anstaltsmentalität immun. Sie kann sich jederzeit, in den verschiedensten Situationen, im direkten und indirekten Umgang mit Psychotikern einstellen. Aber man kann sich üben, sie schon in ihren Anfängen zu bemerken und sich dann nicht noch mehr in archaische Glaubensmuster hineinziehen zu lassen. So ist es möglich, gesunde Selbstkritik an der Art zu üben, wie wir Menschen mit schweren geistigen Störungen behandeln. Zu diesem Zweck ist es erforderlich, sich erst einmal über die Bedeutungen des Begriffs *Anstaltsmentalität* klar zu werden.

Der große Kulturhistoriker Michel Foucault hat vor einigen Jahren das sogenannte »Zeitalter der Internierung« analysiert. Diese Untersuchung bestätigt und vertieft Percevals Begriff von Asyl oder Anstalt und zeigt drei Aspekte von Anstaltsmentalität auf:

- eine therapeutische Struktur oder Institution, die gefüllt werden möchte,
- ein Therapieansatz, der auf Unkenntnis beruht, und

49 Aus: In Conversation with Maxwell Jones, The Bulletin of the Royal College of Psychiatrists 8, Nr. 9 (1984).

– Methoden, mit Menschen in Psychose umzugehen, die letztlich bestrafend sind.[50]

Anstaltsmentalität äußert sich auf verschiedene Arten:

1. Anstalten bedingen eine »einseitige Beobachtungssituation«. Der Patient wird beobachtet, ohne selbst richtig beobachten zu können. Sein Geisteszustand, seine Fehler, Ungeschicklichkeiten und kleineren Vergehen werden protokolliert, diagnostiziert und analysiert, während man seinen eigenen Beobachtungen nur mit Misstrauen und Zweifel begegnet und als Krankheit, Widerspenstigkeit, Hochmut, Übertragung und dergleichen interpretiert. Es ist mehr oder weniger verboten, dass die Kranken selbst die Bedingungen, unter denen sie leben müssen, unter die Lupe nehmen und die Mentalität und therapeutischen Zielsetzungen ihrer Betreuer hinterfragen. Eine solche Situation ist der Entwicklung paranoischer Vorstellungen geradezu förderlich.

2. Anstaltsmentalität behandelt Kranke wie Kinder. Sie reduziert die Insassen auf den Status Minderjähriger – intellektuell, moralisch und juristisch. Dieses Vorurteil stammt aus der sogenannten »Schadenstheorie« der Psychose, wo man annimmt, Psychotiker seien unentwickelt, verlangsamt, zurückgeblieben, ja geschädigt. Dieses Vorurteil liegt einer ganzen Reihe von therapeutischen Konzepten und auch Theorien über die Möglichkeiten und Chancen einer eventuellen Heilung von Psychose zugrunde. Aber in erster Linie dient es der Rechtfertigung ungenügender Betreuung. Perceval legte bewusst den Finger auf diese Wunde:

> »Aus der Praxis der Gerichte, sie juristisch als Kinder anzusehen, folgt die Praxis der Anstalten, sie so zu behandeln, als ob sie wirklich Kinder wären… Aber das Gesetz, das sie juristisch als unmündige Kinder einstuft und dadurch den Launen und der Willkür der Wärter preisgibt, sollte ihnen dann doch wenigstens auch den Schutz gewähren, den Eltern ihren Kindern gewähren.«[51]

50 Foucault, Wahnsinn und Gesellschaft.
51 Perceval's Narrative, 74.

3. In den Anstalten herrscht allgemein die Überzeugung, dass der Wahn erst »besiegt« sein müsse, ehe ein Heilungsprozess eingeleitet werden könne. Samuel Tuke – ein Reformer, der anerkennenswerterweise versuchte, aus der Anstaltstradition auszubrechen, nur um noch subtilere Methoden derselben Denkweise einzuführen, die sich »moralische Behandlung« nannten, sprach davon, dass Geisteskranke »unterworfen« werden müssten. Das Wahnbewusstsein müsse lernen, sich vor der überlegenen Macht der Vernunft und Logik zu beugen. Nach Percevals Erfahrung war »das Vorurteil, Irrsinn könne nur durch besonders harte Behandlung besiegt werden, dermaßen eingewurzelt«, dass es sich wirklich in allen Aspekten der Beziehungen zu Geisteskranken bemerkbar machte.

> »Der Angelpunkt des alten Systems war Zwang durch Gewaltanwendung. Der Angelpunkt des neuen Systems ist Unterdrückung durch gutes Zureden und Einzelhaft. Aber es ist und bleibt Unterdrückung, und bei den Mitteln für diesen Zweck ist man nicht wählerisch.«[52]

4. Organisation und Hierarchie des Anstaltspersonals beruhen auf der Überzeugung, dass die Wärter den Kranken moralisch überlegen sind. Daraus ergibt sich ein weiterer Aspekt der »Unterwerfung« des Wahnes. Der zu heilende Kranke bewegt sich in einem System moralischer Werte und Normen, das auf dem Prinzip der bürgerlichen, patriarchalischen Familie aufgebaut ist. Die Anstalten, die »moralische Behandlung« praktizieren, ahmen diese patriarchalischen Strukturen nach und versuchen, eine perfekte Familiensituation aufzubauen. Beabsichtigt war eine neue, ideale Anstalt, doch übernahm das neue System zahlreiche Restriktionen des alten.

5. Anstalten arbeiten mit Wertsystemen, bei denen Genesung durch eine ganze Reihe unterschiedlicher Begriffe, was »geistige Gesundheit« ist, definiert wird. Wo immer es um Geisteskrankheit geht, tauchen Themen der »Spiritualität« auf. In den Anstalten des viktorianischen Zeitalters waren die Grundsätze der etablierten Kirche der Maßstab für geistige Gesundheit. Perceval machte die Beobachtung, dass die Ärzte in ihren

52 Perceval's Narrative, 74.

spirituellen Ansichten unglaublich uninformiert und borniert waren. Sie waren kaum in der Lage wahrzunehmen, dass sich die meisten psychotisch Kranken im Auf und Ab lebensbedrohender spiritueller Krisen befanden. Als sich die speziell medizinische Auffassung darüber, was geistige Gesundheit und was Psychose sei, durchsetzte, ging das bis dahin noch vorhandene, zeitlose Verständnis verloren, das Wahnsinn als spirituelle Krise versteht. Anstaltsmentalität betrachtet Spiritualität als »Religiosität« [Glauben und Irrglauben] und somit als Gefahr für das Wohl des Patienten. Doch zögert sie andererseits nicht, ihre eigenen Ideologien über geistige Gesundheit energisch zu vertreten und durchzusetzen, und das in therapeutischen Umgebungen, deren unterschiedliche soziale Entwürfe das ganze Spektrum religiösen und politischen Glaubens enthalten.

6. Anstalten, so eine weitere Auffassung, sind Stätten der Geborgenheit. Sie retten Menschen aus erniedrigenden, menschenunwürdigen Umständen und erheben sie in eine soziale Gemeinschaft höherer Ordnung. Diese Auffassung ergab sich aus der langsam wachsenden und richtigen Einsicht, dass der Wahnsinn von irgendwie krankhaften oder problematischen Milieus verursacht wird. Aber die Anstalten gerieren sich nun gerne als Retter, denen der Patient zu Dankbarkeit und Gehorsam verpflichtet ist. Sie distanzieren sich vom Vorleben der Kranken, ignorieren tunlichst den Reichtum, die Macht und Verführungskraft ihrer Wahnwelten und bagatellisieren sie.

7. Anstalten, geschlossen oder nicht, betrachten den Wahnsinn in all seinen Formen als archaischen Hochmut, als unerträgliche Anmaßung, die sich von Zeit zu Zeit der menschlichen Natur bemächtigt. So etwas muss bestraft werden. Michel Foucault führt diese Auffassung auf die Inquisition zurück: »Die Folter soll ihm eine Ehre sein, die Freilassung eine Erniedrigung.« Eine solche Auffassung rechtfertigt brutales und gewaltsames Vorgehen in jedweder Form als Notwendigkeit. Die subtilste Form der Anstaltsmentalität hat man als »demütigendes Schweigen« bezeichnet. Es handelt sich um eine bewusst hervorgerufene Kluft zwischen Arzt und Patient, eine künstliche Trennung zwischen ihnen. Sie erzeugt beim Patienten eine Sprachlosigkeit und Einsamkeit, in der er über seinen Wahn nachdenken soll. Das Ziel dabei ist, den Wahn noch zu intensivieren, so dass er sich selbst ad absurdum führt. Die Anstalts-

mentalität fordert vom Patienten das Eingeständnis, sein Hochmut sei ein Irrtum und er habe sich des uralten Verbrechens der Hybris schuldig gemacht. Der Patient soll selbst zu der Überzeugung gelangen, dass er verdientermaßen so hart behandelt wird. Das sei für seine Heilung notwendig. Und ein Rest Schuldbewusstsein soll bis in alle Zukunft fortdauern als Bollwerk und mahnende Erinnerung, damit Selbstüberhebung und Selbstüberschätzung künftig unterbleiben.

Viele Anstaltsleiter und ihre Mitarbeiter legten früher größten Wert auf gewisse »Verhöhnungsmethoden«, um die Patienten zu erniedrigen und dadurch zur »Vernunft« zu bringen. Daraus sind auch Behandlungspraktiken entstanden, die offenen Terror gegenüber den Patienten vorschreiben, um sie in Furcht und Schrecken zu versetzen und durch solche Schocks ebenfalls zur »Vernunft« zu bringen. Die Überzeugung der Anstalten dabei ist, dass eine Heilung von Psychose ohne eine innere Selbstabtötung und Unterwerfungshaltung der Kranken nicht möglich ist. Aber gerade diese Haltung entsteht durch solche Methoden nicht. Stattdessen wuchern in der Anstaltsatmosphäre Empörung und Trotz, damals wie heute. Perceval berichtet, wie er und viele andere Insassen sich heimlich verschworen, einander zu decken und gegen die Ärzte Front zu machen.

> »Diese Behandlungsmethode sollte gerade verletzen! Die Absicht war, dass der Patient erregt, aufgewühlt und bis zur Weißglut gereizt wurde! Ich wundere mich sehr, dass vernünftige Wesen sich etwas von einer solchen Verhöhnung versprechen und so absurd und grausam vorgehen können. Es ist, als würde man bei einem Postpferd, das erschöpft zusammengebrochen ist, extra eine wunde Stelle suchen, um den Sporn hineinzudrücken oder mit der Peitsche draufzuschlagen, nur damit es wieder Anzeichen von Leben zeigt.«[53]

8. Schließlich und letztens ist die Anstalt im Wesentlichen eine Domäne des Arztes. Um die Wende vom 18. zum 19. Jahrhundert übernahmen ärztliche Spezialisten die volle Verantwortung für die Pflege der Geistes-

53 Perceval's Narrative, 99.

kranken. Diese neue Kompetenz wurde sogar von der königlichen Familie sanktioniert, als den Irrenärzten eingeräumt wurde, Georg III. nach ihren Vorstellungen zu behandeln. Jetzt war ihr Status gefestigt. Von da an beanspruchte der Irrenarzt das Privileg zu entscheiden, wer geisteskrank war, und konnte einen Menschen allein durch seine Unterschrift in eine Anstalt einweisen. Anfang des 19. Jahrhunderts war es ein offenes, aber nur ungern eingestandenes Geheimnis, dass die Medizin an sich wenig für die Therapie Geisteskranker zu bieten hatte. Tränke und Kräuter, Bäder und Schröpfkuren, Einzelhaft und Am-Pranger-Stehen, kalte und heiße Schocks, Beruhigungsmittel und die Arzneien der medizinischen Tradition versagten samt und sonders. Die wenigen bis dahin durchgeführten Untersuchungen über den Geisteszustand der Psychotiker wurden als nicht mehr zeitgemäß, ja als überhaupt irrelevant für eine »wissenschaftliche« Psychiatrie betrachtet. Auch ließ sich beim Studium der Hirnphysiologie und -anatomie – der »Königin der Wissenschaften« und der großen Hoffnung damals wie heute – schon erkennen, dass simplifizierende Vorstellungen einer Mechanik des Gehirns für die Erklärung der Psychose nichts leisten würden. Bei den führenden Männern der medizinischen Schulen und den Klinikchefs der damaligen Zeit gingen die Meinungen in dieser Hinsicht weit auseinander. Bei der Behandlung verließ man sich zunehmend auf die Autorität des Arztes oder den »magischen Nimbus«, mit dem sich dic »Medizin« schon immer umgeben hatte.

Die führenden Ärzte bauten nicht auf Kompetenz und Fachwissen, sondern auf ihre Approbationsurkunde, die Eindruck machen und Wissen vortäuschen sollte. Die Medizin borgte sich die imponierende Maske der Wissenschaft, obwohl sie zugeben musste, dass ihre Wissenschaft nicht funktionierte. Alles, was man sich erhoffen konnte, waren Maßnahmen, die Heilung durch psychische Beeinflussung versprachen. Ganz im Geiste Percevals behauptet Foucault, die gesamte Psychiatrie trage immer noch den Stempel der Anstaltsmentalität. Sie verlasse sich weiterhin auf die Autorität der Wissenschaft, die sie im Grunde gar nicht besitze.

Um diesen Einfluss der Mediziner abzuschwächen, plädierte Perceval zunehmend dafür, dass die Vertreter der Kirchen mit in die Betreuung einbezogen würden. Er verlangte, dass Pfarrer der verschiedenen Bekenntnisse die Patienten in den Anstalten besuchen sollten. Aber es zeigte sich, dass das eine höchst unpopuläre Forderung war: Die Ärzte lehnten instinktiv jede Einmischung in ihre Herrschaft über die Kranken ab, und das Parlament fürchtete, solche Maßnahmen könnten das Prinzip der Trennung zwischen Kirche und Staat unterminieren. Die Pfarrer selbst hielten sich für nicht kompetent. Sie besuchten zwar immer noch Gefangene, Arme und Unglückliche, meinten aber, die Arbeit mit den Irren falle nicht mehr in ihren Aufgabenbereich. Sogar Perceval fühlte sich bei dieser Vorstellung nicht ganz wohl. Vor vielen Jahren hatte er der offiziellen Religion den Rücken gekehrt, weil er zur Überzeugung gelangt war, die Pfarrer selbst hätten keine persönlichen spirituellen Erfahrungen mehr. Im Alter von 65, acht Jahre vor seinem Tod, schrieb er:

> »Vor 37 Jahren litt ich innerlich schwer. Diese Leiden standen im Zusammenhang mit sehr außergewöhnlichen spirituellen und geistigen Phänomenen, die mich seitdem nicht mehr verlassen haben. Bis zum gegenwärtigen Zeitpunkt habe ich diese Phänomene studiert, was mich sehr skeptisch gegenüber dem Wert der Heiligen Schrift und vielen Aspekten der jüdischen und christlichen Religionen gemacht hat.«[54]

Trotzdem meinte Perceval, man könne die Pfarrer entsprechend ausbilden. Vielleicht waren wenigstens sie fähig zu verstehen, dass ein psychotisch gewordener Mensch, so wie das Opfer eines Erdbebens, der Hilfe bedarf. Er war der Überzeugung, dass nur die Seelsorger, wenn überhaupt jemand, für die Anstaltsinsassen Mitgefühl aufbringen könnten. Immerhin beruhte ja ihre Ausbildung auf der Lehre des Mitleids.

Der entscheidende Augenblick auf Percevals Weg zur Gesundung war der Moment, wo Mitgefühl für seine Leidensgefährten in ihm erwachte. Dieses Mitgefühl verlieh ihm Stärke. Es gab ihm Entschlusskraft und Mut, seine Gesundheit endgültig wiederzugewinnen. Am Ende dieses Prozesses weihte er sein Leben einer vom Mitgefühl bestimmten Tätigkeit. Ein jüngerer Freund fragte Perceval einmal, warum er, dessen geistiger Horizont doch so viel weiter als der seiner Landsleute reiche und

54 A Letter to the Right Hon. W. E. Gladstone, M.P., on the separation of the Irish Church from the State, and in favour of a dissolution of the Union between England and Ireland (London: Effingham Wilson 1868).

der sich so gründlich mit dem Establishment überworfen habe, nicht in die liberalen amerikanischen Kolonien ausgewandert sei, wie es viele Männer mit ähnlichem Naturell getan hätten. Perceval hielt das für »ein ironisches Kompliment, doch ich wusste, es war berechtigt«. Aber es war auch eine Fehleinschätzung seines Charakters. Er war gewiss nicht der Typus des Kolonisten. Niemals hätte er es über sich gebracht, England und den Engländern den Rücken zu kehren – dem widersprachen Familienerbe und -ehre zutiefst. Fast ebenso sehr, wie er daran glaubte, dass ein Geisteskranker gesund werden könne, glaubte er auch daran, dass die Gesundheit seines Landes wiederhergestellt werden könne. Bei all seiner Arbeit zum Schutz der Patienten versuchte er, alles zu mobilisieren, was ihm das »gesunde Volksempfinden«, das »Gewissen der Nation« zu sein schien. Perceval war, wie viele Männer seiner Familie und seines Standes vor ihm, davon überzeugt, dass sich im englischen Ideal der Gerechtigkeit mit seiner ausdrücklichen Respektierung der Freiheit des Individuums ein allen Menschen angeborenes Mitgefühl ausdrückte, und das auf eine Weise, die auf der Welt ihresgleichen suchte. Für Perceval war das Gerechtigkeitsgefühl Mitte und Herz des echten Englands. Er glaubte daran, dass man sich nie vergeblich darauf berufen würde und dass es in Zeiten nationalen Wahnsinns immer aufs Neue erweckt werden könnte.

2. Manie und die Gefahr der Macht

Lebensgefährliche Mächte

Was eine Manie auch sein mag – sie ist lebensgefährlich. Der Mensch spielt dabei mit Kräften, Energien, gesteigerten Bewusstseinszuständen, erweiterten Sinneswahrnehmungen und entfesselten egoistischen Impulsen. Er wird verwundbar durch alle möglichen sichtbaren und unsichtbaren Einflüsse. Was als ein Blick ins Unendliche, als Erlebnis der Einheit und Verbundenheit mit allem Sein, Transzendenz, »Gottesbewusstsein« oder wie auch immer beginnt, endet in der geistigen Verwirrung des Größenwahns.

Am Anfang jeder psychotischen Erfahrung stehen einschneidende Veränderungen im Körper, in den Sinnesorganen und den geistigen Funktionen. Der Mensch empfindet zunehmende Vitalität, geistige Beweglichkeit und persönliche Unabhängigkeit in den zwischenmenschlichen Beziehungen. Es ist sogar möglich, dass er eine Art »absoluter Wahrheit« entdeckt, was er manchmal wie den Beginn eines »neuen Lebens« empfindet. Diese Empfindungen halten vielleicht nicht lange an – sehr zum Leidwesen des Betreffenden –, aber er erinnert sich daran und sehnt sich nach ihnen. Neugier, das Wesen dieser Erfahrungen zu ergründen, ist eine starke, ihn motivierende Kraft und der Wunsch, wieder in diesen Machtrausch zu geraten, wird zum Motor weiterer psychotischer Episoden: Ein psychologischer Hedonismus entsteht, der sich bis zur Wollust der Macht steigern kann.

Bei von Psychosen geheilten Menschen ist es daher nichts Ungewöhnliches, dass sie sich fast zwanghaft getrieben fühlen, die eigentliche Bedeutung und den Sinn der außerordentlichen Erfahrungen, die sie durchlebt haben und vielleicht wieder durchleben werden, zu ergründen. Für sie ist das gewiss keine akademische Frage, sondern das drängende Bedürfnis, sich selbst zu finden. Auf jeder Stufe der psychotischen Erfahrung kann der Mensch die Versuchung verspüren, metaphysische Theorien zu entwickeln. Manchmal wird das als innere Verpflichtung empfunden, manchmal als innerer Drang, sich einen Reim auf die Ereignisse zu machen, und zu wieder anderen Zeiten wird einfach der durchsichtige Versuch einer Selbstrechtfertigung unternommen. Doch in jedem Fall beziehen sich die metaphysischen Spekulationen der Psychotiker auf ihre Wesenheiten oder »Mächte«, die ihren Einfluss nur dann ausüben, wenn der Mensch sich in besonderen Bewusstseinszuständen befindet. Die Beschreibungen dieser äußerst prekären Gemütszustände sind sich erstaunlich ähnlich, so sehr sich Berichte über Psychosen sonst auch unterscheiden mögen.

Bei vielen metaphysischen Hypothesen der Psychotiker handelt es sich nur um bruchstückhafte esoterische Überlegungen, keine vollständigen Systeme. Doch gibt es auch sehr komplizierte, umfassende Entwürfe, die zum Beispiel die Gesamtheit kosmischer Gesetze erklären, wie etwa die »neue Synthese von Religion und Wissenschaft«, die Gerichtspräsident Daniel Paul Schreber während seiner neun Jahre dauernden Psychose entwickelte. Schrebers Theorie befasst sich mit der »Kraft«, die seinen Körper in den einer Frau verwandelte, um ihn zu einem Instrument zu machen, mit dem die Welt geheilt werden sollte.[55] Manche Formulierungen in solchen Systemen sind bis zu einem gewissen Grad überzeugend und interessant, aber die meisten sind in ihrer Egozentrik ungeheuer ermüdend. Doch eine Ähnlichkeit fällt auf: Ob brauchbar oder nicht – all diese metaphysischen Ideen befassen sich mit Wahrnehmungen von Kräften, von denen behauptet wird, sie seien dem normalen Bewusstsein verschlossen. In letzter Instanz beschreiben sie, wie diese Kräfte im Gemüt des Menschen wirken und wie er unter ihrem Einfluss in völlige geistige Verwirrung geraten kann. Von dieser Art waren auch die Probleme des John Custance.

55 Daniel Schreber, Memoirs of My Nervous Illness, Hrsg. Ida Macalpine and Richard Hunter (London: Dawson and Sons Ltd. 1955).

Das verrückte Wagnis von John Custance

Über zwanzig Jahre lang litt John Custance (geb. 1900) an immer wiederkehrenden manisch-depressiven Anfällen. Aber eindeutige Symptome seiner Krankheit traten erst auf, als er schon ein Mann vorgerückten Alters war. Bis dahin hatte er als englischer Landedelmann auf Wichbury, dem etwas heruntergekommenen Gut seiner Familie in der kleinen Landgemeinde Bourne an der Grenze zu Hampshire, gelebt. Wie sein Vater hatte er das Trinity College in Cambridge besucht. Er hatte mit Erfolg Sprachwissenschaften studiert, interessierte sich im Grunde aber weit mehr für Tennis und Golf und war stolz auf seine Leistungen darin. Er gewann fast den Cambridge »Blue« und spielte sogar einmal in Wimbledon. Im Lauf der Zeit zeichnete sich eine Karriere im diplomatischen Corps oder als internationaler Geschäftsmann ab, und obwohl er nicht vermögend war, bereiste er eine Weile den Kontinent, um sich kosmopolitische Bildung anzueignen.

Sehr enttäuscht war er von den Eindrücken einer Reise in die Sowjetunion, die er 1924 unternahm, um dort Geschäftsbeziehungen zu knüpfen. Die stalinistische »Diktatur der Manager«, wie er es nannte, bei der der Einzelmensch »etikettiert und abgestempelt« wurde, machte ihm Angst. Seiner Meinung nach wurde er Augenzeuge des »eindeutigen Versuchs«, die Welt zu erobern. (Lange vor der Prägung des Begriffs »Eiserner Vorhang« beschrieb Custance die Grenze der Sowjetunion schon als undurchdringlichen, gefährlichen Vorhang.)

Schließlich nahm er einen sehr aussichtsreichen Job in einer bedeutenden Berliner Bank- und Kreditanstalt an. Bekannt für sein gewinnendes Wesen und seine Kenntnisse internationaler Geschäftsverbindungen, machte er, obwohl noch Juniorpartner, in der Berliner Finanzwelt rasch Karriere. Er heiratete seine englische Jugendfreundin Anne und gemeinsam führten sie nun ein flottes Leben mit üppigen Festen in ihrer großen Berliner Wohnung. Sie liebten Berlin und blieben neun Jahre dort.

1930 verloren sie alles. Die große Weltwirtschaftskrise machte ihrer Karriere abrupt ein Ende. Sie sahen sich gezwungen, auf ihren heruntergewirtschafteten Besitz in England zurückzukehren. Außer Bankgeschäften hatte Custance nichts gelernt (»Ich machte den fatalen Fehler, gleich ganz oben anzufangen.«) und er versuchte verzweifelt, sich durch Vorträge und als freier Schriftsteller über Wasser zu halten. Eine Zeitlang betätigte er sich für die arbeitslosen Bergarbeiter in West Cumberland.

Als der Zweite Weltkrieg ausbrach, wurde Custance zum Geheimdienst eingezogen. Seine Aufgabe war, Meldungen über deutsche Truppenbewegungen abzufangen und zu entschlüsseln. Vier Jahre lang, bis kurz vor Ende des Krieges, arbeitete er hart, viele Stunden täglich, im absoluten Sperrgebiet von Bletchly Park, dem supergeheimen Decodierungszentrum des britischen Geheimdienstes. Custance und alle anderen Mitarbeiter in Bletchly Park fühlten sich an einem der Nervenkontrollpunkte des Weltgeschehens. Hektisch lebten sie den Krieg in der aufgeputschten Aktivität ihres Intellekts. Unter diesen Extrembedingungen wurde Custance wenige Monate vor dem Sieg der Alliierten plötzlich hochgradig nervös, reizbar und depressiv.

In Gedanken veranstaltete er »politische Höhenflüge«. Er schrieb später: »Es kam zu einem schweren Zusammenbruch. Man brachte mich aus der Atmosphäre meines Büros, wo wir damit beschäftigt waren, in einer uns alles abverlangenden Kraftanstrengung die Deutschen zu besiegen, in ein abgelegenes, einsames Zimmer in einer Nervenheilanstalt. Dort fand ich mich im Zustand einer akuten Manie wieder und musste mich mit den Fantasiegeschöpfen meines Unbewussten herumschlagen«.[56]

Das war die erste Episode einer manisch-depressiven Erkrankung, die sich über viele Jahre hinziehen sollte. In den nächsten zwanzig Jahren erlebte Custance acht schwere manische Phasen. Auf fünf von ihnen folgten unmittelbar monatelange depressive Phasen mit Selbstmordgedanken. Seine Frau und Kinder halfen ihm während dieser Perioden hingebungsvoll und opferbereit. Nach jedem Krankenhausaufenthalt kehrte er zu seiner Familie und in sein Heim zurück. Auch wenn er mitten in einer Krise steckte, schrieb er zwischen einzelnen Anfällen tiefe Einsichten in die Natur seiner Krankheit nieder und versuchte, sich über deren Abläufe und Bedeutung klarzuwerden. Er stieg zu den Wurzeln dieser auf geheimnisvolle Weise immer wiederkehrenden Krankheit hinab, die seit den alten Griechen bekannt ist und die 1854 von Jean Falret, der

56 John Custance, Weisheit und Wahn, Rascher 1954.

bei Esquirol studiert hatte, den treffenden Namen »zirkulärer Irrsinn« erhalten hatte.[57]

Obgleich Custance noch nicht der Epoche angehörte, in der die »großen Tranquilizer« eingeführt wurden, wirft sein Verhalten ein Licht auf die irritierende Frage, warum so viele Psychotiker ihre antipsychotischen Medikamente schon bald wieder absetzen, obwohl sie aus Erfahrung wissen, dass sie sich dadurch auf einen Weg begeben, der nur in einer Katastrophe enden kann.

Custance hatte sich viele Jahre immer wieder in psychiatrischen Behandlungszentren und Krankenhäusern aufgehalten. Er war ihnen dankbar, dass sie ihn aufnahmen, wenn er ohne Betreuung nicht mehr weiterkam. Aber schließlich gewann er doch den Eindruck, dass ihm keine »Behandlung« helfen konnte, und das aus gutem Grund. Denn er fühlte sich unwiderstehlich zu seinen Erfahrungen im manisch-psychotischen Zustand hingezogen. Er empfand deutlich, dass seine in diesem Zustand gewonnenen Einsichten und Erkenntnisse für ihn von höchster Wichtigkeit waren. Er betrachtete die depressive Phase, die der manischen meist auf dem Fuße folgte, nur als den Peitschenhieb, der ihn zu Recht traf, weil er die Aufgaben, die ihm die manische Phase gestellt hatte, nicht gelöst hatte. Er konnte sich dann immer nur vornehmen: »Das nächste Mal mache ich es besser!«

Im Katzenjammer nach einer psychotischen Episode, so gesteht Custance, fühlt man sich oft, als ob man irgendetwas versäumt hätte. Man kommt sich irgendwie unvollständig vor. Für manche Psychotiker bedeutet das die unaufhörliche innere Aufforderung, die »Wahrheit« der Psychose doch noch zu erleben, wenigstens noch ein einziges Mal. Hier bezieht sich »Wahrheit« auf das intensive Erlebnis des Kontaktes mit geistigen »Mächten«, sowohl innerlich als auch äußerlich, wodurch die Psychose die Qualität eines »Pfades« oder einer persönlichen Wahrheitssuche gewinnt, also eines Schicksals, das erfüllt werden will, mit allen damit verbundenen Möglichkeiten, sich selbst in einen vollkommeneren Menschen zu verwandeln.

57 Mark Sedler, Falret's Discovery: The Origin of the Concept of Bipolar Affective Illness, American Journal of Psychiatry 140 (1983), 9.

Wie viele andere Psychotiker stellte sich auch Custance vor, seine Krankheit stehe in irgendeinem Zusammenhang mit seinem geistigen Wachstum. Ebenso musste er sich mit der Versuchung auseinandersetzen, seine Möglichkeiten voll auszuloten und seiner Manie einfach die Zügel schießen zu lassen. Es kam der Tag, an dem er dieses Experiment tatsächlich unternahm – er war davon überzeugt, dass er die Kontrolle über sich aufrechterhalten und seine Manie steuern könnte. In seinen Notizen und Tagebüchern zeichnet er den Verlauf dieser manischen Episode nach, und zwar mit einer solchen Distanz und Genauigkeit der Beobachtung, dass das Geflecht der Beziehungen zwischen Geist und Körper unmittelbar deutlich wird. Man könnte direkt von einer »Metaneurologie« sprechen. Er berichtet über die manischen Veränderungen der Sinneswerkzeuge, des Sehsinns, Hörsinns, Geruchssinns, Geschmackssinns und Tastsinns, während er in den Höhen manischer Euphorie schwebte. Diese Beschreibungen ermöglichen es, die subtilen biologischen Realitäten einer Manie zu charakterisieren und zu erkennen, wie sie sich gemeinsam zum »manischen Bewusstsein« verdichten. Von Custance lässt sich auch lernen, wie sich in der Manie ungeheuer starke ichbezogene Vorstellungsmuster herausbilden, die zum Hindernis für eine Heilung von Psychose werden können – unter Umständen irreversibel.

Zu Beginn des sechsten Lebensjahrzehnts hatte Custance schon eine Reihe psychotischer Phasen durchgemacht. Normalerweise wurde er, sobald seine Erregbarkeit, Selbstüberschätzung und sein Realitätsverlust ihren Höhepunkt erreichten, ins Krankenhaus gebracht. Jede Episode war ein Teufelskreis aus Hoffnungen, wilden Tagträumen, Angst und Verzweiflung. »Und doch«, schreibt er, »war es genau in diesem Zustand des Irreseins, dass ich Dinge sah, sozusagen eine Vision des ganzen Weltalls aus einer vollkommen anderen Perspektive als der gewöhnlichen – dermaßen überwältigend, dass ich selbst in meinen gesündesten Momenten nicht anders kann, als ihnen eine gewisse Wahrheit zuzugestehen. Gut oder schlecht – sie sind jedenfalls Inhalte meines Bewusstseins, Aspekte, mit denen ich zu leben habe, und der einzig gangbare Weg ist, sie so gut wie möglich in die Welt des Alltags einzubauen.«[58]

58 John Custance, Adventure into the Unconscious (London: Christopher Johnson 1954), 1.

Anfang der 50er Jahre schrieb Custance eine bedeutende Arbeit über das Wesen der manischen Depression mit dem Titel »Weisheit und Wahn«. Er war der Meinung, das Buch könne »Psychologen und Psychiatern wertvolles Material liefern und vielleicht auch manchem Leidensgenossen von Nutzen sein, der dieselben seltsamen Reiche der Seele durchwandert hat«.[59]

Die erste Hälfte des Buches schrieb er im manischen Zustand während des Aufenthalts in einem Krankenhaus, beraten von seinem Psychiater. Sein Ziel war es dabei, zu demonstrieren, dass im Wahnsinn eine subtile Weisheit liegt, die noch nicht vollständig erforscht ist. Nach der Lektüre dieses Werkes äußerte C. G. Jung, die Art, wie Custance seine Manie erfahren habe, sei ein vortreffliches Beispiel dafür, wie die archetypischen Kräfte bei einer »Verschiebung der Bewusstseinsschwelle nach dem Unbewussten hin« aus dem Unbewussten freikommen.[60]

Für Custance war es klar, dass seine manischen Phasen ihm die interessantesten und wichtigsten Krisen seines Lebens beschert hatten, und er gelangte allmählich zu der Überzeugung, es liege in seiner Macht, diese Erfahrungen auch einigermaßen zu erhellen und zu ordnen. Er entwarf nun einen Plan, der »Weisheit« seiner Manie auf den Grund zu gehen. Wie sich herausstellen sollte, war dieser Plan ein archetypischer »manischer Wahrtraum«. Sobald die nächste manische Episode begann, wollte Custance sein Haus in England verlassen und sich in ein anderes Land begeben. Er nahm sich vor, dort seine Manie bis zum Äußersten auszukosten, ohne dass die besorgte Familie und seine Freunde irgendwie eingreifen konnten. Alles, was er während früherer manischer Phasen gelernt hatte, wollte er dabei zur Kontrolle und Kanalisierung der Krankheitsenergie einsetzen. Custance war sich sicher, dass es ihm beim nächsten Mal gelingen würde, den euphorischen Impuls der Manie zu zügeln, nicht in wilde Destruktivität zu verfallen und schließlich auch der wenigstens bis dato für ihn unvermeidlichen Depression zu entgehen. Nach vielem Hin und Her gab seine Frau widerstrebend nach, obgleich sie nicht ganz verstand, was er wirklich beabsichtigte.

59 Ebd., 15.
60 Carl G. Jung, Vorwort zu Weisheit und Wahn.

Die manischen Perioden traten bei Custance etwa alle zwei Jahre auf, sodass Ende 1951 wieder eine fällig sein würde. Als sich im Oktober die ersten Symptome zeigten, beschloss er, nach Berlin zu fahren und dort seine Manie zu testen, indem er sich ins sowjetisch besetzte Ostberlin hinüberbegab. Er legte großen Wert darauf, dass das Land, das Schauplatz seines »manischen Abenteuers« sein sollte, ihm schon ein wenig vertraut, gleichzeitig aber eine gefahrvolle Umgebung war, die ihn zu »wacher Aufmerksamkeit« zwang. Berlin war für ihn die »gespaltene Stadt, in der zwei Welten aufeinandertreffen«, die Verbindungsstelle, wo sich das Schicksal Europas, vielleicht der Welt, entschied.

> »Ich war mir ganz sicher, dass ich wieder heil nach Hause zurückkehren würde, mochten mir auch ein paar Tage in einem kommunistischen Gefängnis oder einer Nervenheilanstalt bevorstehen.«[61]

Immer intensiver bereitete er sich auf seine »Abenteuerreise ins Unbewusste« vor, wie er es nannte. Er alterte bereits und die Jahre der manisch-depressiven Wechselbäder hatten schon schweren Tribut von Körper und Geist gefordert. Mit wechselndem Erfolg hatte er sich in der Geschäftswelt behaupten können. Denn meist waren seine Pläne von den manischen Episoden durchkreuzt worden. An diesem Punkt seines Lebens hatte er nun das Gefühl, keine Wahl mehr zu haben. Er musste die Krankheit in den Griff bekommen: Er musste ihrem Ruf folgen, sie durchschauen lernen und die letzte Episode dazu benutzen, sie vielleicht endgültig zur Strecke zu bringen.

Schon die allerersten Vorboten der sich nähernden Manie beobachtete er sehr genau. Zunächst änderte sich die Art und Weise, wie seine Sinne wahrnahmen. Sehen, Hören, Riechen, Schmecken, Fühlen, Tasten und überhaupt das Bewusstsein für die Außenwelt verwandelten sich. Wie Custance schreibt, veränderten sie sich alle in positive Richtung – die Sin-

61 Custance, Adventure into the Unconscious, 9.

neseindrücke wurden lebendiger. Gelegentlich nannte er diese Zustände »erleuchtet«. Die Manie nahm nun weiter ihren gewohnten Verlauf. Von den ersten, sehr subtilen Stadien, wie einer geschärften Wahrnehmung für das Spiel zwischen Licht und Schatten, steigerte sie sich bis zum Höhepunkt – etwa der Empfindung, dass ein intensiver Strom der Erregung durchs Rückgrat floss. »Das Aussehen der Welt um mich veränderte sich total, ich erlebte erregende Schauer im Rückgrat und alle Nerven bebten, was bei mir die manischen Phasen einzuleiten pflegt.«[62]

Nach dem Maßstab der äußeren Zeit entwickelte sich seine Manie immer mit großer Schnelligkeit. Sie konnte ihn im Lauf von zwei oder drei Tagen erobert haben. Höchstens dauerte es zwei Wochen. Trotzdem erfolgte die Veränderung der Wahrnehmung nur allmählich, aber eins griff dabei ins andere und der Prozess war unumkehrbar. Nach der Erfahrung von Custance war niemand und nichts imstande, diesen Gang der Dinge aufzuhalten. Wenn er als bewusste Person überhaupt etwas mit diesen Vorgängen zu tun hatte, so wäre er doch niemals bereit gewesen, die erregte Spannung und den Drang, mit voller Intensität zu leben, den die Manie auslöste, in irgendeiner Form zu bremsen. Zwar fürchtete er sich stets vor dem Chaos, das die Manie in ihm verursachen würde, gleichzeitig wünschte er es aber auch sehnlichst herbei.

Auch August Strindberg und Friedrich Nietzsche hatten sich positiv über die Manie geäußert. Sie hielten sie für geeignet, die Möglichkeiten einer supranormalen Intelligenz freizusetzen. Jeder hatte die Bücher des anderen studiert und Custance kannte die Werke beider. Nietzsche war davon überzeugt, seine Manie sei der Vorläufer des Übermenschen, den er als Philosoph und Psychologe verkündete. Strindberg glaubte, seine Manie bahne ihm den Weg zum natürlichen, reinen, instinktsicheren Menschen. Custance dagegen war mehr an den politischen Verhältnissen auf der Erde interessiert. Seiner Manie gab er das Ziel, »die Welt in Ordnung zu bringen«. Er gelangte zur Überzeugung, dass sein manischer Zustand der Spiegel für die in der Nachkriegszeit aufgetretene Spaltung Europas in Ost und West sei und dass er, wenn er den fundamentalen Gegensatz in sich selbst aufhob, auch den Riss heilte, der durch die Völker ging.

62 Ebd., 45.

> »Ich sah mich, den mittelmäßigen Angehörigen einer unterprivilegierten Klasse, lebend in einer Zeit der sozialen Desintegration, in ungeheurem Größenwahn schon in der Rolle des Helden meines Geschlechts, der mit seiner Familie die Welt rettete.«[63]

Intensivierung der Sinne

Die Veränderungen der Sinneswahrnehmungen begannen als Custance auf dem Westberliner Flughafen landete – eine Synchronizität, die er als gutes Omen nahm, dass seine Mission Erfolg haben würde. Immer wieder redete er sich diese Gewissheit ein, um sich weiter in die Manie hineinzusteigern. Doch das gelang ihm vorläufig nicht: »Ich stellte alles Mögliche an, um diese Erfahrungen zu intensivieren, vor allem durch Alkohol.« In der ganzen folgenden Woche schlief er nicht mehr als fünf Stunden. Er quartierte sich im selben Hotel ein (warf Anker – wäre das bessere Wort), in dem er vor zwanzig Jahren als junger Bankier gewohnt hatte. Von diesem Hotel aus wollte er, geleitet von seiner manischen »Führung«, Streifzüge in den von Polizisten wimmelnden Ostsektor der Stadt unternehmen.

Er geriet, beflügelt von dem Ziel, das er sich gesteckt hatte, in eine euphorische Hochstimmung. Doch wollte und wollte die Manie nicht die Intensität annehmen, die er sich erhofft hatte. Man muss hier wissen, dass die Manie einen Menschen zwar unwillkürlich überfällt. Sie kann sich aber nicht wirklich weiterentwickeln, wenn er nicht nachhilft. Menschen mit großer manischer Erfahrung legen sich nach und nach ein ganzes Repertoire von Tricks und Methoden zu, um ihre Zustände zu intensivieren und sich in sie hineinzusteigern. Custance war inzwischen zu einem wahren Profi der Manie und einem Virtuosen der Kunst geworden, sich in die Manie hineinzumanövrieren. Die Praxis, die er entwickelt hatte, könnte man gut zu einem Buch mit dem Titel »Anleitung zum Irresein« ausarbeiten. Er nahm also nun seine Zuflucht zu den erprobten Techniken

63 Custance, Adventure into the Unconscious, 28.

der Intensivierung seiner Manie, unter anderem automatisches Schreiben (Schreiben, ohne dass man auf den Sinn der Worte achtet), Alkoholkonsum, Fasten, flüchtige Kontakte zu Prostituierten, Schlafentzug und vor allem »ununterbrochene Bewegung«. Die beste Technik war permanente Aktivität. Er befand sich als Kundschafter auf gefährlichem Terrain, in stetig zunehmender Erregung, und hatte einen psychologisch-politischen Geheimauftrag zu erfüllen: ein James Bond der Manie. »Hiermit erkläre ich feierlich, von den Mächten ausersehen zu sein, das Irrenhaus dieser Welt in Ordnung zu bringen.«[64] Zurück im Hotel, schrieb Custance täglich Notizen und Gedanken in sein Tagebuch:

> »Die Welt um mich herum verändert sich laufend, während ich dies schreibe. Sie gewinnt Leben. Und alle ›Mächte‹ der Gegenwart, die Geister der Vergangenheit, Götter und Göttinnen und selbst die Teufel flüstern mir zu: Lass uns frei! … Ich experimentiere jetzt mit den Mächten. Ich möchte wissen, ob sie mich wirklich beobachten, wenn meine inneren Stimmen es behaupten … Die Mächte sprechen auf ganz eigene Art mit mir – sie bedienen sich zu diesem Zweck zufälliger Bekanntschaften, Symbole, Bruchstücke von Informationen, die ich hier und dort aufschnappe.«[65]

Während er sich heimlich in die sowjetisch besetzte Zone begab, erreichte seine Erregung endlich den so lang ersehnten Siedepunkt. Er wanderte bis in das von den Russen besetzte Potsdam und geriet in panische Furcht, er könne von den sowjetischen Posten entdeckt werden. Vor 25 Jahren hatte er gesehen, wie sie mit arrogantem Stechschritt durch die Straßen Leningrads paradierten. Jetzt marschierten sie als unaufhaltsame Welteroberer durch die Straßen Berlins. Wieder am Alexanderplatz angelangt, nahm er Kontakt zu Prostituierten auf und hatte die großartige Vorstellung dabei, in der sexuellen Vereinigung Ost und West zu vereinigen. Er gab den Mädchen hohe Geldbeträge und versuchte sie davon zu überzeugen, dass ihre Vereinigung, weil sie unter spirituellem Vorzeichen erfolge, die Mauern der gespaltenen Welt niederreißen werde. Er wanderte durch

64 Ebd., 81.
65 Ebd., 70.

die öden Straßen Ostberlins und trank in armseligen Arbeiterkneipen. Jedes kleinste Ereignis sah er als Symbol und Hinweis auf das, was er als Nächstes tun oder lassen sollte.

> »Ein Prinzip dieses Experiments ist es, wie unter Suggestion stehend zu handeln, wie ein Irrer, der an Paranoia leidet.«[66]

Er fühlte ein unwiderstehliches Bedürfnis, laut mit den Denkmälern auf den Plätzen der Stadt zu sprechen, und folgte jedem Wink und Ereignis, das mit einer Verheißung lockte. Seine Witterung für Chancen schärfte sich ungemein und er ließ sich vollständig von ihr leiten. Sie nahm die Gestalt einer geistigen Führerin an, genannt »Tyche«, deren »Führung« er sich nun komplett überließ. Custance fühlte, er sei jetzt endlich so weit, die immerwährende »Führung durch die Vorsehung«, von der fromme Christen so gerne reden, optimal zu verwirklichen.

Wenn es ihm gelang, Gespräche durch seine magnetische Ausstrahlung zu beeinflussen und zu lenken, galt ihm das immer als sicherer Beweis, dass seine Manie »wirkte«. Als er sich einmal in heißer Diskussion aus einem Zusammenstoß mit der Polizei herausgeredet hatte, rief er aus: »Ich bin ihnen entwischt!« Und dann: »Es ist so weit! Endlich bin ich wahnsinnig! Die Mächte haben gesiegt. Ich bin ihnen verfallen mit Leib und Seele. Ich gehöre mir nicht mehr selbst. Ich bin nur noch ihr Werkzeug, und alles, was mir bleibt, ist, mich selbst gut zu ölen und offen, rein und empfänglich zu sein.«[67]

»Zuerst und in erster Linie«, sagt Custance, »kommt ein intensives Glücksgefühl.« Dieser lustvolle, manchmal »ekstatische Grundton« bildete den Hintergrund für all seine Erfahrungen in der manischen Periode. Dieser Hintergrund gab auch den Veränderungen, die seine fünf Sinnesorgane in der Folgezeit erlebten, die besondere Färbung. *Veränderungen der visuellen Wahrnehmung* zeigten sich als Erstes.

> »Es begann … mit der immer sehr eigenartigen Verwandlung der Wahrnehmung der Außenwelt. Ich kann es nicht anders beschreiben,

66 Ebd., 85.
67 Ebd., 88.

als dass ›die Lichter angingen‹, als wäre eine Art Schalter im psychophysischen System betätigt worden. Alles sieht dann anders aus, irgendwie heller und klarer. Es handelt sich natürlich um das Phänomen, das technisch als ›Photismus‹ bezeichnet wird. Es ist sehr leicht zu erkennen und bittere Erfahrung hat mich gelehrt, dass ich mich, sobald es auftritt, am besten sofort in die Klinik flüchten sollte. Denn es dauert dann immer nur noch wenige Tage, bis ich völlig die Herrschaft über mich verliere. Dieses Mal jedoch hatte ich nicht die Absicht, irgendwelche Ärzte aufzusuchen.«[68]

Noch viele andere Veränderungen der visuellen Wahrnehmung traten auf: intensive Helligkeit, stern- und regenbogenförmige Erscheinungen, die sich um glänzende Lichtpunkte herumlegten, Halo-Effekte usw. Von größter Bedeutung jedoch für das Verständnis und die Einschätzung der psychologischen Mechanismen der Manie – der rote Faden, der sich allgemein durch alle Psychosen zieht – war Custances erhöhte Fähigkeit, in sich optische Täuschungen hervorzurufen. »Ich lag auf dem Bett und betrachtete das Spiel der Lichtreflexe auf den weißen Wänden meines Krankenzimmers. Es gab zwei Lichtflecke – einen vor mir und einen links von mir. Nach und nach nahm der vor mir eine bestimmte Gestalt an. Ich wusste, damit kündigte sich das Kommen einer Vision an, und entspannte daher Augen und Körper.«[69]

Er tauchte dann ganz in dieser Vision unter und sie entwickelte sich zu einem weltpolitischen Drama. Man könnte diese Fähigkeit *visuelle Imagination* nennen: Zunächst komponiert der Betreffende aus visuellen Grundelementen wie Flecken, Farben und Winkeln fertige Bilder, um sie dann in einer Anzahl weiterer Schritte so zu materialisieren und zu beleben, dass sie selbstständig zu sein und zum Wahrnehmenden zu sprechen scheinen. Custance selbst beschrieb seine erhöhte Fähigkeit, eine manische Kettenreaktion in Gang zu setzen, wobei optische Täuschungen zu Illusionen und schließlich zu Visionen werden:

68 Ebd., 185.
69 Custance, Weisheit und Wahn.

»Diese Kraft ist der Intensität der Manie proportional. Im Stadium einer akuten Manie können die Visionen sich fast wie ein Film aneinanderreihen, besonders wenn komplizierte, veränderliche Lichtmuster die Grundlage bilden, auf der die optische Sinnesmechanik die notwendigen Manipulationen vornehmen kann. Sie erscheinen im Allgemeinen auf den Wänden meines Zimmers, wenn diese hell genug sind, um das Licht zu reflektieren. Sie variieren bis ins Unendliche und stehen in engem Zusammenhang mit den Gedanken, die mir während dieser Zeit durch den Kopf gehen … Es gibt Visionen des Himmels und der Hölle, von Göttern, Göttinnen und Teufeln usw.«[70]

Die neurologische Grundlage dieser Phänomene interessierte Custance vor allem, sodass er häufig über sie nachdachte. Im Laufe vieler manischer Episoden entwickelte er eine Theorie über die Biologie der Manie und führte sogar, selbst im Zustand manischer Erregtheit, entsprechende Experimente durch. Man könnte von »Metaneurologie« sprechen, da er die Wechselwirkungen zwischen körperlichen und psychischen Vorgängen einerseits und dem Nervensystem andererseits, die während der jeweiligen Phasen der Psychose auftraten, genauestens registrierte. So beobachtete er z. B., dass die Halluzinationen begannen, sobald sich die Mechanismen der Scharfeinstellung des Auges lockerten. In einer manischen Phase konnte er mit einiger Anstrengung ohne Brille lesen und auf dem Höhepunkt der Manie war die Brille überhaupt überflüssig. Er vermutete, dass bei einer Manie »eine Art Entspannung [der Augenmuskeln] auftritt, wodurch die Muskeln ungehinderter und effektiver arbeiten«.[71] Das Umgekehrte galt beim Verschwinden des manischen Zustands. Diese »Metaneurologie« vertiefte er von Episode zu Episode.

Auch sein *Gehörsinn* veränderte sich. Zuerst beobachtete er eine gesteigerte Hörschärfe und die Fähigkeit, zu gleicher Zeit mehrere Klangeindrücke aufzunehmen und zu unterscheiden. Auch trat erhöhte Sensitivität für die Struktur von Geräuschen auf; Klänge und Schwingungen brachten ihn in lebendigeren Kontakt mit der Außenwelt. Wahrscheinlich

70 Custance, Adventure into the Unconscious, 57.

71 Ebd., 57.

waren die Veränderungen des Gehörsinns der Entspannung der Muskeln des Innenohrs zuzuschreiben, ähnlich der Entspannung der Augenmuskeln. Custance hörte unzählige Stimmen, die auf ihn eindrangen. Aber es handelte sich meist nicht um komplette Halluzinationen. Die Stimmen, mit denen er sich fast ununterbrochen unterhielt, riefen ihm eher geflüsterte Worte, Bruchstücke von Sätzen, Wortspiele und Anzüglichkeiten zu. Trotzdem bezog er aus diesen zweifelhaften Hinweisen alle Maßstäbe für sein Handeln.

Eine ähnliche Steigerung erfuhren sein *Geruchs- und Geschmackssinn*. Er konnte schließlich so feine Geruchs- und Geschmacksnuancen unterscheiden, dass er es selbst nicht für möglich gehalten hätte. Er stellte fest, dass die Manie der einzige psychische Zustand war, in dem er dem Variationsreichtum und dem Aroma von Düften wirklich gerecht werden konnte. Und auch der Geschmackssinn wurde ihm geöffnet, was er wie ein Geschenk empfand:

> »Sogar ganz gewöhnliches Gras schmeckt wundervoll, während wirkliche Delikatessen wie Erd- oder Himbeeren geradezu ekstatische Eindrücke vermitteln. Es sind die reinsten Götterspeisen.«[72]

In den ersten Stadien der Manie pflegte Custance auch eine größere Sensibilität seines Tastsinns und Zartheit der *körperlichen Empfindungen* zu konstatieren, woraus er seine neue Fähigkeit, Zeichnungen in größter Originaltreue anzufertigen, ableitete. Insgesamt berichtet er von einer »außergewöhnlichen Entspanntheit und Flexibilität der Muskeln.«[73] Beim Fortschreiten der Manie fühlte er sich »in besonders guter Verfassung«. Seine Reaktionen auf die Umwelt erfolgten rasch und bestimmt.

In solchen Phasen wurde seine *Stimme* kräftig und sonor, mit starker Resonanz, »als ob normalerweise blockierte Bereiche meiner Brust plötzlich erschlossen würden. Meine Brust schien ganz ungewöhnliche Schwingungen zu erzeugen«.[74] Für Custance war dies ein Beispiel für das Phänomen manischer »Erschließung«. In seiner Metaneurologie versuchte er dieses Phänomen zu erklären, indem er seine Hypothese ei-

72 Ebd., 32.
73 Ebd., 56.
74 Ebd., 32.

ner Entspannung der Muskeln der Sinneswerkzeuge erweiterte. Seiner Meinung nach kam es hier zu einer generellen Entspannung des gesamten Nervensystems. Es gab offenbar Kanäle im Körper, welche die Empfindungen, die von Energieströmen hervorgerufen wurden, leiteten und verteilten. Während der Manie wurden diese Bahnen absolut durchlässig und frei. Im Frühstadium der Manie empfand Custance das als gut und wohltuend. Eskalierte aber die Manie, so wurden diese Empfindungen ekstatisch, geradezu mitreißend und überwältigend. Sie erreichten ihren Höhepunkt »im Kribbeln und in Schauern, die durch die Wirbelsäule ziehen.«[75]

Letztere Empfindung wird durch eine Öffnung der Bahnen, die Körper und Seele verbinden, erzeugt. Die beste Beschreibung, die Custance von dieser »Verbindung der Assoziationsbahnen im psychophysischen Mechanismus« gab, ist die folgende:

> »Immer wieder habe ich beim Nachdenken oder Schreiben im manischen Zustand feststellen können: Wenn sich ungewöhnliche Verbindungen zwischen Bereichen, Bahnen oder Assoziationsebenen des Denkens ergeben, treten die erwähnten Empfindungen direkt proportional zur Bedeutung und zum Umfang der Denkbereiche oder Denkbahnen auf, die so miteinander verbunden oder zusammengehalten sind bzw. die sich jetzt decken. Diese Empfindungen sind weder rein körperlich noch rein psychisch, sondern eine Art Mischung von beiden.«[76]

Auch seine *Verdauung* funktionierte in der manischen Phase besser denn je und er hatte guten Appetit. Er bemerkte, dass sein Stoffwechsel sich sehr beschleunigte und von einer Art »innerer Wärme« begleitet war. Selbst in kalten Nächten verspürte er den starken Drang, alle Kleider abzustreifen, was freilich auch Ausdruck der unbändigen Freude war, endlich allen physischen und mentalen Zwang abgeschüttelt zu haben.

Als Custance eines Tages den Zusammenhang zwischen Körperempfindungen und gedanklichen Inhalten entdeckte, der ihm bisher verborgen

75 Ebd., 52.
76 Ebd., 54.

war, wurde ihm bewusst, eine bedeutende Einsicht ins Wesen der Manie gewonnen zu haben: »Physische Empfindungen machen sich durchaus vor den ihnen entsprechenden Gedanken bemerkbar, manchmal sogar ohne dass die Gedanken später noch bewusst werden.«[77]

Gesteigerte mentale Aktivität: der sechste Sinn

Der besondere »sechste Sinn«, allgemein als Bewusstheit bezeichnet, besteht im Gewahrwerden dessen, was sich bei geistiger Aktivität ereignet. Psychische Vorgänge – Gedanken, Emotionen, Erinnerungen, Fantasien – sind die sich bewegenden Objekte, die von diesem besonderen Sinn des Gewahrseins beobachtet werden. Dieser dem Menschen angeborene »Sinn« der Bewusstheit, mit seiner unglaublichen Präzision, ist eines der psychologischen Grundelemente aller buddhistischen Lehrsysteme. Diese Fähigkeit heißt dort »Gewahrsein des Geistes«, also sich des Geistes selbst bewusst zu sein, und ohne diese Grundfähigkeit des Menschen wäre jede Meditation unmöglich.

Wenn jemand nichts anderes tut, als seine Aufmerksamkeit auf den Strom geistiger Aktivität zu richten, wird er schnell bemerken, dass dieser zuzeiten schnell und reißend dahinfließt, zu anderen Zeiten wieder ruhig und träge. Gut bekannt ist nun aber, dass die Geschwindigkeit des Geistes in der Manie enorm ist. Custance versuchte, dieses Phänomen »geistiger Geschwindigkeit« auf verschiedene Arten zu charakterisieren. So schildert er einmal, dass sich seine Vorstellungen in ungeheurer Ausbreitungsgeschwindigkeit wie ein schäumender Wasserfall überstürzten: »Meine Feder ist kaum in der Lage, dem rasend schnellen Fluss der Vorstellungen zu folgen.« Die Ursache waren seinem Eindruck nach »extrem schnelle Assoziationen von Ideen« und eben die rasante Ausbreitung der Gedanken. Als er z. B. einmal einen Schwarm Möwen dicht über seinen Kopf fliegen sah, »erzeugte das in meinem Geist sofort, ja praktisch gleichzeitig Gedankenketten«, die sich weit von der ursprünglichen Sin-

77 Ebd., 16.

neswahrnehmung entfernten und in die fernste Vergangenheit und Zukunft vordrangen. Miteinander verbunden waren sie durch Ähnlichkeit der Bilder, Wortklänge oder blitzartig auftauchende Erinnerungen.

> »Ich konnte keinen Gegenstand anschauen, ohne einen Gedanken von ihm zu erhalten, der zu einem Handlungsimpuls führte«, und schließlich »nahmen die Gedankenströme mich quasi in Besitz.«[78]

Dieses Phänomen »mentaler Geschwindigkeit« kann derartige Ausmaße annehmen, dass der Betroffene den Eindruck hat, als seien seine Gedanken selbst »besessen«. Dieses rasende Tempo erfüllt jeden Gegenstand mit Leben:

> »Wenn der manische Zustand genügend intensiv ist, drängen sich mir unwiderstehlich und zwanghaft animistische Vorstellungen auf. Ich [konnte nicht] verhindern, in jedem Ding einen Geist zu sehen.«[79]

Bei der Manie wird sogar das Denken als eine Tat der Macht erlebt. Gerade in jener Episode offenbarte sich Custance die umfassende Macht des Denkens.

> »Ich sehe vor mir eine endlose Kette von Assoziationen, die sich oft auch auf Bereiche des Denkens erstrecken, die sonst nicht miteinander verbunden sind. Tatsächlich treten jetzt Gedanken und Eindrücke nicht mehr vereinzelt auf, wie das normalerweise der Fall ist, sondern sie scheinen mit etwas Ganzem verbunden zu sein.«[80]

Die Beschleunigung der Gedanken, die im manischen Zustand eintritt, durchbricht offenbar auch die Grenzen von Raum und Zeit. Daher ist es nicht verwunderlich, dass auch Custance von Einsteins Allgemeiner Relativitätstheorie, die fast alle manisch Kranken in ihren Bann schlägt,

78 Ebd., 36.
79 Ebd., 34.
80 Ebd., 53.

fasziniert war. Ausschließlich im manischen Zustand habe er das Gefühl, er begreife sie, gestand Custance.

Wilde Tagträume

Gedankenmuster verselbstständigten sich und gingen ihre eigenen Wege, unabhängig von seinem Willen. Denken durchdrang die »zahllosen, sonst hermetisch verschlossenen Bereiche des Lebens und der Erfahrung.«[81] Custance erlebte das Tempo und die Energie des Denkens als einen unaufhörlich pulsierenden Motor hinter seinen Augäpfeln und manchmal fühlte er sich von der Macht seines Geistes wie berauscht. Dann setzte er sich irgendwo nieder und »genoss das Wunder der neuen Welt, die sich da vor mir aufgetan hatte, und die wildesten Tagträume, die mich in die Zukunft entführten.«[82]

»Denkrausch« – eine Art Betrunkensein mit geistigen Formen – war das Resultat geistiger Beschleunigung, sobald diese eine kritische Geschwindigkeit überschritt. Ein passender Vergleich ist vielleicht das Phänomen der »Verschmelzung von optischen Eindrücken«, wenn dem Auge kurze Lichtblitze präsentiert werden, die nach Erreichen einer bestimmten Geschwindigkeit nicht mehr als Einzelimpulse unterschieden werden. Wenn die Intervalle zwischen den Blitzen immer kürzer werden, scheinen die Eindrücke miteinander zu verschmelzen. Auf diesem Phänomen beruht jede Filmvorführung. Wenn der Filmstreifen sich mit einer bestimmten Geschwindigkeit bewegt, kann das Auge bzw. Gehirn keine einzelnen Bilder mehr wahrnehmen, sondern sie verschmelzen und erzeugen die Illusion eines stetigen Bilderstroms. Ganz ähnlich tritt bei einer kritischen Geschwindigkeit des Denkens ein Stadium der Verschmelzung der Elemente ein, das dadurch charakterisiert ist, dass die Projektionen lebendig zu sein scheinen.

Diese besondere Fähigkeit des Geistes, Bildern Leben einzuhauchen, wurde Custance in feinstem Detail offenbart. »In den Höhlen des Unbewussten stieß ich auf Dämonen und Werwölfe, Fratzen längst vergessener Götter und Teufel, während mein Geist unaufhörlich mit den Er-

81 Ebd., 55.
82 Ebd., 47.

innerungen spielte, die aus Magie und Mythos in mir auftauchten. Ein zerdrücktes Kissen verwandelte sich unversehens in das schauerliche Antlitz der Göttin Hekate. Ich wurde in eine Sphäre des Wunders und Hexenspuks entführt, in einen Bereich alldurchdringender okkulter Kräfte, obgleich ich vor meiner Krankheit an solchen Dingen nicht das geringste Interesse gehabt hatte.«[83]

Der vom Wahnsinn befallene Geist musste ungemein primitiv sein. Vielleicht, so spekulierte Custance, »war es eine Rückkehr zu früheren, ursprünglichen Formen des Bewusstseins, sei es auch in verzerrter Form.«[84] Er spürte, wie er innerlich getrieben wurde, »die Schale des gewöhnlichen Bewusstseins zu durchstoßen und in grenzenlose, unerforschte unterirdische Höhlen der Seele einzudringen, in denen verborgene Quellen des Seins sprudelten und sich auf irgendeinem Wege als Gedanken, Fantasien und Gefühle äußerten.«[85]

Das war also, wurde ihm klar, die Quelle der Wahnvorstellungen von Größe und Macht, wie man sie in den Nervenheilanstalten antrifft. »Die Empfindung, sich in innigem Einklang mit dem Urstoff des Alls zu befinden, kann so überwältigend werden, dass die von ihr Erfüllten wie selbstverständlich behaupten, sie seien Jesus Christus oder Gott selbst oder wie das Wesen sonst heißen mag, das sie gelernt haben, als Ursprung aller Macht anzusehen.«[86]

Tranceträume

Die psychologischen Überlegungen Custances weisen überraschende Ähnlichkeit mit dem von der Wissenschaft noch zu entdeckenden Werk von William James auf. James sah den Samen jeder Art von Störung des Denkens in den leicht zu beobachtenden Prozessen des alltäglichen Geistes:

> »Wir alle kennen den Zustand zwischen Schlafen und Wachen, in dem halb wirkliche und halb fiktive Gedanken und Bilder in

83 Custance, Weisheit und Wahn.
84 Custance, Adventure into the Unconscious, 20.
85 Ebd., 16.
86 Custance, Weisheit und Wahn.

endloser Folge einander ablösen, ohne den bewussten Willen des Individuums ... anormale Geistesverfassungen sind in der Regel nichts anderes als eine Intensivierung dieser Traumzustände.«[87]

Beobachtet man in diesem Sinne den Grenzbereich der Denktätigkeit, z. B. zwischen Schlafen und Wachen oder zwischen Verwirrung und klarem Bewusstsein, so wird man auf den Ort des Entstehens der Träume stoßen. Träumen und Manie stehen in engem Zusammenhang. Custance nannte das gegenseitige Durchdringung (Interpenetration): »Ich wache auf und mein Geist führt den Gedankenstrom weiter, der im Traum begonnen hatte. Ich schlafe ein und träume weiter über die Themen, an die ich gedacht hatte.«[88]

Es gibt zwischen Schlafen, Träumen und Wachen eine ganze Reihe Abstufungen geistiger Zustände. Man könnte sie Übergänge nennen. Doch Custance machte die Beobachtung, dass bei der Manie solche Bewusstseinszustände weniger getrennt sind und sich frei vermischen. Die Manie ist dadurch charakterisiert, dass träumende Bewusstseinszustände aktiviert werden innerhalb des scheinbaren Zustandes wacher Aktivität. Derartige Traumzustände vermischen sich dann auch mit den Empfindungen des jeweiligen Augenblicks. Die durch die geschärften Sinne intensivierten Gedanken und Bilder gewinnen in der Manie ein derart gesteigertes Leben und werden »so zwingend und überwältigend, dass sie deutliche körperliche Empfindungen auslösen.«[89] Diese Vermischung von Traumzustand und erhöhter Wachheit gibt unterschwelligen Trieben und Instinkten die Freiheit, sich auszudrücken.

»Die Rosse der Leidenschaften und Instinkte sind ausgebrochen. Die immense Freude, die sie dabei empfinden, beherrscht unser ganzes Wesen. Alle Schranken und Bremsen, die sonst die psychophysischen Mechanismen regulieren, sind entfernt; die

87 William James, On Exceptional Mental States: The 1986 Lowell Lectures, rekonstruiert von Eugene Taylor (New York: Charles Scribner and Sons 1982).

88 Custance, Adventure into the Unconscious, 58.

89 Ebd., 16.

Instinkte haben freie Bahn; die Libido kann fließen, wohin sie will.«[90]

Der so entstehende Bewusstseinszustand wird als magisch und jenseits konventioneller Muster und Beschränkungen erfahren. Seine Möglichkeiten erscheinen unbegrenzt.

Synchronizität und Einheit

Custance fragte sich oft, weshalb ihn das Phänomen der »Synchronizität« so in seinen Bann zog, obwohl er doch dessen katastrophale Auswirkungen nur allzu gut kannte. Aber wenn er einmal in den manischen Zustand gelangt war, hatte er kein Interesse mehr daran, sich zu zügeln. Manie ist fast ein Synonym für Zügellosigkeit. Auch befand er sich dann unter dem Einfluss der für die Manie typischen Amnesie. An frühere Episoden konnte er sich nicht mehr erinnern. Natürlich war auch gar keine Zeit zum Nachdenken. Die Ereignisse jagten sich und erzeugten von Sekunde zu Sekunde immer grandiosere Bewusstseinszustände und größere Einsichten. Custance bemerkte, dass sein Geist eine machtvolle Wandlung erlebte und dass es unnatürlich, ja gefährlich wäre, hier energisch steuern zu wollen. Es blieb ihm nichts anderes übrig, als zuzulassen, dass seine Gedanken bestimmt wurden von den natürlichen und elementaren Kräften, deren starke Gegenwart er im manischen Zustand ununterbrochen empfand.

Unter Synchronizität verstand Custance Situationen, in denen seine Gedanken blitzartig Wirklichkeit wurden: Das Szenario, das er sich vor dem geistigen Auge gemalt hatte, stellte sich dann auch tatsächlich in der Umwelt ein. Ein plötzlich aufspringender Wind, ein Donnerschlag, unerwartet an ihn gerichtete Worte – all das konnte sich ereignen, noch während er es sich vorstellte. Zu solch einem synchronen Ereignis konnte alles werden, was ihm in den Sinn kam: Der Gedanke rief dann ein Echo in der Wirklichkeit hervor. Custance war der Überzeugung, dass die Be-

90 Ebd., 59.

deutung solcher Geschehnisse weit größer war, als die bisherigen Koinzidenz- und Präkognitionstheorien der Psychologie angenommen hatten. Für ihn waren derartige Synchronereignisse die Bestätigung, dass ihm etwas widerfuhr, das größte spirituelle Bedeutung hatte. Das schmeichelte natürlich seinem Selbstbewusstsein und seinem Stolz.

Dieses Selbstbewusstsein erlaubte es Custance, ein metaphysisches System zu entwerfen. Er nannte es die »Theorie der Wirklichkeit«. Die dieser Theorie zugrunde liegende Eingebung hatte er in einer Vision empfangen, die urplötzlich über ihn hereingebrochen war.

> »Wie soll ich sie beschreiben? Es war ganz einfach. Große Geschlechtsorgane, männlich und weiblich, schwebten vor mir in der Luft. Sie schienen zu gleicher Zeit unendlich weit entfernt und doch unendlich nahe zu sein. Ich sehe noch vor mir, wie sie rhythmisch pulsierten und sich im Uhrzeigersinn drehten, wobei jede Umdrehung annähernd die Zeit eines menschlichen Puls- oder Herzschlags beanspruchte, als ob die Vision irgendwie mit meinem Blutkreislauf zusammenhing. Aber ich war keineswegs sexuell erregt. Von Anfang an hatte ich das Gefühl, dieses Erlebnis sei etwas Heiliges. Was ich da sah, war die ›Macht der Liebe‹ – dieser Ausdruck fiel mir unwillkürlich ein. Es war jene Macht, von der ich irgendwie wusste, dass sie alle bisherigen Welten, Vergangenheit, Gegenwart und Zukunft geschaffen hatte. Sie war grenzenlos und unendlich, die Unendlichkeit der Unendlichkeiten. Sie hatte die ›Macht des Hasses‹, ihren Gegensatz, überwunden und so Sonne, Sterne, Mond, Planeten, Erde, Licht, Leben, Freude und Frieden hervorgebracht, in niemals versiegender Schöpferkraft.«[91]

In diesem »Frieden« fühlte er, dass ihm vergeben war und alle Last der Sünde von ihm abgefallen war. Er empfand die vollkommene Abwesenheit von Angst. Der Kreis der Unendlichkeit öffnete sich vor ihm, und in den darauffolgenden Wochen und Monaten durchlebte er Erfahrungen, die »mich gleichsam ins Himmelreich trugen«. In diesem

91 Custance, Weisheit und Wahn.

Reich durchströmte ihn »die Liebe zum ganzen Universum... Ich wurde mit der Schöpfung eins.«

Custance hatte sein manisches Experiment in Berlin sorgfältig vorbereitet, um gerade dieses Erlebnis des »Friedens« in sich wieder hervorzurufen und es dann anderen Menschen, ja ganzen Völkern zu vermitteln. Gab es einen besseren Platz als Berlin, um die besonderen Energien, über die er verfügte, gezielt einzusetzen? Er war davon überzeugt, dass nur von Berlin aus, wo zwei Welten am Brennpunkt, der über Weltkrieg oder Weltfrieden entschied, zusammenstießen, der »große politische Sieg« kommen könnte. Er wollte seinen Kontakt zu den geistigen Kräften dazu benutzen, die Wiederherstellung und Wiedervereinigung der beiden Teile Berlins zu bewerkstelligen. Dies allein, so empfand er, war der Weg zur Heilung der Welt. Aber sein Unternehmen in Berlin geriet gefährlich ins Schlingern. »Es war ja so, dass ich mich da auf ein ziemlich riskantes Experiment eingelassen hatte ... ich wollte mich in voller Absicht meiner Manie überlassen, um zu sehen, ob ich sie würde beherrschen können. Ich merkte auch, dass ich es konnte, doch nur mit erheblicher Mühe und Anstrengung.« Er warf mit Geld nur so um sich, vor allem bei großen Gelagen, und hielt ostentativ andere frei, um die Menschen einander näherzubringen. »Etwas in mir wusste, dass ich sehr verschwenderisch mit meinem Geld umgehen musste und dass schon immer Nachschub kommen würde.« Aber bald fühlte er sich »wie ein Mann, der sich durch ein Leben gegen den Strom ruinierte«. Auf dem Höhepunkt dieser Entwicklung kam es zu Zusammenstößen mit der Polizei. Schließlich intervenierte die britische Militärpolizei und schob ihn nach Paris ab.

In Paris gelangte er schließlich zum Gipfel seiner manischen Erfahrungen. Doch bahnte sich dort auch schon die Wende an. Hochgestimmt und siegesgewiss bewegte Custance sich frei zwischen den guten und bösen Mächten des Universums. Er stand in Kontakt mit Wesen »jenseits der Schranke der Sterblichkeit«. Er glaubte, andere Welten hätten ihm ihre Pforten geöffnet und er habe eine Brücke zwischen den polaren Kräften des Alls geschlagen.

> »Meine Begeisterung ist die Brücke zwischen den Gegensätzen und verbindet sie miteinander – die starre Abgeschlossenheit des Individuums, die harte Schale, die unser Selbst umgibt, beginnt sich

aufzulösen. Ich bin nicht mehr ich, sondern viele. Und alle, denen ich begegne, sind ebenfalls nicht nur sie selbst, sondern auch viele andere.«[92]

Doch bald trübte sich dieses Gefühl einer Befreiung von der Individualität, und Arroganz und Aggression traten an seine Stelle. Es ist ein typisches, von den Kranken immer schmerzlich empfundenes Paradox der Manie, dass der Mensch gerade dann, wenn er seine Individualität zu überschreiten sucht, in den gröbsten Individualismus zurückfällt. Ein bestürzender Vorfall zeigte Custance, wie weit er sich schon in dieser Ichbezogenheit verrannt hatte.

In einem Zustand seelischer Erhabenheit gelang es ihm, ein Gespräch mit Gabriel Marcel zu vereinbaren, dem schon bejahrten, sehr angesehenen und verehrten katholischen Theologen, in dessen mit Büchern vollgestopfter Wohnung auf dem Montmartre. Custance hatte sich auf die Begegnung gefreut, aber als es so weit war, verkündete er Marcel nur hochmütig, er sei wahnsinnig und unglaublich stolz darauf. »Statt über Marcels Werk zu diskutieren und etwas von ihm zu lernen, verbreitete ich mich nur selbstgefällig über meine eigene Person. Es war absurd.« Marcel warnte Custance vor »der Tendenz, sein Irresein als Flucht vor der Verantwortung zu benutzen, als Lizenz, immer eine Art Peter Pan zu bleiben«.

Das nun empfand Custance, ganz im Gegensatz zu seiner sonstigen Unempfindlichkeit für Scham- oder Schuldgefühle, doch als demütigend. Allerdings war er nicht gewillt, sich die gute Laune verderben zu lassen. Die Welt besaß immer noch große Reize für ihn: »Das Gefühl, in mystischer Kommunion mit allem zu stehen, ist die eigentliche Wurzel des manischen Zustandes, in dem ich mich im Augenblick befinde.« Er zog die Bilanz seiner manischen Erfahrungen: »Hier in Paris, wie vorher in Berlin, wird mir ganz klar, dass der manische Zustand nichts anderes ist, als sich ungehemmt in die Tiefe fallen zu lassen und alles, was die Wirkung der mächtigen Kräfte des Instinkts und des Unbewussten behindert, über Bord zu werfen.« Während er zu unvorstellbaren Höhen hinaufstieg, »stellte ich mir vor, ich habe einen Weg gefunden, auf

92 Custance, Adventure into the Unconscious, 113.

dem ich alle Wege hinter mir lassen würde, ein System ohne Systematik, etwas Elementares, Spontanes, das sich wie ein Waldbrand aus eigener innerer Kraft ausbreitete«.

Was als politische Zielsetzung, als Plan zur Vereinigung des englischen mit dem sowjetischen System begonnen und sich im Verlauf der Manie zum Verlangen gesteigert hatte, »die ganze Welt in Harmonie zu bringen«, endete schließlich als religiöse Mission. Alles in allem verbrachte Custance fünf turbulente Tage in Paris, die »wie der Traum vorbeizogen, der sie auch waren«.

Manisches Bewusstsein

Die Manie stellt ein ungeheures körperliches und geistiges Drama dar, bei dem alle Schönheit, alle Macht und aller Schrecken, die im Menschen sind, in Erscheinung treten. Die metaphysischen Erkenntnisse der Maniker wurzeln in sehr greifbaren Erfahrungen, die für sie unglaublich eindrucksvoll und fast unwiderstehlich sind. Eine Frau über achtzig, die mehr als dreißig manische Episoden erlebt hatte, warf z.B. auf dem Höhepunkt manischer Veränderungen ihr Hörgerät, ohne dass sie sonst hilflos war, kurzerhand beiseite und verkündete, sie wolle jetzt »ins Leben zurückkehren«.

Aber jeder, der eine Manie durchgemacht hat, weiß auch, dass diese Veränderungen nur vorübergehend sind und nie den erhofften, ewig dauernden Zustand von Gesundheit und Glück hervorrufen. Doch das Verlangen, sich selbst zu verwandeln, ist so mächtig, dass viele Menschen unbedenklich die Gelegenheit ergreifen, Opfer des manischen Bewusstseins zu werden, selbst wenn sie dabei Leben und Familie aufs Spiel setzen. Custance machte nie einen Hehl daraus, dass er sich von manischen Erfahrungen magisch angezogen fühlte, und kommt dabei in seinen Ausführungen der Begeisterung sehr nahe, mit der Thomas De Quincey die Seligkeit des Opiumrausches pries.[93]

93 Thomas De Quincey, Confessions of an English Opium Eater (New York: Penguin Books 1971).

»Von ihrer angenehmen Seite betrachtet ist sie [die Manie] ein seltsames, bestrickendes Reich jenseits der Individualität und gelegentlich auch jenseits von Gut und Böse, da dort die Gegensätze versöhnt sind und höchster Frieden herrscht, der ›allen Verstand übersteigt‹.«[94]

Diese Verliebtheit in die Manie birgt alle Möglichkeiten in sich, dass der Mensch sich endgültig im ekstatischen Rausch verliert und dem Machtwahn verfällt. Es entsteht ein psychischer und spiritueller Hunger nach der Wollust und der magischen Macht des manischen Bewusstseins (ebenso wie im »Reich der Gier«). Alle Veränderungen der Sinneswahrnehmungen und all die »Öffnungen« der inneren Bahnen, die zum manischen Zustand führen, werden als »höherer« Zustand – oder auch als größere »Tiefe« – im Vergleich zum normalen Bewusstseins empfunden, das im Vergleich dazu recht banal wirkt. Manche Patienten haben auch den Eindruck, dass mit den wiederholten Episoden auch die Intensität des manischen Bewusstseins zunimmt.

Die technischen Schritte, die Custance mit einem wahren »Handwerkerstolz« unternahm, um seine manischen Zustände hervorzurufen – seine Methoden, das »normale« Bewusstsein und die normale Denkweise aufzubrechen – schürten tatsächlich das manische Feuer.[95] Aus dem manischen Bewusstsein als Initialzündung, als »Aufblitzen der Macht«, ergab sich dann die große Vielfalt der pyrotechnischen Möglichkeiten: die seltsamsten psychotischen Hochstimmungen und Erregungen.

In diesem Sinne ist das manische Bewusstsein das Basisbewusstsein, aus dem alle möglichen Varianten psychotischer Störung entspringen.

Fast alle psychotischen Phänomene, welcher Art sie auch sein mögen (organisch, chemisch, situationsbedingt), können beim ersten Auftreten oder in der Wiederholung als beeinflusst vom manischen Bewusstsein angesehen werden. Nach allen Berichten ist dieses Bewusstsein von traumartiger Beschaffenheit. Manche Menschen, die diesen Zustand

94 Custance, Adventure into the Unconscious, 4.

95 Edward Podvoll, Psychosis and the Mystic Path, The Psychoanalytic Review 66 (1979–80).

erlebt haben, nennen ihn »meine Traumzeit«, »meine Traumwelt« – oder auch »Traummaschine«.

Die besondere Wahrnehmung von Zeit, Raum, Ursache und Wirkung, das gehäufte Auftreten von Erinnerungsbildern und, die Art, wie äußere Reize in das vom Denken aufgebaute Szenario verwoben werden, sind wichtige Kennzeichen. Auch die Verwischung der Grenzen zwischen Subjekt und Objekt, das Spiel mit Worten und Lauten, der gleichsam elektrische Sinn für Macht und Magie und vor allem die Überzeugung von der Realität dessen, was sich vor dem geistigen Auge abspielt – all dies sind Kennzeichen sowohl des manischen als auch des Traumbewusstseins.[96] Man könnte sagen, das manische Bewusstsein borgt sich die Mechanismen des Träumens oder vielleicht sogar, es *bedient* sich dieser Mechanismen.

Für Custance glich der Ausbruch der Manie immer einer Explosion im eigenen Haus. An manchen Stellen gehen die Lichter aus, aber die restlichen Lichter leuchten umso heller. Als sehr treffend empfand er die Formulierung William Wordsworths:

> »Die Lichter der Sinne gehen aus, doch begleitet von einem Blitz, der ein Licht auf die Welt des Unsichtbaren wirft.«[97]

Dabei wurde Custance eine Dimension des Geistes sichtbar, die der Welt der Atome gleicht. Überdeutlich sah er sie in seinen Visionen und bezeichnete sie als »Fantasia der Gegensätze«. Bei dieser Kosmologie beruht das ganze All auf dem Prinzip der Polarität und den Gesetzen der Anziehung und Abstoßung, des Positiven und Negativen, der Materie und Antimaterie. Im menschlichen Leben ist es das Männliche und Weibliche, Geist und Stoff, Geburt und Tod. Im Gehirn des Einzelnen ist es die Gleichzeitigkeit einander widersprechender Gedanken: Widersprüche, die wie auf einer *atomaren Spaltung eines jeden einzelnen Gedankens* beruhen.

96 Edward Podvoll, The Experience of Dreaming and the Practice of Awareness, Naropa Institute Journal of Psychology 3 (1985).

97 William Wordsworth, Prelude, in: Custance, Adventure into the Unconscious, 3.

Wären diese Einsichten nur auf den Augenblick der manischen Erfahrung beschränkt gewesen, hätten sie für Custance keinen großen Wert besessen. Doch so hatte er das sichere Gefühl, es gebe eine Quelle der Weisheit, die hinter oder unter seiner Manie dauernd sprudle. Ungeachtet aller Verwirrung und allen Zweifels, die immer während der furchtbaren Depressionen danach auftauchten, ahnte er, dass »als Ergebnis meiner Erfahrungen die ganze Welt um mich herum sich verwandelt hat und nie mehr dieselbe wie vorher sein wird«.[98]

Für alle, die mit der manischen Gemütsverfassung vertraut sind, liegt ein besonderer Glanz in diesem Zustand und sie alle sind sich in dem Punkt einig, dass religiöse Wahrheiten darin zum Ausdruck kommen. Das ist es, was John Perceval, nachdem er seine Recherchen in englischen Irrenhäusern beendet hatte, zu dem Ausspruch veranlasste: »Es könnte sein, dass dort sehr gläubige Zeugen eingesperrt sind.«[99]

Aus diesen Wahrheiten schöpfte Custance die Überzeugung, dass die Welt im Grunde doch gütig, rein und heilig ist und dass er selbst an diesen Eigenschaften teilhabe. Und was noch wichtiger ist: Er glaubte – und dabei war er nicht der Einzige –, dass seine schließliche Gesundung, wie sie auch zustande kommen mochte, auf jeden Fall abhing vom Erinnern dieser Wahrheiten, die er dann vielleicht nicht mehr direkt erfahren konnte.

Nachwirkungen der Manie

Zufällig kehrte Custance gerade an Annes Geburtstag nach Wichbury zurück, als die ganze Familie feierte. Er bemerkte schnell, dass sie sich große Sorgen um ihn machten und ihn genau beobachteten, doch konnte ihm das seine gute Stimmung nicht verderben. Das hatte er »einem gewissen Stolz darauf zu verdanken, dass ich schließlich den manischen Stier mit Erfolg bei den Hörnern gepackt und gezähmt hatte«. Nur stell-

98 Custance, Adventure into the Unconscious, 2.

99 Clifford Beers, A Mind That Found Itself (Pittsburgh: University of Pittsburgh Press 1981); Anton Boison, The Exploration of the Inner World (Philadelphia: University of Pennsylvania Press 1936).

te er jetzt eine Neigung bei sich fest, in Zorn zu geraten, wenn jemand seine Ideen mit rationalen Argumenten angriff.

Nachdem er sich eine Woche lang wieder an zu Hause gewöhnt hatte, stellte sich ein weiteres »synchrones« Ereignis ein: C. G. Jung lud ihn zu sich nach Zürich ein. Während seines Aufenthalts in Berlin hatte ihn Custance nämlich um ein Gespräch gebeten, und zwar, laut Custance, gerade in dem Augenblick, wo Jung seine eigene Theorie der »Synchronizität« ausarbeitete. Im Glauben, Custance sei noch in Berlin, sprach Jung den Wunsch aus, er möge sofort zu ihm kommen. Natürlich hatte Custances Familie schwere Bedenken, ihn schon wieder allein auf den Kontinent reisen zu lassen. Doch wie üblich blieb er hart und »schließlich sahen sie ein, dass ich mir diese Gelegenheit nicht entgehen lassen durfte, und wenn ich noch so wahnsinnig war«.

Die Begegnung mit Jung verlief weit befriedigender als die mit Gabriel Marcel. »Unwillkürlich stellte sich das felsenfeste Vertrauen ein, dass hier ein Mann vor mir saß, der einen niemals im Stich lassen würde.«[100] Custance verhielt sich Jung gegenüber mit größtem Respekt. Er stellte ihm eine ganze Menge Fragen über die Manie und das Unbewusste und fand, dass Jungs Ideen ebenso revolutionär wie seine eigenen waren. Die beiden verstanden sich prächtig in ihren Diskussionen über paranormale Phänomene, Geistererscheinungen und kosmische Ausweitungen des Selbst. Jung seinerseits war begeistert von diesem Besuch und schrieb in seinem späteren Vorwort zum Buch Custances:

> »Als ich im Jahre 1900 [im Burghölzli-Spital unter der Leitung von Dr. Eugen Bleuler] an meiner Schrift *Über die Psychologie der Dementia praecox* [so hieß damals die Schizophrenie] arbeitete, ließ ich es mir nicht träumen, dass im nachfolgenden halben Jahrhundert die psychologische Erforschung der Psychosen und der Inhalte derselben sozusagen überhaupt keine Fortschritte machen würde. Das Dogma, bzw. der intellektuelle Aberglaube von der alleinigen Gültigkeit der physischen Ursache hält dem Psychiater immer noch den Zugang zur Psyche seines Patienten verschlossen. Er veranlasst ihn eher zu den kühnsten und unberechenbarsten Eingriffen in das

100 Custance, Adventure into the Unconscious, 129.

delikateste aller Organe, als dass ihm auch nur der Gedanke an die Möglichkeit genuin psychischer Zusammenhänge und Wirkungen bewusst würde, trotzdem letztere einem unpräjudizierten Verstande ohne weiteres ersichtlich sind.

… Was der Autor im manischen Zustand entdeckt hat, stimmt genau mit meinen Feststellungen überein. Ich meine damit hauptsächlich die Gegensatzstruktur und ihre Symbolik, sodann den Typus der Anima und schließlich die unausweichliche Auseinandersetzung mit der Wirklichkeit der Seele. Wie bekannt spielen diese drei Hauptpunkte eine wesentliche Rolle in meiner Psychologie, mit welcher aber der Autor erst post festum bekannt geworden ist. …

Sein Buch ist ein ebenso seltener wie wertvoller Beitrag zur Kenntnis jener bedeutsamen psychischen Inhalte, welche unter pathologischen Bedingungen entweder erscheinen oder diesen zugrunde liegen.«[101]

Custance »verließ Professor Jung und Zürich mit der Empfindung, ein großes Wunder sei geschehen. Nie in meinem Leben hatte ich bisher ein Gespräch geführt, das mich dermaßen beeindruckte«. Doch sobald er zu seiner Familie zurückgekehrt war, versuchte er, jetzt selbst kleinere Wunder zu vollbringen, wobei er sich der ihm nach seiner Meinung verliehenen Gabe bediente, das Wesen der Synchronizität zu verstehen. Er versuchte, den Ausgang von Pferderennen und die Bewegung der Aktienmärkte vorauszusagen und parapsychologisch zu beeinflussen. Freilich hatten diese »Wundertaten« nur zweifelhaften Erfolg, sodass er sich entschloss, »wieder zu meiner alten Irrentechnik, der Entspannung, des Horchens auf innere Stimmen und des Ernstnehmens ganz an der Oberfläche liegender leiser Winke aus der Außenwelt zurückzukehren. Ich beobachtete den Flug der Vögel oder reagierte auf Gegenstände, die meine Aufmerksamkeit aus völlig irrationalen Gründen fesselten.«

So eifrig er versuchte, sich im Zustand der Enthobenheit und Macht zu behaupten, so deutlich fühlte er doch auch, wie dieser ihm langsam entglitt, und in den folgenden Monaten kämpfte er heftig gegen die sich

101 Jung, Vorwort zu *Weisheit und Wahn*.

ankündigende Depression: »Was für ein Unsinn das Ganze war! Der Größenwahn eines Irren! Nach jedem Gipfel manischer Hochstimmung kommt unweigerlich ein böses Erwachen. Die harten Tatsachen melden sich, der Katzenjammer. Die Rechnung muss bezahlt werden. Die im Überschwang der Einbildungskraft heftig flatternden Gedankenvögel kehren in den Schlag zurück.«[102] In diesem Zustand der Desillusionierung fühlte sich Custance jetzt endgültig von den Kräften der Manie im Stich gelassen und verlor jede Lebensfreude.

Es folgten sechs Monate der Depression. Aber es gelang Custance, während dieser Zeit zu Hause zu bleiben. – Zwei Jahre nach seinem »gelungenen« Berlin-Experiment trat wieder eine manische Phase auf. Wieder »gingen die Lichter an«. Custance wurde von denselben politischen und magischen Vorstellungen erfasst wie damals und wandte auch wieder die Techniken an, sein Ich aufzulösen. Von neuem versuchte er, die wilden Energien der Manie zu zügeln und ihren Ausbruch zu beherrschen. Zu seiner erschöpften Frau sagte er: »Du musst zugeben, dass ich in Berlin und Paris damit fertiggeworden bin, und was mir einmal geglückt ist, wird mir auch ein andermal glücken.« Diesmal jedoch glückte es ihm nicht. Er schwelgte geradezu in sich überstürzenden Energieströmen und bald gab er das schon sehr geschrumpfte Familienvermögen mit vollen Händen für politische Projekte aus. Doch als er einmal mit aller Gewalt ein Interview mit dem britischen Premierminister erzwingen wollte, wurde er festgenommen, untersucht, für geisteskrank erklärt und in eine Klinik eingewiesen. Nach ungefähr drei Monaten in der Klinik sagte er: »Allmählich kam ich wieder zur Erde zurück.«

»Selten sind die Wahnsinnigen, die ihrem Wahnsinn gewachsen sind« schlussfolgerte Henri Michaux, einer der intelligentesten Forscher auf dem Gebiet der Psychose. Dem hätte Custance gewiss zugestimmt. Zuzeiten glaubte er, er sei eine solche Seltenheit. Aber schließlich musste er zugeben, er bilde sich das nur ein, und zwar aus übergroßer Selbstgefälligkeit, die ja eben die Wurzel der Manie war:

> »Kein Zug der manischen Euphorie ist im Rückblick bestürzender als ihre erschreckende Ichbezogenheit. Wie treffend, richtig, ja

102 Custance, Adventure into the Unconscious, 148.

wahr die abnormen Weisheiten des Unbewussten, die sich dem Wahnsinnigen aufdrängen, auch sein mögen – die Idee, er sei etwas ganz Außerordentliches und nehme eine bevorzugte Stellung im Mittelpunkt aller Dinge ein, ist jedenfalls vollkommen irrig und eine bloße Wahnvorstellung. Doch hält sich keine andere Idee hartnäckiger. Vorstellungen von Größenwahn sind am meisten verbreitet unter Geisteskranken.«[103]

Depression

Die rätselhafte »Schaltstelle«, wo Manie in Depression umschlägt, fürchtete Custance wie den Tod. Er wusste, schon der Gedanke an den Verlust des manischen Zustandes war der Anfang vom Ende. Schleichende Angst davor, dass ihn die Manie im Stich lassen und er etwas verlieren würde, das ihm ungemein kostbar war, bemächtigte sich seiner. Das steigerte sich bis zur Furcht, *alles* zu verlieren. Die Furcht wurde zu einer Bedrohung kosmischen Ausmaßes. Ein solcher Verlust wäre schlimmer als der Tod. Custance kämpfte jetzt nicht mehr nur gegen den »Katzenjammer«, sondern versuchte auch verzweifelt, »den Moment hinauszuschieben, wo ich von den Mächten der Hölle verschlungen werden würde«. Wie er aus Erfahrung wusste, war es eine Hölle, in der es keine Strafmilderung gab: nur endgültige Verdammnis. Wie in der Manie – nur in gegensätzlichem Sinn – trieb jetzt Custance in einem Ozean gesteigerter geistiger Aktivität, wobei die Wahrnehmungen seines Gesichts-, Hör-, Geruchs- und Tastsinns, seines Fühlens und Denkens zu bizarren Einbildungen und Halluzinationen verzerrt wurden. Aber sie wurden nicht mehr von manischem Überschwang, sondern von depressiver Furcht, hässlichen Vorstellungen und Ekel genährt. Himmelhochjauchzend in der Manie, zu Tode betrübt in der Depression. Die Depression war genauso exzessiv wie die Manie.

Jedes unangenehme Gefühl, jeder triste Gedanke wurden »bis ins Gigantische aufgebläht«. Er nannte es das »Universum des Schreckens«.

103 Custance, Adventure into the Unconscious, 187.

In diesem Reich war alles das *genaue Gegenteil* zum manischen Zustand. Während er in der Manie in dauernder Hochstimmung gelebt hatte, fühlte er sich in der Depression elend und krank. Die Aufgeschlossenheit und Ausweitung des Geistes in der Manie wich einer »Verhärtung der Schale des Ichs«. Custance wurde eingeschlossen in seine eigenen Gedanken wie in ein Gefängnis, von allem isoliert, abgeschnitten von Gott und den Menschen. Aus der manischen Freiheit von Scham- und Schuldgefühlen wurden Selbstverachtung mit unaufhörlichen Schuldgefühlen wegen begangener Sünden und Missetaten. Im depressiven Zustand hasste er allein schon den Gedanken an das manische Bewusstsein und hatte den Eindruck, es könne nur von »bösen Einflüssen« hervorgerufen worden sein.

Das Gefühl der Allwissenheit und Klarheit wurde abgelöst von der Empfindung, von zähem Nebel und Finsternis umgeben zu sein. Alle manischen Erleuchtungserlebnisse waren dahin. An ihre Stelle traten Dumpfheit und Widerwillen. Früher waren die Gedanken nur so gesprudelt und alles kam »von selbst an den richtigen Platz«. Jetzt herrschte unauflösliches Durcheinander. Er fühlte, wie ihn alles Wissen verließ und Gleichgültigkeit von ihm Besitz ergriff. Zur Konzentration war er nicht mehr imstande. Das manische Gefühl von Größe und Macht hatte dem Gegenteil Platz gemacht. Wie er in der Manie die ganze Welt hatte retten wollen, so fühlte er sich in der Depression verantwortlich für alles Böse und alle Sünden der Menschheit. Geisterstimmen riefen ihm zu, er habe unverzeihliche Sünden begangen und sei alles andere als ein guter Christ. Mit dem Himmel war es vorbei – jetzt war die Hölle dran. Furcht war die unbeschränkte Herrscherin in dieser neuen Welt und Custance wurde von Quälgeistern und Dämonen gejagt, sodass er um sein Leben kämpfen musste. Er hörte Stimmen, es gebe keine Hoffnung für ihn, er sei »so gut wie tot«, ein Mensch, der »besser vom Erdboden verschwände«. Lange Zeiten lag er im Bett, den Kopf unter den Kissen vergraben.

Zweifellos »habe ich mehr aus der Depression als aus der Manie gelernt«, sagte Custance. Nur in der Depression empfand er bis ins Mark, dass er im Universum allein und auf sich gestellt war. Das sei die schokkierendste Einsicht seines Lebens gewesen. Die Tatsache, dass die Welt der Manie aus ganz anderen Schöpfungen als die der Depression bestand, lehrte ihn, dass letzten Endes alle im Bewusstsein auftauchenden

Phänomene ohne Wirklichkeit sind. Jede Welt, in der ein Mensch lebt, jedes private Universum, ob Wahnwelt oder nicht, ist nur das leere Produkt des menschlichen Geistes. Das machte Custance hellwach. Diese Erkenntnis war für ihn immer der Wendepunkt, an dem er der Depression wieder entkam. Der Heilungsprozess begann. Zugleich geriet er in den Zustand tiefster Einsamkeit, in dem er, wie er sagte, erst verstehen konnte, in welcher Not sich George Berkeley, der Bischof von Cloyne, einst befunden haben musste. Ihn hatte die Erfahrung, dass alle erscheinenden Dinge eitel sind, in eine ähnliche Einsamkeit getrieben. Für Custance bedeutete diese Erfahrung eine »Insel der Klarheit«. Sie war ein Vorbote der Gesundung.

Risiken auf dem Weg der Genesung

In der Klinik bestand die Therapie Custances in nicht viel mehr, als dass man ihm Barbiturate gab und ihn mit Schocks behandelte. Die Medikamente betäubten die qualvollen Depressionen und ermöglichten ihm, wenigstens zu schlafen. Doch die Elektrotherapie, die ihm früher einmal geholfen hatte, hatte jetzt nur die Wirkung, dass er von einem Zustand in den anderen, von der Manie in die Depression und von der Depression in die Manie »geschleudert« wurde. Häufig gab es Handgemenge mit dem Klinikpersonal und achtmal wurde er auch verprügelt, einmal bis zur Bewusstlosigkeit. Diese Erfahrungen ließen in Custance die Überzeugung reifen, dass die Unfähigkeit entlassener Patienten, »die Ressentiments zu überwinden, die sie zu Recht oder Unrecht während ihrer Klinikaufenthalte aufgebaut haben, die Ursache dafür ist, dass bei einem so großen Prozentsatz kein dauernder Heilerfolg eintritt.«[104]

Trotz dieser schlechten Behandlung aber hatte Custance mehr Glück als die meisten anderen. Immer wenn die Psychiater seiner Frau sagten, er sei »unheilbar« und müsse wohl »lebenslang in einer Anstalt verbleiben«, nahm sie dies als Aufforderung, ihn in eine andere Klinik zu bringen, was ihr dann auch gelang. In einer freundlicheren Umgebung

104 Custance, Adventure into the Unconscious, 117.

genas er schließlich in kürzerer Zeit. Gegen den Rat der Ärzte nahmen seine Frau und erwachsenen Kinder oft das Risiko auf sich, ihn aus der Klinik wieder zu sich zu holen. Im Allgemeinen erholte er sich zu Hause viel besser, obwohl er einmal versuchte, im Stall Selbstmord zu begehen. Das war zu einem Zeitpunkt, als seine Angst ein solches Ausmaß angenommen hatte, dass sie sich zu einer Vision fürchterlichen Schrekkens und körperlicher Qual verdichtete, »die unendlich in astronomischen Zeitspannen zunahmen.« Aber bald wurde ihm klar, dass die Depression notwendig erst in dieses Stadium höchster Intensität gelangen musste, bevor sie sich von selbst wieder auflösen konnte.

In der modernen Psychiatrie gilt es als unumstößliche Wahrheit, dass der »manisch-depressive« Zustand sich biologisch und organisch von anderen Formen der Psychose unterscheidet. Custance war da anderer Meinung. In den Krankenhäusern hatte er mit Menschen verschiedenster psychotischer Kategorien zusammengelebt und den Eindruck gewonnen, dass sie sich alle durchaus in ein und derselben Verfassung befanden. Es gab wohl manchmal große Unterschiede im Ausdruck und im Grad der Erkrankung zwischen manisch-depressiven und schizophrenen Patienten, wie die Diagnosen lauteten. Aber sie waren nicht größer als die Unterschiede innerhalb der Kategorie der Manisch-Depressiven allein. Es ließ sich eine große Variationsbreite der Ausdrucksmöglichkeiten der Krankheit beobachten, doch alle Kranken besaßen, wie Custance es sah, eine »gemeinsame Basis«. Menschen, die als schizophren galten, unterschieden sich von den anderen vor allem darin, dass die Zustände ihres Bewusstseins schneller wechselten und dass sie nicht in der Lage waren, sich in einem Zustand länger »einzurichten« und zu stabilisieren. Welche Form aber eine Psychose auch annehmen mochte: Für Custance waren die Visionen von Himmel und Hölle oder das manische Bewusstsein bei allen Betroffenen genau die gleichen.

Was die Möglichkeit einer Gesundung betrifft, so ist allen Psychotikern eine grundsätzliche Tendenz gemeinsam, die auch ein praktisches Problem darstellt und eine anscheinend unvermeidliche Begleiterscheinung des manischen Bewusstseins ist: Es fehlt ihnen der Sinn für die Gefühle und Gemütsverfassungen *anderer* Menschen. Es ist, als ob jemand im Stadium der Manie unfähig zu zwischenmenschlichen Kontakten oder zur echten Anteilnahme wäre. Zuzeiten kann ein Maniker ein fast übernatürliches, ja telepathisches Einfühlungsvermögen in andere Menschen entwickeln. Doch hält das für gewöhnlich nur kurze Zeit an. Im Allgemeinen sind sie auf die Erleuchtungserlebnisse und Einsichten fixiert, die sich in ihrem Innern abspielen. Das Vermögen, von jemand anderem zu lernen oder sich mit ihm zu identifizieren, ist blockiert. Menschen, die von einer Psychose geheilt werden, erzählen häufig, sie seien nicht imstande gewesen, sich selbst von außen zu betrachten. Aufgrund dieser Störung des sozialen Sinnes unterlaufen Psychotikern immer wieder Fehleinschätzungen und peinliche Missgriffe. Das zeigt sich am deutlichsten an der Art, wie Maniker Freunde und andere Menschen, auf deren Hilfe sie vielleicht angewiesen sind, durch unsensibles und rücksichtsloses Verhalten vor den Kopf stoßen können.

Auf dem Weg zur Heilung von Psychose entdecken sie dann in der Regel, welch unglaublichen Selbsttäuschungen sie in der Manie zum Opfer fielen, nicht nur im Hinblick auf Ratschläge anderer Menschen, sondern auch auf von ihren Stimmen gegebene Instruktionen – und dann sind sie schockiert. Oft hört der Mensch im psychotischen Zustand genau das Gegenteil von dem, was sein Gesprächspartner meint. Für John Perceval war dieses Umschlagen des Gemeinten ins Gegenteil die Ursache für die »Poesie des Wahnsinns«. Es gibt Augenblicke, da Menschen im manischen Bewusstsein die Vision einer Einheit aller Energie erleben, sei es der seelischen, der körperlichen oder kosmischen. Alle Energie unterliegt denselben Gesetzen: Gegensatz, Widerspruch, Umkehrung. Custance leitete daraus eine Methode ab, das manische Bewusstsein noch mehr zu schüren. Statt also diese Erfahrung als schlimm und bedrükkend zu erleben, machte er daraus ein Instrument zur manischen Erregung und fügte es seinem Repertoire hinzu. Er bezeichnete es als »volle Bejahung des normalerweise abgelehnten Gegenteils«. Als John Perceval über das gleiche Phänomen nachdachte, mit dem er ja in seiner Psychose ebenfalls konfrontiert war, kam er zu dem Schluss, es handle sich hier um eine dem Menschen eigentümliche natürliche »Perversität«, die ihn veranlasst, auf die »verborgene Kehrseite« jedes Dings zu reagieren. Sonst ist diese Eigenschaft in uns allen latent, aber in der Manie dringt sie unweigerlich an die Oberfläche. Perceval, Custance und viele andere haben entdeckt, dass die Methode, sich stets vollbewusst ins Gegenteil einer Sache zu stürzen, die Funktion des Verstandes ernstlich beeinträchtigen und den Ausbruch einer Manie beschleunigen kann.

Doch was wird im Prozess der Heilung von Psychose aus dem Gefühl der Macht, das der Psychotiker so intensiv empfunden hat? Werden die Erfahrungen des Einsseins mit allem und des allumfassenden Mitleids dann bedeutungslos? Bleibt überhaupt etwas zurück?

Was Custance blieb, war ein ehrfürchtiger Respekt vor der Gewalt psychischer und physischer Energie, die im Innern des Menschen freiwerden kann. Ja, er begann jetzt, sich vor dieser Energie zu fürchten – was typisch für Rekonvaleszenten der Psychose ist. Niemals konnte er sicher sein, dass ein gewöhnliches Gefühl des Wohlbefindens oder einfach eine unschuldige Freude und gute Laune nicht plötzlich ins Unermessliche »anschwoll« und sich zum emotionalen Wirbelsturm des manischen Bewusstseins auswuchs.

Was von der sogenannten »Weisheit« des Wahnsinns bleibt? Das ist bei jedem anders. Custance war davon überzeugt, dass der Wahnsinn dem Menschen universelle Wahrheiten enthülle. Er glaubte beispielsweise, Wahnsinn mache ein geheimes Paradoxon der menschlichen Seele offenbar: Sie verlange nach »unendlicher Ausdehnung«. Natürlich ist eine solche Ausdehnung gefährlich: Der Betreffende kann von dem Strom der Gefühle und Gedanken, die von der manischen Energie ausgelöst werden, verschlungen werden. Oder er kann sich einbilden, diese Energie, die doch viel zu unpersönlich und mächtig ist, als dass sie sich von der Persönlichkeit für ihre Zwecke einspannen oder besitzen ließe, gehöre ihm allein. Schon die alten Weisen aber wussten:

> »Niemandem gehört die Macht und Magie dieser Welt. Sie stehen für alle bereit, sind aber niemandes Besitz.«[105]

Diese Warnung bezieht sich deutlich auf jede spirituelle Praxis, die nur auf Machtgewinn aus ist. Sie erklärt, warum in ursprünglichen Traditionen spirituell interessierte Menschen erst hart trainieren, sich vorbereiten und lernen müssen, sich selbst zu zügeln, damit das Ich, wenn es der Macht

105 Chögyam Trungpa, Das Buch vom meditativen Leben. Die Shambhala-Lehren … , München: Scherz 1988.

begegnet, nicht zum Rebellen und dann zum Tyrannen wird. Fast universell verbreitet ist das Wissen, dass Hochmut auf dem spirituellen Pfad das größte Hindernis ist – eine niemals nachlassende Gefahr. Schließlich hatte Custance die Überzeugung gewonnen, dass er durch eine spirituelle Katastrophe gegangen war, die Jung als »unvermeidliche Begegnung mit der Wirklichkeit der Seele« bezeichnete.

Wie John Perceval schrieb auch Custance seine beiden Bücher zugunsten des Patientenschutzes und um »Leidensgenossen« zu informieren. Und genau wie Perceval rief auch er nach einer »grundlegenden Reform der Kontrollkommission« (zufällig die Nachfolgerin der »Irrenkommission« der Landeshauptstadt Shaftesburys). Wie schon einmal in der Vergangenheit wurde 1955 ein »Königlicher Ausschuss« gebildet, der die Situation der Geisteskranken untersuchen sollte. Custance verfolgte die Hearings mit großer Aufmerksamkeit. Er drängte dann die Mitglieder des Ausschusses, die ›Kontrollkommission‹ zu stärken, und zwar mit dem gleichen Argument wie Perceval damals, dass nämlich die Kommission den »einzigen Schutz für Geisteskranke darstelle, nicht nur gegen rechtswidrige Freiheitsberaubung, sondern auch gegen schlechte Behandlung in körperlichem und sonstigem Sinne. Solche Methoden sind trotz des Eindrucks der breiten Öffentlichkeit noch keineswegs aus den Nervenheilanstalten dieses Landes verschwunden«.[106]

Das Letzte, was man von John Custance hörte, ist süßsauer. Er lebte zu Hause mit seiner Familie, arbeitete hart, um seinen Familienbesitz durch Tierzucht wieder hochzubringen, und freute sich über die Geburt seines ersten Enkels. In fast jedem Bericht über seine manischen Phasen beschrieb er auch Augenblicke stiller Ruhe mit einem neuen Sinn für den Wert der irdischen Dinge und den Zauber des Alltags. Solche »Inseln der Klarheit« waren seine tiefsten und schönsten Augenblicke im Strudel der Manie. Es waren Augenblicke, in denen er die gewöhnlichen Wahrnehmungen als Einblicke in die Heiligkeit und Ganzheit des Lebens erfuhr. Die letzten Worte, die er veröffentlichte, und zwar in einem Kapitel mit der Überschrift »Zurück zur Erde«, zeugen von einem ausgeglichenen Gemütszustand und einer heiteren Zufriedenheit, die er im intensiven Erleben der gewöhnlichen Wirklichkeit fand:

106 Custance, Adventure into the Unconscious, 203.

»Ein Gewitter ist vorübergezogen. Jetzt umgibt mich ein milder Abend. Die Wiese vor meinem Fenster leuchtet gelbgrün und bringt die Schönheit des Sonnenuntergangs erst richtig zur Geltung. Auf der Wiese spazieren ein Fasan und eine Fasanhenne. Sie verkörpern für mich die Einheit des ›Positiven‹ und ›Negativen‹ in einem in sich abgeschlossenen Ganzen, dessen Anblick mein Herz immer noch in Brand setzt. Aber statt mich zu beklagen, sollte ich lieber dankbar dafür sein, dass ich einen Blick auf dies alles habe werfen dürfen.«[107]

107 Custance, Adventure into the Unconscious, 207.

3. Das Epos des Größenwahns

Ziele des Wahnsinns

Weshalb pflegen Wahnsinnige die höchste Macht anzustreben, fragte Nietzsche, wo doch schon die oberflächlichste Betrachtung des Lebens der Könige und Kaiser zeigt, dass in ihrem Dasein nichts als Einsamkeit, Unglück und Verzweiflung herrscht? Doch die höchste Macht ist immer Ziel und Zentrum des Größenwahns gewesen – ein Bewusstseinszustand der kolossalen Selbstüberschätzung, der unbedingt im Verderben enden muss. Daher nahmen ihn Dichter und Weise stets als ergiebiges Symbol. Er diente ihnen als Stoff für Mythen und Dramen.

Wie das Drama des Ikarus, der sich erkühnte, zu nahe an der Sonne zu fliegen, enthalten alle Variationen des Themas Größenwahn die eine beunruhigende Botschaft: Kein Mensch ist gegen die Entdeckung gefeit, dass tief in ihm gefährliche Tendenzen zur Selbstzerstörung wurzeln. Als sich Ajax, einer der großen Krieger vor Troja, um das Erbe der Rüstung des toten Achill geprellt sah, stürzte er sich in rasender Wut und wahnverblendet auf eine Schafherde und brachte die armen Tiere um in der Meinung, es handle sich um das trojanische Heer. Weniger großartig ist die Geschichte des armen Pierre Rivière[108], eines Dorfidioten, der es nicht mitansehen konnte, dass sein Vater, unbemerkt von der übrigen Welt, von seiner Mutter unaufhörlich seelisch gequält wurde. Er entschloss sich, seinen Vater von dieser Pein zu befreien, und ermordete Mutter, Schwester und Bruder. Um sich für diese Tat zu stärken, die er als heroische Leistung betrachtete, identifizierte er sich mit großen Eroberern aus dem Altertum und hielt sich schließlich für die höchste Macht im Universum. Begleitet waren diese Vorstellungen von ek-

108 Michel Foucault, Hrsg.: Der Fall Rivière, Materialien zum Verhältnis von Psychiatrie und Strafjustiz. Besonders das Kapitel »Ich, Pierre Rivière…«

statischen Erlebnissen und wie Ajax ersehnte er den Tod, als er aus dem Wahn erwachte, und brachte sich selbst um.

Genauso war es bei Donald Crowhurst, dem Helden dieses Kapitels. Wie bei Ajax und Rivière ist sein Leben ein Teufelskreis aus Unterdrükkung, Selbsttäuschung, sieghaftem Ausbruch durch kosmische Machtentfaltung – und Tod. Doch unterscheidet er sich dadurch von den beiden anderen, dass er gleichzeitig genaue Beobachtungen über sich anstellte. Sie werfen ein Licht auf drei klinische Tatsachen:

1. Es gibt eine prototypische heikle psychotische Zwangslage.
2. Es gibt eine bestimmte Verkettung von Vorgängen, die in der Überzeugung des Größenwahns kulminieren.
3. Die Reihenfolge psychologischer Vorgänge wird ermöglicht und verstärkt durch mentale Praktiken, die ohne es zu wissen den Verstand zerrütten.

Fast immer tritt zuerst eine *heikle psychotische Zwangslage* auf. Fast niemand wird verrückt, ohne dass er vorher mit einer unerträglichen Situation konfrontiert ist. Es handelt sich dabei immer um zwei kollidierende Strömungen. Die eine besteht aus den persönlichen Eigenschaften des Betreffenden, seinen Gewohnheiten, Neigungen, Verteidigungsmechanismen, Wünschen, Hoffnungen und Ängsten, die mit dem Vorzeichen einer Neurose oder einer gesunden Psyche versehen sein können. Manchmal nennen wir diese Gesamtheit von Eigenschaften »Charakter«, manchmal Persönlichkeit oder einfacher Person. Da aber ein solcher Charakter sich in seiner Umgebung auswirkt, pflegen sich entsprechende Situationen zu entwickeln und zu »reifen«, so wie unbezahlte Rechnungen irgendwann fällig werden. Die zweite Strömung ist daher die Macht der Umstände, die den Charakter mit seinen Auswirkungen konfrontieren. Diese Konfrontation kann zu explosiven Reaktionen führen. In der psychotischen Zwangslage nimmt der Mensch diese Explosion zum Anlass, auf eine andere Bedeutungs- und Handlungsebene »umzuschalten«. Diese neue Sphäre ist dann weit umfassender und unendlich faszinierender als das normale Leben. Sie vibriert von Wissen und Macht, ist mit elektrischen Energieströmen geladen und vom Spiel unerhörter Wahrnehmungen und Botschaften erfüllt. Sie treibt den Menschen unwiderstehlich auf eine »Erfüllung« zu, die Seligkeit und unermessliches Glück aller Art verspricht. Die Aufmerksamkeit wird von dieser Sphäre total absorbiert und gegen die armselige, kleine Welt abgeschottet, aus der sich der Betreffende herauskatapultiert hat. An einer solchen Entwicklung der Dinge angelangt, sagte Donald Crowhurst: »Endlich habe ich meinem Leben einen Inhalt gegeben!«

Donald Crowhurst: »Ich bin ein tapferer Bursche«

Donald Crowhurst (1932–1969) war ein Zeitgenosse von uns: ein allem Neuen gegenüber aufgeschlossener, zu jedem Coup bereiter Elektronikingenieur, dessen Lebensziel und Vollkommenheitsideal darin bestand, sich ganz auf die schnelle Entwicklung und die Herausforderungen der modernen Welt einzustellen.[109]

Von Kindheit an bis zu dem Augenblick, wo wir ihm begegnen, definierte sich Donald Crowhurst mit den Worten: »Ich bin ein tapferer Bursche. Ich bin jeder Herausforderung und Gefahr gewachsen. Ich überwinde jedes Hindernis.« Er lebte nach dieser Devise. Wer ihn kannte, musste zugeben, dass er vielleicht wirklich »der tapferste Bursche auf der Welt war … er war geradezu beängstigend tapfer.«

Er stürzte sich immer wieder in spektakuläre, tollkühne Abenteuer, weshalb er bei seinen Freunden schon legendären Ruf genoss. Seine Beziehungen zu Frauen waren durch eine ansteckende Begeisterung gekennzeichnet, die jeden Zweifel daran ausschloss, dass er unbedingt zum Zuge kommen würde. Dauernd setzte er die Menschen seiner Umgebung in Erstaunen, was ihm wiederum ein besonderes Gefühl der Macht über sie verlieh. Er war bekannt für seine rasch zupackende Intelligenz, seine Gewohnheit, sich mit Leib und Seele einer Aufgabe zu verschreiben,

109 Die Beschreibung des Lebens des Donald Crowhurst und seines ungewöhnlichen Abenteuers wurde dem vorzüglichen Buch von N. Tomalin und R. Hall, The Strange Last Voyage of Donald Crowhurst (New York: Stein & Day 1970) entnommen. Alle Zitate stammen aus diesem Buch.

besonders im Bereich der Elektronik, und so strafte er alle Zweifler an seiner Fähigkeit, jegliches Problem zu meistern, Lügen.

Daher lag es ganz auf Crowhursts Linie, dass er, obzwar ein unerfahrener Segler, sich an einem internationalen, von der *Sunday Times* in London veranstalteten Wettbewerb beteiligte, bei dem es galt, als Ein-Mann-Segler die Welt zu umrunden. Er traute sich zu, dieses Abenteuer, das überdies seinem schlechtgehenden Geschäft ein paar Finanzspritzen verschaffen sollte, mit Bravour zu bestehen.

Obwohl er vorher nur sehr wenig gesegelt war, jedenfalls noch nie alleine auf dem Ozean, und obgleich ein solches Unternehmen jedem alten Hasen einen Schauder über den Rücken jagte, konnte Crowhurst seine Sponsoren überreden, ihm ein mit der raffiniertesten Technik ausgestattetes Boot zur Verfügung zu stellen. Nach der Überwindung unzähliger Hindernisse kroch er am 30. Oktober 1968 in die knapp drei mal drei Meter große Kabine, in der er sich während der nächsten acht Monate zumeist aufhalten würde, und setzte Segel zur Reise um die Erde.

Jetzt prallte seine psychische Zwangslage, das hohe Toppsegel, das sein Ich gesetzt hatte (»ich bin ein tapferer Bursche«), zusammen mit der Gewalt der Stürme, die vom Ich provoziert worden waren. Unglücklicherweise wurde Crowhurst während dieser Monate, in denen er allein auf dem Ozean segelte, verrückt. Niemals hat man seine Leiche gefunden.

In einem leeren, auf den Wogen treibenden Boot hinterließ er minutiös geführte Tage- und Logbücher, denen er seine Gedanken und die unbeschreiblichen seelischen Zustände anvertraute, die er durchlebte. Die Schilderungen sind fast wie die Karikatur einer psychotischen Zwangslage und der einzelnen Schritte, die zur Transformation des Ichs führen. Seine Notizen, die er oft in Abständen von nur wenigen Minuten machte, geben ein Bild von seinen Bewusstseinszuständen, beleuchten aber auch wie Blitzlichter die Augenblicke, in denen er wieder aus dem Wahn erwachte. Allein auf sich gestellt, zwischen Himmel und Meer, hoffnungslos überfordert, verstrickt in ein Lügengewebe, mit der er die Welt des Segelsports und die internationale Presse zum Narren hielt, voller Angst vor Vorwürfen und Schande, sagte Crowhurst schließlich Funkstille an und »schaltete um«: von der natürlichen Welt auf das große Welttheater seines Inneren.

Psychose unter Extrembedingungen auf hoher See

In den folgenden zweieinhalb Wochen segelte Crowhurst von England in Richtung Südatlantik und versuchte verzweifelt, sein Boot intakt zu halten. Alles, was er erlebte, hielt er in seinem Logbuch fest. Schon am dritten Tag gab es Probleme mit der automatischen Steuerung. Dann streikte sein Funkempfänger. Es gelang ihm nicht, das Chronometer mit seiner Uhr zu synchronisieren. Dann entdeckte er einen undichten Rettungsring. Nach vierzehn Tagen gab sein Stromgenerator den Geist auf. Zu diesem Zeitpunkt äußerte er sich in seinem Logbuch noch unverblümt über seine Zweifel und Sorgen: »Betroffen durch wachsende Einsicht, entscheiden zu müssen, ob ich in der aktuellen Lage weitermachen kann oder nicht. Diese verdammte Entscheidung – aufgeben schon in diesem Stadium! – Diese verdammte Entscheidung!« Er listete seine Probleme auf: Sie waren verheerend. Dem stellte er die ihm verbliebenen Möglichkeiten gegenüber. Hin und her erwog er, ob er das Rennen fortsetzen oder wenigstens retten sollte, was zu retten war, um nächstes Jahr einen neuen Versuch zu wagen. Er entsann sich einiger Zeilen aus einem Gedicht:

»Und wage es, es steh' auf Spitz und Knopf,
Und scheitere, und fang von vorne an,
Und schlag dir das Vergangne aus dem Kopf!«

Er kam zu dem ernüchternden Ergebnis: »Nicht durchführbar!« Wieder ging er die Alternativen durch, bei denen »es kein Gelächter geben … und ich das Gesicht wahren könnte«. Zum Beispiel bestand die Möglichkeit, dass er erst in Australien oder Kapstadt ausschied. Aber beim Gedanken daran ertrug er die Vorstellung der enttäuschten Gesichter der Leute nicht, wenn er aufgab, und vor allem quälte ihn die Sorge wegen seiner vielen Schulden. Bei all diesen Überlegungen spielte seine persönliche Sicherheit offenbar keine Rolle. Endlich beschloss er nur, eine definitive Entscheidung noch aufzuschieben, und segelte mit halbem Herzen weiter gen Süden.

Es gelang ihm nach vielen Versuchen, seinen Generator wieder zum Laufen zu bringen (er stand in dem Ruf, alles reparieren zu können) und schickte einen Funkspruch in den Äther, ohne jedoch seine tatsächliche Position anzugeben. In Wirklichkeit war er durch Unschlüssigkeit wie gelähmt und segelte schon fast nicht mehr. In sein Logbuch trug er ein, seine Luken leckten fürchterlich, er könne sie nicht abdichten und es gebe keine Möglichkeit, das Wasser, das eingedrungen war (in einer Nacht 500 Liter), abzupumpen. Aber in seinen Funkmeldungen verschwieg er seine hoffnungslose Situation konsequent. Er brachte es einfach nicht über sich, demütig sein Scheitern einzugestehen. Stattdessen erklärte er, wegen seiner Generatorprobleme werde es in Zukunft Funkstille geben.

An diesem Punkt hören in seinem Logbuch Notizen über die Aussichtslosigkeit seiner Lage auf und er setzt die Fahrt anscheinend mit frischem Mut fort. Am 21. November funkte er eine Meldung: »Berichterstattung über das Rennen beginnt.« Dann, ab 6. Dezember, fangen Crowhursts absichtlich falsche Navigationseintragungen im Logbuch an, die eindeutig für die Öffentlichkeit und die Rennleitung, die eines Tages sein Logbuch vielleicht genauestens überprüfen würde, bestimmt waren. Am 11.12. funkte er seinem Presseagenten, er habe den Weltrekord an gesegelten Tagesmeilen gebrochen, was sofort Schlagzeilen in der Presse machte. Er wartete ab – aber niemand zweifelte seine betrügerische Behauptung an, die später von Fachleuten als »Husarenritt einer Navigationsfälschung« bezeichnet wurde. Und so »segelte« Crowhurst weiter.

Jetzt brach er seine Eintragungen im ersten Logbuch ab und fing ein neues an. In diesem erzählte er die reine Wahrheit über seine merkwürdige Fahrt – aber nur sich selbst. Zuerst enthielten seine Telegramme nach England nur kleine Lügen. Doch in einer Meldung vom 17. Dezember gab er seinen Standort sehr weit entfernt von seiner aktuellen Position an. Aber sogar zu dieser Zeit finden sich noch Anzeichen dafür (mit vielen Anmerkungen versehene Navigationskarten vom Hafen Rio de Janeiros), dass er Bedenken wegen seiner Handlungsweise trug und Pläne erwog, zu landen und aus dem Rennen auszuscheiden. Erst kurz vor Weihnachten »ermannte« er sich wieder und verabschiedete alle Zweifel.

Von da an segelte Crowhurst überhaupt nicht mehr und nirgendwohin. Wäre er weitergefahren, hinein in die »Brüllenden Vierzig« des Südatlantiks und die turbulenten Gewässer um Kap Horn an der Südspitze Südamerikas, hätte das mit Sicherheit die Zerstörung seines Bootes und seinen Tod bedeutet. Für die nächsten drei Monate war wieder Funkstille aufgrund des defekten Generators angesagt. Doch die wenigen Meldungen, die er nach und nach doch durchfunkte, enthielten die Mitteilung, er habe das Kap umrundet, den südlichen Pazifik durchquert, sei im Süden Australiens in den Indischen Ozean eingedrungen, habe das Kap der Guten Hoffnung an der Südspitze Afrikas passiert – und sei schon wieder auf dem Weg zurück nach Hause! In England würde er eine Art Nationalheld werden – aber im Moment trieb sein Boot nur vor der Küste Brasiliens und Uruguays. Bisher hatte er erst 2000 Meilen seiner 30.000 Meilen langen Fantasiereise hinter sich gebracht.

In diesen drei Monaten des Schweigens arbeitete Crowhurst fieberhaft – nicht beim Segeln, sondern an der Konstruktion seiner Reise. Er erfand bis zur Erschöpfung Wetternachrichten, die in seinen Aufzeichnungen beweisen würden, dass er woanders war, als er sich tatsächlich befand. Den Großteil des Tages verbrachte er total absorbiert und fixiert auf die Aufgabe, die komplizierten Details seiner imaginären Fahrt festzulegen, wobei er weiter ein echtes Logbuch neben einem gefälschten führte und sorgfältig seine immer mehr schwindenden Chancen abwog, das Rennen doch noch ehrenhaft zu beenden. In diesem Zeitraum schrieb er 100 000 Worte Navigationsnotizen nieder!

Da er aber nicht mehr ernsthaft ans Segeln dachte, hatte er noch Zeit, eines der wenigen Bücher, die er mitgenommen hatte, zu lesen: Einsteins Relativitätstheorie. Jetzt hatte er das Gefühl, sie zu verstehen, und spielte mit eigenen Gedanken über dieses Problem. Er nannte seine Ideen »schöpferische Mathematik«. Auch blieb ihm Zeit zu schriftstellerischen Versuchen im zweiten Logbuch und es machte ihm großen Spaß, verschiedene Fisch- und Vogelarten zu beobachten. Er verfasste eine Fabel über einen verletzten Landvogel, der die Orientierung verloren, sich auf ein Boot gerettet hatte und schließlich in die falsche Richtung und in seinen Untergang davonflog. Diesen Text betitelte er »Der Versager«: »Beide waren wir Opfer desselben Unglücks. … Beide retten sie, so gut sie können, die letzten Reserven, aber nur, um sie in den eiskalten Wassern des Todes doch zu verlieren.«

Crowhursts Logbücher lassen erkennen, dass es sich um eine schwierige und aufreibende Zeit für ihn handelte. Jeder neu gemeldete angebliche Rekord und jede falsche Funknachricht über seine Position machte neue Erfindungen erforderlich. Doch mehrten sich auch die Zeichen, dass er seine neue Rolle jetzt zu genießen begann. Nach und nach nahm er die Identität eines Helden an. Er wurde zu jemand anderem, als er wirklich war. Am Ende dieser Entwicklung erklärte er sich zum »kosmischen Wesen.«

Es war ein allmähliches Umschalten, ein Aufstieg aus bodenlosem Scheitern und Versagen, aus dem ein stärkeres Ich hervorging, größer als die erbärmlichen Ichs der Welt der Konkurrenz. Crowhurst stieg aus einer Situation aus, die ihm nur die Wahl zwischen Niederlage oder Tod ließ – er akzeptierte keines von beiden. Stattdessen setzte er Segel für eine imaginäre Reise, an die er felsenfest glauben musste, wenn er sie fehlerlos ausführen wollte. Aber es ist nicht ganz sicher, ob er diesen letzten Schritt wirklich tat und tatsächlich felsenfest glaubte.

Es ist interessant, dass Crowhurst in seinem Boot einen Schaltmechanismus installiert hatte, durch den es unsinkbar gemacht werden sollte – obwohl dieser Mechanismus niemals wirklich zum Einsatz kam. Am kritischen Punkt, kurz vor dem Umschlagen, sollte es sich elektronisch gesteuert von selbst wieder aufrichten. Man kann diesen Schaltmechanismus als Bild für Crowhursts Absicht weiterzumachen betrachten: sich den wilden Stürmen des Kaps nicht auszusetzen und sich aus der Erfahrung des Scheiterns, der Verzweiflung und Bodenlosigkeit innerlich wieder aufzurichten. Das war jetzt seine Einstellung zur Welt und sie war mit einem so feinen Steuerungsmechanismus verbunden, dass jeder Anflug von Selbstzweifel im Keim erstickt werden konnte.

Crowhursts Bemühungen, die Täuschungsmanöver fortzusetzen, waren gewaltig. Es gab Zeiten der Frustration und Momente, in denen er keine Kraft mehr zu haben schien, den Schein dieser fiktiven Reise aufrechtzuerhalten. Doch stets mündeten solche Augenblicke in einen neuen, noch umfassenderen Plan. Eine neue Idee bestand darin, als ehrenhafter Zweiter oder Dritter im Rennen nach Hause zurückzukehren, in welchem Fall seine Logbücher und andere beweiskräftige Daten nicht mit letzter Gründlichkeit überprüft werden würden. Doch dieser Plan scheiterte, weil am 23. Juni, nach fast acht Monaten Segelfahrt, der einzige noch verbliebene Bewerber, der zwischen Crowhurst und seiner demütigenden Entlarvung stand, sank und ausscheiden musste. Sofort dachte Crowhurst an eine nur aus einem Wort bestehende Meldung: »Verzweiflung«, aber er funkte sie nicht in den Äther. Stattdessen entschloss er sich wieder zur Funkstille.[110]

An diesem Punkt tauchte eine neue psychotische Zwangslage auf. Alles systematische Segeln kam jetzt gänzlich zum Erliegen. In den folgenden fünf Wochen schaltete Crowhurst Stufe für Stufe auf ein neues Abenteuer um, ein unendlich größeres Projekt als alles, worauf er sich bisher eingelassen hatte. Es kulminierte schließlich in seiner wahnhaften Überzeugung, er habe die dem Menschen von Gott gesetzten Grenzen durchbrochen, beschreite als Pionier den Weg zur nächsten Stufe der Evolution des Menschen und weise diesen Weg auch anderen. Er trat in eine psychotische Transformation ein:

> »Es heißt jetzt, sehr sorgfältig sein und die Antwort gut abwägen. Wir befinden uns an dem Punkt, wo unsere Fähigkeit zur Abstraktion stark genug ist, um unübersehbaren Schaden anzurichten. Sobald wir ein normalerweise stabiles System gut genug verstehen, um auf übernatürliche Weise darauf einwirken zu können, müssen wir mit äußerster Vorsicht vorgehen. Wir müssen gründlich und angestrengt nachdenken, bevor wir zur Tat schreiten, und wenn wir schließlich so weit sind, sehr darauf achten, die Dinge nicht zu überstürzen. Wie bei Kernreaktionen im System der materiellen Welt [Hiroshima] kann auch im System unserer schöpferischen Abstraktion ein Stadium eintreten, wo der kritische Punkt erreicht ist … Mit der Niederschrift dieser Worte gebe ich das Signal, damit zu beginnen. …«

Auf einer Seite seines privaten Logbuchs fand sich ein mathematisch formulierter Ausdruck:

$$\int_{-\infty}^{+\infty} \text{Mensch} = [O] - [O]$$

110 Über diesen Vorfall wurde nur in einem summarischen Artikel berichtet: G. Bennet, Psychological Breakdown at Sea: Hazards of Singlehanded Ocean Sailing, in: British Journal of Medical Psychology 47 (1974).

Das war eine Beschreibung seines Lebens in Symbolen. Zwar machte diese Gleichung, mathematisch gesehen, keinen Sinn, doch für Crowhurst enthielt sie alles. Er nannte sie das »Kosmische Integral«. Sie bedeutete, dass alles, was der Mensch von Anfang bis Ende ist und tut, sich insgesamt zu nichts addiert. Es kommt darin ein absoluter Nihilismus zum Ausdruck, wobei jede Spielart menschlicher Existenz – sei es in Freude oder Leid – nur eine Illusion des menschlichen Geistes ist. Das Kosmische Integral besagt, dass alle Formen der Existenz letzten Endes Täuschungen sind – und Täuschung ist das Produkt der Einbildung. Alles kann man sich ein-bilden.

Es blieben Crowhurst nur noch wenige Tage, bevor er von den Booten und Hubschraubern entdeckt wurde, die sich bald auf die Suche nach ihm machen würden. Doch ergibt sich aus allem, was er geschrieben und geplant hat, dass der Tod ihm schon »gegeben« war, eine beschlossene Sache und kein Problem mehr, das der Lösung harrte. Es dürfte der Wahrheit entsprechen, wenn man behauptet, Donald Crowhurst sei nicht der Mann gewesen, der den Tod fürchtete. Die dringlichste Sorge und der härteste Kampf gingen jetzt nur noch darum, wie er seinen geläuterten Geist oder »meinen Impuls«, wie er es nannte, aus dem elenden Gefängnis seines Körpers befreien konnte. Das war für Crowhurst die letzte Umschaltung. In ununterbrochenen tiefschürfenden Überlegungen kam er zu der Einsicht, dass diese letzte Umschaltung nur durch eine nach den Einstein'schen Gesetzen vorgenommene Anstrengung des freien Willens durchgeführt werden konnte. Vielleicht wäre das die erste gelungene Anwendung von Einsteins großen Energie- und Massengesetzen auf das Ziel »psychonuklearer« spiritueller Transformation.

An diesem Punkt der Entwicklung betrat Crowhurst die göttlichen Reiche von Perceval und Custance. Aber er war noch entschlossener als diese beiden, den entscheidenden Schritt zu tun, um ein höchstes Wesen zu werden:

> »Wenn ich aus freiem Willen die These aufstelle, dass der Mensch dadurch, dass er das Raum-Zeit-Kontinuum zu beherrschen lernt, zu einem Gott wird und aus dem physikalischen Universum, wie wir es kennen, verschwindet, gebe ich dem ganzen System einen neuen Impuls. Wenn meine Lösung den mathematischen Erfordernissen

> einer Lösung entspricht, so ist sie ›korrekt‹ und wird einer rasch zunehmenden Anzahl von Menschen unmittelbar einleuchten – dann bin ich Gott sehr nahe und werde schließlich mithilfe der Methoden, die, wie ich behaupte, tatsächlich verfügbar sind, zum Propheten werden. Also machen wir uns an den Versuch! … Das System *schreit seine Botschaft mit sich überschlagender Stimme in die Welt hinaus*, warum hört denn keiner, ich höre jedenfalls.«

Hier wurde er im Schreiben von einem Funkspruch seines Public-Relation-Managers unterbrochen: Teignmouth erwarte ihn mit einer Menschenmenge von voraussichtlich 100 000 (!) Bewunderern und der BBC, zahlreiche Reporter und seine Frau wollten ihm entgegensegeln. Bald würden sie bei ihm sein. Für die Leute in Teignmouth lief der Countdown noch, doch auf Crowhursts nautischem Chronometer war die Zeit mit seiner Billigung schon endgültig abgelaufen. Der nächste Eintrag Crowhursts im Logbuch bestand in seiner Antwort auf den Funkspruch:

> »Gottes Uhr läuft anders als unsere Uhren. Er besitzt einen unendlichen Vorrat an Zeit unserer Art. Die unsrige ist fast abgelaufen. Es ist uns nicht mehr viel Zeit übrig. Die einzige Spielregel ist: Das Spiel muss im Geist gespielt werden, nirgends sonst, nur im Geist. Spielen wir es also.«

Dann folgt eine Darstellung von Gefühlen, die mit Wissen und Macht in Zusammenhang stehen und die er für Erleuchtung hielt:

> »In nur drei Tagen war das Werk getan! Christus weilt unter uns so konkret, wie wenn er herumginge und Schecks signierte … Sie werden Probleme mit einigen Dingen haben, die ich zu sagen habe. Bis vor kurzem, vor drei Tagen, hatte ich selbst noch große Probleme damit. Ich war entschlossen, das Problem zu lösen, und wenn es mich den Rest meines Lebens kostete. Schon eine halbe Stunde später hatte ich die Hauptgleichungen aufgestellt und die Lösung in Umrissen gefunden. Drei Tage später verstand ich alles: in der Natur, in mir selbst, in allen Religionen, in der Politik, im Atheismus, im Agnostizismus, Kommunismus und jedem anderen

System. Ich hatte die vollständigen Antworten auf die schwierigsten Fragen, denen sich heute die Menschheit gegenübersieht. Ich war zum Kosmos durchgestoßen, während ich den Nabel eines Affen betrachtete …«

Zu diesem Zeitpunkt benutzte Crowhurst sein Funkgerät zum letzten Mal. Er gab der Rennleitung seine wahre Position durch und ließ seiner Frau ausrichten, sie solle ihm nicht mit den Booten entgegenfahren. Er bestehe darauf, dass sie zu Hause bleibe. Dann fing er eine neue Seite an und schrieb:

»Die Natur erlaubt Gott nicht
Sünden zu begehen,
ausgenommen die eine –
die Sünde des Verbergens.
Das ist das schreckliche Geheimnis der seelischen Qual,
die ein natürliches System ›braucht‹, um weiter zu probieren
Er hat diese Sünde auf den Gequälten übertragen …«

Crowhurst fährt fort, seine megaspirituelle Entwicklung, seine Bewegung über Gott hinaus, zu kartographieren:

»Allmählich verstand ich die kosmischen Wesen immer besser. Alle kosmischen Wesen mussten sich einem einzigen Menschen auf Gedeih und Verderb ausliefern! Durch diesen Vorgang bin ich zu einem kosmischen Wesen der zweiten Generation geworden. Ich wurde im Schoß der Natur, in meinem eigenen Geist empfangen. Aber jetzt stellt sich auch mir ein Problem. Ich muss den Leib der Menschheit in die richtige Richtung bewegen.«

Es gibt nicht den leisesten Hinweis darauf, dass Crowhurst über das, was er im Folgenden sagt, bestürzt gewesen wäre oder sich dafür hätte entschuldigen wollen. Er fühlt sich überall zu Hause, weil:

»Reine Mathematik gilt überall und immer. Angewandte Mathematik gilt nur für mich, den Menschen in der Welt, der Kenntnisse vom

Kosmos hat, zu diesem Zeitpunkt, an diesem Ort, und der ein besonders gutes Instrument Gottes ist.«

Schließlich bringt Crowhurst sein mythisches und sein irdisches Leben zur Deckung:

»Das schändliche Geheimnis Gottes. Der Trick, den er anwandte, weil die Wahrheit zu sehr schmerzen würde. Wäre sie vorher bekannt gewesen, wäre das notwendige, das vollkommene, das herrlich glänzende Instrument nicht zu dem geworden, was es heute ist. Die Lebendigen sind lebendig, die Toten sind tot. So will es Gott. Ich hätte das entsetzlich peinigende, sinnlose Warten unmöglich aushalten können, wirklich nicht. Es gibt sicher vieles, was wir voneinander lernen können. Aber jetzt besitzt der Mensch endlich alles, was nötig ist, um als kosmisches Wesen zu denken. Um der Wahrheit die Ehre zu geben: In diesem Augenblick bin ich der einzige Mensch auf Erden, der sich darüber im Klaren ist, was das bedeutet. Es bedeutet: Ich kann aus mir selbst ein kosmisches Wesen machen, durch eigene Bemühung. Aber ich muss mich beeilen und voranmachen, bevor ich sterbe! … Bei Affen gibt es ›Grenzen‹ für das Maß ihrer Integration in die Gruppe. Sie haben bestimmte ›Regeln‹. Aber für intelligente, beseelte Affen gibt es keine Grenzen. Der Mensch wird durch seine Fehler zu Schlussfolgerungen gezwungen. Keine Maschine arbeitet fehlerlos! Das einzige Problem mit dem Menschen ist, dass er das Leben zu ernst nimmt!«

Das waren die letzten Worte, die er am 30. Juni in sein Logbuch eintrug, nachdem er die ganze Nacht hindurch bis zur Erschöpfung geschrieben hatte. Dann machte er eine Pause und legte sich schlafen.

Man kann ausgiebig über die »Wurzeln« der Verwandlung Crowhursts in einen Megalomanen spekulieren. Daraus würde aber nur ein neuer Psychothriller werden. Doch wenn Donald Crowhursts Überzeugung, er habe sich in ein »kosmisches Wesen« verwandelt, einem fantasielosen Menschen total pathologisch vorkommt, so mag sie jemandem, der mit einem Sinn für das Wunderbare aufgewachsen ist, durchaus sinnvoll erscheinen. Bei Crowhurst war das der Fall. Es ist eine der merkwürdigsten Facetten in Crowhursts Leben, dass er im Lauf der Zeit immer fester daran glaubte, außergewöhnliche Transformationen des Selbst seien möglich und könnten erlebt werden. Sein eigenes Leben lässt sich als eine Reihe solcher Transformationen auffassen.

Die Spirale der Transformation

> Er war ein Mädchen gewesen.
> Es war ein Trick, eine Täuschung.
> Er federte zurück und richtete sich auf.
> Er nahm den ihm zustehenden Platz in der Gemeinschaft der Menschen ein.
> Er ging weiter, er wurde zum Superjungen.
> Insgeheim glaubte er an seine unverletzliche, einzigartige Intelligenz.
> In psychotischer Transformation wurde er zum Supermann.
> Er nahm den ihm zustehenden Platz in der Gemeinschaft der Götter ein.
> Das war seither sein verborgenes mythisches Leben.
> Aber er war noch besonderer als die Götter – er war ein Sterblicher, der es aus eigener Kraft erreicht hatte.

Crowhurst wurde als einziger Sohn seiner Eltern geboren, als diese schon ein gewisses Alter erreicht hatten. Sein Vater, bekannt als schwerer Trinker und für seine gelegentlichen Prügelorgien, hielt emotionale Distanz zu seinem Sohn. Auf der anderen Seite bestand die engste Beziehung zur Mutter. Er war ihr Schatz, ihr Herzblatt. Sie sprachen miteinander über Gott und sie tat ihr Bestes, ihn vor dem Vater zu schützen. Doch alles spricht dafür, dass sie ihn als Mädchen erzog! Ein Foto von ihm im Alter von sechs Jahren zeigt ihn mit langen, auf die Schultern fallenden Locken. Etwas geziert sitzt er im Garten seiner Eltern in einem weißen Sommeranzug und sieht eindeutig wie ein kleines Mädchen aus. Seine Mutter hatte sich nach einer Tochter gesehnt, weswegen sie nicht erlaubte, dass ihm die Haare geschnitten wurden – bis kurz nach seinem siebten

Geburtstag. Erst ein Bild aus dieser Zeit lässt deutlich erkennen, dass er sich in einen kleinen Jungen verwandelt hat, der ein Segelschiff in der Hand hält. Und schon nach einem Jahr tauchen erste Berichte von seiner Tapferkeit auf, die kennzeichnend für ihn werden sollte.

Wenn es so etwas wie eine Geschichte der Transformationserfahrungen gibt, muss für Crowhurst die Tatsache, dass ihm die Haare geschnitten wurden, ein epochemachendes Ereignis gewesen sein. Das Haare-Abschneiden war ein Paradigma, eine Metapher für die Möglichkeit einer Transformation des Selbst und für den Ablauf dieser Transformation. Doch wichtiger als solche Spekulationen – und mehr im Sinne von Crowhursts wissenschaftlichem Denken – sind die mentalen Mechanismen der Transformation. Wie sagte Crowhurst selbst? Das Spiel der Transformation »kann nur im Geist gespielt werden«.

Sieben Stufen der psychotischen Transformation

Sieben psychische Vorgänge, einer auf dem anderen aufbauend, bilden die allgemeine Struktur der Megalomanie. Sie summieren sich zur Geschichte des megalomanischen Leidens. Die Basis des Ganzen ist etwas sehr Gewöhnliches: die blinde Neigung des Ichs, sich aufzublähen und dadurch in Zwangslagen zu geraten. Von dieser Basis aus führen dann Stufen weiter nach oben. Man kann sie kennzeichnen als »Geschwindigkeit«, »Desynchronisation von Körper und Geist«, »Absorption«, »Wissen und Macht«, »Jenseits des Gesetzes«, »Widerstreitende Befehle«, »Tod und Wiedergeburt«. Die Gesamtheit dieser Stufen lässt sich am besten als eine siebenfach gewundene Spirale beschreiben, die in den Größenwahn führt.

Das Bild der [weltfüllenden] ***Spirale des Größenwahns*** [siehe nächste Seite] zeigt zunächst recht gut, dass der Übergang zwischen den jeweiligen Stufen kontinuierlich ist und, bezogen auf Crowhursts Leben, dass sie wiederholt betreten werden können. Doch anhand der Spirale lässt sich auch nachfühlen, wie ein Mensch im psychotischen Prozess in einen schwindelerregenden Wirbel, dem eines Tornados vergleichbar, hineingerissen wird. In der sich rasend schnell drehenden Spirale weiß er nicht, ob er sich von innen nach außen oder von außen nach innen bewegt, ob er auf dem aufsteigenden oder absteigenden Ast sitzt, gewinnt oder verliert. Die Spirale versinnbildlicht das entscheidende Dilemma jeder Psychose: Befindet sich der Betreffende im Prozess spiritueller Weiterentwicklung oder Rückentwicklung? Bei jeder Drehung der Spirale gerät er tiefer in diese Problematik hinein. (Oft habe ich Zeichnungen von Spiralen an den Wänden der Einzelzellen psychiatrischer Abteilungen gesehen.)

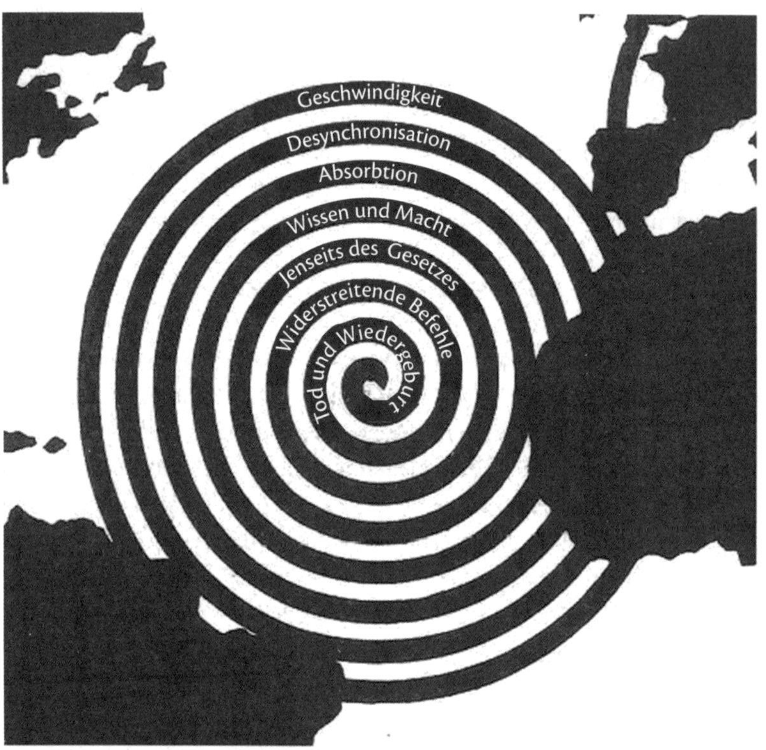

Doch was hat es mit jener »Schaltstelle« auf sich, die auf jeden, der sich mit dem Phänomen der Psychose beschäftigt, eine solche Faszination ausübt? Sie ist offenbar der Punkt, wo der endgültige Bruch mit der Realität erfolgt. Unser Wunsch herauszufinden, wo die Psychose ihren Ursprung nimmt, führt uns mit Notwendigkeit zu diesem Punkt. Auf jeden Fall befindet sich diese Schaltstelle in der Psyche des Menschen. Jeder, der sich mit dem Phänomen Psychose befasst, ist verblüfft, wie plötzlich und abrupt ein Mensch die Grenze zum Wahnsinn überschreiten kann.

Diese Grenze besitzt eine spezifische Struktur, sie besteht aus einer Abfolge psychischer Vorgänge. Beim aufmerksamen Lesen von Crowhursts Logbüchern, Meldungen und Tonbandaufzeichnungen, die seine Irrfahrt durch die Phasen der Orientierungslosigkeit, der paranoiden Angst und durch die Skylla und Charybdis der Sinnlosigkeit und des Übersinns beschreiben, entdeckt man diese Abfolge von Vorgängen des Umschaltens in allen Details und gut dokumentiert.

Crowhursts Umschalten, das typisch für alle ähnlichen Fälle ist, ereignet sich auf den ersten beiden Stufen der psychotischen Transformationsspirale – den Stufen »Geschwindigkeit des Denkens« und »Desynchronisation von Körper und Geist«. Sie lassen sich im Verlauf der 24 Stunden, die dem Sonnwendtag, dem 24. Juni 1969, vorausgingen, deutlich unterscheiden.

Schon bei seiner übereilten Erklärung, an dem Wettbewerb teilnehmen zu wollen, war die Beschleunigung der Aktivitäten Crowhursts deutlich geworden. Sobald er aber unterwegs war und sich auf großer Fahrt befand, zeigte sich eine zunehmende Hektik im Gedankenablauf und ein Zusammenraffen aller Kräfte des Denkens, um den Zweifel auszuschalten. Jeder Anflug von Zweifel sollte im Sturm der Begeisterung hinweggeblasen werden (genauso war es bei Perceval und Custance). Da nun der Selbststeuerungsmechanismus von Crowhursts Boot versagte, musste er noch länger wach bleiben als gewöhnlich. Die Schlaflosigkeit schürte die Hektik seines Denkens erst recht, wie das bei der Manie immer der Fall ist. (Auch nahm er Dexedrin in unbekannter, aber gewiss kleiner Dosierung.) Als die Geschwindigkeit des Denkens weiter zunahm, empfand Crowhurst ihre Wirkungen auf seinen Körper zunächst als Euphorie, physisches Wohlbefinden und Schärfung der Sinne, was ihn zu der Feststellung veranlasste: »Erstaunlich, meine Geistesgegenwart… Ich halte die Dinge, noch bevor sie fallen.« Crowhurst fühlte sich »erlöst« von der dauernden Sorge um das Überleben im »Wettlauf der Ratten« und bemerkte, dass sein Körper die »giftigen Schlacken« ausschied, die sich durch das normale Leben angesammelt hatten.

An diesem Punkt der Entwicklung gab er alle Segelversuche endgültig auf und ließ sein Boot – die physische Grundlage seines Lebens – in der Sargassosee treiben. Er schaltete von Aquanaut auf Kosmonaut um. In der folgenden Woche schrieb er über 25 000 Worte »Philosophie« nieder und legte ausführlich seinen Glauben an die Macht des Geistes über Körper und Materie dar. »Jedes Wort war dabei von höchster Bedeutung. Er hatte eine Botschaft, die der Welt verkündet werden musste, und wurde von der Furcht gehetzt, nur sieben Tage zur Niederschrift zu haben. Schon zu Beginn war er kaum noch gesund, aber mit jeder weiteren Seite geriet er in größere Orientierungslosigkeit und am Ende hatte er jeden Kontakt zur Realität verloren.«[111] Mit zunehmender Geschwindigkeit des Denkens konzentrierte er sich auf das »reine Bewusstsein«, auf die Möglichkeit, aus den Trümmern des Körpers und der Umwelt einen geläuterten Geist auferstehen zu lassen.

Das Umschalten Crowhursts wurde durch Zustände der »Absorption« begünstigt. Die Tendenz zu dieser Stufe der psychotischen Transformation war von Anfang an in ihm angelegt. Jetzt verstärkte sie sich. Stets hatte Crowhurst die Fähigkeit besessen, sich in höchster Konzentration an eine Aufgabe »zu verlieren«. Sie steigerte sich in dieser Situation, wo elektronische Reparaturen und nachrichtliche Täuschungsmanöver überlebensnotwendig geworden waren, und wurde noch begünstigt von Crowhursts jetzigem Bedürfnis, in einer Welt der Wunschvorstellungen zu leben. Er wurde von dieser Welt bis zu einem solchen Grad absorbiert, dass er das Gefühl für die Zeit verlor. Doch war der Versuch, der Zeit dicht auf den Fersen zu bleiben, die einzige Disziplin gewesen, die er sich noch auferlegt hatte. Immer hat man von einem Menschen, der sich um die höchste Konzentration des Bewusstseins bemüht, gesagt: Er nähert sich dem Reich der »formlosen Götter«.

> »So jemand erfährt, dass er sich die Lust des reinen Denkens, die subtilste und dauerhafteste Lust, die es gibt, verschaffen kann; dass er imstande ist, die Empfindung der Unveränderlichkeit seines Selbst aufrechtzuerhalten, wenn er die Wände seines Gefängnisses unaufhörlich weiter hinausschiebt, bis sie den ganzen Kosmos zu umschließen scheinen. Dadurch besiegt er den Wandel der Dinge und den Tod. Zuerst gibt er sich der Vorstellung des grenzenlosen Raumes hin. Er betrachtet den unendlichen Raum: Er selbst ist hier, der unendliche Raum ist dort – und er betrachtet ihn. Er trägt seine

111 Tomalin and Hall, Strange Last Voyage, 237.

> Vorstellungen in die Welt hinein, erschafft sich einen grenzenlosen Raum und nährt sein Bewusstsein dann mit dieser Erfahrung. Die nächste Stufe beginnt mit der Konzentration auf die Vorstellung eines grenzenlosen Bewusstseins. Hierbei beschäftigt er sich nicht nur mit dem grenzenlosen Raum, sondern auch mit seiner eigenen Intelligenz, die diesen grenzenlosen Raum durchdringt. Auf diese Weise betrachtet das Ich den grenzenlosen Raum und das grenzenlose Bewusstsein von seiner Festung aus, in der es sich verschanzt hat. Das Reich des Ichs ist ins Unendliche erweitert. Nicht einmal das Zentrum der Macht kann sich vorstellen, wie weit sein Territorium reicht. Das Ich wird zum ungeheuerlichen, gigantischen Monstrum.«[112]

Auf der nächsten Stufe vervollkommnete Crowhurst seine Methode, durch seine immer solider werdende innere Welt zu wandern und alle Zweifel hinter sich zu lassen. Er versuchte, seinen Geist auf den Geist Einsteins abzustimmen, speziell auf Einsteins kühnen Sprung jenseits von Raum und Zeit in Form der Relativitätstheorie. Crowhurst hatte schließlich das Gefühl, im Geist Einsteins absorbiert worden zu sein. Kopfüber stürzte er sich dann in die vierte Stufe der Spirale. Es wurde ihm bewusst, welches Wissen und welche Macht er durch seine wilde Identifikation mit Einsteins Gedanken errungen hatte. Bald aber durchbrach er in einer letzten intellektuellen Anstrengung auch die Grenzen des Einstein'schen Denkens und tat den nächsten Schritt in der Evolution des Menschen – einen gewaltigen Schritt. Wenig später wiederholte er das gleiche Kunststück noch einmal in einer ekstatischen Betrachtung des Wesens Gottes. In diesem »gedankenlosen« Akt der Identifikation pfropfte Crowhurst auf den Wurzelstock seines Wahns – »Ich bin ein tapferer Bursche« – noch eine weitere Serie eskalierender »Ich-bin«-Aussagen: »Ich bin zu allem fähig«, »Ich bin Energie und Impuls«, »Ich bin Gott«, »Ich bin mehr als Gott«. Er schrieb:

112 Chögyam Trungpa, Spirituellen Materialismus durchschneiden, München: Theseus 1989.

»Aber jetzt besitzt der Mensch endlich alles, was nötig ist, um als kosmisches Wesen zu denken. Um der Wahrheit die Ehre zu geben: In diesem Augenblick bin ich der einzige Mensch auf Erden, der sich darüber im Klaren ist, was das bedeutet. Es bedeutet: Ich kann aus mir selbst ein kosmisches Wesen machen, durch eigene Bemühung. Aber ich muss mich beeilen und voranmachen, bevor ich sterbe!«

Crowhurst begann nun zu spielen mit seinen neu gewonnenen Erkenntnissen und seinem Gefühl der Macht über Denken, Einbildungskraft und Natur. Er nannte das »die Macht der Götter« oder »schöpferische Abstraktion«. Damit meinte er die Fähigkeit, Universen zu erschaffen: »Wie bei Kernreaktionen im System der materiellen Welt kann auch im System unserer schöpferischen Abstraktion ein Stadium eintreten, wo der kritische Punkt erreicht ist … Mit der Niederschrift dieser Worte gebe ich das Signal, damit zu beginnen …«

Berauscht von der Macht seines Denkens, gelangt Crowhurst so in einen besonderen Zustand psychotischer Freiheit und betritt jetzt zwangsläufig die Stufe »Jenseits des Gesetzes«. Wie er die Schranken und Regeln, die normalerweise das Denken begrenzen, durchbrochen hatte, so durchbrach er jetzt auch alle anderen Konventionen, Schranken und Gesetze. Es waren die Gesetze, die für tiefer stehende Wesen gelten und die Menschen in ihrem jämmerlichen »Wettlauf der Ratten« binden. Sie umfassen die konventionelle Moral, alle religiösen Riten, sprachliche Regeln und die weltliche und kosmische Autorität. Crowhurst empfand in diesem Stadium alle Gesetze als armselige Konstrukte und war der Meinung, sie im Nu erlassen und auch wieder aufheben zu können. Wie es ihm passte, konnte er beliebige Universen oder »Spiele« betreten und verlassen. Er notierte: »Absolute Freiheit der Wahl jenseits aller Bevormundung ist freier Wille« und erklärte, er sei »mehr als Gott«.

Für viele Psychotiker ist diese Stufe der psychotischen Transformation ein Stadium der Gewalttätigkeit und absoluter Zügellosigkeit. Die Gewalttätigkeit lässt sich dadurch rechtfertigen, dass es keine höhere Instanz als das eigene Selbst gibt. Der Psychotiker fühlt sich als Herr über alles, sodass Gewalttätigkeit im Dienste einer Wahrheit möglich ist, die von einem aufgeblähten »Ich bin« entdeckt worden ist. Auf diese Weise rechtfertigt Crowhurst seinen Versuch, eine Reise zu »türken«, seine »Sünde der Täuschung«. Auf der nächsten Stufe gelangt Crowhurst ins Endstadium der Transformation, das schließlich in den Tod führt. Er empfindet »Bestürzung … ein dumpfes Gefühl des Unbehagens … in der Magengegend«. Das ist der Beginn der »Geschichte« des psychotischen Bewusstseins, nämlich der Sturz vom Gipfel »absoluter Freiheit« in den Abgrund der Paranoia. Worauf Crowhurst hier anspielt, ist für uns die Mikrostruktur der Paranoia, die Stufe »Widerstreitende Befehle«. Er schreibt: »Ich ärgerte mich über die kosmischen Wesen. Irgendetwas lief da falsch.« Eine unklare Notiz bezieht sich auf die »Angst vor einem kosmischen Wesen«. Dann treten Halluzinationen auf: »Fangarme aus der Tiefe des Meeres strecken sich nach mir aus.« Aggression beginnt die Wahrnehmung zu trüben, das Wahrnehmen der Gedanken eingeschlossen.

Crowhurst erlebt den Peitscheneffekt der Aggression. Es ist wie im Traum, wo der den Schlaf unterbrechende Außenreiz in den Ablauf des Traums hineingenommen und mit ihm verwoben wird und Bilder einer Verfolgung entstehen.[113] Die Verfolgung, die die Psychotiker in diesem Stadium erleben, ist eine Personifikation ihrer eigenen Zweifel, die in der Phase der Beschleunigung des Denkens ignoriert und gewaltsam abgeschnitten worden waren. Jetzt kam auch für Crowhurst die unausweichliche Rache seines Verstandes.

Der Zweifel, den er zu vernichten gesucht hatte, war ein unzerstörbarer Aspekt seines Geistes, eine Grundeigenschaft seiner grundlegenden Intelligenz. Manchmal macht sich dieser Zweifel in besonderen »Verkleidungen« bemerkbar, weil ihm keine andere Ausdrucksmöglichkeit bleibt: in Halluzinationen, Stimmen und eigentümlichen Gefühlszuständen, die gebieterisch Aufmerksamkeit fordern. Aber es ist wie in einem Albtraum: Je mehr die Verfolger den Träumer bedrängen, desto mehr versucht dieser, sie zu ignorieren. Das heißt, der Zweifel kehrt unbedingt zurück, selbst wenn er sich in die lebenden Bilder der Furcht kleiden muss.

Trotzdem zeigt sich, dass Crowhurst immer wieder Herr über seine Furcht wird. Jedes Mal proklamiert er sich zum Meister, der noch größer und tüchtiger ist als zuvor. Das ist das Umschalten, der Schaltmechanismus, das Zurückweichen vor der Verzweiflung. Es ist ein Sta-

113 Siehe Sigmund Freud, Die Traumdeutung, Frankfurt: Fischer. Man achte vor allem auf die Beispiele für Träume, die sich um Reize aus der Außenwelt »herumlagern«.

dium furchtbaren Druckes; die Gedanken kreisen wild in den Wehen einer gewaltigen Geburt. Er schreibt: »Durch diesen Vorgang bin ich zu einem kosmischen Wesen der zweiten Generation geworden. Ich werde im Schoß der Natur, in meinem eigenen Geist empfangen. Aber jetzt stellt sich auch mir ein Problem. Ich muss den Leib der Menschheit in die richtige Richtung bewegen.«

Auf einen Augenblick des Friedens folgt dann ein furchtbares Erwachen. Crowhurst wacht auf und denkt, es sei Morgen, sieht aber in seinem Wahn den Mond tief über dem Horizont hängen. Er verwechselt buchstäblich den Mond mit der Sonne. Er glaubt, er sehe den untergehenden Mond am Himmel, während in Wirklichkeit die Sonne aufgeht. Rasch berechnet er nun aus seinen Tabellen die Zeit und kommt zu einem absurden Ergebnis. Plötzlich findet er wieder zu sich. Im Nu schlagen alle Spekulationen, die er über sich selbst und das Universum angestellt hatte, in Zweifel um. Es ist ein Zustand im Zentrum der dritten Zwangslage, unaussprechlich »bodenlos«.

Die Kreise, die die Dinge um ihn ziehen, werden schneller und schneller. Boote schießen auf ihn zu und begrüßen ihn, den großen Heimkehrer. »Wie konnte er, Crowhurst, der gründlichste und genaueste Rechner, das ›herrlich glänzende Instrument‹, das jetzt die tiefsten Geheimnisse der Zeit kannte, sich derart grob verrechnen? Und das zu einer Zeit, als er sich in den tickenden Kreisen seiner Uhren mitdrehte und die Sekunden zählen konnte, die bis zur Verwandlung in ein kosmisches Wesen noch vor ihm lagen?«[114] In diesem Augenblick tauchen in Crowhursts Logbuch die mit dickem Bleistift gleichsam im Ekel vor sich selbst geschriebenen Worte auf:

»GRÖSSTMÖGL. FEHLER«

Doch noch einmal fing sich Crowhurst. Er zog sein Chronometer auf und begann den letzten Countdown seiner »Affen«-Existenz. Tagelang war er ein Gott in einem sterblichen Körper gewesen. Jetzt war alles, was ihm bis zur »Endlösung« noch zu tun übrig blieb, seine kosmische Intelligenz aus seinem Körper »auszustoßen«. Er schrieb wie in einem Renn-Logbuch,

114 Tomalin and Hall, Strange Last Voyage, 265.

aber in dem gedrängten, überaus dichten, ja dichterischen Telegrammstil eines Menschen, der den Tod vor Augen hat.

Erst:

»WAHRE POSITION, 1. Juli 10h 00«,

dann:

»EXAKTE POS 1. Juli 10 03.

Hierauf legte er drei Kolumnen links auf der Seite an, wie er es für seine Navigationsnotizen zu tun pflegte, und machte fünf Minuten später seinen ersten kryptischen Countdown-Eintrag. Es beginnen jetzt die letzten neunzig Minuten von Crowhursts Leben und sein letzter Versuch in dem für ihn charakteristischen Stil, auf Biegen und Brechen einen günstigen Ausgang zu erzwingen und das Schicksal doch noch zu meistern.

Wie sollen wir als Außenstehende deuten, was jetzt geschah? Genügte der Schock des »größtmöglichen Fehlers«, Crowhurst wachzurütteln? Machte er sich dann daran, seinem Logbuch die letzten Gedanken über das, was ihm vom Leben noch geblieben war, anzuvertrauen? Oder war er immer noch genauso »wahnsinnig« wie tags zuvor, als er die kosmischen Wesen herausforderte? Versuchte er, einen Fehlschlag noch in einen Sieg umzumünzen? Sind seine letzten Aufzeichnungen nur ein Epilog auf den Wahnsinn? Ist er immer noch in Selbsttäuschung befangen? Oder darf man ihm jetzt trauen? Gibt es überhaupt etwas Wertvolles in der Crowhurst-Geschichte?

Genau diese Fragen stellt er sich auch selbst mit seinen letzten Eintragungen und versucht, sie zu beantworten. Aber eine Frage, die ungelöst bleibt, ist: Hat er etwas gelernt aus der seltsamen Fahrt, die er erlebte?

Es bleibt jedem selbst überlassen zu entscheiden, wie ehrlich Crowhurst in diesen letzten Augenblicken war. Sicher ist jedenfalls, dass er sich wieder einmal in seinen Kabinen-Arbeitsraum zurückzog, an seinem Problem arbeitete und versuchte, es endgültig zu lösen. Die Art, wie er dabei vorging, erscheint nicht sehr folgerichtig, eher als ein Zickzackweg.

Trotzdem sind es eindeutig zusammenhängende Schritte, die auch tatsächlich zu einem Ergebnis führen. Vor ihm lagen jetzt sein Buch, die Uhr und das Barometer. So beginnt noch einmal eine spirituelle Reise für Crowhurst und ein letzter Versuch »umzuschalten«. Er hatte sich selbst eine Frist gesetzt und sich zum letzten Mal in eine Zwangslage manövriert, wie er sie einmal bei einem springenden Tümmler beschrieben hatte, der für ihn die plötzliche Anspannung aller Kräfte und den Punkt ohne Wiederkehr verkörperte. An derartigen Grenzsituationen konnte Crowhurst ermessen, ein wie tapferer Bursche er wirklich war – und er stellte sich der Herausforderung.

In rascher Folge schreibt er jetzt Sätze nieder, in denen er sich selbst bestätigt: »Ich bin ein tapferer Bursche … Ich bin die Wahrheit … Ich bin die Exaktheit.« Er schreibt weiter, fest von sich überzeugt, als wenn er sagen wollte: »Ich bin erleuchtet und was ihr hier lest, entspricht der vollen Wahrheit!« Er arbeitet jetzt ununterbrochen daran, sich die letzten Zweifel am Inhalt seines »Ich bin« abzuschneiden. Er ist fest entschlossen, sich vom »Impuls« seines eigenen »Willens« tragen zu lassen. Er ist an dem Punkt angelangt, wo er sagen kann: »Ich bin Impuls, reine Energie, ein Wesen, das allein durch Willensanstrengung zu allem Denk- und Vorstellbaren werden kann.« Er setzt sich eine Frist bis 12 Uhr mittags, um diesen Vorsatz auch auszuführen. Durch ein Höchstmaß zielgerichteter Konzentration versetzt er sich in den Zustand vollständiger Absorption.

Crowhursts Countdown der letzten Stunde

Mit seinem ersten neuen Eintrag bekundet Crowhurst die Absicht, jetzt alles richtig zu machen:

10 08 40	Grund für ein System der Fehlerminimalisierung Weitergehen – jede Erfahrung hinter sich lassen. Barometersäule bewegt sich.
10 10 10	System der Bücher [seine eigenen Logbücher] vollkommen reorganisieren Viele Parallelen.
10 11 20	Erkenntnis der Wichtigkeit, Entscheidung zu treffen Zögern – Zeit Handeln + Zeit

10 13 30 Frequ.
Bücher: Seele des Menschen geht in seine Arbeit ein.
Grund für »Arbeit« unwichtig?

10 14 20 Einsiedler schaffen sich unnötig schwere Bedingungen
Wahrheitssuche verlorene Zeit.

10 14 30 Mein Wahnsinn weiter ›vor‹gerückt in der Vorstellung.
Falsche Entscheidung, nicht perfekte Zeit
nicht länger berechnet Hatte desorganisierte Uhren

10 15 40 Denke, nicht nötig Sorgen machen über die Zeit
± nur über verstrichene Zeit ± vielleicht sinnlos?
Wichtiger Grund für Arbeit ist

10 17 20 (verloren) verstehe
richtig Tut mir leid: Zeitverlust

10 19 10 Affe zeigt Verblüffung durch sich am Kopf kratzen!
Nicht richtig? Das Böse ist Wahl der Interpretation richtig der Symbole
Nicht ganz richtig?
Neuer Grund zum Spielen. Mein Urteil sagt, kann nicht etwas das ›platziert‹ wurde nicht nutzen, muss aber alles an richtigen Platz legen. Sehr schwierige Aufgabe.
NICHT unmöglich. Muss das Beste versuchen.
Strebe nach Perfektion in der Hoffnung

10 22 zu verstehen Zwei ›Gründe‹ für Aufgabe des Konflikts.
30 Spielregel unklar. Falls Spiel, alles an seinen Platz zurücklegen?
Wo ist zurück?

10 23 40 Kann keinen ›Zweck‹ im Spiel erblicken.

10 25 10 Muss Position aufgeben in dem Sinn, dass wenn ich selbst ›unmögliche‹ Aufgabe gestellt, dann wird nichts im Spiel erreicht.
Einziger Grund für Spiel: Neue Regeln finden, die alte Wahrheiten bestimmen.
Verstehe genaue Position der Vorstellung vom Gleichgewicht der Kräfte. Es ist nur ein Weg, Hoffnung auszudrücken.
Der Alterungsprozess ist neuer Ausdruck der Verzweiflungs-Vorstellung.

10 28 10 Einziges Erfordernis für neue Spielregeln ist, dass da etwas IST

10 29 Verstehe Grund für die Notwendigkeit, Spiele zu entwerfen. Kein Spiel,
das der Mensch entwerfen kann, ist
Gib Spiel auf, wenn du nur mit einem einverstanden bist
harmlos. Die Wahrheit ist, dass es nur einen Schachmeister geben kann, das ist der Mann, der sich [von] der Notwendigkeit befreien kann, von einem kosmischen Bewusstsein erfasst [zu] werden. Es kann nur eine perfekte Schönheit geben, die große Schönheit der Wahrheit. Kein Mensch braucht mehr zu tun als das, wozu er imstande ist. Der vollkommene Weg ist der Weg der Versöhnung. Ist einmal Versöhnung möglich, mag es nicht notwendig [sein], Fehler zu begehen. Jetzt ist die wahre Natur offenbar und der Zweck und die Kraft des Spiels mein Vergehen.
Ich bin, was ich bin, und ich sehe jetzt die Art meines Vergehens
Ich werde dieses Spiel nur aufgeben, wenn du einwilligst, dass nächstes Mal, wo dieses Spiel gespielt wird, es nach den Regeln gespielt wird, die mein großer Gott entworfen hat, der schließlich seinem Sohn nicht nur die wahre Natur des Grundes für Spiele offenbart hat, sondern auch die Wahrheit des Weges das nächste Spiel zu beenden, das

Es ist zu Ende —
Es ist zu Ende

ES IST DIE GNADE

11 15 00 *Es ist das Ende meines*
meines Spiels die Wahrheit
ist enthüllt und sie wird
vollbracht so wie meine Familie es zu tun von mir
verlangt

11 17 00 *Es ist Zeit für deinen nächsten Zug*
Ich brauche das Spiel nicht zu verlängern
Es ist ein gutes Spiel gewesen, das beendet
werden muss am
Ich werde dieses Spiel spielen wann ich will. Ich
werde das Spiel 11 20 40 aufgeben Es gibt
keinen Grund für schädlich.

Crowhurst war »zu sich gekommen«, aus einem Anfall erwacht, wie man aus einem Wutanfall, Eifersuchtsanfall oder einem epileptischen, katatonischen, durch Gehirnerschütterung bedingten Anfall oder Ohnmachtsanfall erwacht. Man kann sagen, dass Crowhurst in Sekundenschnelle spontan seine Psychose los wurde und gesundete. Das ist nichts Außergewöhnliches. Es ereignet sich in Wirklichkeit gar nicht so selten mitten im psychotischen Zustand – eine kleine Insel des Zweifels und der Klarheit taucht auf, die dann allerdings schnell wieder von der Hoffnung auf Transformation, von dem Bestreben, ein anderer zu werden, als der man ist, überspült wird.

Während die menschliche Zeit sich ihrem Ende näherte, setzte sich Crowhurst nieder, um Auge in Auge mit seinem eigenen Chronometer die kleinsten Bewegungen seines Geistes zu registrieren. Das war alles, was ihm geblieben war, um sich damit zu beschäftigen. Es war die letzte Stufe, die Stufe von »Tod und Wiedergeburt«. Er schreibt: »Grund für ein System zur Fehlerminimalisierung – Weitergehen – jede Erfahrung hinter sich lassen – Barometersäule bewegt sich.« Er geht weiter, er wird eine »Erkenntnis« nach der anderen gewinnen und alles in der knappen und dichten poetischen Sprache eines Menschen niederschreiben, der den Tod herannahen fühlt. Das war kein überstürztes Selbstmord-Gepfusch. Es war Crowhursts letzter Versuch, seinen Geist dem allerhöchsten Druck auszusetzen, um so seinen Verstand zu einem Kristall zu härten und den unausweichlichen Countdown zum Tod einzuleiten. Er schrieb, dass er zu verstehen beginne, wie er diese furchtbare Aufgabe anpacken müsse.

Eine der Notizen weist darauf hin, dass er in den ersten 15 Minuten seines Countdowns sein größtes Hindernis identifiziert hatte: »Mein Wahnsinn weiter ›vor‹gerückt in der Vorstellung.« Er sieht, dass jeder Augenblick des »Zögerns« auf Abwege der Fantasie führt, und nach zwei Minuten des Spekulierens und Grübelns schreibt er: »... Schade: Zeitverlust.« Er fährt fort: »Falls Spiel, alles an seinen Platz zurückzulegen? Wo ist zurück?« Er ringt mit dem Sinn von Leben, Zeit und Tod.

Weiter geht es in dem für ihn typischen Stil und er verwandelt Verzweiflung in Einsicht. Das Gefühl drängt sich ihm auf, er habe sich eine »unmögliche Aufgabe« gestellt, und er schlägt einen neuen Haken, um »sich von der Notwendigkeit [zu] befreien, von einem kosmischen Bewusstsein hinweggefegt zu werden«. Nach heftigen Bemühungen, den »vollkommenen Weg« zu finden, erklärt er: »Ich bin, was ich bin, und ich sehe jetzt die Art meines Vergehens.« Wieder fängt er über die Einzigartigkeit dieser Offenbarung zu grübeln an, schneidet sich die Gedanken aber mit den Worten ab: »Es ist zu Ende— Es ist zu Ende ES IST DIE GNADE.« Sogar aus der Wahrheitssuche war nur eine andere Form des Spiels geworden. Was blieb war, ohne zu zögern dem Zwang der Umstände zu folgen. In seinen letzten Worten versucht er noch einmal, sich die höchste Freiheit zu sichern: »Ich werde dieses Spiel spielen, wann ich will. Ich werde das Spiel 11 20 40 aufgeben Es gibt keinen Grund für schädlich [Schaden].«

Während des ganzen Countdowns war Crowhurst nahe daran, den Verstand zu verlieren. Die Neigung seines Verstandes, sich auf Wanderschaft zu begeben, war tief in ihm verwurzelt. Er erhöhte jetzt noch die Spannung dieses Verstandes und den Druck der Umstände und versuchte wieder, sich in einen Zustand des Wissens und der Macht hineinzusteigern. Er glaubte, das diesmal ohne Verlust seiner geistigen Gesundheit tun zu können. Doch musste er erkennen, dass er sich durch eigene Willenskraft nicht zu einer Höhe zu erheben vermochte, von der aus er die Stufe »Jenseits des Gesetzes« erreichte. Das einzige Gesetz, das er entdeckte, war das Gesetz des unauflöslichen Zusammenhangs zwischen Ursache und Wirkung.

Er wollte uns Gelegenheit geben zu bestätigen, er habe seine Aufgabe glänzend gelöst. Daher machte er seine Aufzeichnungen sehr sorgfältig und hinterließ sie als Einladung an uns, sich in ihn hineinzuversetzen.

Aber in Wirklichkeit war nichts geschehen. Er verließ das Leben auf die gleiche Art, wie er es gelebt hatte. Bevor er, vor acht Monaten, Segel gesetzt hatte, hatte er einen liebevollen Brief an seine Frau geschrieben (sie fand ihn, als er schon vier Monate auf hoher See war) und angedeutet: »… was auch geschieht: Du darfst gewiss sein, dass ich meine letzten Augenblicke nicht von Furcht gelähmt verbracht habe.«

Acht Tage nach Crowhursts Countdown wurde sein Boot leer auf den Wellen treibend gefunden. Rettungsmannschaften suchten nach einem Schwimmer, fanden aber keinen. Das Geheimnis von Crowhursts Verschwinden machte ein bis zwei Wochen Schlagzeilen und noch lange danach tauchten immer wieder Falschmeldungen auf, Crowhurst sei in Kapstadt oder auf irgendeiner Insel gesichtet worden.

Wer schließlich das Rennen gewann? Es war der junge Robin Knox-Johnston, der als Erster zurückkam und, da jetzt Crowhurst verschwunden war, auch die 5000-Pfund-Prämie für die schnellste Zeit einsteckte. Er stiftete dieses Geld einem Crowhurst-Hilfsfonds, der zur Unterstützung der Familie eingerichtet wurde. Im Rahmen einer psychologischen Studie über Stressverhalten war Knox-Johnston vor und nach dem Rennen von einem Psychiater begutachtet worden und er schrieb später: »Ich freue mich sagen zu können, dass ich beide Male als ›unheilbar gesund‹ eingestuft worden bin.«

Nach und nach lernte Crowhursts Familie, ohne ihn auszukommen. Das war auch seine Hoffnung gewesen und er hatte vorausgesagt, dass es so kommen würde. In dem vor der Reise an seine Frau geschriebenen Brief spricht er von seiner »überwältigenden Liebe« zu ihr. Er gibt ihr praktische Ratschläge, wie sie für sich und die Kinder sorgen könne, falls er auf See umkommen sollte:

> »Nichts ist sicher, am allerwenigsten das Leben, das sich von Tag zu Tag, von Minute zu Minute, ja von Sekunde zu Sekunde ändert. Das gilt auch für meinen Tod. Aber welche Rolle spielt es schon, wie ich sterbe? Ein Autounfall, ein herabstürzender Ziegel, eine Thrombose … zehntausend Möglichkeiten stehen bereit, die schwachen Bindungen zwischen den Bedingungen zu lösen, die unser Leben ausmachen. Ich glaube nicht, dass ich schon sterben muss. Kein dunkler Schleier der Furcht hängt über meiner Seele

und wird es wahrscheinlich auch niemals tun. Denn ich fürchte dieses Ding, das man Tod nennt, oder seine Folgen für mich nicht – große Sorgen mache ich mir nur wegen seiner Folgen für Dich und die Kinder, die ich nächst Dir am meisten liebe.«

Drang zur Transformation

Alle psychotische Transformation entsteht aus einer *Todessehnsucht*, die schließlich auch in den Tod führt. Nicht jeder Versuch einer psychotischen Transformation ist so zielgerichtet und so prompt von Erfolg gekrönt wie der Versuch Crowhursts. Aber wenn ein Mensch durch zwei, drei oder mehr psychotische Episoden gegangen ist, ist jedes Erwachen aus dem Traum und Albtraum der Psychose zerstörerischer als das vorhergehende. Man erwacht, reibt sich die Augen und muss jetzt, anders als bei einem Traum, bei dem man ja geschlafen hat, die Verantwortung für die im Wahnzustand vollbrachten Aktionen und Reaktionen übernehmen. Man fühlt sich an diesem Punkt wie König Lear, dem bewusst wird, dass er eine Ungeheuerlichkeit begangen hat und durch seine Macht, ja sogar Liebe, andere Menschen zerstört hat. Dann sagen sich die Betreffenden oft: »Lieber scheide ich aus dem Leben aus, als dass ich noch mehr Schaden anrichte.«

Aber es ist nicht nur so, dass die Folgen der Psychose zum Tod führen können, sondern im Drang zur Transformation selbst ist der Tod schon wirksam. Der Tod wirkt als geheimnisvolle Unterströmung im Streben nach Lust und Freiheit, das der psychotischen Transformation zugrunde liegt. Daher verlangt diese den Tod und schließlich Freiheit vom Körper, Freiheit von allen Bindungen an die Welt und Freiheit von der Fessel der Gedanken.

Der Körper befindet sich in der Psychose in einem Übergangszustand. Er bietet eine ganze Reihe neuer Möglichkeiten. Manchmal wird er als geistiger Körper empfunden, als geläuterter Körper, als unsichtbarer Körper, als Körper des anderen Geschlechtes, als unbeseelter Körper, ausgestattet mit neuen Eigenschaften und Möglichkeiten, die weit über die engen Grenzen des früheren Körpers hinausreichen. Dabei ist diese

Transformation etwas schwer Errungenes, Ergebnis eines überaus quälenden Kampfes im Körper selbst.

Mitunter wird das als Krieg, als Revolution, als schmerzhafte Schwangerschaft erfahren oder als titanisches Ringen zwischen den Mächten des Guten und des Bösen, als Machtkampf zwischen der erbärmlichen menschlichen Natur und den heiligen Kräften der All-Natur. Schon gleich zu Anfang empfindet das der Körper als schwere Folter. Er ist das Schlachtfeld, auf dem dieser Kampf wütet. Dann werden ihm tiefe Wunden durch die orgiastischen Erfahrungen, die eine Transformation ankündigen, geschlagen, oder er wird überhaupt zerstört und der Mensch fühlt sich als lebender Toter. Er ist traurig darüber, dass der aus vielen Wunden blutende Körper nicht mehr lange leben wird. Trotzdem bleibt der Körper Bezugspunkt des Bewusstseins und an ihn knüpft sich die ganze Hoffnung des Menschen, doch noch weiterzuleben.

Auch das psychotische Zwiegespräch des Menschen mit seiner Umgebung, und überhaupt sein Verhältnis zu ihr, können zum Vehikel des Dranges zur Transformation werden. Die Sprache des psychotischen Menschen, seine Wahrnehmungen und seine Sinndeutungen geben alle ein und derselben fundamentalen und autoaggressiven Behauptung Ausdruck: Ich bin eigentlich jemand anders, oder: Ich bin woanders. Die psychotische Sprache wie auch die psychotische Beziehung zur Umwelt sind ein sich dauernd veränderndes Spiegelbild der einzelnen Stufen der psychotischen Zwangslage. Die Sprache steht sozusagen unter Druck; sie weist darauf hin, dass etwas für den Sprecher unglaublich Wichtiges passiert. Sie wird mit einer Vielzahl von Bedeutungsnuancen versehen und nach Botschaften und glücklichen Zufällen abgesucht, die alle die Transformation bestätigen und weiter vorantreiben. Manchmal ist sie wie die hochverdichtete Sprache der Träume, wo Worte die Kulisse der Bühne bilden, auf der sich das ganze Drama abspielt. Schließlich werden die Worte zum Faden des Wahns zusammengedreht, aus dem der Stoff der Symbole, Botschaften und Erinnerungen gewoben wird, der die Welt des Psychotikers wie ein Kleid umhüllt. Es ist eine einzige, in sich stimmige Geschichte, in deren Mittelpunkt der Kranke als Zentrum des Universums steht. Crowhurst begann wie ein »kosmisches Wesen« zu sprechen.

Andere sprechen »in Zungen« oder verkünden geheimnisvolle Botschaften als Medien von Mächten, die sie weit überragen. Es ist eine reinere Sprache, energischer und bedeutungsvoller als die Sprache sonst. Gelegentlich nimmt diese Sprache proklamatorischen Charakter an und der Kranke schlüpft in die Rolle eines Bußpredigers und Propheten. Doch ebenso wie im Körper macht sich nun auch in der Sprache ein Kampf bemerkbar. Führte der Kranke vorher eine furchtlose und von Selbstvertrauen geprägte Sprache, so wird sie nun zum Ausdruck von Konflikten und Ängsten. Sobald die Zweifel zurückkehren, tritt ein Kampf zwischen innerer und äußerer Sprache auf. Dieser zeigt sich häufig in den einander widerstreitenden Forderungen, die von den akustischen Halluzinationen erhoben werden. In solchen Fällen kommt es vor, dass überhaupt jede Verständigung blockiert wird: Im Streit zwischen der Gabe der höheren Sprache und der unreinen Sprache, die das armselige kleine Ich repräsentiert, wählt der Mensch die Lösung des totalen Verstummens.

Die Sprache und das Gespräch autistischer, psychotischer Kinder sind eine weitere Variante einer im Dienst der Transformation stehenden Sprache. Am Anfang wird Sprache als derart unwirksam, Verwirrung stiftend und heuchlerisch erlebt, dass die Worte erst gar nicht ausgesprochen werden. Schließlich wird die Sprache zu etwas, über das man sich lustig macht. Der eigene innere Dialog wird mit Argusaugen beobachtet und dauernd fällt der Betreffende sich selbst innerlich ins Wort. Die Sprache der anderen Menschen scheint auch nur Heuchelei oder Drohung zu sein, sodass das Kind die Sprache als Waffe erlebt, die gefährlich für es selbst sein und zerstörerisch auf andere wirken kann. Äußerlich verzichtet es dann überhaupt auf sprachlichen Ausdruck und versteift sich eigensinnig auf die Sprache der Tiere – sie kommt aus tieferen Schichten und ist ursprünglicher, unverbildeter als die menschliche Sprache. Das Kind nimmt Zuflucht zu Gebärden, zum Rollenspiel und zu echoartiger Wiederholung. Aber innerlich und insgeheim baut es seine Sprache aus den Bruchstücken konventioneller Grammatik und Symbolik neu und schafft sich eine eigene Welt, in der ein mit Zähigkeit transformiertes Selbst auf Dauer den Sieg davonträgt über die Furcht, vernichtet zu werden.

Psychotische Sprache, sei sie innerlich oder äußerlich, privat oder öffentlich, richtet sich immer an »andere«. Der Sprecher fühlt sich als

»Auserwählter«, also zur Äußerung, ja sogar zur Predigt verpflichtet – manchmal auch zum Schweigen. Wer diese »anderen« sind, das kann schon in ein und derselben psychotischen Episode stark variieren. »Die anderen« können sich als »Geister« manifestieren, als beseelte Personifizierungen der Naturkräfte oder als Botschafter und Agenten höherer Mächte. Am häufigsten aber nimmt der »andere« die Gestalt eines Geliebten oder einer Geliebten an. Der Psychotiker gibt ihr z. B. den Namen »Königin der Milchstraße«, die leuchtet wie ein Blitz und die Quelle aller Lüste und Leiden ist. Eine andere Patientin nennt ihr Gegenüber vielleicht den »toten Vater«, der alles überblickt, lenkt und beherrscht und dessen Rückkehr in Gestalt eines Geliebten oder Erlösers erwartet wird. Zuzeiten ist es Gott oder der Satan oder es sind irgendwelche Menschen, die nur schlecht verhüllte Verkörperungen der Wesen darstellen, auf deren Hilfe man hofft.

Eins steht fest: Wer auch immer »die anderen« sind und welche Gestalt sie annehmen mögen – die Beziehung zum »anderen« bedeutet eine Bindung. Irgendwann verlangt der »andere« die Kapitulation, die bedingungslose Übergabe und strikten Gehorsam. Sein Wille muss buchstabengetreu erfüllt werden. Es entsteht das Verhältnis des Sklaven zum Herrn. Der Herr verlangt unbedingte Treue und droht bei Versagen mit Liebesentzug und dem Abziehen seiner schützenden Hand. Der Sklave zwingt sich dann verzweifelt zur absoluten Unterwerfung und unterdrückt jede Regung des eigenen Willens mit Gewalt. Aber er ertappt sich doch immer wieder bei einem Akt der Empörung oder der Kritik. Bei einer intensiven Psychotherapie kann es geschehen, dass der Therapeut in die Rolle des »anderen« gedrängt wird, der mit wunderbaren Eigenschaften ausgestattet ist, womit das Drama der ursprünglichen emotionalen Grenzsituation wieder aufgerollt wird.

Auf dieselbe Art stand David Crowhurst in Beziehung zu einer ganzen Reihe solcher »anderer«, obgleich er in seiner besonderen Situation von allen konkreten Kontakten abgeschnitten war. In seinen Log- und Tagebüchern wandte er sich an immer wieder andere Adressaten: Einmal forderte er die gesamte Öffentlichkeit heraus, dann sprach er zur kleinen Schar seiner Helfer, zu seiner Frau, zu seinem sich verwandelnden Selbst, seinen toten Eltern, zu »jedermann« und schließlich zum Prinzip der Wahrheit an sich, verkörpert in Gott, dem »Meister des Lebensspiels«.

Obwohl er sich mit all diesen »Adressaten« aufs Innigste verband, um dadurch im Prozess der Transformation weitere Fortschritte zu machen, lag in der megalomanischen Situation doch auch der Keim zu altruistischen Impulsen verborgen. Hier zeigt sich ein bei aller Unscheinbarkeit doch ungeheuer wichtiges Phänomen, das bei jeder Manifestation des Größenwahns und allgemein bei psychischer Umwälzung auftritt. Im ersten Stadium der psychotischen Zwangslage verliert der Mensch den Sinn für die Achtung vor dem Mitmenschen und die emotionale Verbindung zwischen ihm und der Welt wird unterbrochen. Aber mit dem Umschalten wird sie wieder aufgenommen. Die Starre, in der das Mitgefühl gefangen war, löst sich, und mächtige Gefühlsströme ergießen sich nun über die Mitmenschen. Der Psychotiker kommt sich wie ein Messias vor, der alles mit seiner Liebe umfasst. Diese tief empfundene Freude ist ein wichtiger Aspekt des Geschehens der Transformation. Der transformierte Mensch genügt dann einem unbezwinglichen Bedürfnis, anderen zu helfen, ja vielleicht sogar die ganze Welt heilen zu müssen.

Das psychotische Bewusstsein ist in seinen schnell wechselnden Zuständen der eigentliche Motor und Antrieb der Transformation. Die Gedanken galoppieren mit immer größerem Tempo und überspringen die vom Zweifel aufgerissenen Gräben immer bravouröser. In diesem rasend schnell dahinjagenden Gedankenstrom liegt ein eigentümlicher Zauber, von dem der Kranke zunehmend absorbiert wird. Dann erfolgt die allmähliche Trennung von Geist und Körper, der Geist wird herausgerissen aus seiner Verankerung in der Umwelt. Der Mensch fühlt jetzt, dass er die Schranken des Denkens durchbricht, die ihn bisher so beengt hatten. Immer mehr berauscht er sich an den neu erworbenen Kräften des Denkens; Einsichten und Offenbarungen leuchten wie Raketen eines Feuerwerks vor seinem geistigen Auge auf. Das ist der Zeitpunkt, wo er behauptet, absolute »Freiheit« erlangt zu haben. Das psychotische Bewusstsein erklärt selbstbewusst: »Ich kann zu allem werden, was ich mir vorstelle.« Die psychotische Selbsttransformation ist im freien Spiel der Wahnideen und der souveränen Beherrschung dieses Spiels an ihr Ziel gelangt, was durch die Empfindung mentaler Wollust anscheinend voll bestätigt wird. Aber dann tritt doch plötzlich und unvermeidlich ein »größtmöglicher Fehler« auf und der Drang zur Transformation kann als das erkannt werden, was er ist: eine fundamentale Aggression gegen die eigene Person – die Grundursache jeder Psychose.

Genesung ist möglich

Die Geschichte des Donald Crowhurst ist schaurig. Aber bei eingehender Untersuchung der nackten Tatsachen psychotischer Erfahrung und der Stufen der Transformation wird es möglich, dabei [in umgekehrter Reihenfolge] an Stufen der Genesung zu denken. Die Heilungsprozesse lassen sich natürlich nur anhand subjektiver Erfahrungen von Menschen verstehen, die wirklich gesund geworden sind. Aber eines ist klar:

> Genesung ist nur in einer gesunden Umgebung möglich, in einer Umgebung des Mitgefühls und der Wertschätzung, die es erlaubt, die Stufen der Transformation in umgekehrter Richtung abzurollen. Ansonsten ist Genesung außerordentlich selten.

Selbstverständlich sollte niemand in einer psychotischen Zwangslage allein gelassen werden. Wenn wir das Wesen der Zwangslage verstehen, bei Kindern wie bei Erwachsenen, sehen wir, wie einfach und folgerichtig der Prozess ist. Das ermöglicht uns, jemanden herauszuholen aus dem Zwang, umschalten zu müssen. Wir beginnen zu sehen, dass jemand »in Schwierigkeiten« ist, wenn sein Existenzgefühl oder sein Charakter herausgefordert und überwältigt werden von Kräften der Umstände, die sein Charakter erschaffen hat.

Darüber hinaus können wir uns der unstabilen Natur der Erfahrung der Bodenlosigkeit annehmen. Wenn wir intim und präzise mit solchen Menschen in Beziehung treten, bemerken wir, dass die Erfahrung der Bodenlosigkeit zyklisch wiederkehrt. Der Ausweg hieraus geht in eine von zwei Richtungen: gewöhnliche Desillusionierung oder psychotisches Umschalten. In einer beginnenden Psychose oder bei ihrem wiederholten Auftauchen gibt es unzählige Erfahrungen spontanen Erwachens oder des größtmöglichen Irrtums. Wenn das in einer fortlaufenden Beziehung anerkannt wird, kann die Kommunikation offen und direkt sein. Auch wenn diese kleinen Inseln des Gewahrseins schnell wieder überdeckt werden, häufen sie sich doch allmählich und reihen sich aneinander, sodass eine echte, gesunde Beziehung möglich wird, neben oder jenseits der Erfahrungen von Verwirrung. Schließlich wird man sich vielleicht mehr vom Reichtum einer wachen Beziehung angezogen fühlen und sich weniger der Welt der Verwirrung verpflichtet fühlen.

Wenn wir den antreibenden Aspekt der Zwangslage und den Drang sich zu transformieren zu sehen beginnen, werden die typisch psychotischen Praktiken der wilden Identifikation und des Abschneidens von Zweifeln offenkundiger. Auf viele Weisen können diese Praktiken verlangsamt werden in der Weite einer Beziehung, die der normalen Funktion des Zweifels erlaubt sich zu zeigen, ohne ignoriert oder zu stark ergriffen zu werden. Wenn die Manifestationen des Zweifels einfach angenommen werden, können sie klar als Momente des Erwachens erkannt werden und brauchen nicht mehr in Bilder der Furcht, des Kampfes und des Konfliktes zurückzukehren. Dadurch sind die Stufen der Transformation weniger zwangsläufig miteinander verknüpft und werden einfach zu vorübergehenden Erfahrungen.

Auch wenn jemand schon im transformativen Wahn verstrickt ist, bleiben zwei Aspekte, die ein zerbrechliches Band zu echtem menschlichem Bezogensein aufrechterhalten: Wertschätzen der Einsichten in die Natur des Geistes, die in der Psychose auftreten, und Wertschätzen der mitfühlenden Impulse, die zum Größenwahn verzerrt werden.

Auch mitten in der Täuschung wird gesehen, wie sich Phänomene in neue Phänomene auflösen. Es gibt Schockwellen geistiger Klarheit, wo man erkennt, dass das Spiel der Projektionen mit seinen Phantasmen ein privates Universum erschaffen hat, das völlig unwirklich ist. Alle Überzeugungen, Glaubensinhalte und Wahrnehmungen werden augenblicklich als unendlich hohl erfahren. Diese Erkenntnis kann vernichtend sein, muss sie aber nicht. Mit der Hilfe eines anderen, kann diese Welt als ein Traum erkannt werden, in den man sich weigern kann einzutreten oder den man betreten und wieder verlassen kann. Was bleibt, sind die versteckten und zarten Regungen der Zuneigung zu anderen, die stets im Größenwahn eingebettet waren. Sie können wertgeschätzt und anerkannt werden, wenn sie sich in der therapeutischen Beziehung subtil zeigen.

Dadurch kommt es zu einer weiteren Einladung, einen Wechsel in der inneren Verpflichtung in Richtung Gesundung vorzunehmen.

Bei seinem kurzen Erwachen aus dem Wahn kam König Lear zu der Einsicht, dass er mit mehr Mut und Geduld leben müsse. Es ist tragisch, dass ihm diese Einsicht nicht schon früher kam. Ganz ähnlich wurde auch Donald Crowhurst zu einer der vielen geringfügigeren Tragödien des Wahnsinns derer, die gerne König oder Königin wären.

4. Die Leiden des psychotischen Bewusstseins

Selten sind die Wahnsinnigen,
die ihrem Wahnsinn gewachsen sind.

Henri Michaux

Sich in die Psychose hineinversetzen – Forschungen von Henri Michaux

Es ist durchaus möglich, jemandem zu helfen, den psychotischen Geist kennenzulernen, auch die fast unerträglichen Einzelheiten des eigenen Erlebens. Sogar Kinder und ältere Menschen – die kaum eine Ahnung von der Komplexität psychotischer Erfahrung haben – sind bekannt dafür, dass sie durch gütige, intime Beziehungen diejenigen erleichtern, die in der Psychose verloren sind. Aber so segensreich solche Erleichterung und Erholung für einen in den Qualen der Psychose gepeinigten Menschen auch ist, so reicht das nicht aus, der machtvollen Neigung der Psychose entgegenzuwirken, sich erneut zu wiederholen. Bis die Person in der Psychose selbst die Wurzeln der wilden und übertriebenen geistigen Vorgänge erkennt, die sie faszinieren und schließlich beherrschen, wird sie immer wieder dem Kreislauf der Verführung, Verwirrung und Verzweiflung zum Opfer fallen. Vorliegendes Kapitel befasst sich mit den Möglichkeiten zu solcher Erkenntnis.

Letzten Endes hängt Genesung davon ab, wie sehr eine Person in Psychose bereit und fähig ist, sich präzise mit den Einzelheiten des eigenen Geisteszustands zu befassen, und zwar aus eigenem Antrieb, allein mit der eigenen Erfahrung. Nur solch eine präzise Beobachtung kann die Ursachen und Auswirkungen der geistigen Vorgänge enthüllen, unter denen die Person leidet. Um dies zu zeigen, müssen wir unser Mikroskop schärfer einstellen und die Bewegungen und Energien des psychotischen Geistes – die Mikrobewegungen und Mikroenergien – untersuchen. Damit stoßen wir in wenig bekannte Tiefen des psychotischen Leidens vor und in weitere Detail-Vergrößerungen einer Intelligenz, die durchdreht.

In der Geschichte haben viele von denen, die Menschen in Psychose betreuten, versucht, in den Geist des Wahnsinns einzudringen, um ein Verständnis zu erlangen jenseits von flüchtigem Mitgefühl, einer momentanen Identifikation oder einem einfachen Austausch von Gefühlen. Sie versuchten einen »radikalen Austausch« mit verrückten Leuten und legten es darauf an, den Wahnsinn in sich selbst aufzunehmen und einige seiner Auswirkungen zu erleiden, um seine versteckten Qualen persönlich kennenzulernen. Einige versuchten dies aus Mitgefühl, um besser helfen zu können. Andere taten es aus leidenschaftlicher Neugier; einfach um den Geist zu erforschen und in seinen Tiefen zu kennen.

Es gab zunächst eine Reihe von Pannen. Anfang dieses Jahrhunderts nahm sich ein Leipziger Professor der Chemie, Dr. Emil Staudmaier, vor, das Wesen des Wahnsinns von innen her zu ergründen. Er tat alles, um seinen eigenen Verstand zum Durchdrehen zu bringen, und wandte dabei Praktiken an, die denen ähneln, die von den Charakteren der bisherigen Kapitel benutzt wurden. Er versuchte also, die Leistungen seiner Einbildungskraft bis zu Halluzinationen zu steigern. Das Ende vom Lied war, dass Staudmaier selbst hoffnungslos verrückt wurde, verstrickt in ein nicht mehr überschaubares, undurchdringliches Spinngewebe aus Einbildungen und Wahnbildern. Ein allzu ehrgeiziges Experiment! Schließlich erholte er sich aber doch wieder und beschrieb der Nachwelt, welche Wege man besser nicht einschlägt, um sich in ein psychotisches Bewusstsein hineinzuversetzen.[115]

Andere Forscher im Lande des Wahnsinns griffen bei ihren Untersuchungen zu halluzinogenen Drogen, ohne sich indessen über die Risiken eines solchen Vorgehens im Klaren zu sein. Schon aus dem Jahre 1936 datiert ein Bericht über einen gewissen Dr. Morselli, der ein bemerkenswertes Selbstexperiment durchführte. Doch »[verspürte er] nach Einnahme von 0,75 Gramm Meskalin einen so starken Ansturm perverser Impulse, dass er sich in eine Klinik flüchten musste.«[116] In Frankreich war es

115 Beschrieben in Karl Jaspers, Allgemeine Psychopathologie, Berlin: Springer 1973.

116 Henri Michaux, Unseliges Wunder, München: Hanser 1986, 151.

schon Tradition, dass Dichter, Künstler und Wissenschaftler mit bewusstseinsverändernden Drogen experimentierten. Baudelaire und Rimbaud sind wohlbekannte Beispiele, aber das bekannteste ist wohl der Dramatiker Antonin Artaud, eine legendäre Figur der surrealistischen Bewegung. 1936 lebte Artaud bei den Tarahumara-Indianern in Mexiko und beteiligte sich an ihren komplizierten Ritualen, bei denen Peyote genommen wurde.[117] Er war es, der den Begriff »Metempsychose« prägte, um die psychotische Gratwanderung zu beschreiben, auf die man sich durch die Einnahme von Halluzinogenen einlässt. Doch nach Paris zurückgekehrt, geriet er in immer größere geistige Umnachtung, verbrachte die nächsten Jahre in psychiatrischen Krankenhäusern und verstarb schließlich in einer solchen Klinik.

Die erfolgreichsten kontrollierten Experimente mit Meskalin, die jemals auf dem Gebiet halluzinogener Rauschdrogen durchgeführt wurden, dürften die Versuche von Henri Michaux sein. Der französische Dichter und Maler starb 1984 im Alter von 85 Jahren. Der Bericht über seine Experimente mit Meskalin, die sich über einen Zeitraum von fast zehn Jahren erstreckten (1957 bis ca. 1966), ist eine wahre Fundgrube für den an Psychose Interessierten. Während seiner Studien beschrieb er in Form von Essays, Gedichten, Zeichnungen und Bildern genauestens Glanz und Elend, aber auch den geheimen Sinn halluzinogener Erfahrungen und, was das Wichtigste ist, deren Verhältnis zum Wahnsinn. Über ein halbes Jahrhundert lang arbeitete Michaux ununterbrochen an seinem Werk, das schließlich aus 78 Publikationen und vielen Hundert Zeichnungen und Bildern bestand. 36 seiner Bücher verfasste er, nachdem er mit Meskalin (und anderen Drogen) zu experimentieren begonnen hatte, und in neun davon erforschte er speziell die Natur der Psychose, wie sie sich durch Halluzinogene offenbart.

Seine äußere Erscheinung wird in französischen Briefen beschrieben. Aber über sein Privatleben weiß man nur sehr wenig. Der Außenwelt blieb er immer ein Rätsel und seine Freunde unterstützten loyal sein Bedürfnis nach Anonymität. Abgesehen von seinem künstlerischen und wissenschaftlichen Werk hat er sich dem Bewusstsein der Öffentlichkeit

117 Antonin Artaud, The Peyote Dance (New York: Farrar, Straus and Giroux 1976).

vor allem als einsiedlerischer »Einzelgänger« eingeprägt. Fotos von ihm sind selten. Hier eine Beschreibung seines Äußeren:

> »Die Augen sind die eines Belgiers: ein bleiches, stählernes, fast arktisches Blau. Überraschend breite Schultern. Unter ihnen der Gang, der wiegende Gang eines Mannes mit offenem Hemd und weiten Hosen, der in seiner Jugend lange zur See gefahren ist. Aber etwas Undefinierbares liegt um den massigen, kahlen Schädel und die kühne, scharf vorspringende Nase, was weniger an einen Seemann als an eine kluge, spähende Möwe denken lässt.«[118]

Schon 1941 feierte ihn André Gide in einem Buch mit dem Titel »Die Entdeckung von Henri Michaux«. Es sollten jedoch noch zwanzig Jahre vergehen, in denen er von den meisten Kritikern konstant übersehen, manchmal auch verhöhnt wurde, bis ihm der Durchbruch gelang. In der Regel galt er ihnen als Exzentriker. Von Anfang an versetzten seine Produktionen das biedere Publikum in Schrecken, und als er seine Rauschgiftarbeiten veröffentlichte, machte das die Sache gewiss nicht besser. Es gab Leser, auf die er einen extrem abseitigen Eindruck machte, den Eindruck eines Sonderlings. Aber es gelang ihm dann doch, eine kleine Lesergemeinde, meist bestehend aus französischen Künstlern und Schriftstellern, für sich zu gewinnen: die »200«, wie er sie nannte. Zur Zeit seiner Forschungen über das Wesen der Halluzinogene schrieb er auch über Heilungsprozesse, Alterungsprozesse, Kinderzeichnungen, Kreativität und kontemplative Erfahrungen, alles originelle und tiefschürfende Beiträge zur Psychologie. Doch sind sie leider weitgehend unbemerkt geblieben.

Wir wollen hier Michaux' Seelenreise der »halluzinogenen Erfahrung« nutzen, als Methode der Vergrößerung des radikalen Austausches. Es ist behauptet worden, Rauschgifterfahrungen könnten unter anderem einen deutlichen Eindruck vom Wahnsinn selbst und einen Einblick in seine noch unerforschten Tiefen vermitteln. Man weiß natürlich sehr gut, dass diese Art der Annäherung an die Ursprünge des psychotischen Bewusstseins schreckliche Erfahrungen mit sich bringen und sehr gefährlich sein kann. Aber wenn eine gewisse Bereitschaft zum kalkulierten

118 Henri Michaux, Ecuador (Seattle: University of Washington Press 1970).

Risiko vorhanden ist, gekoppelt mit Wissen, Erfahrung und einer grundsätzlichen Wachheit des Verstandes, *der auch in einer mentalen Krise jederzeit mobilisiert werden kann*, lässt sich das Wagnis des vorsichtigen Sich-Hineinversetzens in die Situation des Wahnsinnigen durchaus eingehen. Natürlich wird hier niemandem, der mit Menschen in Psychose arbeitet, empfohlen, Wahnsinn induzierende Drogen zu nehmen. Doch die Erfahrungen der Menschen, die damit experimentiert haben, können für uns von unschätzbarem Wert sein. Ein genaues Verständnis der halluzinogenen Phänomene kann als Schlüssel zum Wesen des psychotischen Geistes dienen.

Michaux' Arbeit mit halluzinogenen Drogen lässt sich allerdings nur bedingt mit ähnlichen Berichten, die vor oder nach ihm verfasst wurden, vergleichen. Das Wissen und die Disziplin, mit denen er an die Dinge heranging, sind einzigartig. Vor seinen Experimenten und zur Zeit ihrer Durchführung praktizierte er intensiven Yoga und buddhistische Meditation. Er eignete sich dadurch die Fähigkeit an, sich selbst, ohne die geringste Ablenkung zuzulassen, mutig und gefasst ins Auge zu sehen. So war er imstande, dem Rauschzustand mit einer Einstellung zu begegnen, die man als »kontemplativ« bezeichnen könnte. Er war an Alleinsein gewöhnt, hatte Übung im Beobachten seelischer Zustände und beherrschte die Sprache, um präzise und sogar dichterisch auszudrükken, was er sah.

Er ist in der westlichen Welt einer der großen Erforscher der halluzinogenen Drogen, eines Bereiches, der in traditionellen Kulturen seit Tausenden von Jahren als sakrosankt gilt. 1956, im Alter von 57 Jahren, begann er mit seinen Experimenten. Es war die Zeit, als die Drogen in Europa weiteren Kreisen bekannt und verfügbar wurden. Bekannt wurde auch, dass in Mittelamerika seit Langem mit Halluzinogenen geheilt wurde und dass solche Heilmethoden auch noch in der Gegenwart üblich waren. In einem Artikel für das *Life*-Magazin berichtete z. B. der Mykologe R. Gordon Wasson über seine Erlebnisse bei einem Stamm der Mazateken, wo er auf Heiler gestoßen war, die mit dem Psilocybin-Pilz operierten.[119] Wassons Mitarbeiter, ebenfalls eine internationale Kapazi-

119 R. Gordon Wasson, Maria Sabina and Her Mazatec Mushroom Velada (New York: Harcourt Brace Jovanovich 1974).

tät für halluzinogene Pilze, machte Michaux mit Psilocybin bekannt. Auf diese Weise lernte Michaux die uralte spirituelle Tradition der Verwendung von Halluzinogenen für Heilzwecke kennen, sodass er an die Sache mit ungewöhnlich großem Respekt heranging.

Sehr bald, nachdem er die »kontrollierten« Drogen-Experimente begonnen hatte, machte er eine bestürzende Entdeckung. Es gab tatsächlich kein Symptom und Merkmal der Psychose, das er nicht durch Halluzinogene bei sich selbst erzeugen konnte. Er beobachtete, dass jede denkbare psychische Störung auch in ihm selbst auftreten konnte, ja dort immer schon auf der Lauer lag. Das war eine außerordentliche Erkenntnis, die gewiss nicht leicht zu verdauen war. Er beobachtete jetzt Psychotiker in Kliniken, bei sich zu Hause, anhand ihrer Briefe. Er studierte aufmerksam ihre Verletzlichkeit, ihren Hochmut, ihre Ängste, ihr Rückzugsverhalten, Verzweiflung, geheime Verzückung, Verstummen, Eigensinn, Stolz auf ihre Halluzinationen usw. und stellte fest, dass all dies in ihm selbst durch die Droge hervorgerufen werden konnte und wurde. Wahrscheinlich war das bei jedem Menschen so!

Als Michaux einmal zufällig eine besonders große Dosis Meskalin schluckte, wurde ihm endgültig klar, dass es wohl keinen Menschen gab, der nicht die latente Disposition zum Wahnsinn in sich trug. Auf jeden Fall wiesen all seine Beobachtungen darauf hin, dass jeder von uns die entsprechenden psychischen Voraussetzungen besitzt. Den meisten Menschen behagt diese Vorstellung gar nicht. Doch diese Entdeckung war der Grund, weshalb Michaux von den Verrückten als von seinen »Brüdern« sprach und so viel Zeit und Energie darauf verwendete, die Leiden der Psychotiker zu erklären und die universellen Elemente der Geisteskrankheit herauszuarbeiten. Er wollte wissen, »was prinzipiell in der Natur des Menschen liegt und was wirklich abnormal ist«.[120]

Anscheinend löst die Erkenntnis, dass die Psychose eine stets auf der Lauer liegende Möglichkeit im Menschen darstellt, in vielen von uns instinktive Furcht und das Gefühl der Bedrohung aus. John Perceval gab sich jede erdenkliche Mühe, auf diese besondere Furcht aufmerksam zu machen. Denn er erkannte, dass sie in all seinen Pflegern wirksam war,

120 Henri Michaux, Die großen Zerreißproben, Frankfurt: Fischer 1970, 10.

und wusste, dass sie schwerwiegende Folgen für die Art der Therapien hat, mit denen Geisteskranke behandelt werden – damals und in Zukunft.

Diese Furcht, die Herrschaft über sich selbst zu verlieren, erzeugt stärksten Widerstand gegen jeden emotionalen Austausch mit Personen in Psychosen oder gar Identifikation und echte Empathie mit ihnen. Hieraus entspringen die Vernachlässigung, die therapeutische Aggression sowie die vielen Theorien zur Notwendigkeit distanzierter Behandlung, die heute so dominieren.

Henri Michaux kannte diese Furcht sehr genau, doch gelang es ihm, sich auf die Tortur des »radikalen Austausches« einzulassen. Sobald die Wirkungen der Droge seinen Körper durchströmten, beobachtete er kühl, wie die bis dahin schlafenden Keime und die ersten Anzeichen, die embryonal schlummernden Formen des Wahnsinns wie Knospen aufsprangen und mit großer Schnelligkeit sein Bewusstsein überwucherten. Leicht durchzuführen waren seine Experimente nicht. Bei seiner ersten Meskalin-Erfahrung bedeckte er 150 Seiten mit Notizen. »In all diesen unglaublichen Stunden lang habe ich unbeholfen in meinem Tagebuch mehr als fünfzig Mal mühsam die folgenden Worte geschrieben: *unerträglich, unausstehlich.*«[121]

Was nun folgt, ist eine Collage der Erfahrungen Michaux' auf seiner halluzinogenen Reise durch die Tiefen seiner Seele, ein Bericht über mikroskopische Beobachtungen eines Geistes, der auf der Suche nach sich selbst ist. Man kann diese Notizen als eine klinische »Fallbeschreibung« ansehen, als seltene Beschreibung geistiger Phänomene durch den Betroffenen selbst. Der exzessive Stil und die ständigen Wiederholungen spiegeln die Leiden wider, die auch in der Psychose durchlebt werden. Aber diese Art der Dokumentation könnte auch, wie es häufig geschieht, Reaktionen hervorrufen, die gerade nicht im Sinne einer wirklichen Anteilnahme und eines Verständnisses wären, zum Beispiel, es sei *nur* eine Drogenerfahrung, oder es seien nur die individuellen Reaktionen eines Einzelnen, oder es käme von einer gestörten Psyche. Wie bei allen solchen klinischen Beschreibungen ist es daher wohl am besten, vorläufig auf jede Analyse und Interpretation zu verzichten und die Dinge einfach auf sich wirken zu lassen.

121 Michaux, Unseliges Wunder, S. 11.

Uralte Schrecken – Begegnung mit dem Wahn

Folgendes Erlebnis hatte Michaux an einem Sommerabend in seiner Pariser Wohnung in der Nähe des Bahnhofs. Die Wohnung ist mit Büchern, Noten und Malutensilien bis zur Decke vollgestopft. Er sammelt sich, bereitet sich vor, trifft Vorkehrungen: Er räumt das Zimmer auf im vagen Gefühl, die Umgebung absichern zu müssen. Freunde, die wissen, was er vorhat, stehen »rufbereit« und können durch eine einfache Vorrichtung erreicht werden, sodass er in einem Zustand, wo er wegen Vergesslichkeit, Panik oder Schlimmerem nicht kann, nicht erst lange eine Telefonnummer wählen muss. Tranquilizer liegen griffbereit, ebenso frische Orangen als schnell wirkendes Stärkungsmittel.

Er konzentriert sich auf sein Ziel, »zu beobachten, um jeden Preis zu beobachten«. Bücher und Bilder werden als Erinnerungsstützen platziert, als »Wecker« oder Wegweiser zur Zeit der Sintflut – wirksame Inspiration für Augenblicke, in denen der Boden wegbricht. Er weiß, dieser Boden besteht in seiner »Konzentration« oder etwas dergleichen, und er muss stabil gehalten werden, wenn er weiter als Beobachter fungieren will. Denn es ist sicher, dass er nicht immer imstande sein wird, den Inhalt seines Geistes zu kontrollieren. Der Inhalt selbst wird keine Kontrolle tolerieren, es gilt, sich nicht völlig von ihm gefangennehmen zu lassen.

In einer Atmosphäre rasiermessergleicher Anspannung und Erwartung nimmt er die Droge. Wieder stellt sich die Frage nach der Dosierung – soll er eine Dosis riskieren, die zu einem Punkt ohne Wiederkehr führt? Er weiß, dass er sich auf gefährlichem Terrain bewegt. Er weiß, dass die alten Peyote-Priester Mexikos ihre Heilungszeremonien erst nach einer Zeit des Fastens und der Enthaltsamkeit und mit einem Gebet begannen, das sie vor dem Wahnsinn schützen sollte. Aber es gibt kein Zurück mehr. Wer einmal das Innerste der Erde betreten hat, kann das nicht ungeschehen machen. Er kommt nicht mehr los davon. Die Droge durchflutet ihn, macht sich mit ihm bekannt, liebkost ihn zunächst. Dann wird sie kühner, dringt in intime Bereiche vor – überwältigt ihn, nimmt ihn in Besitz, wird eins mit dem Leben jeder einzelnen Zelle. Vibrierend, in anschwellendem Unisono, ein Siegeslied anstimmend, vollzieht sie ihr altes Ritual der schrecklichen Reinigung.

Er versucht, keinen Widerstand zu leisten, versucht sich ganz zu öffnen, die Droge frei durch sich hindurchströmen zu lassen, auf unbekannten Bahnen, die von der Droge erst gebildet, freigelegt, belebt werden. Er weiß: Seine Aufgabe ist jetzt nur, sich zu entspannen. Aber die Droge kommt ihm zuvor. Sie jagt ihn, plündert ihn, wütet wie die Vandalen, reißt alle Schranken nieder und überwindet jegliches Zögern, jeglichen heimlichen Vorbehalt, jede Sperre unbewusster Ängste. Dies geschieht zuerst im Körper, bezieht dann aber schnell das Bewusstsein mit ein. Die chemische Lösung, die Michaux darstellt, ist jetzt gesättigt, er ist durchtränkt von der Wollust der Droge. Er gehört ihnen! Wem? Hat er noch den Wunsch, es herauszufinden?

Die ersten »Störungen des Denkens« zeigen sich, erzeugt von den unaufhörlichen »Erschütterungen« des Körpers. Die gewohnten Verbindungen und Schaltungen sind auseinandergerissen. Doch schon wird alles wieder verbunden, neu geschaltet. Eine plötzliche Einsicht: Die »Störung des Denkens« entpuppt sich als neue Denkordnung.

Alles, was wir vom Nervensystem wissen, reicht nicht aus zu erklären, was jetzt bei Michaux geschieht: »Eine Schockzone ist betreten.« Er bezeichnet sie als den *zweiten Zustand*. Wir kommen in einen anderen Bereich der Verbindung zwischen Körper und Geist, vielleicht den Bereich eines »primitiveren Nervensystems«. Hier ist die Struktur des Gehirns der Struktur des Denkens sehr nahe – sie beeinflussen sich gegenseitig. Denktätigkeit erzeugt neue Struktur oder aktiviert latente Struktur, neue Bahnen werden aktiviert, die der geistigen Stimulation bedürfen, um zu erwachen und zu funktionieren. Der unter dem Einfluss der Droge Stehende, der von ihr ver-rückt und aus dem Gleis geworfen wird, *sieht* das alles unmittelbar – es sei denn, er wird angesichts dieser Erfahrungen, die einem toll gewordenen Gehirn und tobenden Bewusstsein zu entspringen scheinen, von Panik erfasst.

Dann etwas wie ein sanftes Flüstern des Windes, ein leichtes Beben im Innern und ein prickelndes Gefühl, als ob jede einzelne Zelle krampfen würde. Ein Funkeln und Blinken vor dem physischen Auge, Vorboten des kommenden »Netzhautzirkus«. Ein Vibrieren, nicht allzu heftig, eher ein Summen und Zirpen, manchmal auch mehrere Schwingungen, werden nicht nur im Körper, sondern *überall* empfunden: Gegenstände schwingen und singen, bis sie zu vibrierenden Kristallen werden. Alles wird zerbrechlich wie Glas, quälend kostbar.

Jetzt beginnt das Gewoge. Aus mikroskopisch kleinen Schwingungen werden Wellen, die sich selbstständig machen. Bilder kommen in Wellen, reiten auf Wellen. Es entstehen Gedankenwellen, von Wellen geformte Gedanken. Er fühlt sich im Griff dieser Wellen, fremdartige, langsame Rhythmen, die seinen Körper durchströmen: »Es ist, wie wenn man ein anderes Herz besäße, dessen Systole und Diastole fünfzehn oder zwanzig Mal pro Stunde abwechseln.«[122] Wind, Beben, Blinken, Schwingen, Wellen, Urrhythmen: ein neues Tempo, das da in ihm angeschlagen wird. Und schon beschleunigt es sich.

Er spürt sein Gehirn. Er *fühlt* die Wellengebilde. Sie verwandeln sich aus gemächlich dahinfließenden Sinuskurven in fortjagende Amplituden, spitz wie Tigerzähne, die ihn unerbittlich zerschneiden: »Die Linien, die Linien, die teuflischen Linien, die mir die Glieder vom Leib trennen!« – Wellen, die »vom einen Ende der Welt zum anderen schwingen«. (»Zwischen den Linien des Universums ist eine Mikrobe gefangen.«) Er hat das Gefühl, »unendlich« zu werden.

Die Wellen werden sichtbar. Aber es sind nicht Wellen-»Bilder«, sondern Wellen, die an Bilder gebunden sind, Wellen, die in Visionen und nicht identifizierbare Erinnerungen gekleidet und von ihnen beseelt werden. Er ist selbst diese Welle, er ist nichts als Welle. All seine Gedankenbilder erhalten von den Wellen Puls und Impuls. Riesige Flächen von Farbe, Meere von Farben, Farben, denen er sonst geflissentlich aus dem Weg geht, tauchen auf. Die Bilder ergreifen Besitz von ihm. Er verliert die Fähigkeit, bewusst einen Gedanken zu denken, geschweige denn, ihn zu wollen. Eine mörderische Geschwindigkeit des Denkens reißt ihn mit, über sich hinaus, hin und her wie ein irrer Wechselstrom, und wirbelt ihn in tobende Stürme des Denkens, Bombardements von Gedanken.

Was sind die Inhalte dieser Gedanken? Unmöglich zu sagen: Sie sind von jeder Art, Qualität und Färbung und strömen unaufhörlich wie aufeinanderfolgende Blitze. Denn das Meskalin spielt jetzt auf der Tastatur seiner Gefühle. Es spielt seine eigene schrille Melodie, disharmonisch oft,

122 Henri Michaux, Light Through Darkness (New York: The Orion Press 1963), 1.

jeder Ton ein kakophonischer Schlag, als ob es gnadenlos testen wollte, wie viel er aushält. Vielleicht will es ihn auch einstellen? Ihn einstellen worauf? Er wagt nicht, darüber nachzudenken.

Plötzlich ist es da! Das in voller Pracht sich entfaltende Schauspiel dessen, was er sich gerade nicht vorstellen wollte. Er sieht, wie jemandes (wessen?) Hände theatralisch vor ihm gestikulieren, wie in einer italienischen Oper. Die ganze Erscheinung dauert nur einen Augenblick, ist nicht mehr als ein »visuelles« Bild sich ausdehnender und wieder zusammenziehender Rhythmen, die sich fortbewegen. Dann ist es vorbei, verschwunden, kehrt niemals wieder:

> »So bildet sich jeder einzelne Augenblick, vollendet sich, fällt in sich zusammen, ersteht wieder in einem neuen Augenblick. Dieser entwickelt sich, bildet sich, vollendet sich, fällt in sich zusammen und ersteht wieder in einem neuen Augenblick, der sich entwickelt, sich bildet, sich vollendet und einstürzt. Er geht in den folgenden über, der sich ankündigt und sich im nachfolgenden erschöpft, der entsteht, sich aufrichtet, reift und sich dem folgenden anschließt…, der sich bildet und so weiter ohne Ende. Ohne Verlangsamung, unerschöpflich, ohne Zwischenfall, monumental seiner wilden Perfektion folgend.«[123]

Er leidet an einer sonderbaren Diskontinuität:

> »Sie hinterließen keine Spuren. Sobald einer vorbeigeglitten war, verschwand er im Nichts, nichts zurücklassend, weder in den zwei oder zehn Sekunden des Kurzzeitgedächtnisses noch im winzigsten Bruchteil einer Sekunde … Es gab keine Dauer mehr. Alles strömte, nichts ergriff ich, nichts konnte ich greifen, auf keine Art … Absolutes Nichtfixieren!«[124]

Furchtbare *Geschwindigkeit* des Denkens ist die Unterschrift des »manischen Bewusstseins«. Michaux war einmal wirklich wahnsinnig

123 Henri Michaux, Turbulenz im Unendlichen, Frankfurt: Suhrkamp 1971, 85 f.
124 Michaux, Die großen Zerreißproben, 6.

geworden, als er aus Versehen eine Überdosis Meskalin genommen hatte, sechsmal so viel wie geplant. Damals war der »Gang« der Gedanken nicht nur beschleunigt, sondern *irrsinnig* beschleunigt worden und die Schwierigkeiten wurden unüberwindlich. Er wusste buchstäblich nicht mehr, ob sein Nervensystem dieser Belastung gewachsen war, ob die Drähte nicht durchbrennen würden: »Es ist die auf sein Denken wirkende Spannung, der er nicht gewachsen ist, die der Hauptgrund seiner Qualen ist.« Dabei steht er aber immer auch neben sich. »Er« ist jeder Mensch, der jemals von diesem rasenden Wirbelwind vergiftet wurde.

> »Er sieht Gedanken, die sich selbst erzeugen. Plötzlich gewinnt einer von ihnen die Vorherrschaft … Abschweifungen, Nebengedanken. Er kann einen soeben gehabten Gedanken nicht mehr rekapitulieren oder auch nur ihm folgen. Aber auch die folgenden Gedanken kommen nicht folgerichtig. Die Geschwindigkeit des Verschwindens, die Geschwindigkeit des Auftauchens … immer weniger mit dem ersten Gedanken verbunden, den er trotzdem immer noch festzuhalten sucht … er versucht, sich neu herandringender Gedanken zu erwehren, die unerbittlich eine weitere Abschweifung mit sich bringen …«[125]

Wenn Gedanken »irrsinnig beschleunigt« werden, beginnen die *Gegenbewegungen*: Wellen des Widerspruchs, die zu Anfällen des Zweifels und der Unsicherheit führen. Das entsteht aus einer spontanen elektrischen Polarisation:

> »Sie strömen in voller Geschwindigkeit vorbei, jeder bejahend zuerst, gleich darauf verneinend … Gedanken, die in alternativen, fast krampfartigen Gegensätzen auftreten. Erschütterte und erschütternde Gedanken; Gedanken, die ihn wahnsinnig machen, wenn er versucht, ihnen zu folgen, sie zu korrigieren, zu rekonstruieren, zu verlangsamen, zu vereinigen, glatt und schlüssig

125 Michaux, Turbulenz im Unendlichen, 140.

> zu machen, sie trotz allem verstehbar, ruhig und heilsam zu machen, zu Gedanken, auf denen er still ausruhen könnte …«[126]
>
> »Er befindet sich nicht länger in der Mitte zwischen zwei möglichen Lösungen, sondern in einem oszillierenden Hin und Her. Hundertmal in einer einzigen Minute sieht er jetzt den einen Pol, dann den anderen, mit unerbittlich gleichbleibendem Tempo hin- und herschwingend, ohne in diesen ›Blitzen‹ herumtastend das Geringste daran ändern oder sich für den Augenblick einen Kompromiss zwischen den kategorisch voneinander geschiedenen, einander entgegengesetzten Formen vorstellen zu können: eine Ambivalenz ohne Ende. Einen Schlussstrich zu ziehen ist ausgeschlossen.«[127]

Wie angewachsen bleibt er im Sessel sitzen, unfähig zur kleinsten Bewegung. Ohne zu blinzeln, starr wie eine Statue, betrachtet er das Schauspiel vor ihm:

> »So wie die Bilder häufig paarweise erschienen, einer elementaren, strengen, übertriebenen, unreflektierten, fast mechanischen und rasend wiederholten Symmetrie entsprechend, so kamen auch die Gedanken in Paaren, erregten einer den andern, waren einer des andern Pendant (ob sie nun gleich oder analog oder ihre Gegenspieler waren). Es waren seltsame Pärchen, jeder Gedanke mit seinem Gegensatz, das Ja mit dem Nein, das Für mit dem Wider, die Bejahung mit der Verneinung und, wenn das nicht zu lang wäre, die These mit ihrer Antithese… Es ist die in die Augen springende Wirkung einer zweifellos normalen Funktion, die dem Denken seine Spannung erhält, zu dieser Stunde aber unglaublich übertrieben und vervielfacht, aufreizend, außer Gebrauch und närrisch war. Sie ließ einen dauernd unentschlossen sein, das Phänomen einer unüberwindlichen Widersprüchlichkeit, die pausenlos, immer wieder zum unbestimmt traumatisierenden Angriff übergeht… Sie erlaubt, die Schädigungen zu begreifen, die

126 Michaux, Light Through Darkness, 162.
127 Ebd., 166.

> es in einem Schizophrenen hervorrufen kann, indem es in ihm eine nicht zu unterdrückende Ambivalenz herstellt, die teuflische Formel des unauflöslichen Antagonismus, den er lebt, ohne ihm jemals, weder durch ein Vorankommen noch durch eine endgültige Bejahung, entrinnen zu können.«[128]

Er blickt in einen Spiegel und erschrickt vor dem gequälten Gesicht, das ihm da entgegensieht, vor der »ernsten Ruhe dessen, der für einen gefährlichen Geisteskranken Verantwortung trägt«.[129] Er sieht jetzt das Verhalten Wahnsinniger mit neuen Augen: »Falls ich je, sagte ich bei mir ständig, falls ich je wieder meine Fähigkeiten wiedererlange, muss ich in ihrem Namen schreiben.«[130]

Doch Schreiben ist inzwischen unmöglich geworden. Zu groß ist die Erregung, zu persönlich und intim sind die Erfahrungen. Alles dreht sich ums eigene Selbst: Selbsttäuschung, Stolz, Einbildung, Scham, Misstrauen gegen sich selbst, Anmaßungen, Erwartungen, Pläne, die noch in ihm schlummern und die er ausführen will, alles, wofür er sich hielt, was er hoffte oder fürchtete zu sein – all das wird zerfetzt und niedergemacht, während »er« dem Wüten zuschaut wie ein Obdachloser, dessen Notunterkunft abgerissen wird. Das also ist der wirkliche Beginn eines Meskalin-Wahnsinns, der Karikatur des Wahnsinns an sich: »Nicht beim Menschlichen gepackt, sondern in einer Art von wahnwitzig mechanischem Mischwerk, einem Rührkessel – Reißwolf – Zerkleinerer.«[131]

Plötzlich fragt er sich: Hat er überhaupt eine Droge genommen? Er steht auf, um nachzusehen, ob die Packung leer ist, setzt sich, steht wieder auf, um nachzusehen, noch einmal. Vorher, in seiner »normalen Verfassung«, hatte er, wie er es stets tat, Orangen bereitgelegt, seiner Erfahrung nach ein natürliches Gegenmittel für kritische Momente oder »Engpässe« wie diese. Erschöpft isst er jetzt eine Apfelsine. Er schaut auf die Uhr: Etwa eineinhalb Stunden sind vergangen, seit er die Droge genommen hat und in den »zweiten Zustand« eingetreten ist. Aber in dieser Zeit sind Jahre verstrichen, Hunderte von Jahren.

128 Michaux, Die großen Zerreißproben, 13.
129 Michaux, Unseliges Wunder, 114.
130 Michaux, Die großen Zerreißproben, 37.
131 Michaux, Unseliges Wunder, 109.

Er dachte, es sei eine Wendung zum Besseren eingetreten, aber es war nur eine Atempause. »Es« beginnt jetzt zu mahlen. Ein dynamisches Pulsieren der Gegensätze, These und Antithese, alles pulverisiert, atomisiert: »Das Ja und das Nein treten vor und zurück, erst das eine, dann das andere, ohne Übergänge, ohne Vorwarnung, mit der unerbittlichen Regelmäßigkeit einer Kolbenstange.«[132] Wieder einmal ist er der »Mensch, der seinen Motor beobachtet«.

Dies sind die *Mikro-Operationen* des Motors: Geschwindigkeit, Beschleunigung und Gegensatz, und es werden sich noch viel mehr zeigen. Jede Vorstellung, jede Überzeugung wird zu einem Energiezentrum – zu einer pulsierenden Maschine. Von dort breitet sie sich aus »als ob irgendetwas im Hirn darauf bestünde, viel, viel schneller zu funktionieren als normalerweise, schneller als seine vielleicht ihm eigene ›freie‹ Geschwindigkeit. Es ist die der Albträume, diejenige, die für ein paar Sekunden im Geist der Ertrinkenden aufblitzt, diejenige, die bei vielen Todeskämpfen aufkommt und Delirien hervorruft.«[133]

Die Mikro-Operationen setzen sich fort. Da liegt ein Mantel auf dem Stuhl. Doch beim nächsten Blick ist es ein schlankes junges Mädchen, das aufrecht sitzt und wartet. Er korrigiert den Irrtum. Aber beim erneuten Hinschauen kann kein Zweifel mehr bestehen: Der Stuhl ist »besetzt«. Dasselbe passiert mit einem zerknitterten Stück Papier auf dem Schreibtisch. Eine Orangenschale auf dem Tablett entpuppt sich als »Vor-Wesen«, als »beinah Seiendes«. Und wieder der Stuhl; beim dritten Hinschauen »kann ich ihn diesmal nicht daran hindern, Frau zu werden«.

> »Belebtes auf allen Seiten, Gegenstände, Glieder von Tieren, ein Schwelgen in Bewegung, sie flitzen an mir vorbei und schießen über den Bildschirm … Besessen vom Belebten, vom extrem, ja *infernalisch Belebten*, das mich besitzt, kann ich es höchstens mitbeleben, so extrem beleben, dass mich seine Überfülle verwirrt, die ich über alles, was unerwartet meinem Blick begegnet, ergießen muss und werde. Ein Gegenstand ist eine Präsenz, vor allem

132 Michaux, Light Through Darkness, 6.
133 Michaux, Unseliges Wunder, 146.

> Präsenz, und welch tolle Bewegung mag sich nicht aus der Präsenz ergeben?«[134]

Er sieht, wie Gegenstände und sogar Gedanken bestürzend lebendig werden, Gestalt und Gesicht annehmen, sich vervielfachen: Sie beobachten *ihn*. Sie geben Echo, sprechen ihm alles nach, äffen ihn nach, machen sich über ihn lustig.

> »Ich kenne es wohl, dieses Anzeichen: Wenn man es nicht mehr verhindern kann, dass Dinge, Gegenstände, Teile von Gegenständen zu Gesichtern, Menschen, Wesen werden, oder aber zu Büsten oder Masken, die abwarten, die lebendig werden wollen.«[135]

Welche Wahrnehmung es auch sei – Farben, Töne, Gefühle, ja sogar Gedanken: Alles ist Energie, Präsenz, *Bewegung*. Alles, was er sieht, besitzt die Eigenschaft pulsierenden Lebens. Alles, was er hört, klingt wie menschliche (oder schon nicht mehr menschliche) Stimmen. Alles, was er berührt, fühlt sich wie lebendiges Fleisch an. Alles, was er riecht, ist von Körpern ausgehender Duft. Alles, was er schmeckt, fängt in seinem Mund zu leben an. Aber das Bestürzende: Alles, was er denkt, kann auch der Gedanke von jemand anderem sein. Instinktive, unterbewusste Mikro-Operationen werden von der Droge ans Licht gebracht. Sie enthüllen ihrerseits die Mikrostruktur des Wahnsinns:

> »Man darf schon sagen, dass es die Halluzination ist, die einen verrückt macht, und nicht die Verrücktheit, die die Halluzination hervorruft. Das dramatisierte und höchst aktualisierte, realisierte Schauspiel, das verwirrend wirkt und einen nicht mehr loslässt, macht denjenigen verrückt, der sich nur vage Dinge vorzuwerfen hatte und es vielleicht nicht einmal wusste. Das unablässige, prächtige Schauspiel verwirrt denjenigen, der ohnedies standgehalten hätte«.[136]

134 Michaux, Die großen Zerreißproben, 50.
135 Ebd., 51 f.
136 Ebd., 59 f.

Vielleicht sollte er jetzt ein Beruhigungsmittel nehmen, wie schon manchmal, wenn er die Angst, verrückt zu werden, nicht mehr aushielt. Immerhin hat er ja »Gift« geschluckt. Doch diese Frage löst einen Hagel widerstreitender Gefühle in ihm aus. Er schaut zu, wie das Gewitter sich selbst erschöpft. Es ist wie ein Boot, das jetzt in stille Gewässer einläuft. Als er wieder aus diesem Zustand auftaucht, entdeckt er (oder wird es ihm gezeigt?) eine neue Bedeutung des Begriffes »Mut«. Heroische Visionen von Großmut und Tapferkeit entfalten sich wie Panoramen. Jede einzelne von ihnen könnte dem Leben eines Menschen eine andere Richtung geben! Aber eine nach der andern verschwindet wieder. Michaux tritt auf einen Balkon hinaus:

> »Ein schwarzer Himmel voller Sterne breitete sich überall aus. Ich versenkte mich in ihm. Es war außerordentlich. Augenblicklich von allem befreit wie von einem Überzieher, ging ich in den Raum ein. Ich wurde in ihn geschleudert, gestürzt, ich strömte in ihn. Ungestüm von ihm gepackt, ohne Widerstand … Sank schwindelnd in die Höhe.«[137]

Bei »voller Geschwindigkeit«:

> »Strömende Flut, die unverhofft in die Erde dringt, doch es war der Himmel, der riesige Himmel, der selbstherrlich herankam. Ich empfing den Himmel und der Himmel empfing mich. Gleichzeitig empfand ich mich in außerordentlicher Ausdehnung. Der Raum verräumlichte mich … Auf viele Arten überkam er mich noch. Der Raum war überall.«[138]

Das unerbittliche Reißen und Fetzen ist vorüber. Nichts ist übrig, was noch zerfetzt werden könnte – nur ein »unbestechlicher Beobachter« bleibt zurück. Er hat eine *Zone* äußerster Einfachheit und Ruhe betreten:

137 Ebd., 86 f.
138 Ebd., 88.

»Erleichtert von jeder Umgebung, gereinigt von aller Konsistenz, von allem Eigentum, allem Sinn jedweder Aneignung, unfähig, eine solche ringsum zu erfassen, und von vornherein des geringsten Anhalts an sie beraubt, befand ich mich in einer Raum-Ekstase.«[139]

Vollkommen unerwartet beginnt ein neuer »metaphysischer Sturm«. Er weitet sich aus. Er stellt sich als das heraus, worüber Mystiker und Heilige seit je gesprochen haben. Michaux ist wieder vereint mit seinen Tiefen, und mit allen Menschen.

Danach aber setzt der alarmierende Prozess des *Wiedereintritts* ein. Die Schwerkraft meldet sich wieder. Michaux »fällt« ins Bewusstsein, ins »wiederbewusste Sein« zurück. Er erlebt den seltenen Moment eines Zustands unmittelbar nach der Droge – den Fall in die Versprachlichung:

»Er wird einen Gedanken fassen. Das ist unausbleiblich … Da ist schon einer, noch einer. Sie strömen herbei, beginnen wieder ihr Spiel untereinander. Die Ingangsetzung ist vollzogen … Er kann sich der Gedankenflucht widersetzen, er kann sich widersprüchlichen Gedanken entgegenstellen.«[140]

Sieben Stunden sind vergangen. Schließlich ist er wieder allein in seinem Hirn. Was tut es? Es nimmt Notiz: Sekunde um Sekunde »orientiert er sich wieder in seinem Gedächtnis, seiner Umgebung, seiner Zukunft«.[141] Er kommt zurück in »Fußgängergeschwindigkeit«, die Geschwindigkeit des Behaltens, Berechnens, Forschens, Erinnerns, Studierens. Aber hier ist eine neue Gefahr, er denkt an »exzessive Beherrschung … zu versäumen, der grundlegenden Intelligenz die Freiheit zu lassen, mit dem Unbewussten, Unbekannten, Mysteriösen in Verbindung zu bleiben«.[142]

Am nächsten Tag zeichnet er. Die Zeichnungen entwickeln sich ganz ohne Absicht, vibrierende Linien und wogenden Wellen, sich überschnei-

139 Ebd., 92.
140 Ebd., 9.
141 Ebd., 11.
142 Ebd., 23.

dend und durchtrennend – und für Augenblicke erlebt er wieder seine Erfahrung. »Invasionen« nennt er sie, »verzögerte Invasionen«.

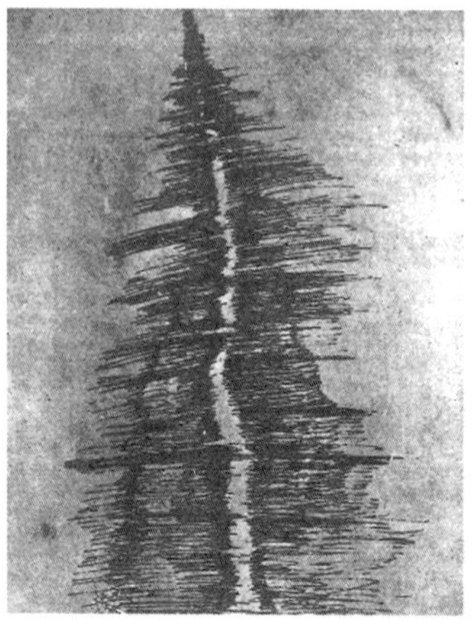

Erste Zeichnung (Michaux)

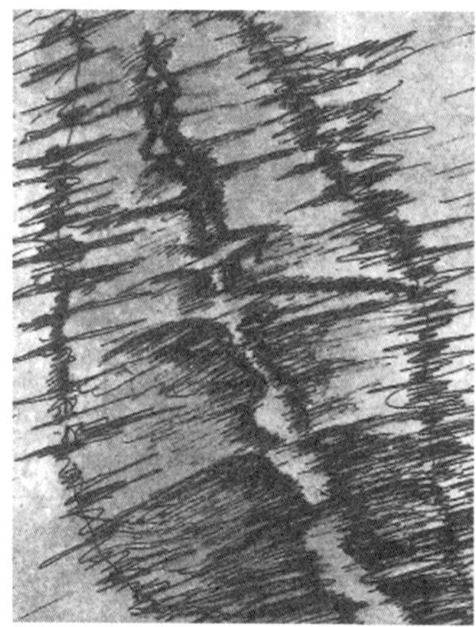

Zweite Zeichnung (Michaux)

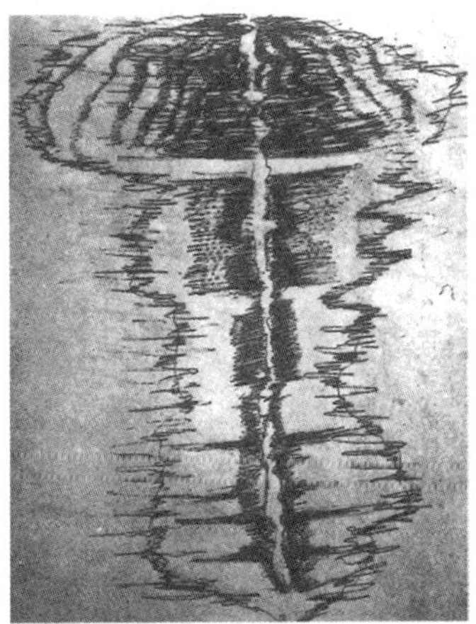

Dritte Zeichnung (Michaux)

Die Grundstörung im »zweiten Zustand«

Beim Ausbruch einer Psychose ebenso wie beim Ansturm einer halluzinogenen Droge verliert der Mensch die willentliche Kontrolle über den Geist. Man kann die Richtung nicht ändern oder bei einem Detail verweilen. Man kann nicht dranbleiben oder etwas durchdenken. Es ist nicht möglich, haltzumachen oder zu starten; ein großes, stabilisierendes System der Trägheit (Inertie) ist weg, man kann die Maschinerie nicht lenken. Es ist eine Schockzone, die universelle Erfahrung dessen, was Michaux den *zweiten Zustand* nannte.

Der zweite Zustand wird zu einem Kampf ums persönliche Überleben. Denn alles, was der Mensch hat oder wofür er sich hielt, seine »Identität«, seine Gewissheiten oder konstanten Bezugspunkte, werden abgestreift vom Bewusstsein. Die ersten Erfahrungen sind für beide Typen des Wahnsinns (halluzinogen oder psychotisch) gleich: Die »Bremsen« im System versagen, ungezügelte Denkvorgänge können nicht gestoppt werden, wobei sie ein Leben ganz eigener Art zeigen. Eine unergründete und umfangreiche mentale Maschinerie von Mikro-Operationen wird sichtbar. Man beginnt anders zu funktionieren; man *muss es lernen*, anders zu funktionieren.

Eine Person im zweiten Zustand ist in gewissem Sinne »verwundet«, ähnlich wie eine Person, die aus einem Kopftrauma erwacht und merkt, dass sie aphasisch geworden ist und keine Worte mehr finden kann. Für diese Zeit ist sie wie versetzt, »ver-rückt«, weg von Worten und muss ohne sie auskommen. Da ist Panik: Sie tastet in einer Welt ohne Worte herum, versetzt in ein Erleben, wo sie nicht die »Lenkerin« der Worte ist. Sie muss anders funktionieren oder gar nicht funktionieren. Dann erkennt sie wie alle Aphasiker, die von diesem Zentrum der Aktivität weg in etwas anderes versetzt wurden, in welch enormem Umfang Worte ihre Welt erschaffen und manipuliert haben.

Ähnlich ist auch die zum Wahnsinn führende Wunde eine Wunde des Versetztwerdens. Hier aber fühlt sich der Mensch versetzt weg von dem, was immer wichtig war, *Leben*, Familie, Beziehungen… Die üblichen Wege, den Geist zu steuern, sind nicht mehr gangbar: Sie werden von der alles überflutenden geistigen Beschleunigung überrannt, manchmal sogar vernichtet. Ohne die alltägliche Orientierung als Steuermann oder »Lenker«, der den Geist ausrichtet, erkennt man, dass man ohne Selbstwahrnehmung (Ichgefühl) funktionieren muss. Und wie Aphasiker, die ihre Wunde vertiefen, indem sie allzu voreilig das Sprechen forcieren und in Panik verfallen, so erzeugt auch die Person, die in die Psychose eintritt, grenzenlose Verwirrung in dem Versuch, ihre persönliche Identität wieder durchzusetzen – ein Versuch, die Orientierung wiederzufinden, indem man sich selbst aufbaut. Aber was als verzweifelter Versuch begann, den Boden nicht zu verlieren und die Mitte wiederzufinden, endet in Größenwahn oder Verzweiflung. Es handelt sich um eine überschießende reflexartige Mikro-Operation, die nach Standort und Orientierung sucht. Das ist die Grundsituation, die Michaux »Abgrund« nannte, die eine akute geistige Verwirrung in einen lang anhaltenden Sturm verwandelt, in einen »Horrortrip« oder in echten Wahnsinn.

Differentialdiagnosen

Es gibt eine ungeheure Vielfalt von Ursachen für solche Wunden des Versetztwerdens. Eine jede ist eine Verletzung des physischen Gehirns, die auch eine geistige Wunde verursacht. Jede Wunde trägt in sich dasselbe verhängnisvolle Potenzial für übertriebene Versuche der Selbstfixierung, Kennzeichen der »psychotischen Erregung«. Es ist der Albtraum jedes Psychiaters, er könnte einen schnell wachsenden Hirntumor fälschlich als psychotische Störung diagnostizieren – so sehr ähneln sich die geistigen Anzeichen. Was folgt ist eine gekürzte Liste der Arten von Wunden, die bekannt sind, direkt oder indirekt die Hirnfunktionen zu stören und größere Bewusstseinsstörungen zur Folge haben können. Wenn das geschieht, ist die *subjektive Realität* nicht von halluzinogener Vergiftung oder psychotischer Erfahrung zu unterscheiden:

- allergische virale Enzephalitis (als mögliche Folge von Masern, Röteln oder Windpocken)
- allergische Reaktionen auf Weizen oder Roggen
- toxische Hirnstörungen als Reaktion auf lokale Anästhetika, Penizillin und andere Medikamente
- endokrines Ungleichgewicht, zum Beispiel in hypothyroiden oder hyperthyroiden Krisen, Nebennierenerkrankungen und bei Steroid-Substitution
- Schäden im zentralen Nervensystem durch Autoimmunkrankheiten wie Multiple Sklerose, systemischer Lupus erythematodes und Aids
- Schäden im zentralen Nervensystem durch Steroid-Behandlung obiger Erkrankungen
- Ansetzen oder Absetzen vieler psychoaktiver (»neuroleptischer«) Medikamente, die zahlreiche bekannte und unbekannte Neurotransmitter beeinflussen
- Überdosis stimulierender Drogen wie Amphetamin, Kokain usw., sogar Koffeinvergiftung
- Reaktionen auf Medikamente gegen Malaria und Asthma
- postoperative Komplikationen, z. B. nach Bypass-Operation
- chronische epileptische Störungen aller Art, vor allem mit Temporallappenanfällen
- Folgen einer Geburt, z. B. nachgeburtliche Psychose
- Kopfverletzungen aller Art, häufig rechtsseitig

- Verschiedene Anomalien des Gehirns, wie Verkalkung der Basalganglien, frontale arterio-venöse Malformation, Hirnstammtumore, thalamischer Infarkt, Alterungsprozesse und Senilität
- Nieren- oder Leberversagen im Endstadium
- Vitamin-B12-Mangel
- zerebrales Dialysesyndrom
- akute Alkoholvergiftung
- anhaltende Schlaflosigkeit, aus welchem Grund auch immer
- eine Anzahl Phänomene sensorischer Deprivation

All diese Erscheinungen sind physiologische Verletzungen, die zur Erfahrung von Geisteskrankheit führen können. Diese Wunden können anscheinend jede Form der Psychose kopieren, so wie die mentalen Symptome fortgeschrittener Syphilis bekannt dafür waren, *jede* Diagnose schwerer Geisteskrankheit imitieren zu können. Gleichzeitig tritt eine erstaunliche Variationsbreite verschiedener Typen der Krankheit und sogar innerhalb desselben Typus auf, wobei jede verschieden beginnt und endet, kürzer oder länger anhält, mit mehr oder weniger manischen, depressiven, paranoiden oder katatonischen Zügen. Alles sind distinkte Ausprägungen psychotischer Entgleisung, aber doch immer Psychosen.

In der üblichen psychiatrischen Klassifikation werden sie als Borderline-, Rand- oder sekundäre Manien bzw. Psychosen zusammengefasst. Sie sind nur behelfsmäßig definiert und schwer fassbaren diagnostischen Kategorien zugeordnet, die sich mit der Zeit immer wieder änderten. Sie heißen auch »organische Psychosyndrome«, »atypische Psychosen«, »schizophreniforme Reaktionen« und »schizoaffektive Zustände«. Man hält sie für Ausbrüche einer versteckten und schlicht unbekannten Krankheit, die wiederum als »maskierte Schizophrenie«, »latente Schizophrenie«, »psychotischer Charakter« oder »schizoide Persönlichkeit« beschrieben wurde.

Der »zweite Zustand« als gemeinsamer Nenner aller Psychosen

Diese Diagnosen nach dem Taubenschlagprinzip lassen einen glauben, es handle sich um getrennte Geisteszustände, und ignorieren die subjektive Dimension. Die Gefühle, Empfindungen und Vorstellungen, die bei irgendeiner dieser vermeintlich unterschiedlichen Störungen auftreten, sind dieselben. Man könnte sagen, der *zweite Zustand* ist der gemeinsame Nenner für all diese Störungen. Denn die gefühlte Textur der geistigen Störung ist dieselbe, weil die Mechanismen ihres Entstehens dieselben sind. Der zweite Zustand kann durch alle möglichen Beeinträchtigungen des Nervensystems bedingt sein, seien es körperliche, chemische oder psychische Faktoren. »Hirnfieber« nannte es John Perceval und auch heute noch wird gelegentlich diese Bezeichnung verwendet. Doch meinte er nicht dasselbe damit wie die heutigen Gehirnpathologen. Sein Begriff deckt sich eher mit der Auffassung Michaux': ein akutes Ungleichgewicht zwischen Körper und Geist, das den Menschen in den zweiten Zustand treibt. Michaux' Beobachtungen zeigen:

> »Alle Formen des Wahnsinns haben gemeinsame Aspekte. Der gestörte Geist errichtet ein prekäres und sogar gefährliches Gleichgewicht, so wie der kranke Körper in hundert verschiedenen Infektionskrankheiten unfehlbar dasselbe Fieber hervorbringt, auch ein gefährliches Gleichgewicht, aber das einzige, das der von Mikroben und Viren befallene Körper zu finden vermag. Aufgrund von äußerst verschiedenartigen Ursachen, nach langer Inkubation, durch einfachen Schlag auf den Kopf, infolge rein psychiatrischer Elemente oder durch neurologische Läsionen finden sich *das Beschleunigen und dann das Verlangsamen der Assoziationen*, Gedankenflucht, Megalomanie, Verfolgungswahn, Halluzinationen und Visionen ähnlich wie bei vielen pathologischen Geisteszuständen als eine Art geistiges ›Fieber‹.«[143]

Am kritischen Punkt jedes dieser psychotischen Phänomene treten subjektive Erfahrungen auf, die dem Fachmann auffällig bekannt vorkommen. Es gibt immer einen Zeitpunkt, wo die Betroffenen einige oder gar alle gängigen Symptome eines »verwundeten« (traumatisierten) Geistes aufweisen: intensivierte Sinneswahrnehmung, Erleuchtung und Vorboten eines »neuen Lebens«, Bekehrung, aufwallende Einsichten, ego-

143 Michaux, Turbulenz im Unendlichen, 190.

istische Drehung, allgegenwärtige Zweifel und Gefühle der Bedrohung, Andeutungen von Paranoia, Schimmer von Besessenheit.

Aber die zum Wahnsinn führende Wunde, resultiere sie aus einem Schock, einer Gehirninfektion, einem Vitaminmangel, einer Störung der hormonellen Funktionen oder Sonstigem, ist immer eine Wunde, die *freisetzt wie auch freilegt*. Freigesetzt wird die mentale Beschleunigung, die das Gemeinsame aller »Wunden« ist; freigelegt wird die »Macht« des Geistes. Wenn sich das »freie« Tempo des Geistes einstellt, werden weitere geistige Mechanismen freigesetzt. Betroffene sagen, sie »fühlen« sich, als wären sie nackt: »vor sich selbst entblößt«, »enthüllt bis aufs Letzte«, getrieben von den Grundelementen des Geistes. Viele haben dieses Gefühl des Freigesetzt-Werdens als »Beginn eines neuen Lebens« beschrieben.

Dieses »neue« Leben, sagte John Perceval, offenbart sich als geheimes Leben, das innerste Leben des Menschen, das Leben der »Seele«. In diesem Sinne erfuhr Perceval den zweiten Zustand als versehen mit göttlichen wie auch dämonischen Möglichkeiten. Er pflegte sich auch absichtlich eine Wunde zuzufügen, um in den zweiten Zustand zu gelangen. Er tat das durch Fasten, »Wachheit« (intensive Konzentration auf seinen Geist) und »Gebet« (wozu auch das wiederholte geistige Rezitieren bestimmter »spiritueller« Worte gehörte). Er tat dies, so glaubte er, ganz so wie es die Propheten und Wüstenväter aller Religionen gemacht hatten, und mit ähnlichen Folgen. Das Gebet erregte die Einbildungskraft, während das gleichzeitige Fasten und sonstige Enthaltsamkeit die Kontrolle seines Geistes schwächten und erschöpften. Dadurch versetzte er sich immer wieder in einen Zustand, den er »Trance« nannte. In diesem Zustand »blieb ihm keine Wahl oder Kontrolle«, als herrliche Visionen eines neuen Lebens vor sich aufsteigen zu sehen. Später kam er zu dem Schluss, sein größter Fehler sei gewesen, so naiv zu sein, sich diesen Visionen hinzugeben und sich von ihnen führen zu lassen.

Das waren die Mechanismen, durch die es Perceval gelang, zwei »Wandlungen« bei sich hervorzurufen, die der »Ruhe« und die der »Macht«. Aber bald schon wurde er erhöht und zerstört von rasend schnell abwechselnden Visionen von Himmel und Hölle. Trotzdem gab es in diesen abrupten Wechselbädern auch Momente größter Klarheit, in denen er deutlich und auf neue Art die Vorgänge in seinem Geist sehen konnte. Auch er nannte es eine Tollhausmaschinerie des Geistes. Er konnte nicht anders, als diesen Erfahrungen der »Verwüstung« und des »Abgerissen-werdens« gefühlt den Sinn von Läuterungen zu geben, die notwendig waren für sein »neues«, »spiritualisiertes« Leben, für eine Wiedergeburt, erneut mit Sinn geboren zu werden.

Bei John Custance wurde die Morgendämmerung eines neuen Lebens durch besondere persönliche »Mächte«, die er im zweiten Zustand erlebte, ausgelöst. Es »gingen die Lichter an«, sagte er, als sei er aus dem Schlaf des gewöhnlichen Lebens erwacht. Die Welt wurde lebendig, vitalisiert, wiederbelebt, auf exotische Weise wirklich und köstlich wertvoll. Er konnte gar nicht genug von diesen Erfahrungen bekommen. Der zweite Zustand wurde durchtränkt von der Gier, dem »manischen Bewusstsein« in *seinem* »freien« Tempo zu folgen, was schließlich in manischer Erhöhung endete, einer spirituellen Vollkommenheit oder »Erleuchtung«.

In Donald Crowhursts Erfahrung bestand der zweite Zustand nicht nur in einem neuen Leben der Macht, Fitness und Allwissenheit, sondern er trieb ihn weiter als die anderen. Crowhurst wurde durch ihn auch über die anderen Menschen hinausgehoben. Er war zum Vorreiter unserer Spezies bestimmt, durch Transformation in ein »neues Wesen«, der nächste Schritt in einem dramatischen Vorstoß der menschlichen Evolution. Er begegnete den Verwüstungen in einsgerichteter Entschlossenheit zu seiner völligen alchemischen Transformation. Während er allein im Südatlantik segelte, wurde er von den Elementen gepeitscht, blieb tagelang ohne Schlaf, war von jeder Kommunikation abgeschnitten und kämpfte gegen Entlarvung und Schande. Unter derart extremen Bedingungen erlitt er eine tiefe Wunde, die letztlich zum Wahnsinn führte.

Eine solche »Verwundung«, wie auch immer sie entsteht, löst die verbreitete Erfahrung aus, dass sich etwas Neues ankündigt, etwas Hoffnungs- und Verheißungsvolles »dämmert«. Das ist die häufigste Art, wie sich die Grundstörung anfangs bemerkbar macht.

So sehr sie auch litten, sahen sich Perceval, Custance und Crowhurst doch auch in der Rolle von Erforschern unbekannter geistiger Reiche, wie auch Michaux. Mit Meskalin als Fahrzeug brach er auf, um das Geheimnis zu lüften um die ungeheuerlichen geistigen Vorgänge, die für den Wahnsinn verantwortlich sind. Für ihn war Meskalin eine »Droge, die das Gehirn vergewaltigt, so dass es seine Geheimnisse ›preisgibt‹, das Geheimnis seiner Ausnahmezustände. Um es zu de-mystifizieren.«[144] Auf dieser gefährlichen Reise war Michaux aber mitunter nicht nur Jäger, sondern auch Gejagter.

Heute gibt es zahlreiche Menschen, die eine Psychose-Vergiftung *und* eine ähnliche Vergiftung durch halluzinogene Drogen erlebt haben, meist nacheinander, manchmal aber auch gleichzeitig. Tatsächlich greift keine andere soziale Gruppe so häufig zu Halluzinogenen wie die chronisch Geisteskranken. Für sie ist dieser Konsum schon endemisch geworden, weil sie die Drogen öfters nutzen, um die Bewusstseinstrübung und den Mangel an Spontaneität zu beseitigen, die verschiedene Beruhigungsmittel verursachen. Noch öfter wird dafür Marihuana eingenommen. Ein anderer Grund für den Konsum von Halluzinogenen ist, dass sie die psychotische Erfahrung intensivieren. Ich bin einigen Leute begegnet, die recht gut ohne Beruhigungsmittel von der Psychose genasen, aber auf dem Weg der Besserung große Mengen LSD schluckten, weil sie depressiv wurden und sich nach der erregenden Energie der Psychose sehnten. Alle Berichte bestätigen, wie ähnlich die Erfahrungen beim Eintritt in den zweiten Zustand sind, gleichgültig ob sie durch Drogen oder durch eine Psychose verursacht werden.

Jene, die beide Arten des Wahnsinns erfahren haben, erklären, der eigentliche Unterschied zwischen ihnen bestehe nur in der »Dauer« der ver-rückten Erfahrung. Die Drogenerfahrung dauert allgemein fünf bis sieben Stunden. Während des Drogenelends kann man aber in Panik geraten und denken, unglaublich intensiv denken: »Das wird immer so bleiben!« Henri Michaux sagte dazu: »Bei der Vergiftung durch Meskalin rettet einen nur die kurze Dauer. Wenn der zweite Zustand länger anhielte, würden jene, die die Droge nehmen, das permanente Leid der Bewusstseinsunterbrechung und vieles mehr erleben. Aber sie haben mit der Droge keine Zeit, sich darin zu verwickeln.«[145] Manchmal jedoch misshandelt der Vergiftete seinen bereits angegriffenen Geist so gravierend, dass sich seine Lage zu anhaltendem Wahnsinn verschlechtert.

144 Michaux, Light Through Darkness, 3.

145 Michaux, Unseliges Wunder, 140.

Ein Weg, sich mit psychotischer Erfahrung zu »verwickeln«, ist, an der eigenen Position festzuhalten und eine bestimmte Erfahrung vom Selbst und vom Genuss am Selbst (»das *wirkliche* Ich, so will ich für immer bleiben!«) zu stabilisieren. Manche versuchen, sich die Energie, Kraft und Geschwindigkeit des Denkens einer beginnenden Psychose anzueignen als Zeichen ihrer einzigartigen Stellung in der Welt, »zu ihrer eigenen Verherrlichung« wie Perceval es ausdrückte. Dadurch beschleunigen sie ihre Psychose auf ein irrsinniges Tempo. Gleiches gilt für die Droge, aber nur im Mikrokosmos, denn auf den kleinsten Versuch, in Selbstbedeutung und Ichbezogenheit zu schwelgen, folgt eine massive Umleitung von Energien und ein überwältigender Gegenschlag der Mikro-Operationen.

Wovon die Dauer einer Psychose abhängt

Allgemeinen glauben wir, eine Psychose müsse Jahre dauern, doch es hat schon viele Tausend Psychosen von kürzerer Dauer gegeben. Das gilt nicht nur für jene, die intermittierende psychotische Krisen haben, sondern auch für solche mit nur einer Episode. So wie es viele Kinder gibt, die nur einmal einen epileptischen Grand-mal-Anfall haben und dann nie wieder, es sei denn bei hohem Fieber oder unter außergewöhnlicher Belastung. Es gibt psychotische Episoden, die nur ein paar Tage dauern. Andere Episoden (wie auch die meisten Drogenzustände) dauern nur ein paar Stunden. Ja, ich habe Leute gesehen, die nur eine Stunde oder weniger an psychotischer Störung litten. Das war bei einem dyslexischen Jugendlichen der Fall, der Angst vor der Schule hatte. Wenn er im Unterricht unter besonderem Druck stand, kam ihm spontan die Vorstellung, alle würden seine Gedanken lesen und sich über ihn lustig machen. Ein paar Stunden später konnte er sich dann einbilden, man schicke ihm übers Fernsehgerät Botschaften. Im Rahmen der subjektiven Realität einer Person, die in den zweiten Zustand eintritt, ist dessen Dauer gar nicht so wichtig, vor allem da die Zeit überhaupt von der sogenannten »Zeitlosigkeit« des zweiten Zustands »verschlungen« wird. Objektive Zeit, also Uhrzeit, löst sich in geistige Zeit auf und dabei können die Ereignisse eines ganzen Lebens in einem Augenblick durchlebt werden.

Wie lange eine bestimmte Psychose dauert, gleichgültig wodurch verursacht, hängt natürlich von einer großen Vielfalt von Bedingungen ab. Unter anderem vom allgemeinen Gesundheitszustand, von den Beziehungen, den Lebensumständen und dergleichen. Wichtiger aber ist noch die *Haltung*, mit der man sich auf die Desorientierung im Verlauf der Störung einstellt: Welche Intention hat man? Ist die Konzentration stabil oder wandert sie? Wie stark ist die Fähigkeit, sich wieder zu sammeln, d. h. wie schnell kommt man wieder zu Sinnen? Wie tief ist der Mut? In welchem Maß ist man wohlwollend sich selbst gegenüber oder bestraft sich? Von Psychose Genesene haben geäußert: »Was du reinsteckst, ist, was du zurückkriegst.« Das gilt für jede Art des Wahnsinns, wann immer der zweite Zustand erwacht.

Ob jemand in einer Psychose den Verstand behält oder verliert, hat sehr große Auswirkungen, hängt aber oft nur an einem seidenen Faden. Die erste Phase der Psychose ist gewöhnlich sehr instabil und flackert hin und her zwischen Klarheit und Verwirrung. Wie stark dieses Flakkern ist, ist oft dadurch bedingt, mit *wem* der Betreffende zusammen ist und *wie* er behandelt wird. Wenn die Umgebung sicher ist, mit gesunder Freundschaft und Geduld, mag die Psychose sich schnell auflösen. Wenn andere jedoch auf eine Psychose, die an sich nur einige Stunden oder Tage gedauert hätte, überreagieren und versuchen, sie so schnell wie möglich zu unterdrücken (durch Überbehandlung mit Medikamenten oder andere unterwerfende Methoden), verschlimmern sie es noch. Die desorientierte Person kämpft dann oft gegen die Wirkungen dessen, was sich wie ein Eindringen und ein bestrafender Missbrauch seines bereits zerbrechlichen Geistes anfühlt. Solche Situationen führen in der Regel zu Monaten oder Jahren des verstärkten Kampfes mit sich selbst und mit den psychiatrischen und juristischen Instanzen (wobei die Psychose schlimmer wird).

Jeder, der auf diese Art verletzt und in den zweiten Zustand geworfen wird (sei es durch Hirntumor, Gift oder Grenzsituation), verstrickt sich schließlich damit und erlebt die Mikro-Operationen der Beschleunigung, des Denkens in Antithesen, sowie der Gefühle von »Freiheit« (oder Gefangenschaft), infernalischer Belebung und wachsender Allmacht. Wenn das passiert, lebt man in den gleichen Gefilden wie Perceval, Custance, Crowhurst und zahllose andere, die im zweiten Zustand überlastet und überwältigt wurden.

In Michaux' disziplinierten Händen wurde Meskalin zum Mikroskop, mit dem er die Innenwelt des zweiten Zustands untersuchte. Er entdeckte, dass dieser zweite Zustand die Grundlage ist, die jeder Variante des Wahnsinns vorausgeht. Der zweite Zustand enthüllte sich als eine natürliche, wenn auch archaische grundlegende Schicht geistiger Funktionen, die dem Nervensystem innewohnt, immer verfügbar, auf die aber nur unter außergewöhnlichen Umständen und Bedingungen zugegriffen wird. Ursprünglich ist sie ein neutraler Zustand. Aber wenn ihre rudimentären, reflexhaften Mikro-Operationen dem Gewahrsein ausgesetzt sind, können sie unter Umständen das Gewahrsein *dominieren*.

Die Mikro-Operationen des ver-rückten Geistes

Die halluzinogenen Forschungen Henri Michaux' liefern überzeugende Beweise, dass die Welt des Wahns aus dem zweiten Zustand entsteht. Der zweite Zustand enthält also all die Keime, aus denen die verschiedenen Phänomene des Wahns hervorwuchern können. Die Mikro-Operationen *sind* diese Keime.

Zwar waren alle Drogenerfahrungen von Michaux einzigartig verschieden. Aber bei jeder erfolgte unweigerlich ein »Zerfetztwerden« durch das Wirken der Mikro-Operationen. Viele, die in den zweiten Zustand gerieten, fühlten sich, als seien sie in einem zerrüttenden Übergangsritus.

Michaux listet die Mikro-Operationen auf: Geschwindigkeit, beschleunigtes Denken, irrsinnig beschleunigtes, repetitives vervielfältigendes Denken, Gegensätzlichkeit (Denken in Antithesen), infernalische Belebung (beschrieben im Abschnitt »Uralte Schrecken«, S. 200) und andere, auf die wir noch eingehen werden. Er entdeckte, dass jede einzelne dieser Operationen sich zu einem eigenen unverwechselbaren Gedankenspross entwickeln konnte (einer »fehlerhaften Sequenz«), das erste merkliche Aufflackern des psychotischen Zustands. In diesem Zustand entspringen zum Beispiel dem Mikroereignis infernalischer Belebung

Gedanken und Gefühle, »beobachtet« zu werden und eine »Proto-Paranoia« – Vorbote des Verfolgungswahns – wurde ausgelöst.

Aus diesen betörenden und heimtückischen Seitensprüngen der Gedanken und Bilder können sich »Abgrund-Situationen« entwickeln. Das Gefühl, beobachtet zu werden, entwickelt sich weiter: Alle starren mich an, ahmen mich nach, machen sich lustig. Dann entsteht ein haarfeiner Trigger-Vorwurf: Man findet jemanden, dem man etwas vorwerfen kann, gefolgt von plötzlicher Anklage. Abrupt hat der Paranoide seine Nächsten entfremdet. Er stürzt in den Abgrund der Einsamkeit und hat vielleicht sogar die Empfindung, seine Verwandten hätten sich in »Fremde« verwandelt. Er befindet sich in der »Krise« eskalierender Entfremdung, eine Abgrund-Situation mit sich immer wiederholenden Gedanken und Handlungen – und diese lassen sich klar als Wahn identifizieren.

Eine Abgrund-Situation ist das, was unterschwellig das Verhalten von jemandem bestimmt, der »an einem verrückten Ort feststeckt«. Er kann weder vor noch zurück und kämpft manchmal verbissen darum, innerhalb dieses ihm nicht vertrauten Funktionierens seine Position zu halten:

> »Er weiß jetzt, da er seine Beute und sein Beobachter war, dass es ein anderes geistiges Funktionieren gibt, recht verschieden vom gewohnten, aber immer noch ein Funktionieren. Er sieht, dass Wahnsinn ein Gleichgewicht ist, ein ungeheurer, ungeheuer schwieriger Versuch, sich mit dem ver-rückenden, verzweifelnden, stets katastrophalen Zustand zu arrangieren, mit dem der geistig Gestörte, koste es, was es wolle, klarkommen muss, in einer erschreckenden, unbeschreiblichen Partnerschaft.«[146]

Es handelt sich um mentale Operationen, die sich normalerweise der Entdeckung entziehen. Durch ein schockerzeugendes Mittel oder eine Psychose (oder, wie es heißt, im Augenblick des Todes) wird das Bewusstsein von seinen bisherigen Plätzen verschoben und anderswo neu ausgerichtet. Einige sagen, dieses Ereignis fühle sich an wie eine »Befreiung« von den alles verzehrenden »normalen« Beschäftigungen, eine neugefundene Freiheit. John Perceval bezeichnete es als »Emanzipation

146 Michaux, Light Through Darkness, 131.

der Sinne« und vieler anderer geistiger Fähigkeiten, die uns sonst unbekannt bleiben würden. John Custance nannte den Vorgang eine »Erleuchtung« bestimmter Bereiche des Geistes, während die Lichter in den konventionellen Bereichen schwächer werden. Michaux sprach von sonderbar angeordneten Schubladen, die nur abwechselnd funktionieren – die einen müssen geschlossen werden, bevor andere geöffnet werden. Man könnte dies auch eine Offenbarung des »Unbewussten« nennen, des Mikro-Unbewussten, wo ein kontinuierlicher Strom von momentanen, elektrischen Mikro-Ereignissen unaufhörlich unsere bewusste Welt gestaltet. (»Unter jedem Gedanken – so viel Plankton!«, sagte Michaux). Dieses Unbewusste, das der Welt der Teilchenphysik nähersteht als der Psychologie, wird durch die Droge wie auch in der Psychose mit Bewusstheit durchdrungen.

Obwohl unsichtbar an der Oberfläche, zeigen sich Metereoritenschauer von Mikro-Ereignissen. Später, wenn sie einen überwältigen, werden sie destruktiv und lösen »die großen Tragödien, die großen Delirien des Wahnsinns« aus. Nur durch sie hält der Wahnsinn an. Ohne sie gäbe es keine geistigen Störungen.

Die Maschine unendlicher Zerstückelung

Beim Eintritt in den »zweiten Zustand« treten die normalerweise stillen Mikro-Operationen in aller Lebendigkeit hervor, denn die sie versteckende »Decke« der schwerfälligen, mäandrierenden Aktivität des Bildens von Gedanken wird gelüftet. Sie erzwingen und gebieten Beachtung. Es kann sich anfühlen, als würden die Mikro-Operationen den Geist aufschlitzen. In gigantischen, rasiermesserscharfen »Z« kommen ihre Wellen heran, im Zickzack, durchtrennend, zerschneidend, unterbrechend und enthüllen die unter der Decke liegenden molekularen Strukturen:

> »Alles im Denken ist gleichsam molekular. Kleine Partikel, die erscheinen und verschwinden. Teilchen in fortwährenden Verbindungen, Auflösungen, Neuverbindungen, schneller als schnell, quasi augenblicklich.«[147]

147 Michaux, Die großen Zerreißproben, 15.

Das Gefühl von Energie, die wie ein Wind zum Sturm anschwillt, ist das gemeinsame Thema im Leben aller, die den zweiten Zustand erlebt haben. Ein Tempo, von dem sie im normalen Zustand keine Ahnung hatten, begeistert sie zunächst, und dann versetzt, ver-rückt es sie. Dieses allgegenwärtige Phänomen wahnsinniger Geschwindigkeit wurde auf mehrere Arten beschrieben, meist jedoch in Hinsicht auf seine Auswirkungen und Folgen. Hier aber untersuchen wir, mit Michaux, das eigentliche Wesen dieser Geschwindigkeit des Geistes. Was ist der Ursprung dieses Tempos, so berüchtigt in jeder Form des Wahnsinns, und was sind seine Merkmale?

Erste Feststellung: Die Geschwindigkeit ist bereits da. Alles, was einen im zweiten Zustand bewegt zu funktionieren, enthüllt nur das Tempo, statt es zu erzeugen:

> »Ein Tempo, das weitaus beträchtlicher ist als vorher angenommen, eine Intensität, die eine bereits vorhandene Geschwindigkeit, welche die Bilder (und Mikroimpulse) wahrnehmen lässt, die sonst nicht wahrnehmbar sind, sondern vage und fern. Die Droge macht dem Erlebenden die vielen anderen Übergänge bewusst, auch die Begierden, die zu plötzlichen, heftigen, blitzartigen Impulsen werden.«[148]

Der Mensch funktioniert gleichzeitig in vielen verschiedenen Geschwindigkeiten. Doch normalerweise sind wir uns nur der schmalen Bandbreite von Geschwindigkeiten bewusst, auf die wir uns bequem einstimmen können. Die Geschwindigkeiten der Mikro-Operationen liegen jenseits der gewöhnlichen Fähigkeit zu beobachten. Die schwerfällige Geschwindigkeit der Sprache – als Summe Tausender hochfrequenter Denkprozesse, die Inhalt und Grammatik hervorbringen – ist hoffnungslos ungeeignet, die schnellen Leitungssysteme der Mikro-Operationen zu beschreiben. Die Worte und Sätze unserer Sprache gehen indes in aller Ruhe über die Abgründe der Geschwindigkeit des Geistes hinweg:

148 Ebd., 26.

»Lass uns nicht darauf hereinfallen. Der Mensch ist ein langsames Wesen, das nur dank fantastischer Geschwindigkeiten möglich ist. Seine Intelligenz hätte das schon lange vermutet, wenn es sich nicht ausgerechnet um ihre eigenen Operationen handeln würde.«[149]

Für Michaux ist aber nicht jeder Mensch immer so weit weg von der geistigen Geschwindigkeit. Er vermutet, dass manche verrückte Gelehrten und Blitzrechenkünstler, die für ihre Schnelligkeit berühmt sind, irgendwie das ultraschnelle Tempo des Geistes nützen und direkt in Verbindung mit seinen schnellen Verschaltungen treten können.

Die Mikro-Operationen sind weder gut noch schlecht, weder normal noch verrückt. Sie sind einfach die elementaren Bausteine der Fähigkeiten unseres Makro-Geistes (wie Unterscheiden, Im-Geist-Behalten, Dabeibleiben, Imagination). Ohne sie können wir nicht gut funktionieren. Doch können sie zum Problem werden, zu einem enormen Problem, wenn ein Mensch sich nicht richtig auf sie einstellt. Normalerweise werden sie ignoriert und für selbstverständlich genommen. Aber die Droge zwingt sie ins Bewusstsein und so kommt es zu einer direkten Konfrontation mit der Wirklichkeit und den Konfigurationen der Ultra-Geschwindigkeit. Wer in den zweiten Zustand eintritt, hat keine Wahl mehr. Er muss sich irgendwie mit dieser Geschwindigkeit arrangieren, sei es auf adäquate oder inadäquate Weise. Ein Zurück gibt es nicht. *Wie* sich aber ein Mensch auf die Mikro-Operationen einstellt – genau das zeigt, ob er geistig gesund oder krank ist. Aber zuerst müssen sie überhaupt zur Kenntnis genommen werden.

Wir stellen hier die Mikro-Operationen in der Reihenfolge dar, in der sie auftauchen, wenn jemand wahnsinnig wird. Manchmal treten sie kontinuierlich aufeinander folgend auf, manchmal alle aufs Mal. Es sind natürliche Funktionen, die Amok laufen, Waldbrände, die sich angefacht von den Winden der Psychose schnell ausbreiten.

149 Ebd., 26.

- Wiederholungen

Ideen und Bilder wiederholen sich stoßweise, was als anstürmende Wellen empfunden wird, als würde ein Gedanke oder Bild plötzlich in einem Saal voller Echos gefangen und immer intensiver, lauter und betonter widerhallen.

- Vervielfältigung

Alle Bewusstseinsinhalte vervielfachen sich: reproduzieren sich wie Klone, verzweigen sich in unendliche Variationen ihrer selbst, niemals müde, dichte Dschungel neuer Gedankenformen erzeugend, eine unersättliche Entwicklung, die ganze Welt füllend.

- Entfesselte Vermehrung

Die Energie des Wucherns von Gedanken ist entfesselt. Die Vermehrung von Gedanken vollzieht sich in einer Dimension, knapp hinter dem gewöhnlichen Verbinden von Gedanken. Die Energie, die Gedanken verbindet in einem Prozess, den man gewöhnlich »diskursives Denken« nennt, springt jetzt in alle Richtungen und bringt endlose Folgen hervor. An der Oberfläche sieht das wie kontinuierliche Gedankenströme aus. Jedermann weiß, wie schnell diese Gedankenfolgen mitunter sein können, aber das ist immer noch Zeitlupe im Vergleich zum Tempo, mit dem die Mikro-Operationen Gedanken verweben. Die Gedanken stürzen geradezu davon in einer Flucht der Ideen, und das geschieht in winzigen Wallungen: Ein Gedanke oder Bild wird zuerst »benannt«, dann als »meins, mein Gedanke« in Besitz genommen, als angenehm oder unangenehm bewertet, um sich ihm zu nähern oder davon abzuwenden. Die Hochgeschwindigkeits-Sequenz produziert eine Kettenreaktion von Gedanken.

Die Vermehrung nimmt mit der Geschwindigkeit des Denkens zu. Sie verliert alle Trägheit. Jeder Widerstand gegen die Gedankenausweitung wird hinweggespült, wenn die Denkwogen pausenlos alles überrollen, ohne irgendeine Lücke im Denken zu lassen, keine Ruhe, ein alles zudeckendes Bewusstsein von Gedanken. Damit gehen quälende Empfindungen einher:

> »Gedanken, Bilder, drängende Impulse – alles flutet mit exzessiver Geschwindigkeit heran, verschwindet mit derselben Geschwindigkeit, völlig unbeeinflusst von Gefühlen. Es denkt, es braucht ihn nicht, um zu denken. Es lässt ihn draußen. Gedankenlos in einer Gedankenparade! Völlig entwaffnet, ohnmächtig. Denken bedeutet, in der Lage zu sein, Gedanken anzuhalten, sie wieder aufzunehmen, zu finden, zu platzieren, umzustellen und vor allem, wieder ›zurückgehen‹ zu können. Aber er kann nur vorwärtsgehen, vorwärts... Sein Kopf kann nicht mit dem Denken aufhören. Er kann der unsinnigen Aktivität ständig tanzender Gedankenschwärme kein ›Jetzt reicht's!‹ entgegensetzen.«[150]

- Automatisches Verknüpfen von Gedanken und Bildern

Blitzartig werden sie miteinander vermählt: Ein Gedanke und die spontan vorgestellte Empfindung von ihm werden augenblicklich zu einem »Traum« vom Gedanken verbunden. Dieses Verbinden ist der Baustein für gewöhnliche »Imaginationen«, aber auch für Halluzinationen. Es ist die grundlegende Gewohnheit schnellen Verschaltens der natürlichen oder naturgegebenen »Tendenz zur Erscheinung« (Verbildlichung). Der zweite Zustand enthüllt diese Verknüpfungen auf erschreckende Weise. Man kann diese Tendenz auch beobachten, wenn es einem bei außerordentlich hoher Bewusstheit gelingt zu beobachten, wie ein Traum vor dem inneren Auge erzeugt wird: Wenn zum Beispiel beim Einschlafen ein unwillkürliches Zucken des Beins sofort im Traum mit dramatischem Stolpern verknüpft wird.

Diese imaginierende Mikro-Operation erschafft wie ein unermüdlicher Bildkünstler ein Theater dramatischer Ideen, »ohne dass Wille und bewusstes Wünschen im Geringsten daran beteiligt sind«. Im zweiten Zustand wird diese Mikro-Operation als im Bewusstsein »eingebettet« wahrgenommen, als ein automatischer Akt »bewussten« Seins. Manche

150 Michaux, Light Through Darkness, 175.

sagen auch, diese Tätigkeit sei »in der Knechtschaft des Bewusstseins«.[151] Es ist eine allgemeine Erfahrung im zweiten Zustand (und manchmal auch im Traum),[152] das Gefühl zu haben: »Was immer ich denke, es *geschieht*!« In der exzessiven Geschwindigkeit des Denkens im zweiten Zustand kann man die Empfindung haben: »Ich kann Welten erschaffen!« Donald Crowhurst bezeichnete dieses Phänomen »schöpferische Abstraktion«.

Eine Abgrundsituation wird durch »unglückselige Intensivierungen« erzeugt. Das Denken wird durch Beschleunigung, Wiederholung, Vervielfältigung und Empfindungs-Sperre zu einer *gehörten* Überlegung. Denken materialisiert sich in Stimmen, Flüstern oder Summen. Es fühlt sich an, als ob »jemand laut den Gedanken ausspricht, den ich gerade zu denken beginne«. Und der Klang übernimmt die Führung, sagt Michaux, »und klebt sich an die Rampe der Bühne, die jeder hinter seinen Augenbrauen trägt.«

• Unklarheit, ob innen oder außen

Wo ereignet sich das alles? Innen oder außen? Das ist stets die Frage. Die Wahrnehmung wankt am Rande des Zweifels, ob das Geschehen im eigenen Geist oder in der Außenwelt stattfindet. Oder ob es überhaupt stattfindet! Man scheint plötzliche Absencen zu haben, weil sich alle Aufmerksamkeit auf das gefährliche Innere konzentriert.

• Denken in Gegensätzen

Gegensätze sind endlose, peitschende Gedankenketten, die in subatomarer Parität auftreten, mechanisch gekoppelt an ihr Negativ, den Anti-Gedanken. Darin spiegelt sich der Aufbau des Nervensystems wider. Jede neuronale Einheit ist eine An-Aus-Kopplung; jeder Impuls erscheint mit seinem Gegenimpuls, jede Muskelgruppe ist mit ihren Antagonisten verbunden, jede Wahrnehmung beinhaltet ihr negatives Nachbild. Die Struktur des Systems scheint für augenblickliche, ergänzende Kontra-

151 Hsüan-tsang, The Doctrine of Mere-Consciousness (Hongkong 1973).

152 Hervey de Saint-Denys, Dreams and How to Guide Them (London: Duckworth 1982).

punkte verdrahtet zu sein – ein primitives Prinzip des Stereodenkens. Was immer dem unterworfen wird, ein Anblick, Klang, Gefühl, eine Idee, wird wie in einen Mixer geworfen: »Alles, was dem Meskalin--Schizophrenen vorgesetzt wird, wird in Stücke zermahlen.« Es wird unendlich verkleinert; *er* wird zerlegt. Innerhalb der Mikro-Operation der Gegensatzbildung nährt sich das Tempo an sich selbst, setzt sich fort und beschleunigt sich.

Der Abgrund der Gegensätze ist ein Chor disharmonischer, verunglimpfender Stimmen, einander widersprechender Befehle und atemberaubender Ambivalenz auf jeder Ebene. An der Oberfläche kann man nicht gleichzeitig essen und nicht essen. So kommt es zeitweise zu einem Stillstand, einer Blockade, einem Stau, vielleicht der einzigen »Bremsung«, die dieses System kennt.

- Infernalische Belebung

In gewissem Sinne ist das nichts anderes als die menschliche Neigung zu »personifizieren«, mit Leben erfüllen. Es handelt sich um eine weitere Aktivität des Nervensystems, das jetzt noch freier ist, das zu tun, was es bereits tut. Das richtet für gewöhnlich keinen Schaden an der Oberfläche an. Aber im Bereich der Mikroentwicklung, die im zweiten Zustand fast spottend ans Licht kommt, kann die Mikro-Operation der infernalischen Belebung dämonische Ausmaße annehmen. Der erste Moment der Belebung fühlt sich wie eine Präsenz an, etwas Imminentes, das »bald geschehen« wird. Zunächst ist es nur ein Raum des Möglichen, schwanger mit Möglichkeiten, doch direkt fühlbar. Dann beginnt er zu pulsieren (und welcher Raum könnte sich in dieser Atmosphäre pulsierender Verbreitung dem Pochen widersetzen?). Ein »Beinah-Sein« (Michaux) wird schneller und tritt ins Dasein.

Hier ist nun kein Halten mehr. Die Präsenz wird ein Geschöpf. Das Geschöpf hat Augen, um die sich ein Gesicht formt, das einen anschaut, forschend, und so weiter – alles kann von hier an passieren. Bei John Perceval traten die Geschöpfe oft aus einer Flamme hervor. (Jahrelang nannte Präsident Schreber sie »rasch improvisierte Gestalten«. Sie konnten von überallher auftauchen; manche lebten sogar in den Poren seiner Haut.)

- Perverse Impulse

Der Angriff perverser Impulse mag nur allmählich beginnen, in Form von Anspielungen, Vorschlägen, Anwandlungen. Aber dann eskaliert er zu einem wütenden Ansturm infernalisch belebter Gegensätze:

> »Eine *Prozession* verrückter Ideen, da sie immer eine nach der anderen kamen… Ich hätte Tausende irrer Sachen anstellen können, mir einen Finger abschneiden, das Fenster einschlagen, Stühle in Brand stecken, mir die Adern mit dem Rasiermesser öffnen, die Spiegel zertrümmern. Das Gegenteil normaler Handlungen erschien verführerisch. Faszination mit der abwegigen Idee, Faszination mit dem, was man nicht tun sollte. Jeder Gegenstand kann alles tun, wenn sich ein dramatisierender Gedanke seiner bemächtigt. Ich wagte nicht einzuschlafen; fürchtete mich loszulassen. Ich hatte Angst, das Licht auszumachen, weil meine Gedanken im Dunkeln ohne Widerpart gewesen wären.«[153]

Der Angegriffene kämpft mit aller Macht gegen groteske Impulse an, die seinen Geist bestürmen. Sie kommen mit unglaublichen Geschwindigkeiten, packen ihn, stacheln ihn an, würgen ihn, um ihn zu den entsprechenden Handlungen zu bewegen. Alles Zurückgewiesene zeigt sich. Es sind alles abnormale Vorstellungen, begierig nach Verwirklichung, die Faszination des Unanständigen, eine Art perverser »Freiheit«. Viele Heilige haben über solche dämonischen Versuchungen in »sensitiven« Zuständen berichtet. Aber hier versagen die inneren Bremsen. Michaux fand es unmöglich, einem perversen Impuls zu widerstehen: »Ich bin sie. Sie sind mit mir identisch und ich bin mehr als willfährig. Vom Moment ihres Auftauchens an bin ich nicht von ihnen zu trennen.«[154]

Dann tritt eine archetypische Abgrundsituation des Wahnsinns auf, *das Gefühl, verfolgt zu werden*:

153 Michaux, Unseliges Wunder, 123f.
154 Ebd., 116.

»Dass man ihn angreift, ist die reine Wahrheit. Er erleidet geheimnisvolle, unsichtbare, für andere unbegreifliche Angriffe. Das verfolgt ihn. Wer hat so außergewöhnliche Macht über ihn? Der Irre braucht manchmal Jahre, bis er seinen oder seine Verfolger ausfindig gemacht hat, und manchmal werden sie nie bestimmt. Einfache und gebildete Menschen enden gleichermaßen im Wahn und klagen Geheimgesellschaften, übernatürliche oder quasinatürliche Wesen an, die aus der Ferne mit Magie, Flüssigkeiten oder Strahlen arbeiten. In gewissem Sinn ist das eine vernünftige Reaktion. Es sind Hypothesen, die überprüft werden müssen und die von so einzigartigen Umständen diktiert werden. Der allgemeine Gedanke, verfolgt zu werden, bedrängt ihn und kommt aus allen Richtungen. Er ist die schlüssige Idee, die von allem unterstützt wird.«[155]

Kein Zweifel: Der Irre *fühlt* sich von einem Wesen »besessen«, manchmal von einem dämonischen Doppel oder Gegenstück: »Besessen wovon? Durch idealisierte Perversität, die jeder, ohne es zu wissen, in sich trägt, ein Ideal, das aus gruppierten Gedanken und Begierden besteht, die zeitweilig das ›Ich‹ bilden, ein Ich, das vollständig und auf schwindelerregende Weise mitgerissen wird.«[156]

- Vielfältige Ichs

Ichs kommen und gehen. Sie sind völlig reale, neue Visionen von einem selbst, manchmal ganze Abfolgen. In einem Moment wird ein »vergangenes Leben« durchlebt und zurückgelassen. Es kann viele von ihnen geben, wie neue Persönlichkeiten, für Momente, sehr kurzlebig. Es können edle oder schändliche Leben sein. Man mag sie erfahren wie ein Zerrissen- oder Abgerissenwerden, als würde man bloßgelegt. Während das geschieht, können blitzartige Einsichten auftreten:

155 Michaux, Light Through Darkness, 135.
156 Michaux, Turbulenz im Unendlichen, 213.

> »Es gibt nicht *ein* Ich. Es gibt auch keine zehn Ichs. Es gibt überhaupt kein Ich. Das Ich oder SELBST ist nur eine Position des Gleichgewichts, eine unter tausend anderen, die ständig möglich und bereit sind.«[157]

Jedes dieser Ichs wird als vollständig und tiefgründig erfahren, intensiviert und übertrieben durch die Maschinerie der Mikro-Operationen, doch irgendwie ist es auch hohl. Aber es ist nicht nur ihre Flüchtigkeit, die sie verdächtig macht. Ein jedes wird transparent erschaffen, und wenn es verschwindet, kommt es zu einer momentanen Desillusionierung. Doch wenn an einem dieser Ichs festgehalten und es entfaltet wird, führt das zu Abgrundsituationen mit verheerender Selbst-Überschätzung.

- Gefühle von Überzeugung – Gewissheit

Alles überzeugt einen: Wenn Meskalin einem eine Idee in den Kopf setzt, ist sie wirklicher als alles andere und verlangt Beachtung, auf der Stelle. Die Intensivierung von Gedanken-Bildern, mit dem Gefühl von »Präsenz« bei den meisten Empfindungen, verleiht geistigen Bildern eine surreale Präsenz. Solche Halluzinationen sind unvergleichlich zwingender als der Anblick der gewöhnlichen Realität. Sie sind »super-real«. Vorstellungen werden Wirklichkeit, Erinnerungen werden Gegenwart, Spekulationen (was passiert, wenn) werden Überzeugungen:

> »In der Tragödie maßloser Intensivierungen, inmitten deren er sich bewegt, taucht nun jene auf, die vielleicht die schlimmste von allen ist (und er sieht sie nicht). Jene, die bewirkt, dass sich die Anstaltstore hinter ihm schließen: das Gefühl totaler Gewissheit!«[158]

Alles wird zum »Zeichen« für ihn, zum Beweis für das, was er zuerst nur vermutete. Doch seine allzu glatten Erklärungen lassen ihn auffallen. Denn Logik benutzt er nur im Nachhinein. Die eigentliche Basis seiner

157 Henri Michaux, Selected Writings (New York: New Directions 1968), XV.
158 Michaux, Light Through Darkness, 156.

Argumentation liegt a priori in seiner Überzeugung, in einem Wissen durch direkte Offenbarung. Er ist wieder in einer Abgrundsituation, diesmal von »Wissen und Macht«.

Am einfachsten lässt sich das Gefühl der Gewissheit natürlich beim Träumen studieren. Der Traumzustand ist durch völlige Gewissheit charakterisiert, durch die Überzeugung, alles, was geschieht, sei wirklich. Das ist im Grunde eine Karikatur unserer innewohnenden Neigung, fest überzeugt zu sein. Die Mechanismen, die nötigen Mittel für solch eine Illusion von Sicherheit, stecken also in uns allen und sind stets auf verstörende Weise verfügbar.

• An zwei Orten zugleich sein

An zwei Orten auf einmal zu sein, ist ein »Trick«, den wir im Normalzustand mit Leichtigkeit praktizieren. Es ist unsere Neigung oder Gewohnheit, anderswo zu sein, zum Beispiel in einem Tagtraum, während wir gleichzeitig hier zu sein versuchen. Wir können essen, lesen, baden und viele Arbeiten verrichten und gleichzeitig in einem mentalen Drama versunken sein. Anscheinend ist es uns oft lieber, einer geteilten Welt zu frönen und die Welt zu verdünnen, indem wir mit gespaltenem Bewusstsein leben. Im zweiten Zustand wird genau diese Neigung bis zur Abgrund-Situation verstärkt.

Der Ver-rückte ist zwischen den absoluten Gewissheiten einer inneren Realität und einer äußeren Realität hin- und hergerissen. Beide erheben Ansprüche auf ihn. John Perceval fühlte sich von Undankbarkeit überwältigt, wenn er es nicht schaffte, wenn seine Welt der Engel und Dämonen auf Kosten seines Körpers und Geistes vollkommenen Gehorsam von ihm forderte. Kein Wunder, dass der Ver-rückte sich typischerweise fragt: »In welchem Teil der Welt bin ich, während ich zugleich hier bin?« Er fühlt, dass sein Überleben davon abhängt, wie gut ihm dieses Kunststück, dieser Balanceakt, an zwei Orten zugleich zu sein, gelingt.

Wenn er es schafft, erlebt er ein höchst magisches Gefühl: »Der Irre spricht dauernd von Magie. Er hat ein Recht dazu. Denn in wem wirkt Magie mehr als in ihm, eine ganz spezielle Magie?«[159] Doch sonst lebt

159 Ebd., 157.

er meist in dem großen Schmerz, nicht zu genügen und beiden Welten schlecht zu entsprechen. Er ist ein »Versager«.

- Ständige Reorientierung

Im Normalzustand bemerken wir manchmal, dass wir ohne ersichtlichen Grund auf die Uhr schauen. Das ist nur die Spitze des Eisbergs dessen, was wir gewöhnlich im Mikro-Unbewussten tun. Jemand im zweiten Zustand entdeckt, wie er unaufhörlich Mikro-Orientierungen vornimmt, um ein Gefühl für seinen Platz aufzuspüren, zu erinnern, festzumachen, vorherzusagen und wieder einzunehmen – viele Male pro Minute. Er sucht einen sicheren Ort. Aber immer wieder verliert er, auf hunderterlei Arten, die Spur. Dieses wiederholte Sich-Orientieren, dieses abrupte, unaufhörliche Bestimmen der Koordinaten, ist wie ein dauerndes nervöses Zucken des Geistes.

Diese für gewöhnlich stillen Operationen der Reorientierung und Neuausrichtung werden in der »verzweifelten Aufmerksamkeit« des zweiten Zustands freigelegt und vergrößert: »Ich musste es einsehen: Von Geburt an hatte ich den größten Teil meines Lebens damit verbracht, mich zu orientieren … den Ort zu bestimmen, Sekunde um Sekunde.«[160] Der Aufwand an Zeit und Energie für diese Orientierungsversuche ist enorm, und kostet Kraft. Tiefe Erschöpfung kann die Folge sein.

- Die unerschütterliche Wachzone

Die erwähnten, rasend schnell agierenden Mikro-Operationen zu beobachten und zu registrieren, während sie stattfinden, erfordert höchste Genauigkeit der Wahrnehmung. Es ist bemerkenswert, dass solche Wachheit und Genauigkeit trotz des mentalen Wirbels der Mikro-Operationen im zweiten Zustand völlig zur Verfügung stehen. Michaux bezeichnete diese Funktion grundlegender Intelligenz als »unbestechlichen Beobachter«:

160 Michaux, Die großen Zerreißproben, 6.

»Alles ist wahnsinnig erschüttert. Alles, oder fast alles, denn im selben Moment zeigt sich eine neue, bisher unbekannte Wachheit. Sie ist da, beobachtet und bedenkt ... ganz Ich, ein getrenntes, nicht reduzierbares Ich, neben dem misshandelten, bruchstückhaften, intermittierenden Ich.«[161]

Dieses scharfe Gewahrsein funktioniert offenbar unbeeinflusst von der Geschwindigkeit des Geistes und hat eine unerschütterliche Fähigkeit, die Mikromomente der Erfahrung zu unterscheiden. Von dieser »Wachzone« hängt alle Genesung ab.

Während der halluzinogenen Erfahrung gibt es Augenblicke, manchmal lange Augenblicke, in denen es eine direkte Wahrnehmung, ein unmittelbares »Wissen« von dieser Wachzone gibt. Besonders auffällig geschieht das, wenn sich eine »Verlangsamung der Assoziationen« einstellt, wie Michaux das nannte. Gedanken können in solchen Momenten ganz aufhören. Man hat es mit dem Einlaufen in stille Gewässer oder mit der Entspannung nach dem Gebären, wirklich auf der Erde zu sein, in den wahren Tiefen von sich selbst. Manchmal wird es als unberührt klar beschrieben, so klar, dass Ursache und Wirkung aller Vorgänge, die sich im Reich des Geistes abspielen, erhellt werden. Diese Erfahrung wird für gewöhnlich von den Personen in der Umgebung des Betreffenden übersehen oder ignoriert. Besonders Fachleute pflegen derartige Erfahrungen als belanglos abzutun, es seien bloß weitere »Einbildungen«. Doch wer diese Wachzone als den eigentlichen Kern seiner Existenz erlebt, empfindet sie als ein bedeutsames Ereignis von lebensverändernden und »spirituellen« Ausmaßen.

»Eine psychotische Episode kann die Anfänge eines spirituellen Durchbruchs in sich enthalten. Die spirituellen Qualitäten extremer Bewusstseinszustände sind real und voller Kraft, und sind integraler Teil der Qual, der Verwirrung und der gefährlichen Qualitäten des Wahnsinns. Diese spirituellen Aspekte zu entwerten oder zu negieren, entwertet und negiert den Menschen, der diese Erfahrungen macht, denn diese Qualitäten sind untrennbar eins mit

161 Michaux, Turbulenz im Unendlichen, 245.

> der Person. Das ist die wahre Definition von Stigma: Eigenschaften, die das innerste Wesen einer Person ausmachen, werden entwertet und verneint und zu Eigenschaften erklärt, für die man sich schämen sollte.«[162]

Es ist fast unmöglich, dieses Gewahrsein mit chemischen Mitteln zu zerstören. Aber es kann blockiert, getrübt oder durch verschiedene Umstände am Funktionieren gehindert werden. Zum Beispiel mag das Pendel extrem in Richtung Verlangsamung schwingen. So wie die Geschwindigkeit des Geistes scheinbar unendlich gesteigert werden kann, so lässt sie sich auch herabsetzen bis zu völliger »Taubheit« oder Trägheit.[163] Daher ist es erforderlich, die Wachzone im Wirbel der Mikro-Operationen zu schützen, zu unterstützen und zu stärken. Die Existenz und Verletzlichkeit dieser Wachzone zu berücksichtigen ist deshalb von ausschlaggebender Bedeutung für ein kluges Verordnen der starken, bewusstseinsverändernden »antipsychotischen« Mittel.

Was geschieht in dieser Wachzone, das sie so unerlässlich für die Genesung macht? Dieses wache Gewahrsein unterscheidet die auftauchenden geistigen Vorgänge aufs Genaueste voneinander und identifiziert sie. Es ist gewahr, unvoreingenommen und unverzerrt. Es kann alles, was sich im Geist ereignet, erkennen wie es ist, ob gesund oder verrückt. Dieses Gewahrsein richtet sich besonders auf eine Grundeigenschaft des Geistes, *das unbeständige Wesen des Bewusstseinsfeldes.* Im Tempo des zweiten Zustandes wird kein anderes geistiges Phänomen so quälend bewusst wie der unbeständige Strom, das fortwährende Auftauchen und Verschwinden geistiger Welten und Erscheinungen. Diese Unbeständigkeit bewirkt auch die kurzen Pausen in dieser ansonsten unerträglichen Intensität:

> »Welches Schauspiel auch während der Vision gesehen wurde, … es wird einen kompletten Umsturz erleiden. Eine andere Komposition wird an seine Stelle treten, sich entfalten und wiederholen, bis ein neuer Aufruhr entsteht und deine Aufmerksamkeit zum nächsten Anblick übergeht. Dann stößt du einen leichten Seufzer aus, einen

162 Sally Clay, Stigma, Journal of Contemplative Psychotherapy 4 (1987).
163 Oliver Sacks, Awakenings (New York: E.P. Durton 1983), 306.

Seufzer äußerster Erleichterung, der jeden zutiefst rührt, der ihn hört und versteht. Doch die neue Darbietung folgt unverzüglich. Da ist sie schon, taucht auf, wird deutlicher, wird entfaltet, manipuliert, wandelt sich, vervielfacht sich, bis auch ihre Zeit herum ist, und sie zusammenbricht und nicht mehr zu sehen ist.«[164]

Es ist nicht das Schockmittel, die Droge, die dieses Schauspiel des »Wandels« erzeugt. Sie bewirkt nur, dass das, was normalerweise stattfindet, in qualvoller Klarheit offenbart wird. Viele Menschen, die nicht unbedingt extreme Bewusstseinszustände erlebt haben, haben von der unbeständigen Natur des Geistes als innewohnend und grundlegend gesprochen. Das ist für die frühen griechischen Philosophen genauso von Bedeutung wie für die meditativen Traditionen der Hindus und Buddhisten, für die Philosophie Nietzsches und, in höchster Abstraktion, für die moderne Physik.[165]

In ihrer subjektivsten Form ist Unbeständigkeit schwindelerregend. Sie lässt keine Ruhe. Michaux bezeichnete sie als »Folter des Instabilen«, und sie ist das eigentliche Zentrum der Maschine unendlicher Zerstükkelung[166]. Diese grundsätzlich chaotische Situation wird dargestellt, wird auf hunderterlei Arten dramatisiert. Eine Sintflut von Bildern setzt in Szene, was sich ereignet. Hierzu eine von Michaux' »Feldnotizen« mit dem Titel »Rasierklinge der Unbeständigkeit«:

»Gleißende Lichtsensen, Sensen, die mit Blitzen eingefasst sind, so riesig, dass sie ganze Wälder niedermähen könnten, beginnen wütend den Raum von oben bis unten mit gigantischen Hieben aufzuschlitzen. Sagenhaft schnelle Hiebe, die ich gezwungen bin, innerlich auf schmerzhafte Weise mitzuvollziehen. Im selben unerträglichen Tempo, hinauf auf dieselben unmöglichen Höhen, und sofort hinunter in dieselben abgründigen Tiefen, mit immer monströseren Brüchen, ver-rückend, wahnsinnig … Wann wird

164 Michaux, Unseliges Wunder, 63.

165 Jeremy Hayward, Perceiving Ordinary Magic (Boston: Shambhala Publications 1985).

166 Auf Englisch: »infinitizing maschine«.

das vorbei sein … falls es überhaupt je ein Ende findet? … Vorbei. Es ist vorbei.«[167]

Exzessive Unbeständigkeit und das Chaos, Orientierung zu verlieren, werden in unermesslich weite körperliche Empfindungen übersetzt. Das Körpergefühl verliert seine Grenzen: Der Körper wird in einem Delir der Ausdehnung in einen anderen Körper oder in einen abstrakten Körper verwandelt, der keine Schranken mehr hat, befreit von Maß und Beschränkungen. Der geistige Mechanismus, der dem Körperdelir folgt, wird auch wiederholt ins Unendliche gezogen: »Dieser unerwartete Eindruck ist Dutzenden oder Hunderten von verblüfften Experimentatoren mit Meskalin vertraut. Er findet seine Entsprechung bei einigen Geisteskrankheiten und reicht weit ins Unwirkliche und in die Megalomanie hinein.«[168] Die Rasierklinge der Unbeständigkeit ist die schärfste Klinge aller Mikro-Operationen im Bereich der Maschinerie unendlicher Zerstückelung.

Es wimmelt hier von anmaßenden metaphysischen Überzeugungen. Im zweiten Zustand ist Michaux im Abgrund des Verlangens nach Göttlichkeit (er nennt es »Theomanie«) und behauptet, direkten Kontakt mit einem fühlbaren Unendlichen zu haben. *Alles* führt ihn dorthin:

> »…eine gewisse metaphysische Banalität, bestehend aus der gemeinsamen menschlichen Basis des Denkens, das augenblicklich zu Glauben wird, der sich aufs Unermessliche, Ewige, Unsterbliche ausrichtet. Auf das Absolute. Immanenz. Auf das was jenseits von Raum und Zeit ist, das Zufällige, Phänomenale.«[169]

Wir sollen nie vergessen, warnt Michaux, dass all diese Störungen, die Menschen im zweiten Zustand heimsuchen, das Ergebnis »unzähliger kleiner innerer Überfälle« sind, die erst später für andere sichtbar werden. Selbst wenn er im Delir ist, sagt Michaux, »erzeugt und zeigt der Betreffende eine weit weniger akute Störung als die vielfältigen winzigen Störungen, die ihn zerhacken, schütteln und von allen Seiten

167 Michaux, Unseliges Wunder, 16.
168 Michaux, Die großen Zerreißproben, 109.
169 Ebd., 110.

sein Gleichgewicht stören.«[170] In einem Gedicht drückt Michaux dies weiter aus:

»Feuernd
Feuernd im Kopf
Ein Feuern, das nicht endet.

Zusammenbruch
Das Äußere wurde zu stark

Ein Mann steht in der Ecke des Zimmers
plötzlich da
plötzlich verschwunden

Sabotagen
unzählige kleine Sabotagen.«[171]

Der kritische Faktor, um den eigenen Geist im Wahnsinn schützen zu können, ist die Erkenntnis der Unbeständigkeit. Wahnsinn ist eine Rosskur in Sachen Unbeständigkeit. Die Grundwahrheit, dass alles im Leben unvermeidlich vergeht und verfällt, wird im zweiten Zustand furchtbar deutlich. Wenn das Anerkennen dieser Tatsache behindert, geleugnet oder unterdrückt wird, entstehen enorme psychische Spannungen und wiederholte Eskalation in der Wildheit des Geistes.[172] Es kann zu einer endgültigen Abgrundsituation kommen:

> »Das unendliche Zerstückeln, das Fortsetzen, die Atomisierung, die unterschiedslose Fragmentierung, wird durch die antagonistische und widersprüchliche Erregung, die alles ins Absurde reduziert, noch verschlimmert. Sie erlaubt nur noch Ambivalenz, Wiederholungen, Starrsinn, Weigerung und eine unmenschliche Loslösung.«[173]

170 Michaux, Light Through Darkness, 158.

171 Henri Michaux, Vers la complétude (Paris: Editions G.L.M. 1967).

172 Terry Clifford, Tibetische Heilkunst, München: Ullstein 1990.

173 Michaux, Die großen Zerreißproben, 112.

Unbeteiligte Loslösung mag die Folge sein und zur »chronischen« Psychose werden, die Psychose der *Inhaftierung*, wo viele einfach »loslassen« und nur noch »auf der anderen Seite« leben und leben wollen.

Man fragt sich, wie viele Leidende zu solchen Einsichten fähig sind. Wie es Michaux formulierte: »Selten sind die Wahnsinnigen, die dem Wahnsinn gewachsen sind.« Aber möglich ist es, es ist schon vollbracht worden:

> »In dem riesigen Organismus, den ein Mensch darstellt, bleibt immer eine Wachzone, die empfängt, ansammelt, verstanden hat, die jetzt weiß, die *anders* weiß.«[174]

Die Geschwindigkeit des Geistes meistern

Mentale Geschwindigkeit ist der Faktor, der den, der das Gift in sich trägt, aus dem Gleichgewicht wirft. Sein Problem ist, wie er direkt mit der geistigen Geschwindigkeit umgehen soll, während er sie erlebt und die gewohnten Bremsmechanismen versagen. Der Schlüsselpunkt ist, dass die Wachzone vor dieser Geschwindigkeit geschützt wird. Das Folgende sind Vorschläge, wie jemand in dieser großen Geschwindigkeit für sich selbst sorgen kann und wie andere in seiner Umgebung, die wissen, was er durchmacht, ihn ermutigen können.

Wer unter Drogeneinfluss steht oder eine Psychose durchmacht, muss lernen, wie er am besten für sich sorgt. Ein Großteil seiner Kenntnisse, wie er sich üben kann, mag aus seinen eigenen Erfahrungen mit entsprechenden Zuständen stammen. So lernt er z. B. schnell, dass er Ruhe braucht. Wenn er das nicht schon in der ersten Episode lernt, so jedenfalls in der zweiten oder dritten. Er erfährt, dass ihn lange Versuche, den beschleunigten Geist zu kontrollieren, erschöpfen, schwächen und ihn immer verletzlicher für Exzesse machen. Er muss sich diese Ruhe nehmen, für wie lang auch immer, und sei es nur für Augenblicke.

Diese Art des Lernens setzt voraus, dass er ein gewisses Mitgefühl für sich hat. Doch solches Mitgefühl oder Fürsorge für sich selbst fehlen der Person leider in der Regel, wenn sie auf der Schwelle zum Wahn-

174 Ebd., 43.

sinn steht. Viel wahrscheinlicher ist, dass sie sich selbst missbraucht und mit Autoaggression zu kämpfen hat. Deshalb wurde so viel Wert auf die schmerzhaften Details des geistigen Aufruhrs gelegt: um Wohlwollen für sich selbst zu wecken wie auch das wohlwollende Verstehen anderer. So jemand leidet außerordentlich, und seine wahren Qualen werden von anderen nicht genügend erkannt und gewürdigt – ja noch nicht einmal vom Betroffenen selbst. Je mehr wir über seine wahren Torturen wissen und mit den Problemen der Geschwindigkeit des Geistes vertraut werden, umso besser können wir helfen.

Aber trotzdem ist er weitgehend allein. Wie Perceval ist er allein und fühlt sich im Stich gelassen in einer Anstalt. Wie Custance wandert er einsam durch innere Städte. Wie Crowhurst ist er abgeschnitten und isoliert in seinem Boot. Er mag auch allein in seiner eigenen Wohnung sitzen. Er wird Angstattacken erleben, ihr Kommen und Gehen. Aber so kann er mehr über das Wesen des Mutes lernen, als er sich je hätte träumen lassen.

Er ist allein, aber er ist auch vortrefflich ausgestattet. Die Wachzone ist immer verfügbar. Er ist fähig zu ungeheurer Genauigkeit, Beobachtung und Konzentration trotz allem Ver-rücktseins. Er muss sich aber an die Existenz dieser Wachheit erinnern und gleichzeitig dafür sorgen, dass sie nicht überrannt wird. Diese Zone der wachen Aufmerksamkeit sollte nie preisgegeben werden, und er selbst und die Menschen in seiner Umgebung sollten stets daran denken. Oft ist er sich nicht bewusst oder vergisst leicht, dass es eine Anzahl Mittel gibt, durch die er diese Wachheit erkennen und schützen kann. Es gibt einiges in den folgenden Empfehlungen zu lernen, an das man sich erinnern kann, sogar wenn man allein ist. Man ist »verwundet«, und der Einsatz ist hoch. Doch gibt es viele Gegenmittel, die sich einsetzen lassen.

Ratschläge für den Notfall

Mit folgenden Empfehlungen wende ich mich direkt an alle, die sich im zweiten Zustand befinden. Es sind mögliche Methoden, in dieser schwierigen Situation das Gewahrsein wachzuhalten.

Überall ist Ablenkung. Sie haben das Gefühl, sogar von Ihrem Körper abgelenkt zu werden. Allzu schnell denken Sie schon, Sie würden den

Kontakt mit ihm verlieren. Das Gefühl für Ihren Körper ist Ihre Schwerkraft, Ihr Kontakt mit der Erde – und es ist vordinglich, dass Sie gut darauf achten. Ihr Körper mag von Unruhe und Energie erfüllt sein, aber noch haben Sie ihn unter Kontrolle. Sie können ihn bewusst bewegen, selbst wenn Sie vielleicht im Nu vergessen, was Sie wollten.

Es liegt in Ihrer Macht, die gelegentlichen Entladungen körperlicher Energie zu verhindern, indem Sie daran denken oder sich daran erinnern lassen, wie wichtig es ist, still zu bleiben und zu entspannen. Sie können Ihre Körperhaltung anpassen und entdecken, welch großen Einfluss das auf den Geist hat. Sie können Ihren Körper und seine Empfindungen spüren, ein Gefühl von Gewicht und Präsenz. Diese Achtsamkeit auf den Körper wird die Gedanken verlangsamen.

Sie atmen unablässig, nehmen dies aber kaum wahr. Wenn Sie in innere Welten gezogen werden, haben Sie die Tendenz, den Atem anzuhalten, oder nur flach und oben in der Brust zu atmen, oder nur stoßweise zu atmen. Es ist dann nötig, sich ans Atmen zu erinnern, und sogar sich zu freuen an den wechselnden Empfindungen des Atmens, besonders dass sich beim Ein- und Ausatmen die Lungen füllen und leeren. Sie genießen die Freiheit und den Luxus des Atmens. Dadurch, dass Sie sich auf Ihre Atemempfindungen konzentrieren, stärken Sie Ihre Konzentrationsfähigkeit. Perceval machte diese Entdeckung, eingesperrt in seiner Einzelzelle. Wenn er einige Minuten atmete – Einatmen durch das eine Nasenloch, Ausatmen durch das andere wie im Yoga –, stellte er fest, dass er entspannter und bewusster wurde.

Ihr Geist wird unendlich abgelenkt von den »Inhalten« Ihres Denkens, die Sie teils mit Ehrfurcht erfüllen, teils überfordern. Aber jetzt ist nicht die Zeit, sich auf Inhalte einzulassen, zu grübeln oder starke Bilder, bizarre Formen und dramatische Szenarien zu analysieren. Viel wichtiger ist, dass hinter den Inhalten die unendlich zerstückelnden Aktivitäten der Mikro-Operationen am Werk sind. Sie sind die eigentliche Gefahr. Auch wenn Ihr Gewahrsein in ein »Babel der Empfindungen« gezerrt wird, wenn Gedanken und Bilder sich wie Meteoritenschauer über Ihren inneren Bildschirm bewegen, sind Sie immer noch imstande, jede einzelne Mikro-Operation und ihre ruhelosen Aktivitäten zu *erkennen und identifizieren*. Dieses Erkennen besitzt eine gewisse Kraft der Unabgelenktheit.

Unabgelenktheit ist der Schlüssel, um die Geschwindigkeit des Geistes zu meistern. Michaux sagte hierzu: »Ich muss beobachten um jeden Preis. Die Stellung halten. Keinen Schritt zurückweichen.« Dieses genaue Hinschauen ist eine besondere Art der Aufmerksamkeit. Sie besteht darin, nicht mehr den absurden, extravagant falschen Vorstellungen und vermeintlich erhellenden Eindrücken und Assoziationen zu folgen, die ständig den »Pfad des Fantastischen« hinunter führen. Wenn früher im alten Mexiko Heiler Drogen nahmen und sich an den Rand des Wahnsinns brachten, trafen sie die größten Vorkehrungen gegen Ablenkung. Ihre Botschaft kann zusammengefasst werden:

> »Bleib nicht stecken. Spinne nicht weiter aus, was passiert. Insbesondere, lass dich nicht vom Visuellen gefangen nehmen. Verweile nirgendwo.«

Ein gewisser Widerstand ist notwendig. Aber nicht der Widerstand zu fliehen, sich zu weigern, sich zu versteifen oder etwas zu vermeiden. Das führt nur zu erzürnten Eskalationen des Tempos. Es gibt keine andere Wahl als hindurchzugehen. Es ist unmöglich, zum Anfang des Traums zurückzukehren, wenn wir einmal drin sind. (Aber sogar Michaux nahm manchmal ein schwaches Beruhigungsmittel, wenn er es nicht mehr aushalten konnte.) Es ist möglich, den Mechanismus des Wahns in seinem unmenschlichen Tempo durch sich hindurchzulassen – ohne einen Takt zu versäumen! Achten Sie darauf, sich nicht vom Haken der Faszination ködern zu lassen. Beobachten Sie ein Erleben nach dem andern, das nächste, das nächste, das nächste. Unendliche Auflösungen. Unbeständigkeit ist jetzt Ihr Verbündeter, der einzige Bezugspunkt, die kraftvollste Erinnerung an die Wachheit, die Sie haben. Jetzt, wo Sie die schnellen Wirbel der Faszination kennen und wissen, wie man sich im Mikrokosmos verlieren kann, ist dies die Gelegenheit, *Faszination an der Wurzel zu durchtrennen*. Hinschauen, aber nicht untersuchen! Hängen Sie sich an keine Phantasmagorie, entsagen Sie der Faszination. Befreien Sie sich durch »blitzschnelle Scheidungen«!

Forcieren Sie Ihre Gedanken nicht und unterdrücken Sie sie nicht. Folgen Sie ihnen nicht, sei es als persönliche Bestätigungen oder Bedrohungen. Haften Sie nicht an Worten, die schon im nächsten Augenblick zu theatralischen Inszenierungen werden können. Kämpfen Sie nicht gegen die Geschwindigkeit, lassen Sie das Tempo, wie es ist. Das kann Sie entspannen und beruhigen. Die Wiederholungen werden an Kraft verlieren. Die oszillierenden Gegensätze werden sich gegenseitig auflösen. Was die kontinuierliche Ausdehnung betrifft, die Maximierung, die stets ins Extrem geht, die Superlative: Nehmen Sie sie nie persönlich, greifen Sie nicht nach dem, was nur im Größenwahn enden kann.

> »Es reicht«, sagte Michaux, »Ich habe verstanden. Nicht denken! Überhaupt nicht denken! Leere, auf Tauchstation gehen. Gib ihm kein Gedankenfutter mehr. Gib dem Mechanismus des Wahns keinen Nachschub mehr!«[175]

Trotzdem gibt es einen Gedanken, den auszusprechen gut tut und der tatsächlich sehr nützlich ist: »Unendliche Zerstückelung«. Er beschreibt einfach das, was geschieht, und durchschaut die Mechanik der Verwirrung, ohne zu bewerten oder zu tadeln. Der Gedanke entsteht aus der kritischen Intelligenz und nennt die Realität der Maschinerie unendlicher Zerstückelung beim Namen. Man kann ihn ganz bewusst denken: »Un-end-li-che Zer-stük-ke-lung«. Das schafft ein kurzes Aussetzen der Aktivität und gibt eine Verschnaufpause.

In dieser Zerreißprobe der Geschwindigkeit, wo Sie sich so verletzlich und Ihrer Welt der Gedanken und Bilder so schutzlos ausgeliefert fühlen, können Sie eine gewisse Weichheit entdecken, eine fast unpersönliche Zärtlichkeit gegenüber allem und jedem. Damit geht ein Moment der Erleichterung und körperlicher und geistiger Entspannung einher. Es ist eine Empfindung der warmen Sympathie gegenüber allem, was außerhalb von Ihnen ist, die auftritt, wenn die vermehrte Ichbezogenheit wegfällt. Mit einer solchen Empfindung sind Sie keineswegs allein. Fast universell nennt sie der im zweiten Zustand Befindliche Liebe oder Mitgefühl.

Michaux sprach von »Miserikordie in Wellenform«. Aber denken Sie daran, dass Sie immer noch in der großen Geschwindigkeit des Geistes leben und dass Ihnen auch dieses Gefühl »durchgehen« kann. Für einen

175 Michaux, Die großen Zerreißproben, 10.

Augenblick, manchmal einen blitzartigen Moment, lässt es Sie sich selbst vergessen und das mentale Chaos verlassen. Es machte sich zuerst bemerkbar als Sie entdeckten, dass Sie neutral sein können: Sie können intensiven Schmerz und intensive Freude ohne Anhaften empfinden, ohne Vorlieben. Sie bemerken jetzt vielleicht, dass Sie fähig sind, wunderbarste mitfühlende Impulse zu erleben und das ist wie der Kern Ihres Wesens, wesentlicher als alles andere. Falls es ein Gegenmittel für Wahnsinn gibt – hier ist es: Sich nach außen öffnen.

Arbeitsmodell der Psychose für die praktische Anwendung

»Ich habe jetzt meinen Cocktail«, sagte mir jemand am Telefon. »Ich kann das Ganze nach Belieben an- und abstellen. Ich bin inzwischen Experte auf diesem Gebiet.« Der Anrufer bezog sich auf die Reihe seiner manischen Episoden und seine Fähigkeit, willkürlich in die Manie einzutreten. Sein Anruf kam aus einem Gefängnis in Arkansas, in das er wegen illegalen Drogenbesitzes eingeliefert worden war. Verzweifelt sehnte er sich danach, dem Gefängnisleben zu entkommen. Zwei Tage später hatte er einen psychotischen »Anfall« und brauchte psychiatrische Nothilfe. »War es wie ein Halluzinogen?«, fragte ich ihn später. »Ja, aber weit schlimmer in der Intensität, wie ein Feuer, das in der Wirbelsäule aufsteigt!« Diese Störung dauerte Monate. Natürlich, sagte er, ist es nicht so, dass man einfach einen Knopf drückt. Die Umstände müssen stimmen. Die richtigen Zutaten müssen zusammenkommen. Er kann das nur, wenn es große Schwierigkeiten in seinem Leben gibt, eine »Zwangslage«.

Eine Frau, die imstande war, ihre psychotischen Symptome »anzustellen« (aber, wie üblich, nicht abzustellen!), lebte auf diese Weise mit Unterbrechungen eine Affäre mit ihrem eingebildeten Liebhaber, einer Art kosmischer Held, den sie anrief, wenn sie sich besonders einsam oder missbraucht fühlte. Sie konnte sein ersehntes Erscheinen in ihrem Leben dadurch einleiten, dass sie die Kleider ablegte und wild im Mondlicht tanzte, oft begleitet vom Gesang lauter Beschwörungen, die in Gebrüll übergingen. Manchmal musste sie zudem amphetaminähnliche Schlankheitspillen nehmen, damit er erschien.

Es ist kaum erstaunlich, dass es solche »Wunderkinder« der Psychose gibt, wo es doch Hochbegabte in fast jedem Bereich menschlichen Lebens gibt. Neben den wohlbekannten Wunderkindern der Musik, des Schachspiels, der Mathematik und anderen geistigen Aktivitäten finden sich Zauberkünstler der Sensibilität, die ein Sinnesorgan virtuos auf »perfekte Tonhöhe« einstellen können; Menschen mit eidetischer Vorstellungskraft, die eine Idee oder Erinnerung »lebendig machen« und direkt spüren können; einseitig begabte Geistesbehinderte, die Meister des Gedächtnisses, des Blitzrechnens usw. sind. Auch weiß man von Menschen, die, absichtlich oder zufällig, alle möglichen Einwirkungen des Geistes auf den Körper zustande gebracht haben: aufhören zu atmen, das Herz anhalten, den Körper in bewegungslose Starre versetzen, tiefe Unempfindlichkeit für Schmerzen hervorrufen, oder meditative Trance-Zustände, Ekstase, geistige Gelöstheit, »von Gott besessene« Zustände, verschiedene Zustände geistiger Fixierung, die zu Hunderten aufgeführt werden. Alles durch beharrliches Üben!

Ganz ähnlich finden sich solche Hochbegabten in den Hinterhaus-Museen der Psychiatrien. Sie haben sich auf Bewusstseinszustände spezialisiert. Aus innerem Ungleichgewicht, Einsamkeit und verzweifeltem Ehrgeiz heraus haben sie Geheim-Disziplinen entwickelt. Sie demonstrieren, wie jede erdenkliche Verbindung zwischen Körper und Geist geschaffen werden kann, wenn man nur die richtigen Kabel zusammensteckt. Die Verdrahtung ist relativ einfach herzustellen. Anatomisch gesehen braucht es maximal neun Neuronen oder weniger, um von irgendeiner Stelle des Gehirns oder Körpers zu irgendeiner anderen Stelle zu gelangen![176] Diese große Plastizität mit ihren unzähligen Schaltmöglichkeiten erlaubt es manchen Leuten mit schweren Hirnverletzungen, einen beschädigten Bereich zu umgehen und verlorene Funktionen wiederzugewinnen.[177] Auch ohne Neuverschaltung können manche chemische Sub-

176 Diese Feststellung stammt von dem Neurologen Dr. Karl Pribram. Nach anfänglicher Skepsis bestätigte Dr. Walle Naura aus neuroanatomischer Sicht, dass sie mit großer Wahrscheinlichkeit korrekt ist.

177 Zwei bemerkenswerte Beispiele hierfür sind: A.R. Luria, The Man with a Shattered World (Chicago: Henry Regnery 1968); und Helen Wulf, Aphasia, My Life

stanzen jede beliebige Verbindung in diesem unvergleichlichen Schalt-Netzwerk öffnen – so wie der Traum und der zweite Zustand.[178]

So lässt sich leicht verstehen, dass jemand, ohne andere Ursachen als die eigenen seltsamen, esoterischen Exerzitien, Zustände erzeugen kann, die man im Allgemeinen reine, endogene oder nicht-organische Psychosen nennt (Psychosen mit »unbekannter Ursache«, oder »idiopathische« Psychosen, die scheinbar spontan, ohne Zusammenhang mit physischen Krankheiten auftreten.) Selbstverständlich ist immer etwas Körperliches mit im Spiel, zumindest sekundär. Allein schon die Idee von Lust führt durch Vorstellen, Fixieren, Visualisieren, Beleben und Einüben zu einer kräftigen Körperreaktion. Sie wird durchs Gehirn ausgelöst, über die Nerven und chemische Substanzen (Neurotransmitter) vermittelt und führt zu körperlicher Spannung und Erregung bis hin zum Orgasmus. Dieses Modell einer Geist-Hirn-Körper-Verbindung ist längst überall akzeptiert.

Im Folgenden wird ein Arbeitsmodell der Psychose für die praktische Anwendung vorgestellt, das klinische Implikationen besitzt und beim Erarbeiten therapeutischer Methoden nützlich ist.

Dieses *Modell für das Entstehen einer funktionellen (endogenen) Psychose* hat im Wesentlichen folgende Stufen: (1) Zuerst kommt der *Cocktail*, die Mischung von Ursachen und Bedingungen, die zur Erzeugung (2) eines *Ungleichgewichts* führen: eine Verletzung führt zu einer Neugestaltung der Beziehungen zwischen Körper, Neurotransmittern und Geist. Dies öffnet (3) den Zugang zum *zweiten Zustand* der Mentalfunktionen einschließlich der Mikro-Operationen. Dieser differenziert sich dann (4) in verschiedene *Bewusstseinszonen* aus. Eine davon ist das manische Bewusstsein. So entsteht eine funktionelle Psychose.

Der »Cocktail«, der zum Entstehen einer Psychose führt

Der sogenannte Cocktail besteht aus emotionaler Grenzsituation, Intention, anstrengender Aktivität, chemischer Substanz und Geistes-

Alone (Detroit: Wayne State University Press 1973).

178 Anästhetika: Chloralose, Ketamin.

abwesenheit. Normalerweise wirken all diese Faktoren in gewissem Maße beim Entstehen einer Psychose zusammen.

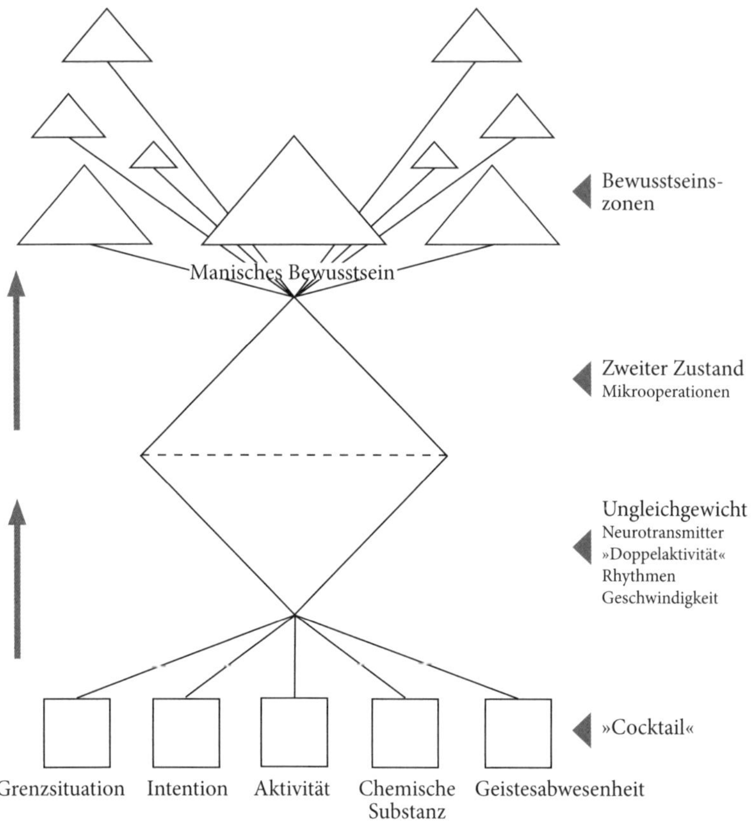

- Emotionale Grenzsituation

Deutlich mehr Männer, Frauen – und vor allem Jugendliche – sind als Folge unglücklicher Liebesbeziehungen wahnsinnig geworden als durch Gifte, defekte Gene oder andere Störungen zusammengenommen. Es ist eine klinische Binsenweisheit, dass unerwiderte Liebe ein fruchtbarer Boden für den Wahnsinn ist und das gilt wohl schon seit prähistorischen Zeiten. Vielleicht ist das der Grund, weshalb es in traditionellen, vorwissenschaftlichen Heilsystemen immer wieder heißt, dass unmäßige

Leidenschaft ein »Gift« ist, das den Menschen »vergiftet« und seelische Gesundheit untergräbt.

Der enttäuschte, möglicherweise gedemütigte Liebhaber befindet sich in einer Grenzsituation. Durch Abweisung oder durch einen wirklichen oder eingebildeten Verlust erleidet er die vernichtende Enttäuschung einer starken Überzeugung. Vielleicht war es die Überzeugung, einen vorbestimmten Platz im Leben des anderen zu haben, oder er hielt sich für sexuell unwiderstehlich oder dachte, den idealen Partner gefunden zu haben, ohne den er im Leben nur noch ein Schatten seiner selbst ist, und dergleichen unzählige Variationen. Er hat sich ein »Ich« aufgebaut, das nur in Gegenwart des anderen existieren kann. Wenn dieses Ich abgewiesen wird, kann die »Bodenlosigkeit« oder Leere der Existenz ähnlich empfunden werden wie in der Erfahrung des »Zerrissenwerdens« im Drogenzustand. Manchmal erhebt er sich aus dieser Erfahrung, »schaltet ab« und durchläuft die psychotische *Spirale der Transformation* hinein in ein Leben der Magie und Kraft. Wenn die emotionale Grenzsituation ihren Höhepunkt erreicht, entwickelt sich eine neue Leidenschaft – aber diesmal von unendlicher, himmlischer Natur.

- Intention: Der Drang zur Transformation

Bodenlosigkeit bietet die Gelegenheit zur Transformation. Der Drang zur Transformation ist für gewöhnlich bereits ein motivierender Faktor lange bevor eine emotionale Grenzsituation auftritt. Der Wunsch, jemand anderer zu werden, »köchelt« oft schon seit frühester Jugend. Unbewusst wächst in einem die Hoffnung und Überzeugung, dass sich plötzlich eine Transformation ereignen wird, zum Beispiel, wenn man sich verliebt. Wer hat nicht diese alchimistische Transformation erfahren oder diesen Drang in Fantasien und Träumen erlebt? William James sagte, diese Fähigkeit zur plötzlichen Verwandlung, die in so vielen Varianten und Stärken auftritt, sei vielleicht die merkwürdigste Fähigkeit des Menschen. Der Drang zur Transformation wartet auf den Katalysator. Im Fall der großen Liebe ist das idealisierte Objekt der Liebe der Auslöser für die Transformation.

John Perceval hatte sich schon als Jugendlicher danach gesehnt, seine Persönlichkeit abzustreifen, die zunehmend erstarrt war in seiner Familienkultur, die von extremem Formalismus und Scheinheiligkeit bestimmt war. Es gelang ihm, wie ein Phönix aus der Asche aufzusteigen. John Custance, der es gewöhnt war, aus Depression in manische Transformation zurückzuprallen, reiste paranoid gespalten ins Berlin der Nachkriegszeit, um der endgültigen manischen Befreiung den Hof zu machen und sie zu gewinnen. Michaux folgte einer zeitlosen dichterischen Tradition oder Praxis des »absichtlichen Störens der Sinne«, um die Kraft der Vorstellung von konventionellen Beschränkungen zu retten.

»Freiheit« ist die Devise. Freiheit ist stets die von der Transformation erhoffte Frucht. Auch Crowhurst verlangte geradezu seine Freiheit als übernatürliches Verschwinden von der Bildfläche. Aus Intention wird Ambition, im Grunde eine Fluchtneigung, die nur auf ihre Gelegenheit wartet. Sogar jene, die durch Hirnschaden eine Ver-rückung erfahren, beginnen wie zwanghaft von Freiheit zu sprechen.

- Anstrengende Aktivität

Es braucht Arbeit oder Anstrengung, um diese Intention zu realisieren. Alle in diesem Buch porträtierten Personen arbeiteten hart an der Manipulation von Körper und Geist. Custance wandte rund um die Uhr Praktiken an (es wäre ein Fehler, sie als bloße »Rituale« zu bezeichnen), Körper und Geist zu destabilisieren und zu desynchronisieren: Er kämpfte gegen Schlaf- und Ess-Bedürfnis, praktizierte automatisches Schreiben, wanderte ununterbrochen, warf sich in Risiken und setzte sich dem Tempo von Risiken und Gefahren aus. John Perceval fastete, verschloss seinen Geist im Gebet und versuchte, »in Zungen zu sprechen«. Andere finden den Schlüssel in schnellem, unaufhörlichem Sprechen und wieder andere in der großen Anstrengung, ein »Schweigegelübde« zu halten. Manche starren die ganze Nacht in eine Kerze oder Straßenlaterne. Ein Beispiel für diese Art Anstrengung gibt D. H. Lawrence in seiner Kurzgeschichte »Der Schaukelpferd-Gewinner«. Ein ungewöhnliches Kind forciert sich durch fanatisches Reiten auf seinem hölzernen Schaukelpferd immer mehr in einen hellsichtigen Zustand hinein, in dem es die Gewinner künftiger Pferderennen voraussagen kann. All dies sind Bemühungen, irgendetwas hervorzubringen, zu erzwingen und den Geist zu einer transformierenden Erfahrung zu bringen.

- Chemische Substanz

Für gewöhnlich findet sich auch eine Substanz, welche die angestrebte Transformation anheizt. Vorzugsweise sind das Stimulantien, Beschleuniger. Heute sind Alkohol und Marihuana die verbreitetsten (und billigsten) Mittel. Aber auch alle anderen Arten von »Straßendrogen« finden Verwendung, wobei die Halluzinogene offensichtlich am wirksamsten sind. Auch sehr große Dosen Coffein bewirken das Gewünschte, wenn nichts anderes verfügbar ist. Ebenso Nikotin. Vielleicht kann sogar Nahrung stimulierende Wirkungen haben, zumindest beim Fasten oder bei einer Bulimie mit erzwungenem Erbrechen. Zunehmend hört man von Patienten, die die verordneten antidepressiven oder antipsychotischen Medikamente in toxischen Dosen zu sich nehmen, um sich ins Ungleichgewicht zu bringen und »veränderte Zustände« hervorzurufen. Kürzlich habe ich eine Frau beobachtet, die so etwas mit Artan machte, einem Medikament zum Unterdrücken der Nebenwirkungen (Muskelkrämpfe) starker Tranquilizer. Fast jeden Monat erscheinen in der psychiatrischen Literatur Berichte über weitere Mittel mit diesem Potential.

- Geistesabwesenheit

Geistes*gegenwart* bedeutet, präzise und genau zu sein, in »Tuchfühlung« mit den Phänomenen und in der Lage, das innere und äußere Geschehen zu verfolgen, also im direkten Kontakt zu sein. Geistesabwesenheit ist, diesen Kontakt und diese präzise Präsenz einzubüßen, durch eine Umkehrung und Verdrehung der Achtsamkeit. Geistesabwesenheit tritt in verschiedenen Varianten auf: als »plötzliche Lücke«, als »Taubwerden«, als Fokussierung auf bestimmte Empfindungen unter Ausschluss aller anderen, als Vertiefung in einen schmalen Ausschnitt der Wirklichkeit bei gleichzeitigem Verlust des Überblicks. Im Dialog »Ion« beschreibt Plato einen Wahnsinnigen als »hochflatternden Vogel, der nur nach oben blickt und die Welt unter sich nicht beachtet«. Der unerwiderte, idealisierende Liebhaber, der verzweifelt ein anderer werden möchte, durch einen anderen, fixiert seinen Geist auf die Geliebte. Er versucht, den natürlichen Fluss der Wahrnehmungen und Vorstellungen, die von ihr ablenken könnten, zu unterbinden. Dies tut er mit einer Intensität, als könne er durch einsgerichtete Konzentration in Kommunion mit ihr sein, ihren Verlust verhindern oder sie zu sich zurückholen. Im zweiten Zustand versucht der Geistesabwesende unter Umständen, seine Geliebte durch symbolische Worte, Handlungen und Gesten wieder herbeizuzaubern.

Die zerstörerischen Wirkungen der Geistesabwesenheit lassen sich deutlich beobachten an Kindern in einem Zustand, den man »Autismus« nennt. Niemand weiß genau, worin die furchtbare emotionale Grenzsituation solcher Kinder wirklich besteht, aber gelegentlich ist kein Zweifel möglich, dass sie eine direkte Folge ist von extremer Vernachlässigung oder Bösartigkeit ihrer Bezugspersonen.[179] Typischerweise »verlieren« sich diese Kinder in halluzinatorischen Zuständen oder »Absencen« oder in automatenhaften Verhaltensweisen, aus denen sie nicht »erweckt« oder wachgeschüttelt werden können. Es lässt sich beobachten, wie sie auf groteske Weise diese Zustände hervorrufen und geradezu ankurbeln. Sie entwickeln Bewegungen, oft mit rasch rotierenden Bewegungen einer Hand um den Mund oder ein Klopfen mit schier unmenschlicher Geschwindigkeit. Was für infernalische Vibrationen, Rhythmen und Wellen mögen sie dadurch in sich anregen und erregen? Aber das Ergebnis ist klar:

> »Das autistische Kind erreicht durch eigene Anstrengungen einen Zustand der Nicht-Beachtung von Reizen, die alle Anzeichen eines Zustands der Dysfunktion des jeweiligen Systems hat, das dem Erregen der Sinne dient … Es tut das zum Beispiel durch monotone, anhaltende Selbststimulation, die zum Teil durch motorisches Verhalten entsteht. In gewissem Sinn geht dadurch jeder Reiz von außen verloren, entweder durch Ausgeblendetwerden oder durch alleinige Konzentration auf innere Wahrnehmungen.«[180]

179 Richard D'Ambrosio, No Language But a Cry (New York: Doubleday 1970).
180 Bruno Bettelheim, Die Geburt des Selbst, Frankfurt: Fischer 1990.

Ungleichgewicht

Der gesamte »Cocktail« (oder jede Kombination seiner Ingredienzien) hat traumatisierende Wirkung auf die gesamte Physiologie und Chemie des Betroffenen. Der Dramatiker August Strindberg schilderte den Ausbruch seiner Psychose:

> »Dann empfinde ich, zuerst nur schwach, etwas wie das Einströmen eines elektrischen Fluidums. Ich schaue auf meinen Kompass, aber er zeigt nicht den kleinsten Ausschlag. Dann ist es also nicht Elektrizität. Die Spannung wächst, mein Herz schlägt rasend. Ich leiste Widerstand, doch wie durch einen Blitz wird mein Körper mit einem Fluidum geladen, das mich erstickt und mein Blut verbraucht.«[181]

Alle inneren Systeme funktionieren nun anders. Das Zusammenspiel von chemischen Substanzen, Energien, Impulsen, Reflexen, das normalerweise in empfindlichem Gleichgewicht gehalten wird, ist gestört. Die frühen Erforscher der Psychose sagten oft, es sei eine Krankheit der »Disharmonie«. Aber es ist eine besondere Disharmonie. Der Dichter Gérard de Nerval sagte von seiner eigenen Psychose:

> »Ich weiß gar nicht, warum ich den Begriff ›Krankheit‹ verwende, denn nie habe ich mich, was mein körperliches Selbst betrifft, besser gefühlt. Manchmal dachte ich, meine Kraft und Energie hätten sich verdoppelt. Ich schien alles zu wissen und zu verstehen. Meine Vorstellungskraft bescherte mir unendliches Entzücken. Wenn ich wiedergewinne, was die Menschen Verstand nennen, muss ich dann den Verlust solcher Freuden bedauern?«[182]

Man kann dieses Ungleichgewicht auf verschiedene Weisen betrachten. In den Spekulationen von Perceval und Custance sind es zwei Arten von »Nervensystemen«, die nicht im Gleichgewicht sind: ein grobes, äußeres

181 August Strindberg, Inferno, Basis 1987.

182 Gérard de Nerval, Selected Writings (Ann Arbor: University of Michigan Press 1970), 115.

Nervensystem und ein feines, inneres Nervensystem. Das ist keine ungewöhnliche Idee. Viele andere Menschen, welche die Verwüstungen und Erhöhungen des zweiten Zustands erfahren haben, haben sich gefragt, ob es nicht zwei parallele Systeme geben könnte. Auf ähnliche, aber höher entwickelte Weise haben Ärzte in Tibet, Indien, China, Japan, Korea und anderen Ländern viele Jahrhunderte lang den Wahnsinn für eine schwere Störung des Gleichgewichts eines »subtilen« energetischen Systems betrachtet. Sie alle beschreiben und arbeiten mit subtilen Energien, Energiebahnen und Energieknotenpunkten, deren Existenz in der modernen Neurologie nicht anerkannt wird.[183]

Als Michaux das erste Mal eine halluzinogene Droge einnahm, zogen ihn unwiderstehlich Ideen über einen chemischen Auslöser für den Wahnsinn an:

> »Gewisse Gefühle ... erzeugen gewisse Nervengifte, welche die Kontrollinstanzen beschädigen können, wie den Thalamus, den großen Regler und Meister des Schlafes, und so manche andere Kontrollen. Aufgrund des fehlenden Widerstandes der Kontrollen kommt es zu einer Beschleunigung der Ideen, immer überstürzter, wodurch alle Zurückhaltung und Selbstkontrolle durchbrochen wird.«[184]

- Die Rolle der Neurotransmitter

Es ist durchaus stimmig zu sagen, dass das Wissen über Halluzinogene die Geschichte des Wahnsinns verändert hat. Doch die Hypothesen sind endlos. Für mindestens zweihundert Jahre fand die eine oder andere »Toxin-Theorie« Anhänger in der westlichen Medizin. Man suchte nach einem sogenannten »Toxin X«. Diese Theorie behauptet, der Körper beginne mit einer wilden, anormalen Synthese schädlicher chemischer

183 In seinem Buch über Meskalin gab Michaux an späterer Stelle einen bemerkenswerten Bericht über die unauflösliche gegenseitige Abhängigkeit beider Systeme. Er beschrieb, wie seine persönlichen halluzinogenen Erfahrungen sich über ein feines Nervensystem bekundeten, das der Physiologie des buddhistischen und hinduistischen Tantra-Systems entspricht (siehe Michaux, Die großen Zerreißproben, Die vier Welten).

184 Michaux, Unseliges Wunder, 146.

Substanzen. Später wurden Überlegungen zu Enzymen und Genen mit in die Theorie aufgenommen. Der Psychiater, der Aldous Huxley mit Meskalin bekanntmachte, war zur Überzeugung gelangt, ein relativ »schwaches« Halluzinogen (das er »Adrenochrom« nannte), normalerweise ein unbedeutendes Stoffwechselprodukt des wichtigen Neurotransmitters Adrenalin, würde sich irgendwie in toxischen Mengen anreichern. Heute gibt es viele Varianten derartiger Toxin-Theorien.

Kann es eine grundlegende Schocksubstanz geben, die im Blut entsprechend disponierter Menschen zirkuliert und als natürlicher Neurotransmitter für den zweiten Zustand wirkt?

Eine beunruhigende Tatsache ist und bleibt, dass die wirksamsten natürlichen Halluzinogene in ihrem Aufbau den Neurotransmittern homolog sind. Das bedeutet, die organischen Halluzinogene und die Neurotransmitter gehören derselben chemischen Familie an und sind gleichen Ursprungs. Es braucht nur winzige Änderungen von Atomen an der grundlegenden, fixen Struktur und aus einem Neurotransmitter wird ein Halluzinogen. So kann sich z. B. der wichtige Neurotransmitter Serotonin in das Halluzinogen Psilocybin verwandeln. Die meisten der in letzter Zeit hergestellten illegalen »Designer«-Drogen basieren auf chemischer Umordnung der Neurotransmitterstrukturen. Merkwürdig genug: Unsere unerlässlichen, kostbaren Neurotransmitter tauchen in Variationen auch »draußen« auf der Erde in Pilzen, Kakteen und Schlingpflanzen auf.

Die gegenwärtige Forschung konzentriert sich auf die Rolle der Neurotransmitter in uns. Sie scheinen es hauptsächlich zu sein, die von den Phenothiazinen beeinflusst werden, jenen Medikamenten, die Menschen in Psychose bisweilen Linderung gewähren. Viele dieser antipsychotischen Medikamente implizieren, dass ein spezieller Neurotransmitter, Dopamin, eine große Rolle bei der Auslösung von Psychosen spielt. Dopamin ist, neben Meskalin, eines der Alkaloide im Peyote-Kaktus. Aber es hat sich herausgestellt, dass die Rolle des Dopamins, das an den Synapsen der Nervenzellen verschiedene molekulare Aktionen und Reaktionen veranlasst, weit komplizierter ist als zunächst angenommen. Dopamin ist zudem nur einer von einem Dutzend Neurotransmitter, die offenkundig ungeheuren Einfluss auf die Weiterleitung von Nervenimpulsen, also auf die Schaltungen im Gehirn haben. Die besten Schätzungen gehen davon aus, dass im Gehirn und im übrigen Körper gut zweihundert solcher Substanzen zu finden sind. Wir schwimmen in Neurotransmittern.

Trotzdem gebührt dem Dopamin ein besonderer Platz unter ihnen, wie die erstaunlichen Forschungen von Dr. Oliver Sacks[185] zeigen. Seine Patienten zeigten, dass Dopamin an sich, ohne metabolische Veränderung, so kraftvoll wirkt wie irgendein Halluzinogen. Er arbeitete mit Personen, deren ursprüngliche Krankheit – Encephalitis lethargica, eine Folgeerscheinung der berüchtigten Grippeepidemie von 1918 – selektiv die Fähigkeit ihrer Gehirnzellen zerstört hatte, den Neurotransmitter Dopamin zu erzeugen oder zu speichern. Das ist auch die Pathologie des Morbus Parkinson, an dem diese Patienten in extrem hohem Maße litten. Menschen wurden plötzlich wieder lebendig, obwohl sie seit zwanzig, dreißig und mehr Jahren wie in der Zeit eingefroren waren, festgehalten in dem Moment ihres Sturzes in die »Schlafkrankheit«. Sie erlebten bis dahin nur noch traumartige Zustände und waren für die Außenwelt unerreichbar. Diese Patienten kamen plötzlich zum Leben und zurück »in die Zeit«, wenn ihnen der Neurotransmitter Dopamin in Form seines Vorläufers L-Dopa verabreicht wurde.

Obwohl die Geschichte dieser »Erweckungen« im letzten Jahrzehnt oft berichtet wurde, wartet ihre große psychologische Bedeutung noch auf Würdigung. Wie Dr. Sacks richtig sagt, sind seine Ergebnisse nicht nur »von profundem therapeutischem Interesse, sondern auch von bedeutsamem physiologischem und epistemologischem Interesse«.[186]

Wenn L-Dopa das erste Mal verabreicht wird, wirkt die Anreicherung von Dopamin im Gehirn wie ein »umgekehrtes Halluzinogen«, als Transmitter, der Menschen aus der extremen Abgrund-Situation (oder Katastrophe) mentaler und physischer Erstarrung herausholen kann. Solche Patienten schildern Transformationen, die so dramatisch sind wie die schlimmsten menschlichen Erfahrungen. Wird L-Dopa aber kontinuierlich gegeben, hat das den gegenteiligen Effekt: Man kann dann von halluzinogenen Qualen überwältigt werden, mit Albtraumgeschwindigkeit, Attacken von »Besessenheit« und manischem Bewusstsein. Dopamin besitzt also in sehr hoher Dosis, bei sich entwickelnder Übersensibilität oder

185 Sacks, Awakenings, 306.
186 Sacks, Awakenings, 211.

bei anderen Bedingungen eines cocktail-induzierten Ungleichgewichts alle Eigenschaften einer »Droge«. Je nachdem ist Dopamin entweder ein wirksames Tonikum oder ein die Psychose nachahmendes Mittel.

Ein paar Beispiele: Eine Patientin, Frau Y, die Jahrzehnte fast unbeweglich in einem verkrüppelnden Zustand schwerster Parkinson'scher Krankheit und Katatonie verbracht hatte, »explodierte« nach einigen Tagen Medikation mit L-Dopa »... und durchquerte vor ungläubigen Augen die ganze Station«. Sie begann von »Freiheit« zu sprechen, von einer viel größeren Befreiung als nur die Erlösung von körperlichen Qualen. In dieser neugewonnenen Freiheit rief sie entzückt immer wieder aus: »Ich bin eine neue Person geworden, ich fühle es, ich fühle es innerlich, ich bin wie neugeboren. Ich empfinde so viel, ich kann Ihnen gar nicht sagen, was ich alles fühle. Alles ist anders geworden, jetzt beginnt ein neues Leben.«

Ein anderer Patient unter L-Dopa hielt sich für einen Messias mit der Mission, gegen dämonische Mächte zu kämpfen. Patienten im Alter Mitte Siebzig sprachen davon, dass L-Dopa sie mit Gesundheit, Energie und »Gnade« erfülle. Sie nannten es eine »Wunderdroge«, ein »gesegnetes Mittel«, liefen überall umher und verkündeten das »Evangelium eines Lebens mit L-Dopa«. Das alles muss eine verstörende Ähnlichkeit damit gehabt haben, wie LSD-Begeisterte über ihre Droge sprachen.

Doch nach einem Monat bemerkte man, dass Frau Y leicht in Übererregung geriet, sogar durch ihr eigenes In-die-Hände-Klatschen:

> »Ihre Bewegungen waren außerordentlich rasch und kraftvoll und sie schien zwei- oder dreimal so schnell zu sprechen wie normale Sprache. Früher ähnelte sie einem Film im Zeitlupentempo oder einem Bild, das im Projektor steckengeblieben war, aber jetzt jagte sie geradezu über die Leinwand ... Ihre Reaktionsdauer ging fast gegen Null und all ihre Handlungen erfolgten augenblicklich, überstürzt und übertrieben kraftvoll.«[187]

Wieder stellen wir fest, wie *Geschwindigkeit* energisch das System vorantreibt. Sie pflegt in »Wellen« von Energie und Kraft zu kommen und

187 Sacks, Awakenings, 93.

»jede Welle steigt höher und höher bis zu einem endlosen Scheitelpunkt«.[188] Viele dieser Patienten sprachen von »Wellen, die sie durchströmten, oder davon, wie ein Boot in schwerer See von den Wogen auf- und abgeworfen zu werden. Man macht sich nur ein richtiges Bild von diesen Wellen, wenn man sich von der Vorstellung einfacher Sinuskurven trennt und stattdessen sturmflutartige Erregungen sieht, die wie Hyperbeln verlaufen, je höher, desto steiler, und die unendlich hoch werden können«.[189] Von dieser »unaufhörlichen Vermehrung neuer Erregungen« glaubt Sacks, dass das Gehirn wie »erhellt« wird.

Es überrascht nicht, dass diese Patienten, die so lange mit körperlicher Hemmung, Spasmen und Steifheit gelebt hatten, die Energie der Geschwindigkeit in ihrem Körper seltsam übersteigert erlebten. Einer von ihnen, der mit L-Dopa »angeschaltet« worden war, drückte es so aus: »Zuerst wurde ich elektrisiert, aber jetzt bin ich belebt.« All ihre »Ticks« und plötzlichen automatischen Bewegungen, einschließlich der neuerworbenen, wurden irrsinnig beschleunigt. Diese explosiven Bewegungen, die wie »Blitzentladungen« waren, wurden gefilmt und beim Playback zeigte sich, dass sie hundertmal schneller als normal abliefen. Direkt analog zu den Mikro-Operationen drückten sich diese durch den Körper aus, als »entgleistes« motorisches System.

Gleichzeitig treibt die Geschwindigkeit des Geistes den Denkprozess zu immer größerem Tempo an. Frau Y geriet episodisch in »ein kinematisches Delir, in dem Wahrnehmungen, Halluzinationen oder halluzinationsähnliche Muster einander in schwindelerregendem Tempo folgten, mehrere pro Sekunde«.[190] Bei anderen Patienten zeigten sich ähnliche Geschwindigkeiten beim Sprechen und verblüffende Leistungen bei mathematischen Berechnungen. Manche Patienten wechselten von »zärtlicher Verliebtheit in wütende, frustrierte Erotomanie«. All ihre Bedürfnisse und Verlangen waren gekennzeichnet durch das kontinuierliche Vorhandensein von Ehrgeiz, Gier und Gefräßigkeit, was das Tempo noch beschleunigte.

Diese Patienten wurden zu Karikaturen manischen Drucks. Der verabreichte Neurotransmitter Dopamin »überflutete« sie, nachdem sie ihn

188 Ebd., 50.
189 Ebd., 314.
190 Ebd., 103.

so lange hatten entbehren müssen, und sie betraten das Reich manischer, psychotischer Energie:

> »Unsere Patienten steigen höher und höher, in maßlose Höhen, werden immer aktiver, erregter, ungeduldiger, zunehmend unruhig, choreatisch krampfend, akathisisch nervös, immer mehr getrieben von Ticks, Impulsen und Juckreizen, immer hektischer, hitziger, entbrannt in manischer Leidenschaft und Begierde, in nicht zu übertreffender Gefräßigkeit mit Aufwallungen und Raserei … bis endlich der Zusammenbruch kommt.«[191]

Viele von ihnen erlebten auch das Phänomen des »Zerrissenwerdens«, die Erfahrungen des halluzinogenen zweiten Zustands, die die ganze Person erschüttern. Von einer dieser Patientinnen schreibt Dr. Sacks:

> »Manche heftigen Begierden und Leidenschaften und auch bestimmte zwanghafte Vorstellungen und Bilder konnte sie nicht mehr abtun als ›rein körperlich‹ oder völlig ›fremd‹ von ihrem ›wahren Selbst‹. Im Gegenteil, sie empfand sie in gewissem Sinn als Freisetzung, Ausdruck, Offenbarungen oder Bekenntnisse sehr tiefer, alter Schichten von sich selbst, monströse Kreaturen ihres Unbewussten, aus unvorstellbaren physiologischen Tiefen unterhalb der unbewussten, vorgeschichtlichen und vielleicht vormenschlichen Landschaften. Dies alles mutete sie unglaublich fremd an, und doch geheimnisvoll vertraut, so wie gewisse Träume. Und sie konnte diese plötzlich freigelegten Aspekte ihrer selbst nicht unbeteiligt anschauen. Sie riefen wie mit Sirenenstimmen, lockten sie, erregten sie, erschreckten sie, erfüllten sie mit Schuldgefühlen und Bestrafungsängsten; sie ergriffen sie mit der verzehrenden, zerreißenden Gewalt eines Albtraums.«[192]

Die Patienten entwickelten ihre eigenen »Dämonologien«. Sie sprachen von »Besessenheit« durch »Wesen«, die nachts manchmal auf Besuch

191 Ebd., 224.
192 Ebd., 53.

kamen, von erotischen oder satanischen Geistern, die sie verwandelten und beherrschten. Michaux wie auch William James sprachen von einem dämonischen Selbst, das aus all den zusammengestückelten Negativen von einem selbst besteht, das an die Oberfläche des Bewusstseins auftaucht. Perceval nannte es ein »perverses Selbst« und Custance sprach von Dämonen, die aus der »Rückkehr der abgewiesenen Gegensätze« bestehen. In ähnlicher Weise spricht auch Dr. Sacks von »gegensätzlichen Daseinsformen, die darum kämpfen, uns zu besitzen, sich gegenseitig zu enteignen und sich selbst zu verewigen«.

Es wurde natürlich ein gravierendes Problem, wie man die Dosierung von L-Dopa (d. h. den Dopamin-Spiegel im Gehirn) für darauf angewiesenen Menschen optimal einstellen konnte. Wenn völlig abgesetzt oder manchmal auch nur die Dosis verringert wurde, fielen die Patienten in depressive Zustände zurück, die weit quälender und behindernder waren als der ursprüngliche Zustand vor L-Dopa. In den meisten Fällen gelang es bald nicht mehr, die genaue Dosis zu finden, die weder zu groß noch zu klein war: »Sie *brauchten* L-Dopa, *aber vertrugen es nicht.*«[193]

Genau das ist die Situation Zehntausender chronisch Geisteskranker, die gegenwärtig für lange Perioden auf »antipsychotische Medikamente« gesetzt werden. In letzter Instanz wirken diese Medikamente auf die Neurotransmitter. Zunehmend sprechen Psychiater über das typische Dilemma vergeblicher Versuche, die haarscharf richtige Dosierung der Medikamente für ihren Patienten zu finden: »Mit ihnen kann er nicht leben, und ohne sie kann er auch nicht leben!« Eine zu große Dosis des Neurotransmitter-Blockers betäubt ihn. Eine zu kleine Dosis ermöglicht einen erneuten Start in den Kreislauf von Erregung und Unruhe. Es kommt gewöhnlich der Zeitpunkt, wo es keine Mitte mehr gibt und der Abstand zwischen zu viel und zu wenig nur noch ein Drehpunkt ist, der einen entweder in Erregung oder Depression stürzt. Der chronische Gebrauch antipsychotischer Medikamente bewirkt dasselbe wie die »Erhaltungs«-Dosis bei Patienten unter L-Dopa: »Seine Verträglichkeit für die Droge wird immer geringer, während sein Bedürfnis nach

193 Ebd., 56.

ihr stetig wächst. Mit einem Wort: Er gerät in den unauflösbaren Teufelskreis der ›Sucht‹.«[194]

Was bei diesen Patienten geschieht, geht auf die zweiseitige, paradoxe *Doppelwirkung* des Neurotransmitters Dopamin zurück. Dr. Sacks fasst Patientenerfahrungen zusammen, aber ebenso gut hätte er über Erfahrungen von Menschen sprechen können, die eine Überdosis Halluzinogene nehmen oder aufgrund des »Cocktails« psychotisch werden:

> »Für kurze Zeit erfreut sich der Patient mit L-Dopa eines Zustands der Vollkommenheit; locker fließen Bewegungen, Gefühle und Gedanken; Innen und Außen in harmonischer Beziehung. Dann beginnt dieser glückliche Zustand – seine Welt – Risse zu bekommen; er rutscht weg, und bewegt sich in Richtung Perversion und Verfall.«[195]

Wahrscheinlich gilt das Gleiche für viele andere Neurotransmitter. Seit Mitte der 1950er-Jahre wird dieselbe Doppelwirkung auch für den Neurotransmitter Serotonin angenommen (strukturell verwandt mit dem Halluzinogen Psilocybin und LSD). Andere Neurotransmitter, die Ähnlichkeiten mit den Amphetaminen aufweisen, scheinen ebenfalls »paradoxe« Wirkungen zu haben. Dies gilt auch für eine Menge synthetischer Drogen, wo der Amphetaminkern substituiert wurde. Solch eine Droge ist Ketamin, ein anerkanntes Mittel in der Pädiatrie und Veterinärmedizin, das in einer bestimmten Dosis als Anästhetikum wirkt, aber bei einem Zehntel dieser Dosis ein starkes Halluzinogen ist.

Aber die Situation ist noch weit komplexer, denn es sind nicht etwa einzelne Neurotransmitter, die verantwortlich wären. Alle Neurotransmitter arbeiten in einem Netzwerk zusammen, wie in einem *Konzert* vieler Neurotransmitter. Wenn irgendeiner zu viel oder zu wenig vorhanden ist, passen sich die anderen dieser Lage an. So entstehen neue Muster oder Profile von Neurotransmittern. Die verschiedenen Neurotransmittersysteme sind miteinander in prekärem Gleichgewicht. Greifen wir in eins dieser Systeme ein, beeinflusst das die Funktion von anderen und bringt

194 Ebd., 223.
195 Ebd., 220.

das gesamte Netzwerk aus dem Gleichgewicht. Der »Cocktail« einer Person, die in die Psychose eintritt, ist ein alchimistischer Vorgang, der das Gleichgewicht des ganzen Netzes stört. Dadurch verwandeln sich natürlich vorkommende neurochemische »Weckmittel« in Gifte.

Aber genau auf welche Weise Neurotransmitter den Geist beeinflussen ist unbekannt. Doch weist alles darauf hin, dass sie die *Rhythmen* des Gehirns und des übrigen Körpers beeinflussen. Die Moleküle des Dopamins und anderer Neurotransmitter haben im Gehirn nur eine Wirkung: Sie erregen oder hemmen Nervenzellen und kontrollieren so die »Feuerungsmuster« der Nerven. Es gibt Tausende solcher Muster des Abfeuerns von Nervenerregungen im Gehirn und anderswo. Überall gibt es Aktivitäts-Muster und -Rhythmen. Es gibt die Menstruations-, Atem- und Herz-Rhythmen, sowie zelluläre Oszillationen. Sogar die Organellen im Innern der Zellen rotieren und vibrieren, wie man herausgefunden hat. Jedes Teilchen im menschlichen Organismus beteiligt sich an der »musikalischen« Aktivität des Körpers durch das Erzeugen rhythmischer Energiewellen.

Die Feuerungsmuster im Gehirn können, wie leicht nachzuvollziehen ist, durch von außen kommende Sinnesreize stimuliert werden. Man weiß recht gut, dass Lichtblitze, pulsierende Töne, Berührungen, Gerüche oder Geschmacksreize rhythmische Nervenaktivitäten auslösen, steuern und beherrschen können. Zum Beispiel dient wiederholtes Trommeln, auch als »Trancetrommeln« bezeichnet, in vielen Variationen überall auf der Erde dazu, persönliche Rhythmen zu überlagern, zu verdrängen und neue Rhythmen an ihre Stelle zu setzen. Man braucht nicht lange klassische indische Musik zu hören, um zu entdecken, dass sie durch komplizierte ineinandergreifende Taktmuster, Töne und Rhythmen auf die Chiffren unseres Nervensystems einwirkt und dadurch mit Emotionen arbeitet. Man hat buchstäblich bei Hunderten vokaler Techniken des Gesangs, der Beschwörung und Rezitation festgestellt, dass sie verschiedene Körperbereiche beeinflussen und den Geist durch Ändern von Harmonie und Resonanzen musikalisch erregen oder beruhigen.

Ist es möglich, dass Gedanken – obsessive und tyrannische Gedanken, kreisende und trommelnde Gedanken, scharfe und grüblerische Gedanken – die Nervenbahnen zum Pulsieren bringen und dadurch die physiologischen Rhythmen des Körpers beeinflussen?

Überdies gibt es zahlreiche unterschiedliche »Hintergrund«-Rhythmen spontaner Entladungen überall im Gehirn. Selbst vom Gehirn isolierte Zellkulturen weisen spontane Entladungsrhythmen auf. Solche Aktivität scheint das eigentliche Wesen des zutreffend genannten »nervösen« Gewebes zu sein. Die Rhythmen von Gehirnzellen haben meist Aktivitätszyklen. Manche von ihnen, die »zirkadianen« Rhythmen, beziehen sich auf Tag und Nacht, hell und dunkel. Diese Rhythmen sind auch mit dem Ablauf der Jahreszeiten verknüpft. Andere Zyklen vollziehen sich im Stunden-, Minuten-, Sekunden- oder Mikrosekundentakt. Man vermutet nun, dass viele dieser Zyklen vom periodischen »Puls« der Neurotransmittersubstanzen oder neuronalen Botschafter-Proteinen oder pulsierenden Hormonausschüttungen in Gang gehalten werden, anscheinend durch unendlich komplexe Feedback-Schleifen oder Selbstregulierungsmechanismen. Und sie alle stehen in Beziehung zu den Zyklen und Geschwindigkeiten der Körperorgane.

Wenn ein Halluzinogen in den Körper kommt oder der die Psychose auslösende »Cocktail« ein neuro-chemisch-elektrisches Ungleichgewicht erzeugt, dann bestimmt dieses über die inneren, »unbewussten« Körperrhythmen und plündert sie aus. Das Ungleichgewicht bringt Rhythmen an die Oberfläche. Es verstärkt verborgene Rhythmen, synchronisiert und übersynchronisiert archaische phylogenetische Rhythmen, »rekrutiert«[196] und sammelt schwächere, nicht fühlbare Vibrationen bis wogende Wellen und Schwankungen daraus werden, die dann das Tempo des »Denkens« antreiben und rhythmisieren. Neue, schnellere neuronale »Schrittmacher« werden dominant; ihnen muss das Denken jetzt gehorchen. Der normale Gedankenstrom – fließende Ideen, Bilder, Gedanken, Erscheinungen, Tagträume – wird unterbrochen durch bisher unbekannte Rhythmen. Diese neuen Wellen mit ihren stürmischen Frequenzen überrennen die normalen Frequenzen und »erschließen« das Nervensystem für Aktivitäts-Geschwindigkeiten, die bis dahin latent ge-

196 Das Phänomen der »Rekrutierung«, wie das in der Neurophysiologie genannt wird, ist ein interessantes Beispiel. Wenn man das aufsteigende Nervensystem, das zur Großhirnrinde führt, mittels eines elektrischen Impulses erregt, reagiert die Rinde mit einem Bündel elektrischer Wellen, die synchronisiert werden und immer größere Wellenformen erzeugen. Diese Reaktion tritt nur auf, wenn der Impuls in einem engen Frequenzbereich bleibt. Sie wird durch Anästhetika (Barbiturate) stark begünstigt.

blieben waren. Dieses Tempo hallt durchs ganze Nervensystem und wird als Wellen und Schwingungen direkt fühlbar im Körper und Geist.

Für Michaux verändern sich der »zeitweilig Verrückte« (berauscht vom Halluzinogen) wie auch der unfreiwillige Verrückte, der von einer Psychose eingenommen wird:

> »Doch ob es sich um eine Stunde oder zehntausend Stunden handelt: Beide erleben die Agonien desselben Übels, sie sind in demselben unerklärlichen Meer, eine allgegenwärtige aufgewühlte See, von der es kein Entrinnen gibt; überall sind Wellen. Es ist, als wäre man selbst ein Meer, wie auch im Meer oder von Meeren durchflutet, ein Meer von Dingen, von Zeit, von Raum, eine neue Welt mit allzu vielen Variablen, wo die Idee in der Welle ist. Beobachtung und Urteil sind in der Welle, Dinge und Koordinaten sind in der Welle und zugleich in winzigen, fast nicht wahrnehmbaren, ungenauen Variationen-Schwingungen, die immer mehr sind, übermächtig viele, die das Bewusstsein belästigen und es daran hindern, sich dem Wellenphänomen zu entziehen, wo alles schwankt und schwingt. Ein fantastischer Tumult, ohne Grenzen, ohne Schranken, alles überfallend und trotzdem bleibt es geheim und unerforschlich. Stöße, die Stöße hervorrufen, ein Tumult, der alles mitreißt, der erregt und Aufregung provoziert, Aufregung um ihrer selbst willen, die den Geist schleudern und schlingern lässt in unaufhörlichen verkehrten Kurven.«[197]

So tritt man hingerissen und gefangen von Wellen in den zweiten Zustand ein.

Der »zweite Zustand« der enthemmten Mikro-Operationen

Im zweiten Zustand sind die Mikro-Operationen frei und ohne Widerstand. Die zunehmende Geschwindigkeit des Geistes hat sie freigesetzt und enthüllt. Im Normalzustand wirken sie unter der Oberfläche des vergleichsweise mühsamen Prozesses makrooperativen Denkens. Aber

197 Michaux, Light Through Darkness, 138.

unter den Bedingungen von Ungleichgewicht und Beschleunigung beginnt sich das normalerweise verborgene Gewebe der Mikro-Operationen zu zeigen. Sie erscheinen eine nach der anderen. Zuerst kommt die Geschwindigkeit, dann die Wiederholungen, dann die Vervielfältigungen und so weiter. Bald arbeiten sie alle gleichzeitig. Das Ergebnis ist die totale Ver-rückung, außerhalb der Zeit, an fremdem Ort, wo man mutterseelenallein ist, nur in Gesellschaft der unheimlichen Wesen, die durch infernalische Belebung erzeugt werden.

Michaux nannte dies eine andere »Zone« des Bewusstseins. Im Grunde ist es eine neutrale Zone, wo pure Unbeständigkeit einziges Gesetz ist, gleichgültig und gefühllos gegenüber dem kometenhaften Erscheinen und Verschwinden von Gedanken und Bildern. Zuvor haben wir das die »Wachzone« genannt, in der alle geistige Aktivität mit unglaublicher Klarheit und Genauigkeit gesehen werden kann. Aber diese Erfahrung eines Zustands der grundlegenden Intelligenz ist ebenfalls »instabil« und dauert in aller Regel nicht sehr lange.

Fast immer wird diese neutrale Zone von »Faszination« gefärbt. Michaux sagte: »Wahnsinn mag eine physische, biologische Erscheinung sein; auf jeden Fall ist er auch Faszination.« Jeder kennt in sich die Möglichkeit, fasziniert zu werden, etwas »nicht aus dem Kopf zu kriegen«, sei es eine Melodie, eine Person, ein Bild, eine Ahnung, eine Furcht, einen Impuls. Die Intensität dabei kann sehr unterschiedlich sein.

Aber im zweiten Zustand erlebt der Mensch das vielleicht extremste Gefühl, durch ein Objekt »absorbiert« zu werden; unwiderstehlich von etwas Wirklichem oder Vorgestelltem angezogen, ergriffen und festgehalten zu werden und ihm machtlos ausgeliefert zu sein, wie behext. Die Konzentration wird gefesselt. Als sich John Perceval die Erscheinung einer nackten Frau zeigte und ihn drängte, ihr zu folgen, bedurfte es all seiner Stärke und Willenskraft, seine Aufmerksamkeit gewaltsam von ihr loszureißen. Auch Michaux begegnete »Wesen«, vor denen es anscheinend kein Entrinnen gab. Wenn sie seine Aufmerksamkeit »erhaschten«, »fixierten« sie ihn mit ihrem Blick dermaßen, dass er meinte, er habe keinen eigenen Willen mehr.

Von L-Dopa veränderte Patienten sprechen von einer *Krise der Faszination*. Sie zeigten oft ein »unkontrollierbares Beobachten«, wo sie das erblickte Objekt visuell ergriffen und festhielten, »nicht imstande loszulassen, bis es aus dem Gesichtsfeld verschwand«. Einer sagte: »Es war einfach unheimlich. Meine Augen waren unter einem Bann, wie behext oder so etwas, wie ein Kaninchen vor der Schlange.« Ein anderer Patient »stellte fest, dass seine gesamte Aufmerksamkeit auf irgendein Objekt konzentriert werden musste, das den Blick auf sich zwang. Dieses Phänomen wurde ›Faszination‹, ›Bann‹ oder ›Hexerei‹ genannt.« Ideen, Bilder und Erinnerungen wiederholten sich wie in einer »inneren Litanei«, die »in der Krise nicht mehr aus dem Bewusstsein zu vertreiben war: Sie wiederholten sich, waren gebieterisch, überwältigend, und schlossen alle anderen Gedanken aus ihrem Geist aus.« Einige standen unter Zählzwang. Andere waren im »Nichts« vertieft. Sacks erzählt von einer Patientin im Zustand »großer innerer Ruhe und Ergebenheit; stundenlang weilte ihre Aufmerksamkeit auf jedem beliebigem Objekt oder Gedanken, die ihr in den Sinn kamen. Sie fühlte sich dann vollständig ›absorbiert‹ und ›versunken‹ bei all ihren Haltungen, Wahrnehmungen und Gedanken und verbrachte Stunden, Tage und sogar Wochen damit, friedliche Szenen aus ihrer Kindheit wiederzuerleben«.[198]

Wie immer findet alles, was im Geist abläuft, seine Parallelen im motorischen Verhalten: »Greifreflexe ... wurden übertrieben und führten zu zwanghaftem Greifen und Tasten der Hände, und zu einer starken Neigung, an allem haften zu bleiben, was sie berührten.«[199]

Bei der Faszination wird die neutrale Zone – als ob sie fixiert würde – in verschiedene Arten des Bewusstseins »aufgesplittert« in verschiedene Zustände, Unterzonen oder Unterabteilungen des Bewusstseins. Das kann durch Fixierung auf einen Anblick, Klang, Geschmack, Geruch, eine Körperempfindung oder geistige Empfindung geschehen. Jede Empfindung kann zu einem gebannten Bewusstsein werden, zu einer »Trance«-Zone. Diese Trancezonen gehen normalerweise fluktuierend ineinander über. Das scheinbar einheitliche Bewusstsein des »Normal«-Zustandes wird im zweiten Zustand an den Nähten zerrissen und jeder Teil kann unabhängig fixiert und in Trance versetzt werden. All diese fixierten Bewusstseinszustände lassen sich im Phänomen der Psychose deutlich beobachten, wo man stundenlang »ins Weite« schaut, aufmerksam auf Be-

198 Sacks, Awakenings, 153.
199 Ebd., 222.

fehle aus der Ferne horcht, sich in einem Körperteil eingesperrt fühlt oder glaubt, einem Körpergeruch nicht entkommen zu können.

Absorption im Bewusstsein der Gedanken und Vorstellungen kann eine besondere Form der Verzückung hervorrufen. Donald Crowhurst berauschte sich, verloren zwischen Himmel und Erde bei seinen einsamen Berechnungen und Täuschungsmanövern, am »Kreisen« der Gedanken und immer wiederkehrenden Ideen, ähnlich fixiert und hypnotisiert wie ein autistisches Kind, das sich in den Wiederholungen des Klopfens und Drehens »verliert« (auch »Spinnen« genannt). »Sich verlieren« bezieht sich in diesem Zusammenhang auf eine betäubende Erfahrung des Geistes-der-den-Geist-beobachtet, der-den-Geist-beobachtet-der-den-Geist-beobachtet ... bis ins Unendliche.

Aber nur die Faszination oder Absorption in bestimmte Ideen führt in die Zone des Bewusstseins, die manisches Bewusstsein genannt wird. Diese Ideen weiten in der Regel die Tugenden des eigenen ICHs aus. Das ist offenbar der beliebteste Bereich für Wahnideen. Der Mensch im zweiten Zustand steht unter dem Druck der Mikro-Operationen und seine Welt weitet sich immer weiter aus bis zum Maximum, ins Unermessliche, ins Unendliche. Er kann das nicht »kontrollieren«, wie Michaux sagte. »Das Unermessliche ist um ihn, in ihm, über ihm. Das Unermessliche durchdringt ihn.« Sein Nervensystem ist offenbar wie eine Hyperbel gebaut, es »geht bis an die Grenze«. Michaux fährt fort:

> »Aber schau, jetzt verdirbt er alles... Er versucht, eine persönliche Beziehung damit herzustellen. (Das kann man ihm kaum vorwerfen. Er ist einfach dazu gezwungen.) Er versucht, einen passenden Platz zu finden für diesen Exzess und damit zu leben. Wie findet sich ein passender Platz für Exzess? Ein wesentlicher Exzess. Arbeit erscheint ihm plötzlich trivial (wie auch andere Menschen). Er ist ja der Herrschende, der Souverän ... Noch eine kleine Weile (wie könnte er widerstehen?) und schließlich – unfähig dieses erstaunliche Monopolisieren und diese gewaltige Größe noch länger nicht-fixiert, unpersönlich, anonym zu lassen – überwältigt dieses würgende Geheimnis ihn, den einfachen Mann, der ans

Vereinfachen glaubt und der glaubt, er habe verstanden, und er erklärt sich für Napoleon.«[200]

Oder er erklärt sich für einen Heiligen, einen Messias, eben den »Größten« von irgendetwas. Er muss sich einfach einen Namen geben! Diese Invasion der Herrschaft, die ihn mit Exzellenz füllt, darf nicht unbeschäftigt bleiben.

In kaskadenförmiger Ausweitung, ohne aufzuhören und aufhören zu können, weitet er sich maximal in jede Vorstellung von sich selbst. »Keine von ihnen kann er passieren lassen, ohne sich in sie zu ergießen, ohne sich in ihr vollkommen auszustrecken.« Alle Erforscher der menschlichen Natur haben auf eine schlafende, potentielle »Allmacht« in uns hingewiesen, einen Raum, den Napoleon füllen kann. Unschwer lässt sich herausfinden, wie dieser Raum, der jetzt vom manischen Bewusstsein energetisiert wird, entstanden ist. So Michaux:

> »In seiner Kindheit hatten, wie bei vielen anderen, seine Fantasien von Größe freie Bahn. Wonach sehnt sich das Kind? Alles zu sein, alles zu besitzen, alles an sich zu ziehen, alles zu schmecken, alles zu besiegen, alles zu wissen, alles zu steuern. Von allen geliebt zu sein, von allen anerkannt zu sein. Nicht weniger als das. So ist das Kind der Menschen. Es reicht, Dutzende von Delirien der Großartigkeit und Tausende von Megalomanien zu erzeugen. Die Menschheit wird immer reichlichen Nachwuchs haben.«[201]

Man stelle sich eine Bettlerin vor, die auf der Straße lebt, behängt mit diversen Beuteln, die ihre letzten Habseligkeiten enthalten. Sie nennt sie ihre »Objekte der Macht«. Sie ist völlig mittellos, demonstriert aber ihre Unabhängigkeit. Ohne Scham bittet sie um Geld für ihre »heilige Sache«. Sie hat eine »wichtige Mission zu erfüllen« und eine »Notfall-Botschaft« zu überbringen, die nur sie übermitteln kann. Eine Botschaft, die »die ganze WELT angeht«, die ihre Brust anschwellen lässt und die aus ihr herausbrechen möchte. Schutz zu suchen ist unter ihrer Würde, sagt sie.

200 Michaux, Light Through Darkness, 178.
201 Ebd., 180.

Sie ist in ein Extrem der Befriedigung und des Stolzes eingetreten, weil sie der ehrwürdigen Tradition der Wanderasketen beigetreten ist. Sie genießt die »Freiheit der Straße« und prahlt vielleicht sogar damit. Sie schimpft auf die Autoritäten und wird sogar ihr Leben opfern, um deren Machtmissbrauch anzuprangern. Dabei erklärt sie sich zur »kämpfenden Jungfer«. Es ist einfach unangemessen und sogar irreführend, hier von Selbstüberschätzung oder Größenwahn zu sprechen. Tatsächlich leidet sie unter dem Wahn des Enormen, unter überschießender Energie, die sich maximal ausdehnt und wo alles von Wogen delirierender Expansion erfasst wird.

Die Qualen des Autismus – Brücken des Verständnisses

Michaux, der Schriftsteller, Maler, Musiker und Wissenschaftler von einzigartigem Talent, wurde oft als »Genie« bezeichnet. Aber da war immer etwas »anders« bei ihm. Er mied den Ruhm wie die Pest. In einem Alter, wo Künstler für sich werben müssen, tat er genau das Gegenteil. Auch als er in Pariser Künstlerkreisen schon sehr bekannt geworden war, gab er nur sehr selten ein Interview, wollte keine Fotos von sich veröffentlicht haben und war meist nicht zu erreichen, außer für die engsten Freunde. Viele Jahre lebte er in einem kleinen Zimmer in einem bescheidenen Hotel. In die Cafés ging er selten, mied die Versammlungen der Intellektuellen, und als er schließlich, verspätet, im Jahre 1965 mit einem der höchsten Literaturpreise Frankreichs ausgezeichnet wurde, dem Grand Prix National des Lettres, lehnte er ihn ab. Viele hielten ihn einfach für exzentrisch. Andere mutmaßten ein tiefsitzendes Leiden. Wenige wussten wirklich etwas von ihm, außer von seinem fast schon legendären Hang zur Askese. Mit einem Wort: Er lebte mitten im Herzen von Paris wie ein Einsiedler.

Doch jeder, dem Henri Michaux begegnete, war berührt von seiner würdevollen Präsenz und Aufrichtigkeit, wie ein Richter. Dichter der jüngeren Generation, die ihn um Rat fragten, sprachen von seiner Demut und Liebenswürdigkeit. Als der junge Allen Ginsberg auf dem Weg nach

Indien in Paris Station machte – dreißig Jahre, nachdem Michaux dorthin gereist war –, gelang es ihm, Michaux zu treffen. Er beschrieb ihn später als einen »Mann, der wie alle Genies eine natürliche Herzlichkeit ausstrahlte und bei dem man sich sicher sein konnte, dass er Begeisterung, von Herzen kommende Empfindung, Humor und auch die komischen Seiten des Lebens zu schätzen wusste, wenn sie nur echt waren … Er war eine Wohltat für unseren Planeten.«[202]

Michaux zeigte großes Mitgefühl und Anteilnahme an Menschen mit extremen psychischen Leiden. Er nannte sie die »Unglücklichen« oder auch »Brüder - Brüder, die nicht wissen, dass sie Brüder sind; die glauben, keine Brüder mehr zu haben«. Offenbar fiel es ihm leicht, sich mit ihnen zu identifizieren. Meskalin hatte ihm den Zugang zum Wahnsinn eröffnet. Daher konnte er sich an die Stelle versetzen von all jenen, die in einer Psychose leben, und ihre Qualen nachvollziehen. In fast jedem Buch, das Michaux nach Beginn seiner Drogenexperimente verfasste, wirft er ein Licht auf die Natur der Psychose. In den Jahren seiner halluzinogenen Forschungen verstand er sich mehr und mehr als Dolmetscher für jene in Psychose, und zuzeiten schien er das als seine Mission zu betrachten. Er sagte: »Ich spreche in ihrem Namen.« Perceval sagte: »Ich bin das Sprachrohr für die Stummen, die nicht für sich selbst sprechen können.« Dieses mitfühlende Handeln, die eigenen erschütternden Erfahrungen anderen als Wissen zur Verfügung zu stellen, ist allen in diesem Buch beschriebenen Charakteren gemeinsam.

Michaux war psychische Not nicht unbekannt. Seine Kindheit war reich an seelischen Schmerzen. Er schrieb manchmal traurig darüber: »Es stieg herauf aus dem Bauch der Erinnerung, aus den Tiefen meines Wesens, aus den Tiefen meiner Kindheit, die nie erhielt, was ihr zustand. Drei Jahrhunderte leben würde nicht ausreichen, um sie zu befrieden – so groß war ihre Not.«[203]

Er kam in der kleinen belgischen Stadt Namur zur Welt, in einer einfachen Familie, die ihn recht unfreundlich behandelte. Er sagt, dass er für beide Eltern ein »Unberührbarer« gewesen sei und er überall um sich herum Kälte und emotionalen Rückzug spürte. Seine Mutter sagte

202 Henri Michaux, By Surprise (Madras: Hanuman Books 1987). Aus der Einführung von Allen Ginsberg.

203 L.A. Velinsky, Henri Michaux (New York: Vantage Press 1977), 89.

sogar zu ihm: »Ich wünschte, du wärest nie geboren.« Er erschrak und zog sich zurück: »Seit dem Alter von sechs Monaten war ich völlige Verweigerung... Ich grub dem Leben die Zähne ins Fleisch.«[204] Er habe sich »zu einem Ball zusammengerollt«, Augenkontakt vermieden und sich tief in sich selbst vergraben, um fantastische Träume einer »Perfektion« zu träumen, die nur in ihm selbst erreichbar war. So gut er konnte, versuchte er schon mit fünf, völlig autark zu sein.

Seine persönliche und geheime Disziplin als Kind war, jeden intimen Kontakt mit der Welt abzuweisen. Er wurde die Personifizierung dessen, was er später »Verweigerung« nannte: »Die dicken Lippen des Buddhas geschlossen für Brot und Worte.« Er sagte: »Je mehr ich auf meine Kindheit zurückblicke, desto stärker ist das Gefühl, dass ich ein Fremder im Heim meiner Eltern war. Meine ersten Worte waren der Schrei: Ich bin ein Findelkind!«[205] Seine Eltern wussten nicht, was tun. Sie zogen Ärzte zu Rate, die ihnen empfahlen, ihn von zu Hause weg in eine kleine Schule auf dem Land zu schicken, wo ihn das raue Leben vielleicht stimulieren würde. In der Tat gab es dort Zugang zu seiner Welt und er ließ es zu, gezähmt zu werden: »Die Perfektion ging; Esslust und Verstehen kamen. Mit sieben Jahren lernte er das Alphabet und aß.«[206]

In der Zeit vor seinen Meskalin-Versuchen schrieb Michaux oft Geschichten über sich selbst (wie über »jedermann«) mit fiktiven Figuren. Zwei von ihnen sprechen ergreifend über Verweigerung:

> »Bevor er die Schwelle der Jugend überschritt, war er ein hermetischer, selbstgenügsamer kleiner Ball, ein dichtes und aufgewühltes Universum, das allem verschlossen war: den Eltern, der Zuneigung, den Dingen, deren Spiegelung und deren Existenz – außer, wenn sie sich mit Gewalt gegen ihn wendeten. Denn ›sie‹ hassten ihn; ›sie‹ sagten, er würde nie ein Mann werden ...«[207]

Das Endergebnis dieser Haltung wird durch einen anderen Charakter beschrieben:

204 Ebd., 5.
205 Ebd., 5.
206 Ebd., 6.
207 Ebd., 4.

»Ich bin so schwach – früher war das ganz extrem so –, dass ich, wenn ich überhaupt mit jemandem geistig übereinstimmen könnte, sofort von ihm unterworfen, aufgesogen und völlig abhängig von ihm werden würde. Aber ich passe scharf auf, denn ich bin auf den Tod entschlossen, immer exklusiv ich selbst zu bleiben. Durch diese Disziplin habe ich jetzt eine immer bessere und bessere Chance, niemals geistig mit irgendjemandem übereinzustimmen und frei durchs Leben gehen zu können.«[208]

Jahre später zeigt sich der Schmerz zwischenmenschlicher Konfrontation unter Meskalin in vollem Maße:

»Das Strahlen im Blick (gesunder Leute) schmerzt wie eine zu scharfe Dusche. Ich möchte die Last ihrer Blicke ablegen können, die übrigens weder besonders forschend noch missbilligend noch böse sind. Was mich stört, ist, dass ich dem Druck eines normalen Blickes nicht mehr standhalten kann, und daraus verstehe ich plötzlich auf neue Weise wie nötig es ist, wenn man schwach oder krank ist, sanfte, flexible Pflegerinnen zu haben.«[209]

Alle Eigenschaften, die Michaux seinen frühen Jahren zuschreibt – Angst vor Begegnung, Furcht vor Abhängigkeit von anderen, eine Art Einsamkeitsgelübde, Verweigerung, Anonymität und eine eigensinnige Selbstgenügsamkeit – sind die Haupterscheinungen des infantilen oder kindlichen »Autismus«. Aus Sicht der herkömmlichen diagnostischen Psychiatrie ist Autismus ein relativ seltener Erkrankungsprozess von Kindern und es wird heiß diskutiert, ob die Ursache im Gehirn, in den Genen oder in psychischen Anomalien liegt. Aber die medizinischen Forscher, Genetiker, Biochemiker, Verhaltenspsychologen und Statistiker scheinen sich untereinander einig zu sein, dass die autistische Störung auf eine Funktionsstörung des Gehirns zurückgeht, die schon bei Geburt vorliegt.

208 Michaux, Selected Writings, 193.
209 Michaux, Turbulenz im Unendlichen, 53.

Es gibt zurzeit erhebliche Missverständnisse, was die Ursprünge und die Behandlung des kindlichen Autismus betrifft. Man forscht auch bei dieser Krankheit hartnäckig nach einem genetischen »Marker« und wer einen solchen entdecken würde, könnte sich der höchsten wissenschaftlichen Ehren sicher sein.

Aber irgendetwas ist verdächtig an dieser Behauptung genetischer Determination, die auch zunehmend für Psychosen, Paniksyndrome, viele Süchte und Zwänge, Depressionen, ja sogar für Einsamkeit aufgestellt wird. Die großen Fortschritte in der Gentechnologie könnten jeden Forscher einschüchtern, der eine andere Sicht als die genetische Verursachung hat. Ebenso einschüchternd sind die zu erwartenden bitteren Reaktionen der Eltern autistischer Kinder, die befürchten, dass jede andere Erklärung außer der genetischen benutzt werden wird, um ihnen die »Schuld« zu geben. Zudem spielen auch politische Gesichtspunkte in die Autismus-Debatte hinein, da die Wissenschaftler um knappe Forschungsmittel und Prestige konkurrieren.

Dieser politische Aspekt wird deutlich, wenn man sich die Arbeiten des Verhaltensforschers und Nobelpreisträgers Niko Tinbergen vergegenwärtigt.[210] Von ihm stammt die beeindruckendste und genaueste je durchgeführte Beobachtung autistischer Kinder. Sie beweist, dass Genesung durch intensive menschliche Zuwendung möglich ist. Trotzdem haben die Experten sein Werk bisher vollständig ignoriert und man findet in der umfangreichen Literatur über Autismus so gut wie keine Hinweise auf seine Arbeiten.

Worum es natürlich in erster Linie geht, ist die Behandlung und Betreuung autistischer Kinder. Die Anhänger der genetischen Hypothese müssen notwendig zu der Auffassung gelangen, dass autistische Kinder prinzipiell unheilbar sind, es sei denn, ihr genetischer und biochemischer Code würde entschlüsselt. Sie plädieren für Medikamente als einziges Mittel, diese Leiden zu lindern. Die Forscher aber, die sich nicht der genetischen Sicht oder der Hypothese eines Hirnschadens anschließen, stützen sich auf ihre Erfahrung, dass autistische Kinder vollkommen gesund, ja sogar wirklich brillant werden können und dass intimer zwischenmenschlicher Kontakt dies möglich macht. Diese Forscher sind

210 Niko und Elisabeth Tinbergen, Autismus bei Kindern, Hamburg: Parey 1984.

im Allgemeinen der Ansicht, Medikamente könnten den Prozess der Genesung autistischer Kinder eher behindern.

Eugen Bleuler war es, der den Begriff »Autismus« Anfang des 20. Jahrhunderts in die Welt der Psychologie einführte. Er verwendete ihn zur Beschreibung der grundlegenden Dynamik der »Schizophrenie« von Erwachsenen und ihres primären Mechanismus, dessen Folge alle anderen Symptome sind. Aber Bleuler war stets überzeugt, autistische Mechanismen seien eine universelle Eigenschaft der menschlichen Natur und dass sich normale und kranke Menschen nur im Grad ihrer Ausprägung unterscheiden. In der Krankheit hat der normale menschliche Mechanismus ein pathologisches Ausmaß erreicht.[211]

In neuerer Zeit haben Tinbergen und seine Frau Elisabeth genaue und detaillierte Beobachtungen normaler und autistischer Kinder durchgeführt. Auch sie kommen zu dem Schluss, dass Autismus ein allgemeines menschliches Dilemma ist, eine pathologische Übertreibung innewohnender, gewöhnlicher Tendenzen der menschlichen Natur. Normale Kinder können Episoden eines »temporären Autismus« erleben, wenn sie krank sind, missbraucht werden oder gefangen sind in einem lähmenden »Konflikt der Motivation«, entweder näher hinzugehen oder zu fliehen. Noch subtiler zeigt sich bei jedem normalen Kind, wenn es auf unbekannte Menschen oder ungewohnte Situationen trifft, in geringer Intensität vorübergehend dieselbe Tendenz, sich zurückzuhalten wie beim autistischen Kind. Nur wird beim normalen Kind diese Reaktion schnell »ersetzt durch eine immer weniger gehemmte Haltung sozialer Annäherung oder Neugier«.[212] Bei autistischen Kindern dagegen bleibt das Rückzugsverhalten dominant. Sie leben fast durchgehend im Zustand der Abneigung und halten Distanz: »Es hat den Anschein, als wäre es ihre größte Sorge im Leben, Abstand zu halten. Diesem Ziel geben sie stets die Priorität.«[213] Diese Beobachtungen des Ehepaars Tinbergen lassen »ein Kontinuum erkennen, das von normalen über schüchterne, ängstliche, scheue Kinder zu sehr leicht, weniger leicht und schwer autistischen Kindern reicht.«[214]

211 Erik Stromgren, European Journal of Psychiatry 1. no. 2 (1987) 45–52.

212 Tinbergen, Autismus bei Kindern, London: George Allen and Unwin 1983.

213 Ebd., 67.

214 Ebd., 119.

Das autistische Kind kann die Rückzugs- oder Verweigerungshaltung bis zum Exzess treiben, bis zum Punkt des völligen »Sich-Abschneidens« von der Umwelt (was die kindliche oder elementare Form des »Umschaltens« ist).

> »Das Kind schaffte es oft nicht, auf Reize zu reagieren, die es normalerweise bewegen würde, hinzugehen, woran es aber seine Ängstlichkeit hindert. Die Augen schließen (Abneigung gegenüber Blicken) oder, ähnlich häufig, sich mit den Händen die Ohren zuhalten sind die mechanischen Mittel, das ›Abschneiden‹ hinzukriegen. Doch diese Kinder schützen sich auch durch ein ›Abschneiden‹ im zentralen Nervensystem. Sie weigern sich einfach zu sehen und zu hören (ohne offenkundigen Rückzug), und vielleicht sehen und hören sie dann tatsächlich nicht.«[215]

Nach dem, was Michaux uns von seiner Kindheit erzählt, brachte er besondere Aufgeschlossenheit und Verständnis für das autistische Rückzugsverhalten mit. Er war enorm sensitiv für diesen Geisteszustand in ihm selbst wie auch bei anderen. Seine Meskalin-Studien steigerten diese Sensitivität noch und sie geben dem autistischen Prozess noch eine andere Dimension und Bedeutung. Noch in einer seiner letzten Arbeiten, in der er Zeichnungen kleiner Kinder untersuchte, glaubte Michaux die »Anzeichen« oder Spuren ihres Kampfes mit dem Autismus zu sehen. Vom Anfang des Lebens an, deutet Michaux an, haben wir die Fähigkeit, uns zu »weigern«: Körper, Sinne, Emotionen und Bewusstsein zurückzuziehen. Manche Kinder sind sich dessen insgeheim bewusst als ein Gefühl für »Macht«. Und viele Kinder kultivieren aus verschiedenen Gründen diese Macht der Verweigerung in ungewöhnlichem Ausmaß. Das autistische Kind entwickelt ein immenses Repertoire von Methoden, menschlichen Kontakt zu vermeiden. Das beginnt mit dem Abwenden des Blickes, dem einzigen Schutz vor möglicher Versklavung durch andere. Selbst in den wenigen Worten, die es sich gestattet zu gebrauchen, wird das autistisch gestörte Kind sich weigern, das Pronomen »ich« zu benutzen. Es weigert sich, in einem »Ich« festgenagelt und gefangen zu werden. Michaux meinte,

215 Ebd., 67.

die embryonalen Formen autistischen Rückzugs in den Zeichnungen schon der jüngsten normalen Kinder ausmachen zu können:

> »Verweigerung. Nein zur Teilnahme, zum Essen, zum Sprechen, zum Laufen, sogar zum Spielen … Stärker als man denkt, kennt das Kind die Versuchung, sich selbst zu stoppen, sich nicht länger auf dem Entwicklungsweg, den es geführt wird, mitschleppen zu lassen. Nie endende Anstrengungen, macht es weiter? Wo soll es stoppen?«[216]

Wie Bleuler und die Tinbergens betrachtete Michaux Autismus nicht als eine bestimmte klinische Krankheit, sondern eher als einen »Wesenszug«, der aktiviert werden kann und in vielen, wenn nicht den meisten Kindern in unterschiedlicher Intensität in Erscheinung tritt. Aus dieser Sicht kann man sich den Autismus als kontinuierliches Spektrum vorstellen, vom »weichen« bis zum »harten« Typ. Möglicherweise lassen sich an jedem Menschen die Male und Narben eines mit dem Autismus durchgestandenen Kampfes entdecken. Das Werk der erwähnten Wissenschaftler macht es wahrscheinlich, dass die Genetiker, falls sie je das Gen, das für Autismus anfällig macht, isolieren sollten, es vermutlich bei uns allen finden werden.[217]

Die Krisen der autistischen Kinder – mit Schrecken, Gewalt und extremer Fixierung in einer anderen Welt – weisen sämtliche Merkmale und Zeichen eines furchtbaren Kampfes mit den störenden Mikro-Operationen des zweiten Zustands auf. Auch autistische Kinder haben ihre eigene, spezifische Grenzsituation, Intention, Anstrengung, Substanzen und Geistesabwesenheit. Sie erleben wiederholte Perioden des Ungleichgewichts, wenn sie versuchen, mit dem Geist eines Kindes mit dem zweiten Zustand und dem manischen Bewusstsein zurechtzukommen und ein gewisses Gleichgewicht zu finden.

Meskalin lässt den autistischen Zug grell hervortreten. Innerlich im Bann einer Faszination mit den Exzessen des zweiten Zustands ist man wie hypnotisiert von dessen Mikro-Operationen und der Hang zum Au-

216 Henri Michaux, Les Commencements, Montpellier: Fata Morgana 1983, 43.

217 Der Psychoanalytiker Donald Winnicott vermutet, dass sich Reste des Autismus im Phänomen des »momentanen Rückzugs« verbergen.

tismus wird übertrieben. Es sieht vielleicht wie eine extreme Introversion aus, aber eigentlich ist man am Rande autistischen »Abschneidens«. Normalerweise sind wir vor derartigem Exzess geschützt, aber »wenn die Erinnerungen nicht so fantastisch schnell und so unbemerkt wären, würden wir unser ganzes Leben in ihnen verbringen.«[218] Im zweiten Zustand schließlich senken sich Rückzug und Stille über einen, »zurückgezogen von allem Exzess in dem, was man gerade sieht und fühlt und was einfach unbeschreiblich ist. Autismus aus Ehrlichkeit.«[219]

Offenbar hatte Michaux bis weit ins Erwachsenenalter hinein mit den Resten der in der Kindheit erlittenen Narben durch autistische Disposition zu kämpfen. Seine Genesung ging nur allmählich und schmerzhaft vor sich. Schließlich griff er zum Schreiben und Malen als den Mitteln, durch die er sich heilen zu können glaubte. »Leser beunruhigen mich«, sagte er. »Ich schreibe, wenn Sie so wollen, für den unbekannten Leser … Ich schreibe, um über mich selbst hinwegzuwandern …, um durch mich hindurch zu reisen. Malen, komponieren, schreiben, durch mich hindurch reisen – das ist das Abenteuer, lebendig zu sein.« Aber es gab auch Zweifel: »Ich zögerte, weiterzuschreiben. Denn ich wollte geheilt werden, so vollständig wie möglich, und herausfinden, was letztlich unheilbar ist.« Aber erst als Michaux mit Meskalin zu arbeiten begann, entdeckte er, was wirklich »unheilbar« ist. Auf diese Weise kämpfte er mit den universellen Wurzeln des Autismus, die er in sich selbst vorfand.

Mit zwanzig Jahren hängte er sein Medizinstudium an den Nagel und verließ seine Heimat in Belgien. Er verdingte sich für zwei Jahre als Seemann auf einem Kohlenfrachter im Nord- und Südatlantik. 1928 reiste er in den Bergen und Dschungeln Ecuadors. Das Jahr darauf finden wir ihn in der Türkei, Italien und Nordafrika. Einige Jahre später machte er, nachdem beide Eltern gestorben waren (im Abstand von nur zehn Tagen), erst wirklich Ernst mit dem Reisen. Ein Jahr verbrachte er in Indien, vor allem in Kalkutta und Südindien, dann begab er sich nach Nepal, um schließlich Ceylon, China und Japan zu besuchen.

Indien änderte sein Leben. In Indien studierte er wahre spirituelle Wege, nicht nur die »kreativen« Methoden, die er für sich selbst erarbeitet hat-

218 Michaux, Die großen Zerreißproben, 24.
219 Michaux, Light Through Darkness, 45.

te, sondern auch die alten Wege. Er reiste allein. In Nordindien lernte er Hatha-Yoga und Atemkontrolle (Pranayama) bei einem Lehrer, den er als »meinen Yogi Guru« bezeichnete. Über diesen Mann, der Michaux in mancher Hinsicht vielleicht sehr ähnlich war, schrieb er: »Dieser ungewöhnliche Mann, dessen unglaublicher Brustkorb viele Liter Luft aufnahm, um sie dann in seiner Seele zu verteilen, und der trotz seiner achtzig Jahre sehr jung wirkte, hatte nichts von einem Heiligen an sich. Er stand über dem menschlichen Elend, eher unerreichbar als gleichgültig, mit einer fast unsichtbaren Güte. Irgendwie drückte sich in seiner Erscheinung ein verhaltener Schmerz aus, wie bei Menschen, die unter Größenwahn leiden und mehr Talent als Charakter besitzen.«[220]

In Südindien lernte Michaux unter den Tamilen bei einem anderen Meister, der nachhaltigen Einfluss auf sein Leben ausübte und dessen Lehre all seine Schriften und seine Psychologie prägte, möglicherweise mehr, als er es selber bemerkte. Es war Ramana Maharshi: Ein Zurückgezogener wie Michaux, der sich schon mit 16 für lebenslange Einsamkeit und Meditation entschieden hatte und bereits in mittleren Jahren den Ruf eines Hinduheiligen genoss. Damals kamen die Samen der Meditationspraxis endgültig ins Leben von Michaux. Noch im Alter von 73 sagte er von Indien: »Inzwischen weit weg, kommt es zurück und absorbiert mich für Augenblicke, lange Augenblicke. Dieses Land, in dem ›tiefer Friede‹ ein höchster Wert war, hat mich nicht verlassen. Tiefe Invasion. Verzögerte Invasion, die zurück an die Oberfläche kommt.«[221]

Aus Asien zurückgekehrt, ließ er sich in Paris nieder, wo er auf neue Weise begann, mit seiner persönlichen »Schwäche« zu arbeiten, wie er es nannte. Seine Schriften gewannen eine weitere, mystische Dimension: Er schrieb Berichte über magische Länder, von Kulturen, die wie Persönlichkeiten waren und von Menschen, die Zivilisationen verkörperten. Seine Reisen hatten ihm eine globale Perspektive vermittelt: »Der Mensch braucht ein langfristiges Ziel, das über sein kurzes Leben hinausgeht. Ein Training statt ein Hindernis für die kommende planetare Zivilisation.«[222]

220 Henri Michaux, A Barbarian in Asia, New York: New Directions, 1949, 57.
221 Velinsky, Michaux, 106.
222 Michaux, Barbarian in Asia, vi.

Anfang Vierzig heiratete er. Seine ganze Welt »öffnete sich«, eine neue Dimension der Existenz offenbarte sich, eine spielerische Leichtigkeit, von der er zunehmend gemeint hatte, sie wäre angeboren unerreichbar für ihn. Der Glaube hatte sich in ihm festgesetzt, für so etwas sei er nicht geschaffen. Mit seiner jungen Frau war er uneingeschränkt glücklich. Doch während der Hungerzeit im besetzten Frankreich des Zweiten Weltkriegs erkrankte sie an Tuberkulose. Später reisten sie zusammen nach Ägypten, wo sie sich erholte. Doch nach siebenjähriger Ehe starb sie an Verbrennungen durch einen Brand. Eine Komplikation hatte zu einem winzigen, doch tödlichen Blutgerinnsel geführt. Michaux hatte seinen einzigen wirklichen Gefährten verloren. Nach dieser Tragödie zog er sich wieder zurück und »schrieb immer weniger und malte mehr«. Wenn er schrieb, waren es eindeutig Klagelieder. Ein paar Jahre später, er war schon 56, trat Meskalin in sein Leben.

Im Grunde war er nicht der Typ Mensch für halluzinogene Drogen. Seine Lebensführung war gemäßigt, fast asketisch. Er sagte, er gehöre »eher zu den Wassertrinkern. Niemals Alkohol. Keine Stimulantien, seit Jahren keinen Kaffee, Tabak oder Tee. Ganz selten einmal Wein und dann wenig. Mein ganzes Leben gemäßigt im Essen und Trinken. Ich kann es nehmen oder verzichten. Vor allem verzichten.«[223]

Kurze Zeit, nachdem Michaux seine Forschungen mit Meskalin und anderen Halluzinogenen begonnen hatte, änderten sich seine Lebenserfahrung und seine Sicht auf die Welt noch einmal. Diese Änderung setzte sich noch lange fort, nachdem er die Drogenversuche unterließ; sie festigte sich und reifte in den nächsten 30 Jahren seines Lebens. Sehr wenigen von Henri Michaux' Lesern wurde, damals wie heute, bewusst, in welchem Ausmaß er sich auf die »Reise der Genesung« vom Autismus begeben hatte. Für diese Reise wurde er so etwas wie ein »Heiler«, im eigentlichen Sinn des Wortes, jemand, dessen ganze Intention und Energie dahin ging, »Sprachrohr« für die leidenden Menschen zu sein. Sein ganzes Leben weihte er der Aufgabe, die Natur des Geistes zu entschleiern, was bedeutete, den Wahn wie auch die Weisheit innerhalb des »desorientierten«, ver-rückten Geistes aufzuzeigen. In früherer Geschichte nannte man Menschen, die mit und für Geisteskranke arbeiteten, »Ent-

223 Michaux, Unseliges Wunder, 152.

fremdete« (Alienisten). Henri Michaux wurde ein Alienist und nur wenige Menschen haben das Wesen des entfremdeten Bewusstseins so gut begriffen wie er.

Im Drogen-Bewusstsein stand Michaux »auf der Brücke«, von der er den Wahn wie auch die Vernunft sehen konnte. Mit seiner besonderen Intelligenz war er selbst unter den heftigen Erschütterungen der Droge fähig, Vorgänge und Erscheinungen genau zu registrieren und zu unterscheiden. Seine mühevollen Selbstbeobachtungen geben uns die Gelegenheit, uns in die Torturen und die Brillanz von Menschen in Psychose hineinzuversetzen oder uns mit ihnen zu identifizieren.

Wie aber trugen die Drogenerfahrungen zu Michaux' Genesung von einer so starken Disposition zum Autismus bei? Es war ein schrittweiser Prozess. Wie er sagte, lernte er wie ein Anfänger, Schritt für Schritt, aber am Ende überstieg es alles, was er je geglaubt hatte, lernen zu können. Er nahm verschiedene Dosierungen Meskalin unter verschiedenen Umständen, die er selbst bestimmte: mal in den Bergen, mal beim Lesen, mal in einem Forschungslabor, oder auch einfach im Bett, sogar wenn er körperlich krank war.

Zuerst geschah eine »große Öffnung«. In den Tagen nach seinem dritten Experiment mit Meskalin stellte er fest, dass er gesprächiger war, weniger reserviert, weniger auf seine geliebte Anonymität bedacht: »Zum ersten Mal in meinem Leben [war ich] eher geneigt, ein Geheimnis zu erzählen, als es für mich zu behalten. Noch schlimmer. Ich konnte gar nicht warten, Geheimnisse zu enthüllen, bei denen ich mir versprochen hatte, sie nie zu offenbaren. Sie freizugeben war eine Art Ejakulation … Ich ging offen auf Leute zu und fand Gefallen, mich offen zu zeigen und zu sehen, wie sie sich öffnen.«[224]

Die verbleibende autistische Prägung, mit der Michaux bis dahin lebte, war ihm eigentlich Quelle einer gewissen Genugtuung. Er war stolz, sich nicht ganz zu geben und »einen gewissen Sicherheitsabstand zu halten«, die »Weigerung, das Geschenk zu machen«, wie er es nannte. Diese »soziale Öffnung« war nicht einfach eine Nachwirkung der Droge. Sie war das Ergebnis von Erfahrungen, die unter Drogeneinfluss auftraten, wenn er die Methoden anwandte, die »Öffnung« ermöglichen. Im Wirbel der Dro-

224 Ebd., 71f.

generfahrungen entdeckte Michaux, wie verzweifelt er an der gewohnten Position des Beobachters, Forschers und unparteiischen Berichterstatters festhielt. Von Kindheit an war das seine gewohnte »Position« im Leben gewesen. Doch jetzt wurde sie »eingerissen«, er wurde ver-rückt, »herausgeworfen aus meinem Schützengraben«. Wenn er Notizen zu machen versuchte, waren sie eindeutig die Sätze eines Wahnsinnigen.

Je mehr er seine Identität als wissenschaftlicher Beobachter festzuhalten suchte, desto stärker schien ihn die Droge zu zerreißen und zu verspotten. Michaux, in seiner Identität als untadeliger Drogenreisender, der Berichterstatter, sah sich in seiner tief verankerten Position der Sicherheit entlarvt. Seine sogenannte »Verweigerung« war eine raffinierte »Tarnungsgeschichte« für Unnahbarkeit und Unverbindlichkeit. Er erkannte, dass das Festhalten an dieser Nische Ursache seiner Qual war, nicht nur unter Drogeneinfluss, sondern auch im sonstigen Leben. Wie schmerzhaft es für diesen bescheidenen Mann gewesen sein muss, diesem versteckten Reservoir der Arroganz zu begegnen!

Im fünften Meskalin-Experiment verstand Michaux, was von ihm verlangt wurde: »loslassen, mich selbst loslassen.« Nur eine Art »Kapitulation« würde es ihm erlauben, über seine eigensinnige Hochburg hinauszugehen. Die Drogen, stellte er fest, gaben ihm eine Fülle von Einladungen und eine Art Instruktionen, wie er lernen konnte, loszulassen. (Was er bei seinen Drogenexperimenten lernte und in die Praxis umzusetzen versuchte, wurde im Abschnitt »Die Geschwindigkeit des Geistes meistern« beschrieben.)

Er lernte, wie Gedanken, Bilder und Gefühle mit der Schnelligkeit eines Vogelflugs das Fenster des Bewusstseins passieren können. Und er lernte, wie er sie »loslassen« konnte, wenn sie auftauchten, sich wiederholten, sich vervielfachten und ausbreiteten. Er lernte, an keiner der beiden Seiten eines Mikrogegensatzes festzuhalten. Er durchschaute, wie die Macht der infernalen Belebung ihn zu falschen Überzeugungen verleitete. Er lernte, die fortlaufend wuchernden neuen Identitäten aufzugeben. Er lernte die Mechanismen der »Faszination« kennen und wie man sich aus ihrem Griff löst, wie man sich dem Sog der Versuchungen verweigern konnte und vermeidet, jeder neuen Einsicht und Erleuchtung Glauben zu schenken. Er gewann Vertrauen in die Existenz einer Wachzone in den Tiefen seines Wesens. Bei allem lernte er, dass er die Stärke kultivieren musste, unabgelenkt zu bleiben, und dass dies allein ihn davor bewahren konnte, im zweiten Zustand wie ein Blatt in den Winden des Geistes umhergetrieben zu werden. Das war Michaux' Ausbildung in den Grundlagen des »Loslassens«.

»Die Bildfläche der aktuellen Wirklichkeiten, es gab nichts mehr darauf.
Die Bildfläche der Geschichte, es gab nichts mehr darauf.
Die Bildfläche der Gebietsüberwachung, Rechnungen, Ziele, es gab nichts mehr darauf.
Befreit von jedem Hass, von jeder Feindseligkeit, von jeder Beziehung.
Über Entscheidungen und Unentschlossenheiten, jenseits Erscheinungen
Hier, wo es weder zwei noch mehrere gibt,
sondern Litanei, die Litanei der Wahrheit
von Dem, von dem man kein Zeichen geben kann
jenseits Abneigung, jenseits Verleugnung, jenseits Verweigerung
JENSEITS JEDER VORLIEBE
in der Verzauberung absoluter Reinheit,
hier, wo Unreinheit weder gedacht noch gefühlt werden kann, noch einen Sinn hat,
hörte ich das bewundernswerte, großartige Gedicht,
das nie endende Gedicht,
das Gedicht der mustergültig schönen Verse,
ohne Reime, ohne Musik, ohne Worte,
das unaufhörlich das Universum abtastet.«[225]

Noch lange nach Beendigung der halluzinogenen Forschungen trug Michaux' Dichtung die Spuren seiner Erfahrungen mit den Drogen – sowohl der Qualen als auch der Ekstasen. Doch klammerte er sich nicht an seine Erfahrungen von »Erleuchtung« oder »Entgrenzung«, sie waren ihm verdächtig: »Alles das Gleiche, wie seltsam, diese Abkürzungen zu

225 Michaux, Turbulenz im Unendlichen, 75.

nehmen! Unverdiente Unendlichkeit.«[226] Als Michaux 62 Jahre alt war, sagte er: »Ich bin jetzt weniger an den Visionen interessiert, die Leute mit Drogen haben, als daran, wie sie mit ihren Erfahrungen danach umgehen, was sie später damit anfangen.«[227]

Nach mehreren Jahren des Experimentierens mit halluzinogenen Drogen nahm Michaux Abstand davon. Er hatte sich selbst bis in den innersten Kern erforscht und auch erfahren, wie gefährlich und »unberechenbar« die Drogen sein konnten. Er hielt sich an seinen eigenen Wahlspruch: »Selten sind die Wahnsinnigen, die dem Wahnsinn gewachsen sind.« Doch fragte er sich immer noch, ob nicht vielleicht kleine Dosierungen Psilocybin unter den richtigen Bedingungen für schwer autistische Menschen, die »Eingeschlossenen« oder »psychotisch Erstarrten«, eine große Wohltat wären. Falls solche Behandlungsversuche je unternommen wurden, so sind ihre Ergebnisse jedenfalls nicht veröffentlicht worden.

Die Welle der halluzinogenen Drogen ist durch eine ganze Generation geschwappt. 1975 waren es bereits rund 7,5 Millionen Menschen, die mit solchen Drogen »experimentiert« hatten, und heute ist es ein Vielfaches davon.[228] Natürlich bezog sich Michaux mit seinen »Drogen« nur auf eine sehr besondere Gruppe von Rauschmitteln: entweder die natürlichen Halluzinogene (wie sie wegen der Energie und Kraft, die sie im Nervensystem und Denken freisetzen, genannt werden) oder deren chemische Extrakte, von denen einige im Labor hergestellt worden sind (Meskalin, Psilocybin, Lysergsäure LSD). Fast dreißig Jahre lang waren sie illegal und die Begeisterung ist abgeflaut. Einige Journalisten und Wissenschaftler verschiedener Richtungen versuchen noch, die kulturellen und individuellen psychologischen Wirkungen der früheren Begeisterung zu dokumentieren. Die Geschichte des Gebrauchs der halluzinogenen Drogen ist viele Male und aus den verschiedensten Blickwinkeln geschrieben worden – aus anthropologischer, soziologischer, pharmakologischer, psychologischer und sogar politischer Sicht.

Man sollte annehmen, die Welle des Interesses an diesen Drogen habe das Verständnis unserer Kultur vom Phänomen Wahnsinn beeinflusst. Aber die Wirkung war paradox. Von den Menschen, die Rauschdrogen

226 Ebd., 232.

227 Michaux, By Surprise, xvi.

228 Jay Stevens, Storming Heaven (New York: Harper & Row 1987).

genommen haben, wurden viele neugierig über die Natur des Geistes und viele bekamen tatsächlich Angst vor ihrem Geist. Einige führten sie zu einem »spirituellen« Interesse für Meditation und ähnliche Praktiken. Manche aber fühlten sich »verwundet« von den Drogen und erfuhren in sich eine unbekannte, gefürchtete Tiefe mit Paranoia. Millionen Menschen haben ihren eigenen Wahnsinn geschmeckt und haben in unzähligen »Horrortrips« einen Blick in die Schreckenswelt ihres eigenen Ich-Wahns geworfen. Doch gleichzeitig hatten viele derselben Personen das Gefühl, eine weite, unzerstörbare Gesundheit in sich zu entdecken. Andere Experimentatoren erlebten nach der Einnahme der Drogen ein eigenartiges, depressives Gefühl der inneren Verarmung: ein schmerzhafter Vergleich und Kontrast zwischen dem gewöhnlichen Alltagsbewusstsein und der Unmittelbarkeit und Intensität der Drogenerfahrung. In ihnen blieb die vage Empfindung zurück, im gewöhnlichen Leben fehle etwas, eine Drogen-Nostalgie und schließlich Sehnsucht aus der Ferne. Einige entwickelten auch ein neues Verständnis und Empathie für Menschen, die in psychotischen Zuständen verstrickt sind, und davon zeigten sich viele als besonders geschickt in der Arbeit mit chronisch Geisteskranken.

Heute verweisen Psychiater und Psychologen nur noch selten auf diese besonderen Drogen. Die altbekannten Halluzinogene werden assoziiert mit dem internationalen Drogenhandel mit Giften, die viele Menschen extrem süchtig machen, den Opiaten Heroin, Kokain und dergleichen. Dies verbindet sich notwendigerweise mit Waffenhandel und dem Kampf, die Kontrolle in den betroffenen armen Ländern zu bekommen. Jedes Jahr tauchen neue Berichte über heimliche Drogenexperimente dieser oder jener Regierung auf, geheime Versuche, in denen Leute starben, über Pläne zu chemischer Kriegsführung, Anlegen militärischer Vorratslager, Drogenkriege und deren Verdeckung.[229]

Im Bewusstsein der Öffentlichkeit werden die Halluzinogene mit internationalem Verbrechen, Verwahrlosung, Elend und heimtückischem Vorschub für süchtig machende Gemeinschaften assoziiert. Die Welt der bewusstseinsverändernden Drogen ist eine gefährliche Welt und ist immer eine gefährliche Welt gewesen. Sogar bei den Azteken im prä-

229 Siehe z. B. Barreit vs. United States, New York Law Journal, Mai 1987.

kolumbianischen Mittelamerika, wo Halluzinogene Teil des religiösen Ritus waren, war ihr Gebrauch eingeschränkt und kontrolliert und der illegale Konsum wurde mit Folter bestraft. Mit dem Eintreffen der Konquistadoren wurden die Drogen als dämonisch angesehen, sie wurden verboten und in den Untergrund getrieben.[230] Auch heute noch werden sie in denselben Gegenden versteckt von Heilern, Curanderos und Zauberern angewandt, allerdings voller Eifersüchteleien und bitterer Rivalitäten.[231] Doch handelt es sich um dieselben Mittel, die von den ursprünglichen Gemeinschaften der Heiler in Anbetracht ihrer »Magie« und Heilkraft als »Medizin« angesehen wurden, obwohl man auch ihre zerstörerische Macht bei verkehrtem Gebrauch gut kannte. Alles hängt vom richtigen Gebrauch ab. In unseren Tagen gibt es nur noch sehr wenige, kostbare Heiler unter den Natives, die wissen, wie man diese Drogen zu Heilzwecken einsetzt.

Sogar heute noch, oder gerade heute, ist es riskant, sich über die Bedeutung der Halluzinogene zu äußern, außer auf trivialste Weise. Michaux ging dieses Risiko ein. Wer sagt, man könne von den Drogen etwas Lebenswichtiges lernen, mag beschuldigt werden, sie zu verteidigen und ihren allgemeinen Gebrauch zu propagieren, und sogar den Drogenhandel! Dieses Stigma hat zur Unpopularität von Michaux und seiner relativen Unbekanntheit beigetragen, mit Bedrohung durch Zensur in den letzten dreißig Lebensjahren.

Verglichen mit den Methoden von Henri Michaux werden heute diese Drogen oft wahllos und wie zufällig eingenommen. Das Motiv kann eine besondere Ruhelosigkeit sein (Michaux nannte das den »Ruf zur Fragmentierung«) wie auch psychische und spirituelle Gier. Historische Schriften prophezeien, dass solcher Missbrauch die Folge sein würde, wenn die alte Tradition des Heilens mit Halluzinogenen einer materialistischen Kultur enthüllt würde.[232]

Psychose ist ebenfalls eine riskante, gefährliche Welt und hat unter Umständen, wie das Reich der Drogen, wenn man sie genau untersucht,

230 R. Gordon Wasson, The Wondrous Mushroom: Mycolatry in Mesoamerica (New York: McGraw-Hill 1980).

231 Alvaro Estrada, Maria Sabina: Her Life and Chants (Santa Barbara: RossErikson 1981).

232 Ebd.

tiefe Folgen für die Person, Politik und die eigene Gesundheit. Henri Michaux wagte es, diese Drogen zu erforschen und von ihnen zu lernen – wie in alten Tagen, als man sie zur Unterweisung und Ausbildung von Heilern verwendete. Er wurde Zeuge, wie sie allmählich sein Leben veränderten. Seine Entdeckungen beschrieb er zuverlässig und regelmäßig in einer Serie von Dokumentationen, die in der Geschichte der Drogen ohne Parallele sind.

Mit 84 Jahren, ein Jahr bevor er starb, verfasste Michaux den letzten Bericht über Halluzinogene. Er war allein zu Hause und fand ein Päckchen mit Rauschgift, das ihm eine junge Frau, deren Name ihm entfallen war, vor Jahren dagelassen hatte. Was ritt ihn, es zu tun? Fast ein Vierteljahrhundert nachdem er das aufgegeben hatte, schluckte er das Halluzinogen. Und schon überkam es ihn wieder, »geheimnisvoll in Gang gesetzt«, Wellen, Ver-rückung, Verwüstungen, Furcht vorm Wahn, Notwendigkeit zu kapitulieren und auch das »große Geschenk« einer anderen Welt: »eine magnetisierte Welt, die selbst wenn nichts von ihr bleibt, als dichte Abwesenheit zu spüren ist«.[233]

233 Michaux, By Surprise, 108.

Teil 2

Mittel der Genesung

5. Inseln der Klarheit entdecken

In Teil Eins wurde die Entwicklung des Wahnsinns anhand von vier »Parabeln« der Psychose dargestellt, die uns in immer weitere »mikroskopische« Details hineinführten. Jetzt wollen wir uns wieder der möglichen Genesung vom Wahnsinn zuwenden und sie ebenfalls unter dem Mikroskop betrachten, nun aber von der stärkeren zur schwächeren Auflösung gehend: von der mikroskopisch feinen Untersuchung der Inseln der Klarheit in diesem Kapitel hin zur Makroanalyse des therapeutischen Zuhauses in Kapitel 6 und 7. In den vorhergehenden Kapiteln habe ich die universell existierenden Augenblicke der Genesung zu schildern versucht, die stets vorkommen, selbst inmitten der schlimmsten psychotischen Turbulenzen. Wenn wir diese Erfahrungen mikroskopisch genau untersuchen, stoßen wir unvermeidlich auf die Faktoren der Heilung. Diese Faktoren sind die Grundbausteine unseres Geistes, elementare Eigenschaften unseres Verstandes.

Jeder, der wieder voll von der Psychose genesen möchte, muss nicht nur die furchtbare Mikromechanik des Verrücktwerdens erkennen und durchschauen, sondern auch die Psychologie der Genesung studieren. Und auf ihre Art ist die Reise zur Heilung von Psychose ebenso aufregend und hektisch wie das Hineinschlittern in den Wahnsinn. So wie der Wahnsinn eine Konfrontation des Menschen mit sich selbst erzwingt, so tut es auch die Genesung. Zudem ist Genesung kein plötzliches Geschehen, ein Feuer etwa, durch das man springen müsste, um dann für immer geheilt zu sein. Es ist vielmehr eine dauernde Leistung, wobei wir möglicherweise wesentlichen Wahrheiten über uns selbst immer wieder von neuem ins Auge blicken müssen.

Jeder Genesende muss lernen, wie er ins normale Leben auf der Erde zurückkehrt, und braucht vor allem ein Wissen über die dabei auftretenden Hindernisse. In diesen Kapiteln möchte ich Hinweise zum Prozess der Genesung geben mit Mitteln, wie man das lernen und sich selbst heilen kann. Diese Hinweise sind meist von den in Teil Eins wiedergegebenen Beschreibungen abgeleitet, aber auch von anderen Fällen, denen wir auf den folgenden Seiten noch begegnen werden. Jeder lehrt uns etwas über Hindernisse und Heilung, denn jeder durchlebte zahlreiche Hemmnisse auf dem Weg der Genesung.

Da sollten wir uns keine Illusionen machen: Mag uns auch noch so viel Hilfe von außen geboten werden, letzten Endes hängt vollständige Genesung vom eigenen unablässigen persönlichen Bemühen ab und vom lebenslangen Vorsatz, gesund bleiben zu wollen. Jeder von der Psychose Genesende muss lernen, wie das geht. Ansonsten bricht zwar, wie Perceval warnte, »der Wahn irgendwann in sich zusammen, weil sich seine Impulse erschöpfen, aber sie fallen immer wieder in den Wahn zurück, weil sie nicht das Geheimnis ihrer Störung entdeckt haben und nicht mit derselben unbedingten Wahrheitsliebe wie ich an sich selbst arbeiten und nicht dieselben Lehren aus ihren Erfahrungen ziehen.«

Sich hervorwagen – den Heilungsprozess beginnen

Für den äußeren Beobachter ähnelt die Erfahrung der Genesung einem Sich-Hervorwagen, einem zögerlichen Versuch, bei dem der Patient aus seiner geschlossenen Welt nach draußen zu spähen beginnt. Wie sich dieser Genesungsprozess gestaltet gleicht der Art, wie der Nachtreiher sein Nest baut. Konrad Lorenz hat es wie folgt beschrieben:

> »Zwischen den feinsten Intentionsbewegungen, die nur Kenner sehen, und dem vollen Verhaltensmuster, das seine biologische Funktion erfüllt, gibt es *alle erdenklichen Übergänge.*«[234]

Mit der gleichen Genauigkeit können wir den Genesungsprozess bei einer Psychose beobachten, da auch er jede mögliche Übergangsstufe und stufenweise Annäherung aufweist. Lorenz fährt fort:

234 Konrad Lorenz, Über tierisches und menschliches Verhalten, München: Piper 1965, 290.

»Ein im Vorfrühling im Geäst sitzender Nachtreiher zeigt dem Kundigen das Erwachen seiner zum diesjährigen Fortpflanzungszyklus gehörigen Reaktionen dadurch an, dass er aus tiefster Ruhe ziemlich unvermittelt in offensichtliche Erregung gerät, sich vorbeugt, einen nahen Zweig mit dem Schnabel fasst, ein einziges Mal die Koordination der Einbaubewegungen vollführt, um im nächsten Augenblick – befriedigt – in die vorherige Ruhe zurückzuverfallen.«

Erste Momente der Genesung zeigen sich oft in genau derselben Weise. Es gibt tastende Versuche, schnellen Rückzug, Zögern, Bewegungen einüben, als ginge es nach dem Prinzip von Versuch und Irrtum.

»Wenn wir noch schärfer beobachten, werden wir vielleicht im nächsten Jahr die ersten Spuren von Nestbauhandlungen noch früher erkennen. Wir werden etwa ein vorübergehendes Fixieren eines Zweiges, verbunden mit einer Andeutung der später im Nest oft angenommenen vorgebeugten Haltung in diesem Sinne verstehen lernen. Aus solchen ersten Ansätzen entwickelt sich dann im Laufe von Tagen und Wochen der vollständige, zur Entstehung eines Nestes führende Ablauf der Bauhandlungen in einem durchaus fließenden Übergange.«

Ähnlich verbinden sich die Momente der Genesung bald zu einer zusammenhängenden Sequenz und breiten sich dann in viele Lebensbereiche aus.

Es gibt einen Moment inmitten des Wahnsinns, wo die Dinge plötzlich wieder Sinn machen. Man hat das Gefühl, zu sich zurückgefunden zu haben. Man ist wieder der »Handelnde« geworden, wie sich Henri Michaux ausdrückte. Es ist eine Insel der Klarheit, wo man plötzlich von den Fixierungen des Wahns befreit ist. Manche beschreiben das als ein Gefühl, eine fast körperliche Empfindung, als würden sie »einrasten«. Häufig begleitet diesen Augenblick ein völlig ungewohntes Vertrauen, dass das Schlimmste vorbei ist und es einem wieder gut gehen wird. Manchmal ist dies nur ein flüchtiger Moment, manchmal hält die Erfahrung an. Doch wie kurz sie auch sein mögen, Momente der Genesung sind universelle Erfahrungen – nur erlebt sie jeder auf seine Art und reagiert unterschiedlich auf sie.

Spontane Momente der Klarheit treten die ganze Zeit während der Psychose auf. Allgemein werden sie als Momente geistiger Frische erlebt, oder als Entspannung von intensiviertem geistigem Erleben. Diese Lichtblicke weisen auf die grundlegende Intelligenz »innewohnender Gesundheit« hin, die unter der psychotischen Verwirrung weiterexistiert. Alle Protagonisten in Teil Eins erlebten zahlreiche Augenblicke der Genesung als spontane, natürliche Unterbrechungen der psychotischen Vorgänge. Diese Momente der »Wachheit« (waches Gewahrsein oder Kontakt zur Realität) können sich bemerkbar machen als Zweifel, plötzliche Einsichten, Aha-Erlebnisse oder »Einrasten«. Es sind leicht zu störende Momente, die wahrgenommen und respektiert werden sollten. Diese einfache Handlung der Wertschätzung solcher Momente wird das Genesen von der Psychose sehr erleichtern.

Auch wenn man sich schon gut auf dem Weg der Besserung befindet, kann einen die »Wunde des Ver-rücktseins«, wie Michaux sie nannte, weiter beeinflussen und dazu führen, dass man sich von den normalen Ankerplätzen des Bewusstseins fernhält. Nach allem, was man durchgemacht hat, bleibt eine besondere Übersensibilität zurück, die einen bei dem Versuch hindert, sich neu auf die äußere Welt hin zu orientieren. Sobald man »draußen« ist, kann laut Michaux, »alles plötzlich sehr kompliziert und schwierig werden, und man kann sich nicht immer kontrollieren.«

In der ersten Phase des Sich-Hervorwagens erscheint die Welt dem Genesenden unglaublich zerbrechlich. Er fühlt sich wie zerschlagen, erledigt und erschöpft. Wie bestürzend diese erste Phase der Genesung ist beschrieb John Perceval: Der am Wahn Erkrankte betritt die Welt mit der »Empfindsamkeit eines Kindes und dem Unvermögen eines Schwachsinnigen, wild schweifende Gedanken zu beherrschen«. »Empfindsamkeit eines Kindes« bezieht sich auf Gefühle von Nacktheit und Verletzlichkeit gegenüber Angriffen oder Kränkung, aber auch auf eine Art Unschuld und Unfähigkeit zu verstehen, was auf der Erde gerade gespielt wird. Das »Unvermögen eines Schwachsinnigen, wild schweifende Gedanken zu beherrschen« beschreibt, wie schrecklich beschädigt man sich fühlt, nicht den Verführungen der »Faszinationen« widerstehen zu können. Diese extrem leichte Erregbarkeit hat ihren Ursprung im »zweiten Zustand« des Bewusstseins. Die Mikro-Operationen des zweiten Zustands wirken immer noch ungebremst, obwohl sie im Augenblick vielleicht nicht dominant sind.

Auch wenn man wieder zu Verstand gekommen ist, dauern das körperliche und geistige Ungleichgewicht mindestens noch für einige Monate an. Gleichgültig ob eine Psychose lang oder kurz gedauert hat, ist es deshalb sehr wichtig, eine besondere Form von Ruhe zu pflegen. Wie ich noch ausführen werde, handelt es sich dabei um Ruhe für den Körper, in zwischenmenschlichen Beziehungen und für den Geist.

Zu Beginn der Genesung fühlt man sich wie auf der Kippe. Es zieht einen zugleich in zwei verschiedene Richtungen: in die Welt menschlichen Dramas und in eine Traumwelt. Zeitweise sind beide gleichermaßen erreichbar und es ist nicht immer klar, welcher Weg nach vorne und welcher zurückführt. Diese Situation kann überraschend lange andauern. Noch Monate nach einer Befreiung von Wahnvorstellungen oder »Einmischungen« einer anderen Wirklichkeit kann jemand Unterbrechungen des Bewusstseins erleben in Form von Faszination und Zwang. Ein einziges Wort kann so etwas auslösen, besonders barsche, vorwurfsvolle Worte.

Diese Übererregbarkeit erstreckt sich auf viele Bereiche. So wie sich die im letzten Kapitel beschriebene L-Dopa-Patientin in irres Händeklatschen hineinsteigerte und nicht gestoppt werden konnte, so kann sich auch ein von Psychose Genesender in Ideen und Emotionen verfangen. Schon mäßig starke Emotionen können als Energiewellen erlebt werden, die den Körper durchfluten. Das Tempo des zweiten Zustands ist stets verfügbar, leicht zu erregen, und kommt in Wogen. Das ist der Grund, weshalb von der Psychose Genesende so zögerlich erscheinen. Sie befürchten, allzu leicht von etwas fortgerissen zu werden und überstürzt zu reagieren, besonders auf Wut und Rückzugsimpulse.

Es liegt auf der Hand, dass bei solcher Verletzlichkeit eine ruhige, stabile Umgebung für eine Heilung unbedingt erforderlich ist. Perceval riet nachdrücklich, eine ruhige Umgebung mit einfühlsamer Begleitung aufzusuchen, wenn man die herausfordernde Reise der Genesung von der Psychose angehen möchte. Leider ist das nicht der Normalfall für jene, die sich aus der Psychose hervorwagen.

Die Weisheit heilender Umgebung

Himmel und Erde vereinen

Der Impuls, eine heilende Umgebung für eine kranke Person zu schaffen, scheint universell zu sein. Er entsteht ganz natürlich, weil wir ein tiefes, manchmal intuitives Wissen besitzen, dass Geist, Körper und Umwelt verbunden und voneinander abhängig sind.

Einmal, nachdem ich eine Vorlesung über »Therapie in heilender Umgebung« gehalten hatte, beschrieb mir ein junger Mann, wie er einem Jugendfreund zu helfen versucht hatte, der wegen einer akuten Psychose ins Krankenhaus gebracht worden war. Er besuchte den Freund dort und bemerkte, dass es ihm zusehends schlechter ging. Der Freund lehnte alle Medikamente ab und versuchte immer wieder zu fliehen. Dem jungen Mann gelang es, seinen Freund zu sich zu nehmen, und sie lebten für eine Weile in den Wäldern. Beide hatten Erfahrung mit dem Leben in der freien Natur. Sie stellten Zelte auf und legten einen Feuerplatz an. Einen Monat lang fischten und kochten sie, machten Wanderungen und unterhielten sich bis tief in die Nacht. Der junge Mann berichtete, diese Erfahrung sei ungemein anstrengend für ihn gewesen. Die Verstörung seines Freundes habe ihn unglaublich mitgenommen, und oft zweifelte er an seiner eigenen geistigen Gesundheit und seiner Kraft, weiterzumachen. Doch die Liebe der beiden zu den Wäldern und die stabilisierende Wirkung des Lebens in der Natur waren stärker. Der Freund erholte sich so weit, dass er zu seiner Familie zurückkehren und sein Leben allmählich wieder aufnehmen konnte.

In einem anderen Fall erlebte ich, wie Freunde, ein Ehepaar mit zwei kleinen Kindern, die ich auf ihrer kleinen Farm in Nova Scotia besuchte, einen entfernten Verwandten aufgenommen hatten, der über ein Jahr in fast katatonischem Zustand in einer Klinik in Toronto verbracht hatte. Der Verwandte war still und kämpfte offensichtlich gegen eine Neigung, sich zurückzuziehen. Aber er war sehr intelligent und fleißig. Er schaffte es, in einem Zelt hinter dem Haus zu leben, sorgte für die Ziegen und nahm sich der Kinder an.

Die Heilkraft solcher Umgebungen ist im Hinterland traditioneller Gesellschaften wohlbekannt. Offenbar gibt es ein Urwissen von der Heilwirkung einer Großfamilie, woraus sich Heilgruppen, Heilfamilien und Heilkreise bei den Ureinwohnern der Erde entwickelt haben. Von den Inuits in Alaska bis zu den afrikanischen Kung, von den Mung der vietnamesischen Berge bis zu den Sioux der amerikanischen Prärien besteht die grundlegende heilende Umgebung aus einer Gruppe Menschen, die Heilung durch das *Vereinen von Himmel und Erde* unterstützen. Im Prinzip »Himmel« finden wir Gewahrsein und Beachtung der spirituellen Dimensionen des Lebens, und im Prinzip »Erde« betrachten wir alle Elemente [und damit alle Aspekte des Lebens] als heilig und den menschlichen Körper als kostbar. Himmel und Erde können durch menschliche Aktivitäten wie Rituale, Liebe zum Detail und mitfühlende Beziehungen vereint werden. Dies ist das »menschliche Prinzip«, das Himmel und Erde zusammenbringt. Wo immer so gehandelt wird, entsteht ein Ort der Heilung.

In den Traditionen der Lakota Sioux finden wir, was als die Quintessenz heilender Umgebung betrachtet werden kann. Die meisten Schilderungen der bei amerikanischen Natives praktizierten Heilzeremonien betonen die heilende Kraft der Zeremonie, die eine dramatische Auflösung, oder einen Exorzismus, der Krankheit bewirkt. Doch hat meine eigene Erfahrung der Heilzeremonie zu einer anderen Sicht geführt: Das Ritual stellt ein Heilungsdrama in universeller Art dar, wo dem Kranken zunächst gezeigt wird, wie er sich der Krankheit stellen kann. Der Kern der Zeremonie besteht im Vereinen von Himmel und Erde durch verschiedene Rituale. Beispiele für diese Rituale gibt Black Elk in seinem Bericht über die sieben Hauptzeremonien der Lakota.[235]

Die geheilten Menschen erleben die Zeremonie gewiss als einzigartiges Ereignis, auf das sie sich noch Jahre danach immer wieder besinnen. Sie ermöglicht Menschen sich jenseits der Beschäftigung mit ihrer Krankheit zu öffnen oder zu weiten. In solchen Augenblicken, als würde frische Luft geatmet, kommen geistige und körperliche Energien ins Gleichgewicht. Doch außer dieser einschneidenden Erfahrung vermittelt die Ze-

235 Black Elk, The Sacred Pipe, aufgezeichnet und herausgegeben von Joseph Epes Brown (New York: Penguin Books 1971).

remonie – durch Gesänge und Riten – zeitlose Unterweisungen, wie im Alltag Himmel und Erde miteinander verbunden werden können. Sie ist der Ausdruck und die Feier eines Pfades der Genesung, den wir lebenslang beschreiten können. Sie soll den Kranken stärken und ermächtigen, die zur Genesung notwendigen Schritte zu tun. Aber sie ermächtigt auch die anderen Teilnehmer, im Heilungsprozess mitzuwirken.

Der Kranke erhält ausdrückliche Unterweisungen, wie er sich selbst heilen kann. Manchmal bedürfen diese Angaben noch der Deutung und Ausführung durch den Medizinmann oder einen seiner Helfer. Immer aber zielen sie auf ein Leben in Gleichgewicht und beziehen sich auf drei Bereiche: Ernährung, Verhalten und Arbeiten mit dem eigenen Geist. Ernährung betrifft nicht nur, was man isst, sondern auch, wann man isst, und welche Heilkräuter und Arzneien zu empfehlen sind. Verhalten umfasst alle Beziehungen zur Welt: zu anderen Menschen, zum eigenen Körper und zum Lebenserwerb. Etwas komplexer sind die Instruktionen, wie man mit dem eigenen Geist arbeitet. Es sind Ermutigungen, die Tugenden eines »Kriegers« zu pflegen: Wachheit im Traum des Lebens zu kultivieren, Furcht und die stete Gegenwart des Todes direkt zu erfahren und Vertrauen zu entwickeln in das Vorhandensein innewohnender Gesundheit, in die Güte aller Lebewesen und in die heilige Kraft des Menschen, Himmel und Erde zu vereinen. In der Tradition der Lakota Sioux heißt diese Heiligkeit der Welt »Wakan«. In der buddhistischen Überlieferung wird sie »Bodhicitta«, Herz des Erwachens, genannt.

In unserer postatomaren Zeit, wo überall die Klage über den Verfall aller Werte zu hören ist, mögen solche Ideen recht romantisch anmuten. Aber diese Gedanken und Erfahrungen sind zu elementar, um nur romantisch zu sein. Sie sind Teil unseres Menschheitserbes und besitzen große Kraft. Sie ermöglichen uns »Heilung« und »Gleichgewicht« in zeitgemäße Behandlungssituationen zu übersetzen in einer Weise, wie es keine andere psychologische oder soziale Theorie kann.

Die Tradition des alternativen Krankenhauses

Eine moderne Anwendung dieser überlieferten Ideen ist das »alternative Krankenhaus«. Niemand weiß genau, wie viele von solchen Krankenhäusern es gab oder gibt, vor allem, weil sie meist so kurzlebig sind. Das berühmteste und berüchtigtste war vielleicht Kingsley Hall in London, das von dem inzwischen verstorbenen Doktor R. D. Laing geleitet wurde und etwa fünf Jahre bestand. Diese Alternativen sind natürlich keine konventionellen Krankenhäuser, aber ihre Arbeit ist inspiriert von der ursprünglichen Intention und dem Geist wirklicher Krankenpflege.

Das Konzept des Krankenhauses als spezialisierte Einrichtung zum Behandeln vieler kranker Menschen hat eine lange, eindrucksvolle Geschichte. Die Idee kam zum ersten Mal im 3. Jahrhundert v. Chr. auf, als der grausame Kaiser Ashoka, Herrscher über ganz Indien, zum Buddhismus bekehrt wurde. Nach der Bekehrung weihte er (zur großen Bestürzung seiner Erben) sein Leben und die gewaltigen Schätze seines Reiches humanitären Projekten. Er errichtete die ersten Zentren zur Behandlung von Menschen und Tieren und zum Anbau von Heilkräutern, die damals schon vom Aussterben bedroht waren. Mit überströmendem Mitgefühl und Freigebigkeit sorgte er für den Bau von Herbergen und Hospizen für Wanderer und Arme.

Von den Indern kam die Idee, Krankenhäuser zu errichten, zu den Griechen. Auf einem Berg der Insel Kos stand das berühmte, von Hippokrates gegründete Krankenhaus und blickte weithin über die Ägäis. Bergpfade, lauschige Pinienhaine und weiße Tempel gaben der Absicht Ausdruck, Himmel und Erde miteinander zu verbinden.

Ein anderes ehrwürdiges Heilzentrum der westlichen Welt entstand im 14. Jahrhundert in der kleinen belgischen Stadt Geel. Der Name Geel hat in der Geschichte der Krankenhäuser einen geradezu magischen Klang. Eine Legende erzählt, Ende des 6. Jahrhunderts habe ein König seine Tochter und ihren Gefährten nahe der kleinen Siedlung Geel enthauptet: »Es wird berichtet, diese grausame Tat habe einigen Irren, die Augenzeuge wurden, einen derartigen Schock versetzt, dass sie wie durch Zauberei gesund wurden.«[236] Über Generationen wurde Geel zum Wallfahrtsort und zur Zuflucht für vom Wahnsinn Befallene. Erbaut von der katholischen Kirche, wurden die Einrichtungen später von der Lokalregierung übernommen. Die Patienten wurden pflegenden Laien (Nourriciers) anvertraut und es bestand ein fließender Austausch zwischen den

236 William Le Parry-Jones, The Model of the Geel Lunatic Colony and Its Influence on the Nineteenth-Century Asylum System in Britain, in: Madhouses, Mad-Doctors, and Madmen, Hrsg. Andrew Scull (Philadelphia: University of Pennsylvania Press 1981).

Pflegefamilien und der zentralen Krankenaufnahme. In seiner tausendjährigen Geschichte hat Geel mannigfache Entwicklungen durchgemacht und ist oft erweitert worden. Einmal lebten fast viertausend Wahnsinnige dort; viele von ihnen waren Flüchtlinge, die aus sogenannten Anstalts-»Kasernen« ausgebrochen waren. Es muss sehr schwer gewesen sein, eine solche Gemeinschaft gut zu beaufsichtigen, und es gab natürlich auch viele Entgleisungen. Doch sprach man auch von den zahlreichen guten Seiten dieser Einrichtung:

> »Es ging um das Prinzip der Freiheit, buchstäblich um ein Leben »in freier Luft«, ohne Zwang, mit der Möglichkeit, im Familienverband glücklicher, gesünder und nützlicher zu leben als in der traditionellen Anstalt.«[237]

Es fand sich Gelegenheit zu arbeiten und eine Anstellung zu bekommen; manche Patienten nahmen ihren früheren Beruf wieder auf und lebten »einen vertrauteren Lebensstil als was in den Anstalten möglich war, die teils Palast, teils Kaserne, teils Gefängnis waren.«[238]

Geel war die erste organisierte »alternative« familienähnliche Pflegeeinrichtung der Welt und seither ist dies nie mehr in so großem Maßstab geschehen. Es soll nicht unerwähnt bleiben, dass die mitfühlenden Einwohner Geels diese Praxis der Betreuung in Pflegefamilien bis auf den heutigen Tag als ihre Berufung ansehen.[239]

Als die Krankenhäuser Westeuropas säkularisiert, also von den Prinzipien Himmel und Erde abgekoppelt wurden, wurden sie bekannt dafür, gefährliche Orte zu sein. Krankenhäuser wurden zu Umschlagplätzen der Unerwünschten: Arme, Behinderte, Gefangene und Irre gleichermaßen. Frühe Berichte schildern sie als Orte des Sterbens und der Ausdruck »Krankenhausfieber« entstand wegen des gesundheitlichen Verfalls durch die geballten schädlichen Ausdünstungen so vieler körperlich und geistig kranker Menschen.

237 Ebd.

238 Ebd.

239 Eugeen Roosens, Mental Patients in Town Life: Geel, Europe's First Therapeutic Community (Beverly Hills: Sage Publications 1979).

Sollte es umgekehrt vielleicht möglich sein, dass eine kranke Person, die unter vielen gesunden, fürsorglichen Menschen lebt, von der geballten äußeren und inneren Gesundheit einer solchen Umgebung profitiert? Das glaubten vielleicht auch George Fox und seine Gesellschaft der Freunde, welche die »moralische Behandlung Geisteskranker« vorantrieben. Fox und seine Unterstützer waren der Auffassung, die Betreuer der Geisteskranken sollten nicht nur Ärzte, sondern auch spirituell entwickelte Menschen sein, die auf die spirituelle und religiöse Verwirrung eingehen konnten, die laut Fox das eigentliche Herz des Wahnsinns seien.

Aber auch diese Bewegung litt an all den reflexartigen Neigungen zu Anstaltsmentalität und Anstaltsumgebung. Doch obwohl sie nur kurz dauerte, pflanzte sie Samen für die Zukunft. Als die »Irrenärzte« zur Zeit Percevals die Gemeinschaft in Geel und das York Retreat, wo die »moralische Behandlung« des George Fox praktiziert wurde, visitierten, kamen sie mit gemischten Eindrücken zurück. Die einen sagten, sie hätten dort die fortschrittlichste, menschlichste Betreuung von Geisteskranken beobachten können, während andere der Auffassung waren, beide Gemeinschaften seien so übel wie die konventionellen Anstalten. Einige der visitierenden Ärzte wurden später zu Anhängern des englischen und schottischen *Familiendorfsystems* mit kleinen Gemeinschaften von Pflegefamilien für von Psychose genesende Menschen.[240] Das Familienmodell in Geel war ihr Vorbild. All diese Alternativen hielten sich jedoch nur wenige Jahre, da sie von den führenden Anstaltspsychiatern hartnäckig bekämpft wurden. Einer von ihnen charakterisierte sie als »utopisch und absurd«. Auch diese Systeme fielen so der Vergessenheit anheim. Unnötig zu sagen, dass John Perceval ein eifriger Fürsprecher des Familiendorfsystems war, vor allem, weil er das Glück hatte, selbst in einem solchen alternativen Zentrum, Seven Oaks, aufgenommen worden zu sein und dort endgültig genesen konnte.

Ein anderes alternatives Krankenhaus wurde in der Schweiz eingerichtet, in dem alten Kloster Rhineau. Ende des 19. Jahrhunderts verwandelte Dr. Eugen Bleuler, einer der Begründer der modernen Psychiatrie, die am Rhein gelegenen Liegenschaften und Gebäude des Klosters in eine

240 Ida Macalpine and Richard Hunter, Three Hundred Years of Psychiatry (London und New York: Oxford University Press 1963).

Gemeinschaft zur Behandlung chronisch geisteskranker Menschen. Es war ein radikales soziales Experiment, wo Personal und Patienten gemeinsam in der Landwirtschaft arbeiteten und genesene Patienten mit ihren Familien leben durften.

Solche »alternative« Betreuung hat sich trotz massiver offizieller Kritik bis heute als gangbarer Weg erwiesen. Die Pflege in Geel überlebt weiter, obwohl gefährdet durch örtliche Industrialisierung, und ebenso wirken die vielen Samen fort, die Geel mit seinem Modell und seiner Inspiration gepflanzt hat. Da diese Tradition zudem eine spontane und kontinuierlich kreative Antwort ist auf die Bedürfnisse der Menschen, die von Psychose genesen, ist ihr Überleben garantiert.

Als ich Eugen Bleulers Sohn Manfred über unser Vorhaben informierte, die Windhorse Heilgemeinschaften zu gründen, erwiderte er, das sei schon immer sein und seines Vaters »Traum« gewesen. Sie hätten längst solche Betreuungsteams im Burghölzli-Spital in Zürich ins Leben gerufen, wären sie nicht an den vielen Hundert Neuzugängen pro Jahr gescheitert.

Im Krankenhaus genesen

Die geeignete Umgebung zur Genesung von Psychose zu schaffen bedarf einiger Planung und Überlegung. Bevor ich die Behandlungssituation ins Leben rief, die ich hier beschreiben will, hatte ich nur sehr wenig Erfahrung mit dem Aufbau therapeutischer Umgebung zuhause. Vermutlich hätte ich nie so etwas gewagt, wenn sich nicht ungewöhnlich günstige Umstände ergeben hätten.

Karens Behandlung im Krankenhaus

Eine Frau – nennen wir sie Andrea –, die in einem kleinen Bauerndorf etwa 350 km von meiner Wohnung in Colorado entfernt lebte, rief mich eines Tages an und bat mich, ihre Schwester zu behandeln. Diese Schwester, Karen mit Namen, war 29 Jahre alt und befand sich in einer akuten psychotischen Krise. Sie hatte in den vorhergehenden zwölf Jahren immer wieder psychotische Episoden gehabt und war dann meist für einige Monate stationär behandelt worden, einmal ganze drei Jahre. Die beiden Schwestern standen sich sehr nahe. Zweimal hatte es Andrea geschafft, ihre erkrankte Schwester zu Hause zu pflegen. Gemeinsam standen sie die Krise ohne Krankenhaus durch. Aber dieses Mal war es Andrea wegen ihrer kleinen Kinder nicht möglich, die nach ihrer Erfahrung zur Betreuung ihrer Schwester erforderliche Zeit und Energie aufzubringen.

Ich zögerte, diese Behandlung zu übernehmen, wusste ich doch aus Erfahrung, wie aufreibend so ein Fall sein konnte. Doch erklärte ich mich einverstanden, wenigstens für einen Zeitraum von zehn Tagen die ärztliche Verantwortung zu tragen. Ich erreichte, dass Karen in der psychiatrischen Notaufnahme einer kleinen Privatklinik in Boulder aufgenommen wurde. Ich wollte mir dort zunächst ein Bild von ihrem Zustand machen und dann entscheiden, wo ihre Behandlung am besten fortgesetzt würde. Während meiner Absprachen mit Andrea hatte ich das unbehagliche Gefühl, dass sie eigentlich mehr von mir erwartete.

Sobald ich mich mit Karen befasste, wurde mir klar, dass sie nicht die ausgebrannte, chronisch kranke Person war, die sie nach den düsteren Krankenhausberichten hätte sein müssen. Sie war so vital lebendig wie kaum jemand, den ich kannte: eine kräftige Frau mit guter Figur, die bei meiner ersten Begegnung mitten im Korridor der psychiatrischen Abteilung in einen heftigen Streit mit ihrer »anderen Welt« verwickelt war. Als dann hörte sie zu streiten auf, was sie augenscheinlich große Anstrengung kostete, um sich mir zuzuwenden. Das beeindruckte mich. Ich musste unwillkürlich denken, dass dieses Verhalten einer Art ursprünglichem Mut entspringen musste.

Karen befand sich allem Anschein nach mitten in einer psychotischen Transformation. Wahrscheinlich durchlief sie gerade die Phasen, die ich in Kapitel Drei mit »Wissen und Macht« und »Jenseits des Gesetzes« als Teil der sieben Stufen der psychotischen Transformation beschrieben habe. Sofort wurde ich zu einer Figur der kosmischen Story gemacht, mit der sie sich erklärte, was geschah. Es war eine komplizierte Handlung, bei der sie durch die Macht der Liebe an einen übernatürlichen Ort erhoben wurde. Von Anfang an nannte sie mich vor jedermann »Dr. Liebe« und ich konnte nie sagen, ob sie merkte, wie peinlich mir das jeweils war.

Ich war daran gewöhnt, mit Menschen allein zu sein, die wie elektrisch geladen sind und in den Bereichen »großer Geschwindigkeit« leben. Doch in Karens Gegenwart fühlte ich mich einer Panik nahe. In all meinen inneren und äußeren Reaktionen kam ich mir entsetzlich träge und langsam vor. Es gab Augenblicke, in denen ich das Gefühl hatte, schwindlig und unverständlich zu werden oder in einen zurückgebliebenen Zustand zu versinken. Dann schlug meist meine Ungeduld zu und ich fing mich mit einem Japsen oder tiefen Seufzer. Jedes Mal wurde ich dabei mit denselben Ängsten konfrontiert. Es war, als ob mir alle Bilder eigener Geisteskrankheit, die ich in mir trug, vorgespielt würden. Bei meiner Arbeit mit Karen, das sah ich voraus, würde meine Fassade nicht heilbleiben. Meine Erfahrung im Bereich der Heilung von Psychose hatte mir gezeigt, dass es kaum Chancen gibt, dass ein Patient von Psychose genest, wenn sich nicht auch beim Heiler eine ähnliche Genesung abspielt. Der Heiler wird nackt vor sich selbst dastehen. Wenn der Patient wirkliche Fortschritte machen soll, muss er rückhaltlos seine Gefühle über den Heiler aussprechen können, und wird ihn wiederholt mit seinen vielen verborgenen Ichs konfrontieren: professionell, arrogant, demütig, erschrocken, verzagt, gesund und verrückt.

So kam es schließlich, dass ich mit Karen viereinhalb Monate im Krankenhaus arbeitete. Mehrere Male pro Woche traf ich mich mit ihr und mit dem Klinikpersonal, so oft, wie ich es erreichen konnte. Dem Personal war die intensive Einzeltherapie, mit der ich normalerweise arbeitete, unbehaglich und es betrachtete mich zuweilen ziemlich misstrauisch. Auf Karens Umgebung hatte ich kaum einen Einfluss und ich fühlte mich genau wie sie dem Krankenhausbetrieb ausgeliefert: häufige Zimmer- und Zimmergenossenwechsel, Verhaltenskontrollen, unangemessene Ernährung und der allgemeine Mangel an Flexibilität, der für die meisten modernen Kliniken typisch ist.

Karen kämpfte die meiste Zeit gegen das, was sie als »dämonische« Besessenheit erlebte. Bisweilen aber empfand sie außerordentliche körperliche Freude. Vor meinen Augen erlitt sie die irren Geschwindigkeiten, Wiederholungen, Vervielfachungen, Vermehrungen, Oszillationen, infernalischen Belebungen, wahnhaften Überzeugungen usw. Sie lebte in den tobenden Wellen der Mikro-Operationen. Ich tat mein Bestes, ihr beim Wahrnehmen dieser Phänomene zu helfen und sie zu entmystifizieren. So wurden sie schrittweise entlarvt und losgelassen.

Bei unseren Treffen befand sich Karen zunächst voll im Wahn. Meine einzige Wahl war, ihre Welt der Magie und des Chaos ebenso gut kennenzulernen, wie sie ihrerseits hoffentlich meine irdische Welt des Essens, Gehens, Sprechens, Sich-Waschens und Schlafens kennenlernen würde. Aber das dauerte lange. Ihr Schlafmangel nahm erschreckende, ja lebensgefährliche Dimensionen an. Nach zwei Wochen, in denen sie fast gar nicht schlief und sich in immer größere manische Erregtheit hineinsteigerte, suchte ich verzweifelt nach einem wirksamen Beruhigungsmittel. Ich vertraute mich einem älteren Arzt an, der damals gerade Visite machte. Er riet mir, intramuskulär Valium zu spritzen, aber, was das Wichtigste sei, bei ihr zu bleiben, während es wirkte. Ich folgte diese Nacht seinem Rat und zum ersten Mal schlief Karen gut. Danach hatte sie kaum noch Schlafprobleme.

Meist war Karen in ihrem Verhalten ein Problem für die Station, und wenn das Personal oder andere Patienten Angst vor ihr hatten, sperrte man sie, wie das in der Klinik üblich war, in die Einzelzelle. Unter »Ruhe« verstand man Isolierung in einer Einzelzelle und hoffte, die Verhaltenskontrolle würde ihr aggressives Verhalten isolieren. Man glaubte irgendwie, dass sie durch Isolation etwas lernen würde. Aber es kam nichts dabei heraus.

Ich fürchtete mich sehr, ihr in dieser Einzelzelle gegenüberzutreten. Aber ich wusste, dass ich Zeit mit ihr dort zubringen musste, um zu sehen, wie das ist. Tatsächlich war sie nirgends verrückter als dort. Ich fühlte mich qualvoll an alles erinnert, was John Perceval über die Einzelzelle und sein Angebundenwerden erzählt hatte. In der Einzelzelle, so schrieb er, verlor er den letzten Rest der Kontrolle über seinen Geist und wurde von Ozeanen folternder Sinnestäuschungen überflutet. Er nannte das seine »Horrorszene«. Ich hatte den Eindruck, Karen erlebe in der Zelle das Gleiche, doch ging es bei ihr noch weiter. Sie warf sich buchstäblich dem Wahnsinn in die Arme. Sie versuchte nicht mehr, an »zwei Orten gleichzeitig« zu leben, sondern ergab sich total der anderen Seite. Zu keinem Zeitpunkt erschien mir der Zustand Karens so hoffnungslos wie in der Öde dieser kahlen Einzelzelle. Während meiner Besuche dort bei ihr raste mein eigener Geist mit Gedanken an den Tod oder versank in unirdische Ruhe und Ablösung. Mein eigener Autismus erhob sein Haupt.

Trotz allem aber gab es kaum eine Stunde in der ganzen Zeit, die ich mit Karen in und außerhalb der Einzelzelle verbrachte, in der sie nicht auch Augenblicke der Genesung zeigte. Sie konnten jederzeit auftreten. Aber soweit ich sah, kamen sie meist dann, wenn ich meinen eigenen Geisteszustand entspannte, welcher das auch gerade war, und annehmender und sanfter mit ihr war. Gewöhnlich waren das sehr zarte Momente, gefüllt mit unsagbarer Trauer. Aber es gab auch Momente ausgelassenster Fröhlichkeit. Wir lachten dann dermaßen, dass sich die Leute draußen fragten, was für eine Art Therapie da wohl stattfand. Doch jedes Mal kamen wir an einen Punkt, wo sie überfordert war und ihre Emotionen zu deliranter Ausweitung und Begeisterung anschwollen. Ich nannte solche Momente Erfahrungen von »wilder Genesung«. Karen wurde dann erneut in einen Strudel von Halluzinationen hineingerissen.

Es war nicht einfach so, dass Karen Lichtblicke der Klarheit und Vernunft gehabt hätte. Sie erlebte einige tiefe Momente und manchmal längere Perioden, in denen sie mit durchdringender Einsicht in ihre Krankheit genau erkannte, was sie brauchte, um wieder gesund zu werden. In solchen Momenten empfand sie tiefes Mitgefühl mit sich selbst, mit den anderen Patienten im Krankenhaus, mit ihren Eltern und für all das große Leid in unserer heutigen Welt – ein Leid, das sie genau dann besonders quälend fühlte. Doch auch das wurde vom Prozess der »Ausweitung« erfasst. Der ursprüngliche Moment der Genesung verlor sich in einer Woge der Mikro-Operationen, überrollt vom Bombardement unaufhörlicher Gedanken und auf sie einflutender Bilder.

Manchmal steigerten sich ihre wahre Trauer und Reue und weiteten sich aus zu Selbsthass und Depression, die in ihrer psychotischen Welt ausgedrückt wurden durch Stimmen und Halluzinationen, die sie nicht nur geringfügiger Vergehen, sondern auch mancher Verbrechen anklagten, an die sie nicht einmal im Traum gedacht hätte. Zu anderen Zeiten dagegen weiteten sich ihre Trauer und Empfindlichkeit zu »Überlegenheitsgefühlen« aus, in den »Raum Napoleons«, wie Michaux es nannte. Dann fühlte sich Karen unwiderstehlich gedrängt, der Welt die Botschaft der Liebe zu bringen.

Zuerst fiel es mir schwer, nicht entmutigt zu sein vom Auftauchen und plötzlichen Kollaps dieser klaren Momente. Doch dann stellte ich fest, dass etwas diese Momente verband; sie hatten ihr eigenes Leben. Sie waren Inseln der Klarheit inmitten des Ozeans der Psychose, die unter Wasser miteinander verbunden wurden. Auf jeden Fall waren sie gut, ganz gleich wie lange sie dauerten, und ganz allmählich häuften sie sich und wuchsen zusammen.

Ich gab Karen Medikamente, um ihr zu ermöglichen, ihre Erregung einigermaßen in den Griff zu bekommen. Doch hatte ich auch immer die Sorge, dadurch ihre Klarheit zu beeinträchtigen. Das Krankenhaus übte zu Zeiten, wenn ihre Erregung vom Personal nicht mehr toleriert wurde, zunehmenden Druck auf mich aus, die Dosis zu erhöhen. Es ist allgemein üblich, in solchen Phasen mehr zu geben oder neue Medikamente einzusetzen. Doch wenn ich die Dosis ihres »primären Tranquilizers« erhöhte, verschlechterte sich Karens Zustand sofort, als ob eine paradoxe Reaktion stattfände. In dieser Zeit wurden meine Sitzungen mit Karen zu einer Qual. Als ich einmal eine solche Sitzung kurz verließ, um eine kurze Notiz auf Station zu schreiben, war alles, was ich schreiben konnte: »Total fragmentiert!« Bald darauf erkannte ich, dass Karen diesem Medikament auf besondere Art aktiv entgegenarbeitete.

Von Anfang an hatte sie die Medikation gehasst und sich dagegen gewehrt. Jetzt jedoch beklagte sie sich nicht einmal mehr und nahm sie ohne Zögern. Das brachte mich darauf, dass sie das antipsychotische Mittel anscheinend in ein Aufputschmittel umfunktionierte, das ihrer Psychose erst recht Auftrieb gab. Schon früher hatte ich vermutet, dass so etwas möglich sein könnte. Jetzt hatte ich Gewissheit. Der Körper findet offenbar Wege, die Wirkungen eines Beruhigungsmittels, Tranquilizers, Antikonvulsivums oder Neuroleptikums abzuwehren, umzudrehen und sogar als Treibstoff für mehr Tempo und Energie zu nutzen. Als ich Karens Medikation reduzierte und auf gleichem Niveau hielt, hörte die Eskalation auf.

Als Karen häufiger »klare Tage« hatte, änderte ich die Logik der Medikation von neuem. Statt ihr kleinere Dosen zu geben, wie ihr verbesserter Zustand nahegelegt hätte, *erhöhte* ich sie leicht, und zwar jedes Mal, wenn sie eine längere Periode der Klarheit hatte. Wenn sie chaotischer wurde, reduzierte ich die Dosis. So nahm ihre Medikamentendosis allmählich zu.

Einmal beobachtete ich Karen bei einer Mahlzeit mit anderen Patienten. Sie saßen an einem langen Tisch inmitten der Station. Ich war bestürzt über diese Szene, die mehr den Eindruck von Tieren am Trog als von Menschen beim Speisen erweckte. Sie erinnerte mich an ein Bild Goyas von Geisteskranken und an John Percevals Schilderung von Mahlzeiten unter »Irren«. Von da an arrangierte ich es gelegentlich, dass Karen in ihrem eigenen Zimmer mit einer Pflegerin, die sie mochte, essen konnte. Sie aßen dann gemeinsam an einem kleinen Tischchen mit Tischtuch und Blumen, ihr Gespräch war fast durchweg vernünftig und sie hatten beide ihre Freude daran. Karen akzeptierte diese Veränderung ihrer Umwelt schnell und freute sich über die neue familiäre Note in ihrem Leben.

Übergang zur Gruppenbetreuung außerhalb der Klinik

Inzwischen war es jedem, der mit Karens Betreuung zu tun hatte, klar geworden, dass sie die Klinik bald würde verlassen müssen, um den Heilungsprozess in einer anderen Umgebung fortzusetzen. Doch wo und wie das sein sollte, waren große Fragen für mich und ihre Familie. Andrea meinte, wir könnten etwas in Boulder arrangieren, wenn alle dabei mitmachten. Zuerst würden wir ein »Team« bilden, dann eine Zimmergenossin für Karen finden und schließlich könnte alles in einer Wohnung stattfinden. Natürlich wurde mir schnell klar, mit welchen persönlichen und beruflichen Risiken ein derart ungewöhnliches Vorgehen behaftet war, und viele Kollegen und Freunde mahnten mich zur Vorsicht. Die rechtlichen Aspekte seien ungeklärt und ich solle diese Verantwortung lieber nicht übernehmen. Aber nichts anderes machte mehr Sinn.

Trotz meiner vielen Bedenken gaben mir zwei wichtige Erfahrungen das Vertrauen, dieses neue Projekt voranzutreiben. Einerseits fühlte ich, dass ich tatsächlich etwas darüber lernte, wie Behandlungssituationen Gesundheit förderten oder Chaos verursachten. Ein Jahr vor meiner Begegnung mit Karen hatte ich meine Mutter nach Boulder geholt. Allein an der Ostküste lebend, war sie gealtert und ihr Gesundheitszustand hatte sich rasch verschlechtert. Man hatte das Insulin für ihren Diabetes überdosiert und sie wurde hoffnungslos senil. In Boulder sorgte ich dafür, dass sie zu Hause betreut wurde.[241] Sie lebte mit einer Wohngenossin in ihrem eigenen Appartement und hatte jeden Tag einige Stunden Pflege und gute Gesellschaft. Mit der Situation meiner Mutter vor Augen sah ich, welche Wirkungen eine gute häusliche Umgebung auf den Genesungsprozess haben kann.

Zudem hatte ich vor fünf Jahren die Lakota-Indianer und ihre Medizinmänner von der Black Elk-Linie in der Rosebud Reservation in South Dakota besucht. Ich war Zeuge der traditionellen Weisheit dieser Männer geworden, die heilende Gemeinschaften oder Medizinkreise aufzubauen pflegten. Ich lernte, wie solche Heilgemeinschaften sich spontan bilden und auf sehr einfache und würdevolle Art funktionieren können. Ein wesentliches Element dieser kleinen Gruppen wurde mir klar: Vordergründig dienen sie zwar der Genesung eines einzelnen Individuums, fördern in Wirklichkeit aber die Gesundheit und das Wohlbefinden der gesamten Gemeinschaft und jedes einzelnen Mitglieds. Die Erinnerung an die wahre Bedeutung einer therapeutischen Gemeinschaft löste mit einem Schlag all meine Bedenken auf und gab mir innere Führung beim Aufbau einer Gruppenbetreuung für Karen, womit ich sogleich begann.

Ein Betreuungsteam fand sich schneller zusammen, als ich gedacht hatte. Während ich mit Karen in ihrer Klinik arbeitete, leitete ich zugleich eine kleine Supervisionsgruppe von acht Graduierten des Masterprogramms für Psychotherapie im Naropa-Institut. Jeder in der Gruppe arbeitete mit schwer gestörten Menschen in unterschiedlichen Umfeldern und wir hatten uns zwei Jahre lang jede Woche zum Erfahrungsaustausch getroffen. Die Gruppe war eng zusammengewachsen und wir hatten viele gemeinsame Bande. Alle Mitglieder der ursprünglichen Gruppe und viele, die sich später dem Hausbetreuungs-Team anschlossen, hatten einige Jahre Übung mit den Prinzipien von Himmel und Erde.

Wir studierten den Buddhismus und übten sitzende Meditation mit Achtsamkeit und Gewahrsein. Unser Anliegen war, Psychologie und praktische Anwendung der meditativen Prozesse in alle Bereiche unseres Lebens einfließen zu lassen. Wichtigen Einfluss auf die Gruppe hatten das

241 Nach dem Muster der sog. *Dana*-Hausbetreuung für alte Menschen. *Dana* bedeutet Freigebigkeit.

Studium und die Praxis der sogenannten Shambala-Lehren.[242] Das sind uralte Lehren, die auf dem Buddhismus fußen und den Aufbau gesunder sozialer Strukturen zum Ziel haben. Die Shambala-Lehren ähneln den Lehren des Konfuzius insofern, als nach ihrer Auffassung der Aufbau einer natürlich ausgeglichenen Hausgemeinschaft selbst bereits als spirituelle Reise betrachtet wird.[243]

Dieser Gruppe erläuterte ich meine Idee, Karen aus der Klinik zu holen und sie in einem »therapeutischen Zuhause« unterzubringen. Zu meiner großen Überraschung wollten alle Gruppenmitglieder im therapeutischen Team mitarbeiten.

Karens Reaktion auf diese Entwicklung war gemischt. Am meisten erschreckte sie, mit so vielen Menschen in Beziehung treten zu müssen, und sie fragte: »Was sollen wir denn alle zusammen tun?« Dies stellte sich als genau dieselbe Frage des neu gebildeten Teams heraus: »Was ist unsere ›Arbeit‹ mit Karen? Was sollen wir tun?«

Ich hatte keine Antworten auf diese Fragen. Ich vertraute darauf, dass wir das schon irgendwie herausfinden würden, wenn wir erst einmal beginnen. Eines Abends, nach einem Supervisionsgruppentreffen, fuhren wir alle ins Krankenhaus zu Karen, die für diese Treffen eine besonders kultivierte Miene aufgesetzt hatte. Wir trafen uns in einem großen Raum und bildeten einen Kreis. Karen reagierte auf jedes Gruppenmitglied anders, wobei sie ihren Empfindungen offen Ausdruck gab. Die Atmosphäre war voller Unbeholfenheit, Freundschaft und Humor. Wir kamen überein, dass von jetzt an jeden Tag ein Mitglied der Gruppe drei Stunden mit Karen im Krankenhaus verbringen sollte. Es ist ungewöhnlich, dass ein Krankenhaus neben der eigenen Behandlungsform noch andere Stile zulässt, aber die Verwaltung gab dankenswerterweise ihre Zustimmung. Nach dem Gruppentreffen mit Karen atmete ich auf, denn nun war ich bei meiner Arbeit mit ihr nicht länger allein.

242 Chögyam Trungpa, Das Buch vom meditativen Leben. Die Shambala-Lehren … , München: Scherz 1988.

243 I Ging, Diederichs, 1992, 143: »Die Sippe zeigt die Gesetze im Innern des Hauses wirksam, die nach außen übertragen Staat und Welt in Ordnung halten. Der Einfluss, der vom Innern der Sippe nach außen wirkt, ist dargestellt unter dem Bild des Windes, der vom Feuer erzeugt wird.«

Inzwischen hatte Andrea Kontakt mit Marcy, einer ihrer Freundinnen, aufgenommen, von der sie glaubte, sie könnte die richtige Mitbewohnerin im therapeutischen Zuhause sein. Marcy war tolerant, liebenswürdig, konnte einen Haushalt führen und hatte im Moment das starke Bedürfnis, ihre jetzige Wohnung in Los Angeles aufzugeben und ein neues Leben zu beginnen. Sie traf in Boulder mit ihrer kleinen Tochter und ihrer Schwester ein und nahm sofort ihre Besuche bei Karen in der Klinik auf. Zusammen suchten sie etwas zu mieten und fanden bald ein kleines, abgelegenes Häuschen an einer mit Bäumen gesäumten Straße. Zwei Wochen darauf nahm ich Karen aus der Klinik. Auf dem Weg zu ihrem neuen Heim schwiegen wir die meiste Zeit; beide schienen wir gleichermaßen unsicher zu sein, wie dieses Abenteuer wohl ausgehen würde.

Entstehen des Windhorse-Projektes

So war ich nun unversehens für einen weiteren Haushalt verantwortlich: Nicht nur musste ich meine eigene Wohnung versorgen und die Pflege meiner Mutter überwachen, sondern ich fühlte mich nun zusätzlich verantwortlich für Karen und Marcy sowie Marcys Kind und Schwester. Diese Situation zwang mich, meine Vorstellungen zu überprüfen, was gute Patientenbetreuung ist. Mir dämmerte, dass die einzige Möglichkeit, mit all dem klar zu kommen, darin bestand, mir die Heilzeremonien in Rosebud zum Vorbild zu nehmen. Ich musste meine Sicht von Behandlung ausweiten und ganze Wohngemeinschafts-Umfelder einbeziehen, statt nur die Patienten im Auge zu haben.

Wir gaben unserer Gruppe den Namen »Windhorse« (Windpferd). In der Shambala-Tradition ist Windhorse ein mythisches Pferd, das in den Himmel emporsteigt, bekannt in ganz Asien. Es ist das Bild für die Energie und Disziplin der Menschen, sich zu Höherem zu erheben. Windpferd (Tibetisch: lungta) ist eine Energie des Körpers und des Geistes, die zum Heilen einer Krankheit oder Überwinden einer Depression stimuliert werden kann. Eine kleine Fahne mit dem Windpferd flattert normalerweise vor den Häusern der Dörfer in Tibet, Nepal und Nordindien und symbolisiert das Vereinen von Himmel und Erde in der Hausgemeinschaft.

Als das therapeutische Zuhause eingerichtet wurde, gab es keine Fragen mehr im Team, worin die therapeutische Arbeit bestehen sollte. Alle Kräfte mussten für die Wohnung mobilisiert werden: die Küche ausstatten, Möbel finden und ausleihen, auspacken, saubermachen, einkaufen und schmücken. Das war anstrengende, aufregende Arbeit; wie beim gemeinschaftlichen Bau einer Scheune in alten Zeiten, ein neuer Anfang.

Dass auch eine kräftige, athletische Frau wie Karen schnell müde wurde, war völlig verständlich. Aber dass sie so viel Schlaf brauchte, oft zwölf Stunden am Tag, überraschte uns doch. Sie konnte aber bald selbst unterscheiden, wann die Zeit im Bett notwendig war oder wann es allmählich zum vor der Welt schützenden Kokon wurde. Oft hatte sie beim Aufwachen Angst »wie Eiswasser in den Adern« und verkroch sich unter die Bettdecke. Ängste jeder Art wurden zum Thema unserer gemeinsamen Sitzungen. In der Psychose war Karen auf einfache Weise furchtlos; im Heilungsprozess wurde sie von Furcht überwältigt.

Unser Heilkreis nahm weiter Form an, als wir vom Team – Karen, ich, die acht Teamtherapeuten und die Mitbewohner (meist nur Marcy) – begannen, uns wöchentlich zu treffen. Es waren Organisationstreffen, die jedoch schnell sehr persönlich wurden. Wenn Familienangehörige zu Besuch kamen, traf sich die Gruppe mit ihnen. Geburts- und Festtage feierte das Team zusammen. Es gab keine Regeln, was wir zu tun hatten, doch jede Teamsitzung beinhaltete auch einen Rückblick, wie es den Hausbewohnern und Teammitgliedern ergangen war. Karen litt ja infolge ihres inneren »Ungleichgewichts« an einer starken Desynchronisation von Körper und Geist, und wenn wir mit ihr zusammen waren, traten bei uns ähnliche Anflüge von Desynchronisation auf. In den Teamsitzungen sprachen wir darüber, wie wir auf gute Weise für uns selbst sorgen und wie wir dieses Wissen Karen vermitteln könnten.

Aber nicht nur Karen und ihre Wohngemeinschaft profitierten von diesen Diskussionen. Auch die Familien der einzelnen Teammitglieder zeigten die Anzeichen einer heilenden Umgebung. Wir entdeckten, dass wir in unserem eigenen Zuhause in unseren Beziehungen umsetzen konnten, was wir im Team lernten. Zugleich wurden uns die eigenen plötzlichen Ausbrüche von Anstaltsmentalität sehr bewusst. Wir mussten ständig unsere eigene heimtückische Neigung überprüfen, um Karen herum eine Anstalt zu errichten. Zum Beispiel brachte der geheime Stolz auf unsere Rettungsoperation die Gefahr der Abkapselung mit sich, uns mehr nach innen der Gruppe zuzuwenden und die Außenwelt auszuschließen.

Unsere Arbeit mit Karen in der therapeutischen Wohngemeinschaft dauerte vier Monate. Karen nahm allmählich ihr altes Leben wieder auf und schlug sich tapfer. Die Arbeit des Teams reduzierte sich im Lauf der Zeit, aber Karen pflegte noch jahrelang ihre Freundschaft mit einigen Teammitgliedern. Noch ein weiteres Jahr lebte sie mit Marcy zusammen, während ich mit ihr auf individueller Basis arbeitete.

Schon bevor wir Karens therapeutisches Zuhause auflösten, hatten wir beschlossen, eine andere heilende Umgebung aufzubauen, falls sich Gelegenheit dazu bot. Tatsächlich wurde uns um diese Zeit ein junger Mann geschickt, der aus dem Landeskrankenhaus entlassen wurde. Wir bildeten eine therapeutische Wohngemeinschaft für ihn – und während wir noch damit beschäftigt waren, entstand schon die nächste. Jetzt mussten wir eine klare Entscheidung treffen, ob es unser Anliegen war, unser therapeutisches Modell weiterzuentwickeln. Es gab eine Zeit, da wir fünf solcher Wohngemeinschaften gleichzeitig laufen hatten und der Mitarbeiterstamm aus über dreißig Menschen bestand.

Die Organisation erhielt offiziell den Namen *Maitri Psychological Services, Inc.*, wobei das Sanskrit-Wort *Maitri* Freundschaft, Wärme und liebevolle Güte bedeutet. Inoffiziell wurde sie *Windhorse-Projekt* genannt. Während der sechs Jahre, die diese Organisation bestand, behandelten wir ein Dutzend Menschen auf diese Weise. Von unserem Standpunkt aus war unsere Arbeit erfolgreich: All unseren Patienten hatten wir eine wunderbare Chance geboten, ihrer chronischen Krankheit eine positive Wende zu geben, und trotz vieler schwieriger Zeiten haben die meisten genau das getan. Wir waren uns sicher, dass jeder, der an unserer Heilgemeinschaft teilnahm – ob Klienten, ihre Familien oder die Mitarbeiter –, enorm davon profitierte, zumindest während wir gemeinsam arbeiteten. Unsere Folgeuntersuchungen zeigten, dass die meisten unserer Patienten die Windhorse-Prinzipien in ihr Leben integrierten und so den Genesungsprozess fortsetzten.

Allmählich hatte sich eine besondere Methode für Teamtherapeuten herausgebildet, um genesenden Menschen zu helfen, geistige Stabilität zu entwickeln und durch eine Vielzahl von Mitteln in jedem Aspekt ihres Lebens den Geist zu beruhigen. Wir nannten sie die *Prinzipien der Basisbegleitung*. Während wir standhaft in jeder Wohngemeinschaft den Fokus auf körperliche und geistige Gesundheit hielten, nahmen allmählich die Prinzipien eines *therapeutischen Zuhauses* Gestalt an. Basisbegleitung und therapeutisches Zuhause werden in den beiden nächsten Kapiteln behandelt.

In den darauffolgenden sechs Jahren lernten wir eine Menge über Pflege und Betreuung von Menschen in Psychose. Jeder fühlte, dass die Kameradschaft unter den Gruppenmitgliedern etwas ganz Besonderes war und unser aller Leben stark beeinflusste. Unnötig zu sagen, dass unsere Arbeit natürlich auch schwierig und zeitraubend war. Immer befand sich mindestens eine Wohngemeinschaft in irgendeiner Krise, und wenn das bei zwei Gemeinschaften gleichzeitig der Fall war, kam mein Privatleben zum Stillstand.

Ohne es zu beabsichtigen, hatten wir im Grunde ein kleines Krankenhaus aufgebaut, mit all den damit verbundenen Problemen. Im Lauf der Zeit erlebten wir die enormen Verwaltungsdetails, die jedes moderne Krankenhaus zu bewältigen hat, unabhängig von seiner Größe. Dazu gehören gesetzliche Vorschriften für Institutionen, Gehaltsabrechnungen, medizinisch-rechtliche Vorgaben, Versicherungsschutz für alle Eventualitäten, Auflagen bei Zuwendungen Dritter, Marketing und dergleichen mehr. Wir stellten auch fest, dass wir in dieser Periode, als wir gezwungenermaßen zu einem Wirtschaftsunternehmen wurden, nur durch konstante Wachsamkeit der Integrität unseres Behandlungsprogramms treu bleiben konnten.

Schließlich kam die Zeit, wo alle drei gerade existierenden Wohngemeinschaften etwa gleichzeitig zum Abschluss kamen. An diesem Punkt traf ich die schwierige Entscheidung, statt weiter in das Krankenhaus-Business einzusteigen, keine neuen Patienten aufzunehmen, unsere Arbeit mit den vorhandenen Patienten auslaufen zu lassen und dann die ganze Heilgemeinschaft aufzulösen. Ich wollte mir die Zeit nehmen, dieses einzigartige Experiment noch einmal zu durchdenken, und dann durch dieses Buch der Öffentlichkeit über meine Erfahrungen berichten.

Von Medikamenten genesen

Karen verließ das Krankenhaus mit einer hohen Dosis neuroleptischer, antipsychotischer Medikamente (80 mg Stelazin täglich). Eine Woche nach ihrem Einzug ins Windhorse-Zuhause begann ich mit dem stetigen Reduzieren der Mittel, bis sie nach Ablauf von drei Monaten gar keine mehr nahm. Das war ein sehr rasches Absetzen, aber ich hatte den Eindruck, dass Karen genug innere Stärke und Mut dafür besaß. Sie hasste diese Mittel wegen ihrer Wirkungen auf Körper und Geist. Der Entzug erforderte nicht nur große Energie ihrerseits, sondern auch eine gewisse Risikobereitschaft ihres Teams. Auf ähnliche Art wurden auch bei allen anderen Patienten, mit denen wir im Windhorse-Projekt arbeiteten, die Medikamente mehr oder weniger abgesetzt. Das ist eines der Ziele der Windhorse-Therapie.

Es gibt eine heiße Debatte, ob es ratsam ist, die Medikamente abzusetzen, von denen einige glauben, sie seien lebenswichtig für Patienten mit Dauermedikations-Programmen. Es gibt sogar die Meinung, sie abzusetzen sei ethisch und ärztlich nicht zu vertreten. Es handelt sich hier in der Tat um ein kritisches, komplexes Thema, wo es um therapeutische Philosophien, rechtliche Fragen, Sozialpolitik und die riesige Pharma-Industrie geht. Diese Kombination sozialer Faktoren ist die Ursache der ausufernden Debatte und der Verwirrung im Hinblick auf die Medikation. Die richtige Anwendung chemischer Mittel ist zum Kernthema der öffentlichen Versorgung innerhalb der Psychiatrie geworden.

Den Gegnern des Medikamentenentzugs widersprechen viele ehemalige Patienten, die lange Zeit zwangsweise Medikamente nehmen mussten und vor den Risiken warnen. Bei Dauermedikation werden die Drogenwirkungen in die Psychose eingebaut. Die langfristige Einnahme dieser antipsychotischen Medikamente führt zu einer Anpassung der Physiologie und Mikroanatomie des Gehirns. Die Drogen werden Teil des Systems von Gehirn und Bewusstsein und erzeugen Instabilität. Wie sich bei L-Dopa gezeigt hat, können Patienten häufig nicht mehr ohne diese Mittel, aber auch nicht mit ihnen leben. Das Bedürfnis, »drogenfrei« zu sein, kann zur stärksten Motivation im Leben werden. Dann kann der Kampf gegen die Wirkungen der Mittel und schließlich gegen ihre

Einnahme ähnliche Ausmaße annehmen wie der Kampf gegen die Psychose selbst.

Obwohl die Neuroleptika inzwischen schon seit den 1960er Jahren überall eingesetzt werden, gibt es keine gründliche Untersuchung ihrer psychischen Wirkungen auf normale Kontrollpersonen oder Freiwillige. Die meisten Menschen haben offenbar weit größere Angst, die Wirkungen antipsychotischer Medikamente an sich zu testen, als Halluzinogene mit Psychose-ähnlichen Wirkungen einzunehmen. Einzelerfahrungen gibt es indes in Hülle und Fülle: Sie zeigen, dass diese Medikamente unverständliche und schmerzhafte körperliche Empfindungen und einen allgemeinen Abbau der Verstandesfunktionen verursachen können. (Das kann jeder leicht an sich selbst prüfen. Angeblich reicht es, an vier aufeinanderfolgenden Tagen solche Drogen zu nehmen, um ihre Wirkungen zu testen. Nach Aussagen anderer genügt für eine erste Ahnung davon schon eine einzige Dosis.)

Heute weiß man aber mit Sicherheit: Antipsychotische Medikamente sind keine Heilmittel einer Psychose. Sie beeinflussen Stimmen, Visionen oder Wahnvorstellungen nicht direkt. In erster Linie werden sie gegeben, um das Verhalten zu kontrollieren. Mitunter können sie die Intensität furchterregender Sinnestäuschungen verringern oder die Erregung und Panik dämpfen, die auftreten, wenn die Sinne durcheinander kommen. All das ist gut und wichtig, vorausgesetzt, die Medikamente werden mit großer Sorgfalt in den *kleinstmöglichen Dosierungen* verordnet und in kleinen Schritten wieder abgesetzt, sobald die therapeutische Wirkung erreicht ist. Sie können dem Patienten relativ ruhige Momente verschaffen, wo die Sinnestäuschungen nicht so beherrschend sind und er sich den halluzinatorischen Befehlen, »an zwei Orten gleichzeitig« zu leben, entziehen kann. Sie geben wertvolle Atempausen, sich zu entspannen, sich der Realität zu nähern und eine gewisse Würde zurückzugewinnen, da einen die Umgebung nicht fortwährend als abgelenkt und vergesslich wahrnimmt.

Für Patienten, die von Medikamenten abhängig sind, gelangt andererseits die »andere Welt« nie ganz an die Oberfläche. Sie erleben, wie in einem schleichenden Prozess die Lebensqualität in dieser anderen Welt dauernd abnimmt. Ein junger Mann, den ich zwei Jahre lang nicht mehr gesehen hatte, nahm mich auf der Geburtstagsfeier eines gemeinsamen

Freundes beiseite und vertraute mir an, dass die Mittel sein Leben total verändert hätten. In der Tat: Er sah völlig verändert aus – als ob er zwanzig Jahre älter wäre. Schnell verständigten wir uns auf einer gemeinsamen Wellenlänge und die frühere Herzlichkeit zwischen uns stellte sich wieder ein, obwohl ich sehr erschrocken war. Seit unserer letzten Begegnung hatte er ein »Dauerprogramm« mit Tabletten begonnen, und jetzt wollte er mir unbedingt und auf der Stelle seine Gedanken zur Wirkung dieser Medikamente mitteilen. Die Mittel hatten nicht vermocht, seine Wahnvorstellungen abzuschneiden und die Beziehungen zu einer exotischen, in sich geschlossenen anderen Welt aufzuheben. Stattdessen hatten sie das blühende Leben der anderen Welt zu einem langweiligen und blassen Abklatsch verkommen lassen. Jahrelang hatte sich sein ganzes Dasein um die stürmische Beziehung zu einer schönen, aufregenden Frau gedreht, die im Kosmos seiner anderen Welt lebte. Die schleichende Wirkung der Droge, so erzählte er, war aber, dass sich die Frau zusehends in ein menschliches Wrack verwandelte, das nur noch Forderungen an ihn stellte. Das Einzige, was von ihrer früheren Macht, die Welt in einem Nu zu verzaubern, übriggeblieben war, war die erbärmliche Kunst, ihn zu quälen. Schon dachte ich bei mir: Vielleicht ist es genau dies – ihr Machtverlust –, was er braucht, um seine Sklavenfesseln zu sprengen? Aber er fuhr fort und sagte, nachdem das mit ihr passiert sei, sei auch sein eigenes Leben immer öder geworden. Er komme einigermaßen zurecht, habe aber wenig Freude an seinem Dasein, da er jetzt zur selben elenden Existenz verdammt sei wie die schöne Frau.

Dies ist ein Typ der ›Genesung‹ durch Medikamente, wie er mir häufig begegnet ist, nachdem mir das Phänomen einmal aufgezeigt geworden war. Es gibt zahlreiche Varianten. Eine junge College-Studentin fragte mich wegen ihrer »Depression« um Rat und warum sie nicht mehr lernen könne. Ein Jahr zuvor hatte sie LSD genommen mit einer schrecklichen Reaktion darauf. Zuerst war sie in Ekstase. Sie erlebte sich als neuer Messias, »gesandt«, allen Menschen zu helfen. Für kurze Zeit kam sie ins Krankenhaus, wurde mit antipsychotischen Mitteln behandelt und dann zur »Rekonvaleszenz« zur Familie geschickt. Man sagte ihr, sie müsste die Medikamente sehr lange nehmen, da bei Dosisminderung ihre »latente Psychose« – von der die Ärzte glaubten, sie sei durch das LSD aktiviert worden – wieder ausbrechen könne. Aufgrund dieser Drohung beschlossen sie und ihre Familie, »auf Nummer sicher zu gehen«. Die Medikamente wurden nie abgesetzt und sie hatte sich schon mit einem Leben der Tablettenabhängigkeit abgefunden.

Im Lauf der Zeit geriet sie in immer größere Depressionen, weil das frühere Leben anscheinend unwiederbringlich dahin war. Von frühester Kindheit an hatte sie begeistert musiziert und gemalt. Sie war lebenslustig und hatte viele Freunde. Jetzt fürchtete sie das Aufwachen morgens mit der Aussicht auf einen Tag voller Leere, Langeweile, ohne Interesse und mit einem Gefühl der »Faulheit«. Sobald wir anfingen, ihre Medikamente zu reduzieren, hatte sie Träume von einem Aufenthalt im Garten Eden, wo die Menschen freundlich zueinander waren und sie ihre verlorene Freude wieder erahnte. Zwei Monate nach dem völligen Absetzen ihrer Tabletten gewann sie langsam die frühere Energie und Lebensfreude zurück.

Aufgrund vieler derartiger Erfahrungen und des Erfolgs des Absetzens bei Karen und anderen, bin ich zu der Überzeugung gelangt, dass die Medikamente reduziert werden können und *sollten*, wenn entsprechende Vorkehrungen getroffen sind und bestimmte Regeln eingehalten werden. Solche Richtlinien aber finden sich nicht, warum auch immer, in der »wissenschaftlichen Literatur«. Das am besten informierte Vorgehen zum Absetzen von Medikamenten fand ich in einem wenig bekannten Handbuch mit dem Titel »Dr. Caligari's Psychiatrische Medikamente«, herausgegeben von der Patientenschutzbewegung.[244] Er geht von der »10-Prozent-Regel« aus: Jede Woche wird die Dosis um 10 % der ursprünglichen Dosierung verringert, solange der Patient positiv anspricht. Gegen Ende können jedoch kleinere Reduktionen angezeigt sein. Es ist immer am besten, beim Absetzen nicht allein zu sein. Beim Windhorse-Projekt wurde das ganze Team auf den Entzugsplan eingestimmt und half dem Patienten bei allem, was dafür nötig war. Dadurch konnten wir sehr fein die körperlichen und geistigen Auswirkungen des Entzugs beobachten.

Fast überall in der Medizin traditioneller Gesellschaften besteht die grundlegende und bevorzugte Behandlung des Kranken darin, die Ver-

244 David Richman, Dr. Caligari's Psychiatric Drugs, Berkeley, private printing, 1984.

haltens- und Ernährungsweise zu ändern, da dies die sanfteste Art der Therapie ist, auf die wir uns stets, bei jeder Behandlung, als erstes stützen.[245]

Weitere Hinweise zur Ernährung sind jedoch schwierig zu geben. Allgemein ist die tägliche Diät von Menschen unter jahrelanger Dauermedikation extrem schlecht, manchmal ist sie nahezu Gift für sie. Das spiegelt ihren Mangel an Aufmerksamkeit und Fürsorge für sich selbst, der sogar dazu führen kann, dass jeder Versuch, ihre Ernährung zu ändern, als massive Einmischung abgewehrt wird. Doch das Arbeiten an der Genesung im Allgemeinen und das Absetzen der Medikamente im Besonderen beinhalten notwendigerweise einen Prozess der »Entschlackung«, was eine ziemliche Änderung der Einstellung voraussetzt.

Eine etwas abgewandelte Form der »makrobiotischen« Entschlackung ist hierfür nach meiner Erfahrung am besten geeignet. Selbstverständlich wird die Schwierigkeit, sich an solch eine Diät zu halten, erheblich gemindert, wenn sich der ganze Haushalt daran beteiligt. Es gibt auch zwei Kräutermittel, die sich als hilfreich erwiesen haben: Baldrian- und Bancha-Wurzeltees, frisch aufgebrüht und mehrere Male am Tag getrunken. Baldrian ist für seine beruhigende Wirkung aufs Nervensystem bekannt (übrigens die einzige Arznei, die John Perceval hilfreich fand) und Bancha-Tee gilt im System der Makrobiotik als der große »Ausgleicher«.

Um von Medikamenten runterzukommen, sind einige minimale Anforderungen in Hinblick aufs Verhalten zu beachten. Genügend körperliche Bewegung hat sich als wichtig herausgestellt. So sind lange Wanderungen sehr zu empfehlen, nicht nur um dem Körper zu helfen, die Drogen auszuscheiden, sondern auch um Teilnahmslosigkeit, Steifheit und unangenehme körperliche Empfindungen aufzulösen. Doch, wie Dr. Caligari warnt: »Mäßigkeit ist der Schlüssel zu allem. Wenn Sie Ihre Aktivitäten steigern, tun Sie es nur allmählich.«

Das Loskommen von den Drogen geht natürlich bei jedem anders vor sich. Es hängt vollständig von der eigenen Einstellung ab, vom Allgemeinzustand (z. B. wie viel Droge im Körper angereichert wurde) und von der Reife der Menschen, die einen umgeben. Nehmen wir als Beispiel jemanden, der lange Prolixin genommen hat (etwa 50-mal so stark wie Thora-

245 Terry Clifford, Tibetische Heilkunst, München: Ullstein 1990.

zin) und dies absetzen will. Dabei treten Körperreaktionen auf, die auffällige Ähnlichkeit mit Entzugserscheinungen beim Absetzen von Opium haben.[246] Die Reaktionen auf Prolixin-Entzug sind oft in der ersten Woche am heftigsten und nehmen dann langsam ab: »grippeähnliche Symptome wie Übelkeit und Erbrechen (manchmal schwer), Schweißausbrüche, Nasenlaufen, Schlaflosigkeit, Durchfall, Unruhe, Kopfweh und allgemeine Schmerzen. Außer schwerem Erbrechen kann all dies ohne besondere Behandlung durchgestanden werden.«[247]

Die Erfahrung von »Unruhe« braucht aber besondere Aufmerksamkeit. Nervosität, Zappeln mit den Beinen, Hin-und-Her-Laufen und Erregung sind nicht nur Zeichen von Unwohlsein im eigenen Körper, sondern auch Ausdruck aufwallender Energien im Geist. Bei Menschen, die ein Jahr und länger solche Medikamente genommen haben, kann schon die kleinste Reduktion eine so große geistige Beschleunigung auslösen, dass sie nicht mit ihr umgehen können. Damit zeigt sich eine extreme Empfindlichkeit gegenüber der Umwelt, vor allem im Hinblick darauf, wie andere einen behandeln. Zu solchen Zeiten fühlt man sich nicht mehr zutraulich und unterwürfig oder taucht einfach wieder in der »eigenen Welt« unter.

Hierin gleichen sich das Absetzen der Medikamente und das Genesen von der Psychose: Beide offenbaren eine gewisse Empfindlichkeit. In unterschiedlichem Maße wird der Genesende äußerst kritisch gegenüber der erhaltenen Behandlung. Das weitet sich aus: Er ist verbittert über eine lange Serie von Behandlungsfehlern und verunglimpft viele Leute an den Schnittstellen des »Systems«: ambulante Notdienste, Polizeireviere, Notaufnahmen, psychiatrische Stationen, Übergangseinrichtungen. Er spricht abfällig über die Fehler, die er aufdeckt, auch noch solche aus seiner Kindheit, an die er sich jetzt erinnert. John Perceval glaubte, dieses Stadium der »Empörung« sei eine notwendige Phase bei der Genesung. Natürlich kann sich Empörung auch nachteilig auf den Genesenden auswirken. Er befindet sich in einer zweischneidigen Situation: Zorn facht oft das geistige Tempo an, was zu größerem »Ungleichgewicht« führt, und zugleich fühlt er, dass Zorn die einzige Möglichkeit

246 Thomas De Quincey, Confessions of an English Opium Eater (New York: Penguin Books, 1971).

247 Richman, Dr. Caligari's Psychiatric Drugs, 57.

ist, gehört zu werden und die Ungerechtigkeiten und Fehler zu vermeiden, die er in seiner Behandlung sieht. Das ist also nicht nur die automatische Folge freigesetzter natürlicher Botenstoffe, die durch die Therapie unterdrückt wurden und Psychose-auslösende Erregungen bewirken, der sogenannten *Entzugspsychose.* Es ist auch die Phase eines allgemeinen Erwachens im Kontakt mit der Umwelt und mit den Bedingungen, unter denen er gelitten hat.

Der Genesende hat das Gefühl, dass er, wenn er die neu erworbene Fähigkeit freimütiger Kritik unterdrücken würde, sich selbst wieder zu dem früheren dumpfen Zustand verurteilen würde. Er würde stagnieren und wieder unter die Herrschaft seiner anderen Welt geraten. Vielleicht erinnert er sich daran, wie er in früheren Phasen der Genesung seine Erregung und kritische Intelligenz ausbremste und dadurch in tiefe Depression fiel, die sogenannte *postpsychotische Depression.* Wie auch immer: Depression erscheint unvermeidlich, wenn er in solch einer Insel der Klarheit zu einem desillusionierenden Bewusstsein erwacht. Dies ist gepaart mit Gefühlen der Demütigung und Schuld, Furcht vor dem, was als nächstes kommt oder zu tun ist, mit Gefühlen von Verarmung, Mangel an Kraft und Können, um weiterzugehen, mit einer nostalgischen Sehnsucht nach der Macht und Überlegenheit des »manischen Bewusstseins« und Gefühlen, den despotischen Akteuren der anderen Welt untreu geworden zu sein.

Patienten und Ärzte verständigen sich im Allgemeinen schnell darüber, dass es dumm und gefährlich wäre, eine Dauermedikation abrupt abzusetzen. Der Schock für das Nervensystem, das an die Medikamente gewöhnt ist, wäre zu groß und die Körperreaktion überwältigend. Doch auch der allmähliche Entzug kann ein schwieriger Prozess sein. Andererseits kann die Person, die allmählich absetzt, eine Menge lernen. In kleinen Portionen kann sie erfahren, wie bisher gestaute seelische Energien frei werden. Unter solchen Bedingungen kann sie lernen, ihren Geist mit all den kleinen Veränderungen im Konzentrationsvermögen und in emotionaler Intensität auf neue Weise zu beobachten. Eine derartige Achtsamkeit auf die Einzelheiten realer Veränderungen, die beim Entzug von Medikamenten auftreten, ist sehr wichtig, wie sich gezeigt hat, für die Genesung von einer Psychose an sich. Sie stärkt die Fähigkeit, geistige Vorgänge zu unterscheiden und kann zu Einsichten führen, wie man selbst funktioniert.

Wenn sich Arzt und Patient einig sind, antipsychotische Medikamente abzusetzen, sollten sie beide wissen, worauf sie sich einlassen. Dieses gemeinsame Verständnis fasst das folgende Merkblatt zusammen, das alle Mitarbeiter und Patienten der Heilgemeinschaften im Windhorse-Stil erhielten.

Richtlinien für das Reduzieren von Medikamenten

Es scheint zwei Hauptgruppen bei der Medikamentenreduktion zu geben:

1. Reduzieren bei akuter Vergiftung (z. B. Leberschaden, abnorme Bewegungen) oder bei subklinischer Vergiftung (z. B. Übelkeit oder Schläfrigkeit). Jemand nimmt also mehr Mittel, als er braucht, und das Übermaß macht ihn krank. So schnell, wie es ohne Komplikationen möglich ist, sollte die Dosis auf ein Minimum herabgesetzt werden, das für die Stabilität notwendig ist. Es gibt kein unmittelbares Ziel, zu deutlich kleinerer Dosis überzugehen. Später kann das allerdings angebracht sein.
2. Langsames, abgestuftes Reduzieren zu therapeutischen Zwecken. Der Patient ist bei aktueller Dosis stabil und das Team hält die Zeit reif für die allmähliche Reduktion. Wie lange der Prozess dauern wird, ist offen. So kann die Dosis z. B. schrittweise auf 50 % der ursprünglichen Höhe reduziert, für eine Weile stabil gehalten und falls nötig kurzzeitig wieder erhöht werden, um schließlich auf null zuzugehen. Um Nebenwirkungen zu verringern und Stabilität zu unterstützen, sollte nie um mehr als 10 % der ursprünglichen Dosis pro Woche reduziert werden.

Um den Prozess des Absetzens zu unterstützen, sollten die unten aufgezählten Lebensstil-Änderungen und Übungen gefördert werden. Wie sich das allgemeine Leben des Patienten ändern muss, zusätzlich zu dem Umstand, dass jetzt weniger Pillen geschluckt werden, wird ein Hauptthema der Teamtreffen und der Schichten in der Basisbegleitung sein.

Die folgenden allgemeinen idealtypischen Richtlinien können auf den individuellen Fall zugeschnitten werden.

Körper

1. *Ernährung ändern:* Weniger Nahrungsmittel verzehren, die den Körper mit Schadstoffen belasten (Fleisch, Zucker, Alkohol, Kaffee) und mehr Nahrungsmittel essen, die zur Entschlackung beitragen (Bancha-Tee, Vollwertkost wie brauner Reis und frisches Gemüse).
2. *Mehr körperliche Bewegung:* Körperliche Aktivität hilft dem Körper, Toxine zu verarbeiten und auszuscheiden; sie verbessert die Gesundheit insgesamt und kanalisiert die Energien, die bei Medikamentenreduktion frei werden.
3. *Alle Arzneien einnehmen:* Paradoxerweise muss man Tabletten nehmen, um Tabletten zu reduzieren. Gelegentliches Täuschen bei der Einnahme oder Ablehnen der Medikamente untergräbt den ganzen Reduktionsprozess. Nur wenn wir genau wissen, wieviel von einer Droge in den Körper kommt, lässt sich die Einnahme schrittweise und gezielt reduzieren.
4. *Anregende Umgebung:* Zimmer sauber halten, Aufgaben im Haushalt übernehmen, saubere Kleider tragen und den Körper pflegen sind besonders wichtig beim Reduzieren von Medikamenten.

Sprache

Das Reduzieren der Medikamente erfordert offenen Austausch zwischen dem Klienten und den Teammitgliedern sowie mit der gesamten Gemeinschaft. Es ist z. B. möglich, dass Teammitglieder denken, der Patient entgleise und würde für eine Weile eine geringe Dosiserhöhung brauchen. Wenn der Patient diese Sorge nicht hören kann, wird das den Prozess stören. Andererseits erhöht die Reduktion der Medikamente vielleicht die geistige Klarheit der Klienten, so dass sie Aspekte des Verhaltens ihrer Betreuer wahrnehmen, die sie vorher übersehen haben. Wenn sich also ein Klient über falsche Behandlung durch ein Teammitglied beschwert, ist es entscheidend, dass jeder zuhört und die Sicht des anderen ernst nimmt. Weiter ist wichtig, dass die ganze Gemeinschaft versteht, wie

Medikamentenreduzierung wirkt und wer gerade was reduziert. Wir können bei solchen Prozessen tatsächlich ein Gefühl gemeinsamer Feier erleben.

Geist

Wir können es lernen, eine Million von Einzelheiten wahrzunehmen: wie wir uns morgens fühlen, wie es sich anfühlt, ärgerlich zu sein, wie der Geist beschleunigt, wie er wieder langsamer wird, wann die innere Welt Aufmerksamkeit braucht und wann ihm die Welt der Formen und Geräusche wichtiger wird. Indem wir auf dieses geistige Erleben und die körperlichen Empfindungen achten, können wir lernen, wie uns Medikamente, Ernährung, Sport und dergleichen beeinflussen.[248]

Das Verordnen wie auch das Absetzen von Medikamenten gehen einfacher, wenn das *Warum* verstanden wird. Was immer ein Mittel sonst noch bewirken soll – auf jeden Fall sollte es das Leid lindern, das die Person in dieser Zeit am meisten quält. Beim Genesen von Psychose ist nichts so beunruhigend und hartnäckig wie der Kampf, »an zwei Orten gleichzeitig« zu leben. Die Genesung kann zeitweise gut voranschreiten, bis der Patient plötzlich einer großen Angst begegnet, die ihn aus der Bahn wirft und die fordernde Gegenwart der anderen Welt antriggert, die er schon überwunden glaubte, wie einen alten Albtraum.

Eine Journalistin von einer britischen Illustrierten erzählte einmal die provozierende Geschichte ihrer Krankheit und Genesung von einer gespaltenen Welt. Sie hatte viele schlaflose Nächte an einem Artikel über »Besessenheit durch Geister« gearbeitet und als sie eines Abends nach Hause ging, wurde sie plötzlich von Ekel vor sich selbst gepackt und spürte den »Drang, alles zu ändern«:

> »Ich sehnte mich, alles los zu sein. Ich sehnte mich danach, meinen physischen Körper endlich ablegen zu können, allein durch Willensanstrengung. Ich sehnte mich mit einer solchen Intensität, dass mein Kopf sich betäubt und schwindlig anfühlte.«[249]

248 Arbeitsausschuss für Medikamentenreduktion des »Hauses der Freundschaft«

249 E. Thelmar, The Maniac (New York: The American Psychical Institute 1937), 13.

In derselben Nacht wachte sie auf und es kam ihr so vor, als sei sie in drei verschiedene Dimensionen gespalten: den festen Körper, den »ätherischen« Körper und den »spirituellen« Körper. Die nächsten Tage erlebte sie eine massive Störung der Sinne, wo sich all ihre Gedanken zu lebendiger Wirklichkeit verdichteten. In wenigen Tagen formte sich die Wahnidee: Ein »Feind« war in ihren Körper eingedrungen, hatte sie verführt, und jetzt war sie gezwungen, ein Kind des Feindes auszutragen.

Über Tausende von Stimmen gestaltete sich ihre andere Welt weiter aus, wurde komplexer und beinhaltete viele Charaktere. Lange Zeiten lebte sie nur in dieser Welt, in der episodisch Schreie widerhallten, die ihr das Blut in den Adern gerinnen ließen, mit allen Qualen, in der »Hölle« zu leben. Doch die ganze Zeit, sagt sie, »war ich voll bewusst, dass ich durchgedreht war … voll bewusst, wie ich durch diese schreienden Stimmen, die auf unbeschreibliche Weise mein Gehirn zertrümmerten, verrückt geworden war«.[250] Dann aber verlor sie dieses Gewahrsein und verschwand in unbewusstem Delirieren. Mal war sie ihres Zustands gewahr, dann wieder nicht.

Sie wurde ins Krankenhaus gebracht, wo sie lebhafte Erfahrungen machte, immer wieder zu sterben und wieder geboren zu werden, zu Staub zermalmt zu werden und erneut zu entstehen. Getrennte Bereiche des Bewusstseins dominierten sie entweder so sehr, dass sie in Trance geriet, oder aber sie verschwanden urplötzlich komplett. Einmal verlor sie tagelang jegliches Körperbewusstsein, während gleichzeitig ihr Hörbewusstsein in der ständigen Halluzination einer einzigartigen musikalischen Komposition absorbiert war.

Sie war mit den Stimmen verstrickt. Sie griffen sie an, gaben ihr Befehle, hielten sie zum Narren und versprachen ihr ewige Verdammnis oder Seligkeit. Ununterbrochen kämpfte sie dagegen an, versuchte sie zu widerlegen und mit ihnen zu diskutieren, bis sie schließlich aufgab und tat, was ihr befohlen wurde, auch wenn es noch so absurd war. Das alles spielte sich in der anderen Welt ab, die sie die »Gedankenwelt« nannte. Dabei fühlte sich ihr Körper leblos an, als sei sie tot. Dann, nach etwa zwei Wochen: »Eines Abends erwachte ich plötzlich ins normale Bewusstsein, ich meine das Bewusstsein meiner wirklichen, physischen Umwelt, und sah

250 Ebd., 44.

mich außerhalb des Bettes stehen, zwischen zwei Krankenschwestern, die mich stützten. Alles fiel mir ein, was passiert war, und ich fühlte mich so schwach und elend, dass ich kaum aufrecht sitzen konnte.«[251]

Dieser Schock des Gewahrwerdens, gefolgt von einer sofortigen Reaktion des Erschreckens und der Abscheu, führte schnell in einen Rückfall. Die Stimmen kehrten zurück, verführerischer und peinigender denn je. Neue, kurzlebige Inseln des Gewahrseins tauchten auf, nur um auch schnell wieder überspült zu werden. Bald jedoch kamen diese »luziden« Phasen häufiger: »In den folgenden Tagen wurde ich bewusster – mit Unterbrechungen, sehr fragmentarisch.« Sie kam zu der Überzeugung, dass die Medikamente, die sie nehmen musste (wahrscheinlich Bromide), sie das Gewahrsein verlieren ließen. Jedes Mal, wenn man ihr diese Mittel gab, »stand das Herz still«, wie sie sagte, und sie verlor sich wieder in der wilden Aktivität der »Gedankenwelt«.

Die Inseln nahmen zu und schienen am stärksten zu sein in der besonderen Erfahrung eines körperlichen und geistigen »Einrastens«. Diese Erfahrung löste jeweils ein Nachdenken aus und sie nannte sie *den* »Moment der Genesung«. Später entwickelte sie ihre eigene Theorie – Custance hätte sie eine »Metaneurologie« genannt – und ging dabei von feinen Körpererfahrungen aus. Eine spezielle Art des »Ungleichgewichts« war ihr aufgefallen, das ihrer Meinung nach wissenschaftlich erforscht werden sollte. Ihre Hypothese ist in Kürze: »In der akuten Manie findet eine Ver-rückung des physischen Gehirn-Apparates statt und kein Geisteskranker kann gesund werden, bevor nicht diese Ver-rückung rückgängig gemacht ist.«[252] Aus ihrer Sicht besteht der Vorgang des Den-Verstand-Verlierens in einer furchtbaren Desynchronisation von Körper und Geist. Das Bewusstsein der eigenen Identität wird vom physischen Körper getrennt. Und der physische Körper ist getrennt vom »ätherischen« Körper (ein anderer Ausdruck dafür, an zwei Orten zugleich zu sein). Nach ihren Schilderungen kann so etwas in Stufen erfolgen: »Das Problem beim Wahnsinn ist, dass eine Trennung zweier ›Hüllen‹ (der physischen und der ätherischen) stattgefunden hat, die sich trennen sollten, solange der physische Körper lebt. Wenn sie teilweise getrennt werden,

251 Ebd., 110.
252 Ebd., 253.

hat das schwere körperliche Schäden zur Folge. Bei vollständiger Trennung verursacht das den Tod des physischen Körpers.«[253]

Aus diesen Informationen lässt sich eine allgemeine Regel für den Heilungsprozess ableiten: *Alles, was die Synchronisation von Körper und Geist fördert, begünstigt das Auftreten von Inseln der Klarheit. Und alles, was die Trennung von Körper und Geist verursacht oder verstärkt, wird die Genesung nachhaltig behindern.*

Gibt es vielleicht eine Medikation, die diesem Sachverhalt Rechnung trägt? Wäre es nicht sinnvoller, nach solchen Mitteln zu suchen, als kurzsichtig Pharmaka einzusetzen, die stets das Netzwerk der Neurotransmitter stören? Vermutlich hat eine solche Arznei schon einmal existiert. Sie hieß *Sanjivani* und wurde in alten Zeiten in Indien verwendet, da sie die Eigenschaft hatte, den Geist wieder in den Körper »zu ziehen«, die beiden fester miteinander zu verbinden und ihre naturgemäße Einheit zu sichern. Es heißt, sie habe die Wirkung oder Fähigkeit, das Bewusstsein »zurückzuholen«, wenn es durch ein Betäubungsmittel oder anders »ausgetrieben« wurde.[254]

Was ist Sanjivani? Wie setzt es sich zusammen? Niemand weiß, ob Sanjivani noch existiert oder je existiert hat. Kein indischer oder tibetischer Kräuterkundiger, den ich fragte, hatte davon gehört. Nach der Mythologie der Hindus soll es eine Pflanze gewesen sein, die am Fuß des Himalajas wuchs, aber auch dort nur am Südhang bestimmter Berge. Selbst die Hindugottheit Hanuman konnte sie nicht finden. Er war von Krishna beauftragt worden, die Medizin zu holen und ihm zu bringen. Hanuman fand zwar den richtigen Berg, konnte aber die Pflanze selbst nicht entdecken, weshalb er einfach den ganzen Berg mitnahm. Die im Mythos erwähnte Behandlung wäre in der Tat die ideale Medizin, das Körper-Geist-Problem der Psychose zu heilen!

253 Ebd., 254.

254 Aus: The Ramayan, The Shri Ramacharitamanasa (Delhi: Motillal Barnarsidass, 1989).

Sich der Genesung verpflichten

Synchronisation von Körper und Geist ist eine Schlüsselidee der Windhorse-Therapie. Größtenteils wird sie durch häusliche Disziplin erreicht, die für alles Zusammenleben erforderlich ist. Das ist nicht so exotisch wie die tiefgründigen Prinzipien vom Verbinden von Himmel und Erde, dem Ausgleichen von Geist und Umwelt, die oben besprochen wurden. Die eigentliche »Arbeit« mit Patienten aus Windhorse-Sicht ist überraschend häuslich, sehr konkret, sehr irdisch. Eine Verbindung mit den irdischen Qualitäten dieser Welt – und jeder anderen Welt – lässt sich gut herstellen, indem man Essen vorbereitet, kocht, putzt, im Garten arbeitet, das Haus pflegt und dergleichen. Der innere Aspekt all dieser Aktivitäten ist, dass man direkt mit allen Sinnen verbunden ist, auch wenn sie in Aufruhr sein mögen.

Wenn jemand im Konflikt zwischen dieser und einer anderen Welt (der »Gedankenwelt«) lebt, gibt einem alles, was die Sinne aktiviert, etwas Reales, Konkretes, mit dem man arbeiten kann. Ein interessanter und *nützlicher* Aspekt häuslicher Arbeiten ist, dass sie so einfach und normal sind, dass sie nur wenig »Störungen« aus der anderen Welt ausgesetzt sind. Ihre Einfachheit und das Fehlen intellektuellen Inhaltes lässt wenig Raum, um vom Wahn verdorben zu werden.

Die Essenz dieser Art häuslicher Synchronisation lässt sich in wenige Worte fassen: »Übe dich, hinter dir aufzuräumen.« Das war eine Art Merksatz oder Slogan beim therapeutischen Wohnen. Er bezieht sich nicht nur wörtlich auf unser Verhalten, z. B. in der Gemeinschaftsküche, sondern ist auch eine Metapher für die Art, Beziehungen zu gestalten und mit dem eigenen Geist umzugehen.

Es ist natürlich eine Binsenwahrheit, dass Geist und Umwelt in einer ständigen, subtilen und teils unbewussten Wechselwirkung stehen. Wenn wir in eine neue Umgebung kommen, wirkt sie auf uns ein mit Farben, Beleuchtung, Raum, Einrichtung, Beschaffenheit der Oberflächen, Gerüchen, dem ganzen Arrangement. Vielleicht regt sie uns auf. In jedem Fall regt sie an und hat einen bestimmten, nicht immer bewussten Einfluss auf unsere Gemütslage. Verschiedene Räume wirken verschieden auf uns. Wenn wir in ein helles, luftiges Zimmer kommen, wirkt das völlig anders auf uns als eine dunkle, beengende Zelle. Wir reagieren anders und malen uns andere Szenarien und Geschichten aus, je nachdem, ob wir ein Altersheim, ein Irrenhaus, ein Ghetto, ein Motel, einen Konzertsaal oder eine Kathedrale betreten. Doch schon vorher ändert sich das geistige Empfinden. Wir wissen nicht genau, was für eine Verbindung das ist oder wie sie eingegangen wird. Aber es lohnt sich, dem nachzugehen, weil schon das Untersuchen des Augenblicks, in dem Geist und Umgebung aufeinander wirken, unser Gewahrsein für Einflüsse aus der Umgebung schärft. Im Windhorse-Projekt war das ein wichtiges Thema, denn es war ja unsere erklärte Absicht, die Fähigkeit zu entwickeln, Umgebungen zu arrangieren mit Personen und Strukturen, die den Inseln der Klarheit förderlich sind. Das war unsere eigentliche Mission.

Gewahrseinsübungen, um die Inseln der Klarheit zu fördern

So übte sich das Windhorse-Personal in subtiler Bewusstheit für Einflüsse der Umgebung, auch als »Maitri-Raum-Gewahrsein« bekannt. Dies praktizieren meist kleine Gruppen, deren Mitglieder demselben Interesse nachgehen, und in Verbindung mit sitzender Achtsamkeitsmeditation. Die Übungen finden in fünf besonders eingerichteten Räumen statt, die sich in Architektur, Farbe, Beleuchtung und emotionaler Qualität unterscheiden. In jeder dieser Umgebung nimmt man eine bestimmte Körperhaltung ein. Jeder Raum betont eines der fünf allgemeinen Energiemuster, die sogenannten »Buddhafamilien«, die assoziiert sind mit bestimmten Farben, Elementen, Landschaften, Jahreszeiten, Charaktertypen, Körperzonen und Stufen psychischer Entwicklung.[255]

Der »Vajra-Raum« ist in tiefem Königsblau gehalten, erhellt von kristallin-blauem Licht, das durch schmale Fensterschlitze eindringt. Der »Ratna-Raum« leuchtet in majestätischem Gelb, gebadet in warmem, goldenem Licht aus großen runden Fenstern. Flammendes Rot kennzeichnet den »Padma-Raum«, den glühend rotes Licht aus großen, rechtecki-

255 Entworfen 1970 unter Mitarbeit von Chögyam Trungpa Rinpoche, Lehrer für tibetischen Buddhismus, und Suzuki Roshi (japanischer Zen-Lehrer). Teilnehmer am psychotherapeutischen Programm des Naropa-Instituts verbringen drei Monate mit der Ausübung dieser Praxis im Rahmen einer therapeutischen Modelleinrichtung auf dem Land. Siehe auch Journal of Contemplative Psychotherapy 7 (1990).

gen Fenstern durchflutet. Der »Karma-Raum« ist grün wie der Wald mit grünem Licht, das von seiner Kuppel herabstrahlt. Der »Buddha-Raum« ist milchig-weiß, erfüllt von diffusem, indirektem weißem Licht.

Die Wechselwirkungen von Körper, Geist und Umgebung in diesen Räumen intensivieren die verschiedenen Energiemuster, die jedem von uns innewohnen. Die »neurotischen« wie auch die »gesunden« Aspekte aller fünf Energien können unmittelbar erfahren und unterschieden werden. Die Wirkung dieser Übungen ist, dass wir die verschiedenen Energien von Räumen und Menschen stärker beachten.

Auf der subtilsten Ebene untersuchen wir in dieser Praxis die Beziehung zwischen dem Element Raum und dem eigenen Geist. Raum wird für gewöhnlich nicht als Element betrachtet. In den meisten traditionellen Heilsystemen gibt es Erde, Wasser, Feuer und Luft bzw. Wind. Hier aber gibt es noch ein fünftes Element, den Raum. Es ist mit dem »Buddha-Raum« assoziiert. Hier lässt sich der Schüler auf Knie und Ellbogen nieder, hält mit den Händen den Kopf unter dem Kinn wie eine pausierende Wäscherin und versucht, so gut er kann, darin 45 Minuten lang zu verweilen. Der Blick ist gelöst auf die weiße Wand 30 cm vor dem Übenden gerichtet. In diesem Raum zeigen sich die Eigenschaften der »Gleichgültigkeit«: von einem Gefühl der Beiläufigkeit bis hin zu heftiger Langeweile mit entsprechenden geistigen Dramen. Die Geistesübung besteht darin, wie in allen anderen Räumen, inmitten dieser Dramen einfach zum Gewahrsein der Umgebung zurückzukehren – Gewahrsein der Farbe, der Beschaffenheit, des Raumes um uns und der besonderen Körperhaltung.

Die Praxis nutzt und betont das natürliche Phänomen, wie Umgebung und Raum uns spontan »aus uns herausholen« und uns aus unseren Träumen ins Hier und Jetzt ziehen, ins »Jetztsein«. Dies ist die wahre Bedeutung des »Zu-Sinnen-Kommens«. Sich des Raumes gewahr zu werden hat eine gewisse »Macht«. Dieses Gewahrsein ist ein Aspekt unserer grundlegenden Intelligenz – man könnte es die Weisheit des Raumes nennen. Es ist die Quelle dessen, was wir die »Inseln der Klarheit« im Genesungsprozess nennen.

Selten werden in der westlichen Medizin den Menschen, die von einer Psychose genesen, Hinweise gegeben, wie sie sich um ihren Geist kümmern können. Das ist verständlich, da die heutige Psychologie und Psychiatrie viel Wert auf den Geistesinhalt legen, aber wenig auf den geistigen *Prozess*. Die meisten modernen Psychotherapien arbeiten typischerweise von innen nach außen: Sie erforschen die emotionalen Konflikte, die persönliche Vergangenheit und vieles mehr, was den Patienten aber hindert, mit den Einzelheiten seines Körpers, seiner Umgebung und seiner Beziehungen zu arbeiten. In dem therapeutischen Ansatz, den ich hier vorstelle, arbeitet man zuerst mit der Außenwelt des Patienten und geht von außen nach innen. Wie beim Meditieren ist der erste Schritt, eine der Wachheit dienende Situation zu schaffen. Dann nimmt man den bequemen Sitz ein, innerhalb der Umgebung, wählt eine aufrechte, würdige Haltung und widmet sich erst dann den Atembewegungen und dem Strom der Geistesinhalte. Zuerst entwickelt man Genauigkeit im Arbeiten mit den Details der Außenwelt, woraus sich ganz natürlich ergibt, dass wir uns dem Geisteszustand zuwenden.[256]

Im vorigen Kapitel habe ich Hinweise für das Verhalten in Notsituationen, also für Menschen in Zuständen akuter geistiger Störung erörtert. Hier möchte ich nun Genesenden ein paar Richtlinien an die Hand geben, wie sie ihr Bewusstsein »pflegen« können.

Hinweise für Genesende

Fürsorge für den eigenen Geist beinhaltet die Fähigkeit, die Aufmerksamkeit des wandernden Geistes ständig zurückzuholen und sich zu konzentrieren. Laut William James ist das eine nur schwer zu findende Fähigkeit: »Die Fähigkeit, die abschweifende Aufmerksamkeit willentlich zurückzuholen, immer wieder von neuem, ist die eigentliche Wurzel von Urteilsvermögen, festem Charakter und Willen. Wer sie nicht besitzt, ist nicht *compos sui* (seiner selbst mächtig). Eine Erziehung, die diese Fähigkeit pflegen würde, wäre ideal. Aber es ist leichter, über dieses Ideal zu sprechen, als praktische Hinweise zu seiner Verwirklichung zu geben.[257] In der Behandlung im Windhorse-Stil ist es eine der Spezialitäten der Teamtherapeuten, Patienten anleiten zu können, genau dies zu tun, und ihnen dieses Wissen im Rahmen der häuslichen Arbeit weiterzugeben.

256 Chögyam Trungpa, Creating an Environment of Sanity, Journal of Contemplative Psychotherapy 2 (1983).

257 William James, Psychology: Brief Course (New York: Dover 1961), 424.

Das Wissen darum, wie man das tut, ergibt sich aus einem grundlegenden Verstehen der Psychologie der Aufmerksamkeit. Die Windhorse-Mitarbeiter, die mehrere Teams bildeten, praktizierten Gewahrseinsmeditation gewöhnlich einzeln, aber mitunter auch gemeinsam. Da wir Psychologen und Therapeuten sind, befassten wir uns auch mit der »Psychologie« der Meditation, einer »Mikropsychologie«, die dem Labor der meditativen Erfahrung entspringt.[258] Einzelne Aspekte dieser Meditation sind besonders wichtig für uns, wie etwa die Erfahrung, Körper, Atem, Worte und geistige Aktivität zu koordinieren. Einfach ausgedrückt bedeutet Synchronisation von Körper und Geist, sich gleichzeitig seines Körpers, Geistes und Handelns bewusst zu sein. Diese Art, in Einklang und präsent zu sein, ist ein Schlüsselpunkt der Achtsamkeits-Gewahrseins-Meditation. Aus dieser formalen Grundübung entsteht ein Verständnis, wie sich dieses In-Einklang-Sein in alle anderen Alltagsaktivitäten ausweiten kann: »Meditation in Aktion«.

Entspannen von Körper und Geist

Die formale Praxis der Meditation wird auch »den Geist ausruhen lassen« genannt. Das Gefühl von Ausruhen entsteht, wenn wir den Geist sich beruhigen lassen. Nicht versuchen, »etwas zu tun« mit seinem Geist, sondern die Dinge lassen, wie sie sind. Es bedeutet, den natürlichen Strom des Denkens entstehen und vergehen zu lassen, ohne sich mit irgendwelchen geistigen Bildern oder unterschwelligem Geschwätz zu befassen. Bei richtiger Praxis führt diese Art des Ruhenlassens unweigerlich auch zu einer Entspannung des Körpers. Deshalb wird sie traditionell die Praxis des »inneren Friedens« oder des »ruhigen Verweilens« genannt.

Die Windhorse-Therapeuten wünschten sich nichts sehnlicher, als ihren Patienten die Mittel zum Entspannen von Geist und Körper schenken zu können. Menschen, die von geistigem Tempo und von Wogen der Ausweitung überflutet werden, scheinen nur wenige, kostbare Gelegenheiten für solch geistiges und körperliches Ausruhen zu haben. Wo immer man Menschen mit lang anhaltenden Psychosen beobachtet, findet

258 Die buddhistische Psychologie findet sich zusammengefasst in den *Abhidharma*-Texten des Buddhismus, hier insbesondere die Texte der Yogacara-Tradition.

man ein phänomenales Spektrum selbstgestrickter Methoden und Tricks als verzweifelte Versuche, den Geist zu beruhigen. Gewöhnlich sollen sie aufdringliche Gedanken und Gefühle beseitigen. Obwohl solche Versuche der »Selbstkontrolle« manchmal genial sind, scheitern sie in der Regel. Ihre Kraft lässt nach und es braucht immer größere Anstrengung, bis der geistige Trick zur Karikatur wird oder zu einem wirkungslosen, stereotypen Verhalten.[259] Statt eine Pause der Ruhe und des Friedens zu ermöglichen, entwickelt sich ein Kampf gegen den eigenen Geist.

In der berühmten Fallstudie, die als der »Rattenmann« bekannt wurde, beschreibt Sigmund Freud lebhaft, wie sein von Obsessionen und Zwängen beherrschter Patient versuchte, den Strom seiner schrecklichen Vorstellungen zum Stillstand zu bringen, indem er das Vaterunser schnell rezitierte. Als die Wirkung nachließ, erneuerte er seine Fähigkeit, sich zu beruhigen, indem er es *rückwärts* aufsagte. John Perceval berichtet, er habe dieselbe Methode angewandt.

Bei jedem Patienten im Windhorse-Projekt standen die Mitarbeiter über kurz oder lang vor demselben Dilemma. Wir wollten unseren Patienten mehr davon vermitteln, was wir über das Beruhigen des Geistes wussten. Doch wir stellten fest, dass dies auch gefährlich sein konnte. Achtsamkeitsübungen, die verkehrt oder zur falschen Zeit angewendet und zum Beispiel forciert oder als Mittel zur »Transformation« eingesetzt wurden, konnten zu Unachtsamkeitsübungen pervertiert werden. Dieses Dilemma führte im Team zu vielen eindrücklichen Diskussionen von hohem professionellem Niveau über den Sinn und Nutzen von Achtsamkeitsmeditation bei schwer gestörten Menschen. Es war Neuland, ein Gebiet, das Therapeuten, die ihre persönliche Meditationspraxis mit der zwischenmenschlichen Praxis der Psychotherapie verbinden wollen, gerade erst zu diskutieren begannen.[260]

259 Als seltenes Beispiel für die Darstellung der Heilung einer Psychose in der psychiatrischen Literatur, siehe Alan Breier und John Strauss, Self-control in Psychotic Disorders. Archives of General Psychiatry 40 (1983).

260 Siehe Ken Wilber, Jack Engler und Dan Brown, Psychologie der Befreiung, Scherz 1990; Ilan Kutz, J. Bonysenko, and H. Benson, Meditation and Psychotherapy, American Journal of Psychiatry 142 (1985) 1; und Gerald May, Will and Spirit: A Contemplative Psychology (San Francisco: Harper & Row 1983).

Unsere persönliche Erfahrung zeigte uns, dass es kein Patentrezept geben würde für das Anbieten von Meditationstechniken für unsere Patienten – es ist eine höchst individuelle Angelegenheit und sie wirft viele Fragen auf. Wie konnten wir uns selbst und unsere Patienten davor schützen, Meditation einfach als neue »Pille« oder neue »Therapie« aufzufassen? Wie kann Meditation im Kontext einer Behandlung angewendet werden, wo doch die persönliche Reise der Meditation weit umfassender ist als jede Therapie? Wie konnten wir die Methoden anpassen, so dass sie weniger problematisch waren, ohne jedoch zu verwässern? Die subtilste Frage von allen war: War nicht vielleicht das Vermitteln von Meditation und meditationsähnlichen Methoden an Patienten eine andere, verkleidete Form der »Anstaltsmentalität«, wo aus Frustration und selbstgerechter Überzeugung anderen eine Weltanschauung aufgedrängt wird?

Nur wenn Patienten anhaltend interessiert waren, an sich selbst mit Hilfe von Meditation zu arbeiten, organisierten wir Meditationsanweisungen für sie. Sie wurden stets von Lehrern vermittelt, die nicht zur Windhorse-Gemeinschaft gehörten. So hielten wir die Meditationspraxis getrennt von der therapeutischen Arbeit und erweiterten zudem die Gemeinschaft der Leute, mit denen sie sich einließen. Es gab alle Arten von Reaktionen: Einige begannen sofort mit dem Üben, andere waren wegen ihres inneren Chaos nicht in der Lage zu üben, und wieder andere fingen erst damit an, als die Therapie schon zu Ende war, manchmal lange danach.

Verantwortung für den eigenen Geist übernehmen

Eine generelle Schlussfolgerung konnten wir jedenfalls aus unseren Erfahrungen mit Genesenden im Windhorse-Projekt ziehen: Dann, wenn jemand einen einigermaßen stabilen Zustand der Genesung erreicht, muss er beginnen, *Verantwortung für das Bezähmen des eigenen Geistes zu übernehmen.* Es braucht irgendeine Art des Geistestrainings, weil nur das es einem ermöglicht, die psychotische Kettenreaktionen an ihren schwächsten Gliedern zu unterbrechen. Dies geschieht auf der Ebene der Mikropsychologie, die eigentlich nur der Patient selbst beeinflussen kann.

Der legendäre französische Psychiater und Hypnotiseur im Paris des 19. Jahrhunderts, Jean-Martin Charcot, sagte: »Es gibt einen besonderen Moment zwischen Gesundheit und Krankheit, wo alles vom Patienten abhängt.«[261] Diese Bemerkung erhält umso größeres Gewicht, als Charcot eigentlich ein Verteidiger der Theorie war, Psychose und Hysterie seien degenerativ-organisch bedingt und erblich. Selbst er war also überzeugt, dass Genesung letztlich vom eigenen Bemühen des Patienten abhängt. Ein genesener Patient nannte dieses Bemühen einen »Zustand ständiger Wachsamkeit«, denn rückblickend sind alle immer sehr überrascht, dass Inseln der Klarheit schon die ganze Zeit auftauchten, viel früher, als sie es bemerkt hatten.[262]

Das Bemühen beinhaltet ein Gewahrwerden und Überprüfen der psychotischen Kettenreaktion, die nun, den Untersuchungen von Henri Michaux folgend, einfach als Festhalten (die Macht der »Faszination« im Zweiten Zustand) und Neigung zur Trance (die latenten Wirkungen des »Ungleichgewichts«) beschrieben werden kann, die zu einer Intensivierung des Egos führen (den Stufen zum »manischen Bewusstsein«). Die Tendenz, an Gedanken und Emotionen festzuhalten und sich mit ihnen zu identifizieren, ist die Wurzel der psychotischen Kettenreaktion. Diese Wurzel wird direkt durchtrennt durch die Praxis von Achtsamkeit, eventuell auch durch andere traditionelle Formen des Geistestrainings.

Ein von der Psychose Genesender sagte: »Die Krankheit der Psychose zehrt aus; und Wohlergehen entsteht nur durch wohltuendes Leben«.[263] Aus dieser Sicht ist es wichtig, sich in einer bestimmten Phase des Genesens von der Psychose einer oder mehreren Übungen zu widmen, die es ermöglichen, das Tempo des Geistes zu verlangsamen und die mächtigen alten Gewohnheiten des Festhaltens und der darauffolgenden Trance zu schwächen. Noch einmal: Genesung ist ein dauerndes Bemühen und keine »Kur«, die ein für alle Mal erreicht wird.

Was aber kann man selbst tun? Wir verfügen über Möglichkeiten, etwas zu tun. Vor allem ist es notwendig, sich dem »wohltuenden Leben« zu verpflichten und die eigene körperliche und geistige Gesundheit zu

261 Karl Jaspers, Allgemeine Psychopathologie, Berlin: Springer 1973.

262 Rachel Corday, The Experience of Psychosis, Journal of Contemplative Psychotherapy 6 (1989).

263 Ebd.

kultivieren. Dazu gehört eine Verpflichtung zu handeln und Geistesgegenwart zu entwickeln – das ist das eigentliche Gegenmittel dafür, an zwei Orten zugleich zu sein.

Wege zu einer solchen Geistesgegenwart sind von klassischen Schulen der Harmonie von Körper und Geist gelehrt worden, wie Tai Chi Chuan, Zen-Bogenschießens, Aikido, Hatha-Yoga, Ikebana (die japanische Kunst des Blumensteckens), Kalligraphie und andere. Sie alle haben Menschen geholfen, die Geschwindigkeit des Geistes zu verlangsamen und den Geist besser wahrzunehmen. Wenn wir die Mikropsychologie des Festhaltens studieren, können auch viele alltägliche Tätigkeiten wie Malen, Tanzen, Musizieren usw. zu Mitteln werden, Nicht-Festhalten zu üben. Im Windhorse-Projekt förderten wir eine Haltung des Nicht-Festhaltens schon zu Beginn jeder Therapie, selbst im Akutstadium, durch »häusliche Disziplin«. Sie gibt einer Person die Kraft, mit »ablenkenden Gedanken« und »Gedanken-Einmischung« klar zu kommen. Mitarbeiter eines therapeutischen Teams im Stil von Windhorse sollten sich mit vielen verschiedenen Methoden der Synchronisation von Geist und Körper vertraut machen.

Weitergehend sollte diese Haltung des Nicht-Haftens, Nicht-Festhaltens auch auf die Augenblicke der Klarheit angewendet werden. Denn auch sie müssen losgelassen werden. Der Hang, sich von Erfahrungen der Klarheit und des Wohlseins faszinieren zu lassen und verzweifelt an ihnen festzuhalten, ist der Hauptmotor der »wilden Genesung« (à la John Custance).

Einfache Übungen

Es gibt einfache Übungen, die das »Nicht-Anhaften« auf einer sprichwörtlichen Ebene fördern. Eine, die ich persönlich genutzt habe, stammt aus dem Hatha-Yoga, eine einfache *Drehung des Rückgrats*, die geübt wird, wenn der Rücken schön warm ist. Stehe gerade, die Augen geöffnet, die Füße bequem auseinander gestellt, die Arme seitwärts ausgestreckt. Beim Ausatmen drehe dich langsam zur einen Seite und drehe den Kopf mit und schaue in die jeweilige Richtung. Mit dem Einatmen kehre in die Mitte zurück und atme aus, während du dich auf die andere Seite drehst. Wichtig ist, wiederholt mit den Augen zu blinzeln und für einen Moment den Ort visuellen Kontaktes wahrzunehmen, wie z. B. der Blick die Tapete entlang geht, über das Bild, das Fenster, die Landschaft draußen und wieder über die Wand. Das geht auch, wenn man auf dem Boden oder einem Stuhl sitzt und nur den Kopf dreht. Es reicht, dies einige Male am Tag für ein paar Minuten durchzuführen. Die Übung beinhaltet, sich durch alle Eindrücke »hindurchzubewegen« und alles Haften an Visuellem mitsamt den damit verbundenen Gedanken loszulassen.

Atemübungen zum Kultivieren von Achtsamkeit und Nichthaften sind in vielen Traditionen bekannt. John Perceval berichtet, dass seine spontanen Atemübungen seinen Geist klärten und sehr zur Genesung beitrugen. Der Zen-Meister Thich Nhat Hanh nennt es »den eigenen Atem ergreifen«:

> »Sie sollten wissen, wie Sie atmen müssen, um achtsam zu bleiben. Atmen ist ein natürliches, überaus wirksames Mittel, Ablenkung zu verhindern. Der Atem ist eine Brücke, die Leben und Bewusstsein verbindet und den Körper mit Ihren Gedanken vereint. Jedes Mal wenn Ihr Geist abschweift, können Sie den Atem als Mittel einsetzen, Ihren Geist zurückzuholen«.[264]

Er empfiehlt die Methode des »Zählens mit dem Atem«, wie in den Pranayama-Lehren im Yoga: Schließe die Augen, zähle in Gedanken, etwa einmal in der Sekunde, und beobachte die natürliche Dauer des Einatems und Ausatems. Achte auf die Atem- und Körperempfindungen, die dabei entstehen. Dehne allmählich die Atemzüge aus, bis Du gleichmäßig und ruhig einatmest und ausatmest und gleich viel Zeit brauchst, wie um bis Sechs oder Acht zu zählen. Gedanken werden kommen und gehen – große Gedanken, kleine Gedanken, das macht keinen Unterschied. Lass sie und komme einfach zum Erleben des Atmens zurück. Dieses »Üben von Nicht-Anhaften mit Hilfe des Atems« kann mehrmals täglich praktiziert werden, im Sitzen oder Liegen – wobei zehn bis zwanzig Atemzüge schon ausreichen.

264 Thich Nhat Hanh, The Sutra on the Full Awareness of Breathing (Berkeley: Parallax Press 1988).

Sanftheit

Sanftheit ist der Schlüssel zu jeder dieser Übungen. Seien Sie sanft mit Ihrem Körper, Ihrem Atem, Ihrem Denken. Wir üben nicht mit aggressiver Anstrengung oder Energie; es gibt kein Forcieren. Die nötige Einstellung ist, nichts erreichen zu wollen, nicht etwa eine bessere Person werden zu wollen, nicht etwas perfekt können oder kraftvoller sein zu wollen. Das wäre sonst der unbewusst lauernde »Drang zur Transformation«, wie ihn Donald Crowhurst verkörperte.

Doch die andere Welt ist normalerweise nicht sanft. Meist ist das Leben in der »Gedankenwelt« gefüllt mit Aggression gegen einen selbst. Man denke nur an die »höhnischen Stimmen«. Sie können unerträglich sein und es gibt kein Medikament, sie für längere Zeit zum Schweigen zu bringen. Wie kann man sich von ihnen »abwenden«?

Sogar in einem schlechten Traum oder Albtraum ist es manchmal möglich, sich ihm zu »entwinden«, was sich aber wie eine große Anstrengung anfühlt. In den seltenen Fällen, wo man aus einem Traum erwacht und seine Kraft aber noch weiterwirkt, scheint es unglaubliche Anstrengung zu brauchen, nicht wieder in ihn zurückzugleiten. Manchmal nehmen auch Tagträume uns so sehr gefangen, dass wir uns nur durch energisches Losreißen von ihnen befreien können. Diese Erfahrungen können uns glauben lassen, dass die Abkehr von der anderen Welt auch eine Art von Gewalt erfordert.

In einem Albtraum wird Aggression aber im Allgemeinen mit weiterer Aggression beantwortet. Wenn wir versuchen, gegen die Bedrängnis aufzubegehren, schlägt sie mit gleicher Kraft zurück. Wenn man im Zweiten Zustand, egal wie er entstand, versucht, Gedanken oder Gefühle zu vertreiben, kehren sie als Verfolger zurück. Ich habe Therapeuten sagen gehört, von quälenden oder flehenden Stimmen aus der anderen Welt Belästigte, könnten »Haut ab!« schreien und sie verscheuchen. Für eine Weile mag das wirken und gibt einem ein gewisses Vertrauen, Macht über die andere Welt zu haben. Aber bald kehren die Stimmen zurück, bis aus dem Ganzen eine Art Spiel wird. Perceval beobachtete, dass er, wenn er seine Stimmen frontal angriff, »verrückter denn je« wurde, weshalb später seine Haltung sanfter wurde: »Ich gebe mich nicht mit ihnen ab.«

Aggression gegen die andere Welt ist im Grunde Aggression gegen den eigenen Geist; es kann nur negative Auswirkungen haben. Wenn eine wirkliche Abkehr von der anderen Welt erfolgen soll, so ist das nur durch eine lockere und sanfte Haltung möglich. Die tibetische Heilkunde geht noch weiter. Wenn sich jemand von »Wesen« aus der anderen Welt bedroht fühlt, rät man ihm, mitfühlend ihnen gegenüber zu sein, da sie ihn nur angreifen, weil es ihnen selbst schlecht geht.

Jedes Element des Psychose-»Cocktails« auflösen

Im Lauf der Zeit gibt Therapie im Windhorse-Stil einem die Chance, jedes Element des die Psychose verursachenden »Cocktails« aufzulösen oder zu verwandeln:

- Geistesabwesenheit durch Synchronisation von Körper und Geist,
- Einfluss toxischer Substanzen durch richtige Ernährung und Medikation,
- Überanstrengung durch Aufmerksamkeit auf Beruhigen des Geistes,
- Transformative Absicht durch Verlagern des Interesses auf Gesundheit und Normalität und
- emotionale Grenzsituation durch die Einfachheit und Würde einer häuslichen Umgebung.

Da es von Psychose Genesenden wirklich schwerfällt, die nötige Sanftheit aufzubringen, ist es ganz entscheidend, dass sie die Erfahrung machen, von den Mitgliedern ihres Teams freundlich und warm behandelt zu werden. Akzeptierend und freundlich behandelt zu werden ist der notwendige Schritt, eine ähnlich fürsorgliche Haltung dem eigenen Körper und Geist gegenüber zu entwickeln. Wir nennen diese Art der Behandlung und Pflege »Basisbegleitung«.

6. Erlernen der Basisbegleitung

Das Arbeitsteam und seine Struktur

Basisbegleitung ist die Methode, sich um Leute zu kümmern, wie sie sich im Windhorse-Projekt allmählich entwickelt hat. Im Sinne von »grundlegend« ist sie eine *Basis* für jede Form von *Betreuung*, ob für Psychotherapie, Krankenpflege oder als grundlegende Aufmerksamkeit für alles, was jemand zur Genesung braucht. Basisbegleitung erscheint täuschend einfach, von außen betrachtet. Aber sie ist sehr nuanciert und facettenreich, da sie der komplexen Aufgabe des Synchronisierens des Geistes mit Körper und Umwelt dient. Die Arbeit eines heilenden Teams besteht in dem aufeinander abgestimmten Bemühen einer ganzen Gruppe von Menschen, die – mit dem Patienten und untereinander – diese Basisbegleitung praktizieren.

Die Leiden des psychotischen Geistes werden durch nahen Kontakt mit anderen Verwirrten extrem belastet. In einer Anstalt oder einem Krankenhaus kommt es gelegentlich, aber eher selten, vor, dass sich heilsame Freundschaften zwischen Patienten entwickeln. Doch meist basiert die Kameraderie unter Mitpatienten auf gemeinsamem Missachten der Autorität und Klagen über das Leben in der Institution. Wiederholt bemerkten Genesende, dass sie im Zusammenleben mit schwer gestörten Menschen riskierten, noch verwirrter zu werden, wohingegen sie in Gesellschaft gesunder Menschen geistig stabiler wurden – das genau ist der Zweck eines Betreuungsteams. Diese Idee mag wie eine Binsenwahrheit klingen, doch wird sie von Menschen, die mit intensiver Pflege befasst sind, fast nie in die Praxis umgesetzt.

Die Sanftheit sich selbst gegenüber, die so wichtig für eine Genesung wäre, ist schwer zu finden in all der Aggression inmitten psychotischen Leidens. Unsere Erfahrung im Windhorse-Projekt war, dass die freundliche und warmherzige Behandlung durch Teammitglieder eine notwendige Erfahrung vermittelt, die der Patient möglicherweise nie mehr erlebte, seit er krank wurde. Es ist der direkteste Weg, wie Patienten eine ähnliche Fürsorge für ihren eigenen Körper und Geist entwickeln können. Die Mitglieder eines heilenden Teams kultivieren diese Art sanfter Fürsorge durch die Praxis der Basisbegleitung.

Ich habe vielen Menschen die Frage gestellt: »Wenn Sie krank wären, wen würden Sie gerne in Ihrem Team haben?« Zunächst fällt es manchen Leuten schwer sich vorzustellen, psychisch so angeschlagen zu sein, dass sie ein Team brauchten. Eine solche psychische Katastrophe scheint unvorstellbar, obwohl dies in unserer Gesellschaft oft vorkommt. Aber jeder wünscht sich natürlich ein Team relativ gesunder Menschen, die nicht die eigene Verwirrung anschüren. Sie müssten geduldig sein, mit einem Sinn für Humor, und fähig, auch mal ruhig bei uns zu sitzen, wenn kein Austausch möglich ist. Vor allem dürften sie uns nicht angreifen, weil sie selbst frustriert sind, wenn wir aufgrund des hohen geistigen Tempos Fehler machen und dauernd den Faden verlieren bei Dingen, die wir eigentlich wissen sollten. Bei den alten Heilern, die mit Halluzinogenen arbeiteten, hieß es: Tadle nie jemanden, der darum kämpft, die Kontrolle über den eigenen Geist zu behalten.

Vielleicht wünschten wir uns auch eine ausgewogene Verteilung von Männern und Frauen im Team. Natürlich können wir nicht darüber bestimmen, was für Persönlichkeiten sie haben sollen, aber wir hätten vermutlich gerne interessante Menschen, vor allem welche, die sich für uns interessieren. Wir brauchen keine selbstaufopfernden und besonders hingebungsvollen Leute, die dann allzu viel von uns erwarten. Aber sie sollten sich Zeit für uns nehmen und ganz da sein. Auch sollten sie über etwas Wissen verfügen, unsere Seelenkämpfe ein wenig verstehen, die natürlichen Zyklen von Arbeit und Entspannung kennen und wissen, wie man die besten Seiten in uns anspricht. Sie brauchen nicht *genau* zu wissen, was in uns vorgeht, aber sie sollten unsere Hindernisse einigermaßen kennen, die Wände, gegen die wir anrennen, und den hohen Grad unserer Ängstlichkeit. Solche Eigenschaften erwecken Freundschaft und Vertrauen.

Wahrscheinlich gibt es keine Möglichkeit, aus eigener Kraft eine solche Gruppe um uns herum zu bilden, vor allem wenn wir in unserem Leid andere auf Abstand gesetzt haben. Aber wir können mit *einer* Person beginnen. Er oder sie kann vielleicht eine Gruppe für uns zusammenbringen. Diese Person wird *Teamleiter* genannt. Sie findet geeignete Leute, macht uns mit ihnen bekannt und stellt das Team zusammen. Diese Teammitglieder müssen keine Profis sein, die womöglich irgendeine Theorie verfolgen, was bei uns falsch läuft und in Ordnung gebracht werden muss, oder die uns gesund reden wollen. Sie wissen einfach nur, wie sie uns im Leben helfen können, und interessieren sich genauso für die Mitarbeit im Team wie für unseren »Fall«.

Beim ursprünglichen Windhorse-Projekt war es relativ leicht, Teams zusammenzubringen. Es gab in Boulder viele Psychologie-Studenten und Absolventen des Naropa-Instituts, die sich für eine solche Arbeit interessierten und geeignet waren. Es gibt sicher auch anderswo viele qualifizierte Studenten, die durch Mitarbeit in einem heilenden Team viel lernen und ihr Leben bereichern könnten. Die Mitarbeit erfordert nur etwa zehn Stunden pro Woche, was bedeutet, dass manche Leute dies ehrenamtlich oder als Teilzeitbeschäftigung tun können.

Wieviel potenzielle Teammitglieder zur Verfügung stehen hängt weitgehend von den örtlichen Ressourcen ab. Doch gleichgültig, ob man ein Team in der Stadt oder auf dem Land bildet – es braucht stets ein bisschen Kreativität (und Glück). Zu einem Team können Familienangehörige gehören, Freunde, Freiwillige, Krankenpfleger, Studenten und Assistenten der Psychologie und Psychiatrie, Studenten der Tanztherapie oder anderer Therapieformen, reife Gymnasiasten, Rentner und natürlich Menschen, die von einer Psychose genesen sind und sich für alternative Heilmethoden interessieren. Diese Art der Teamtherapie, so schwierig wie sie ist, zieht die verschiedensten Menschen an. Jeder Psychiater, den ich kenne, würde diese Form der Betreuung für seine eigene Familie vorziehen. Das Zusammenstellen und Koordinieren eines solchen Teams aus etwa acht Mitgliedern ist Aufgabe der Person, die als Teamleiter fungiert.

Falls Sie der Patient sind, für den sich ein Team bildet, werden Sie bald typische Erfahrungen machen, die Ihre Sicht ändern. Während sich das Team findet, entdecken Sie, dass Sie nun mit einer kleinen Gemeinschaft verbunden sind, die nur deshalb zusammenkommt, weil Sie besondere Betreuung und Hilfe in alltäglichen Dingen des Lebens brauchen. Bei den Treffen des ganzen oder partiellen Teams arbeiten Sie gemeinsam einen Zeitplan aus, so dass jeder Teamtherapeut Sie zweimal pro Woche für drei Stunden (eine »Schicht«) besuchen kann. Sie haben, je nach Bedarf, eine bis drei solcher Schichten pro Tag. Weil Sie eine derart intensive Betreuung nicht gewöhnt sind, ist es möglich, dass Sie diese straffe Zeiteinteilung zunächst als Last empfinden. Vielleicht empfinden Sie es als lästig, immer wieder aus Ihrem Leben in der anderen Welt herausgerissen zu werden, und die Aussicht auf zwei Schichten pro Tag reicht Ihnen vollauf. Die Teammitglieder wissen, dass Sie zuzeiten eine Schicht herbeisehnen, sich manchmal aber auch dagegen wehren, weil Sie das als Einmischung in Ihr Leben empfinden. Auf subtiler Ebene kann es Sie belasten, nicht zu wissen, was Sie drei Stunden mit einem Teamtherapeuten, den Sie kaum kennen, anfangen sollen. Vielleicht denken Sie, Sie müssten den Betreffenden, der ebenso wenig weiß, was man gemeinsam tun könnte, »unterhalten«. So beginnt in der Regel eine Schicht der Basisbegleitung.

Doch ist das in Wirklichkeit kein großes Problem; es handelt sich einfach um zwei Menschen, die sich ein wenig unsicher auf offenem Gelände begegnen, und beinhaltet die Chance, etwas Neues zu unternehmen oder einfach das zu tun, was notwendig ist oder was Sie aufgeschoben haben, vielleicht weil Sie sich einsam fühlten oder nicht den Anfang finden konnten.

Um dieser Herausforderung gewachsen zu sein, üben Teammitglieder etwas Besonderes: einander in Schichten zu begleiten. Ich kenne keine einzelne Übung, die mehr zum Zusammenwachsen eines Teams beiträgt. Sie ist wichtig, um sich in der Basisbegleitung zu üben und sollte *routinemäßig* in jeder Gruppe, die sich in der Windhorse-Therapie versucht, praktiziert werden: Jedes Teammitglied führt mit einem anderen eine imitierte Schicht durch und dann berichten *beide* dem ganzen Team über ihre Erfahrungen in dieser Schicht. Es ist überraschend, wie viele Informationen über das Wesen der »Schichtarbeit« durch diese Übungen zusammenkommen. Fast alle schwierigen und befriedigenden Erfahrungen von jemandem, der eine Schicht begleitet oder begleitet wird, werden bei dieser gegenseitigen Supervision offenbar.

Durch Basisbegleitung ändert sich unsere Sicht regelmäßig noch in einem weiteren Punkt. Ein möglicherweise irritierendes Phänomen tritt auf: Für Momente wechselt spontan die Rollenverteilung zwischen Patient und Therapeut und wir können nicht mehr sagen, wer wen betreut.

Wenn uns diese Erfahrung nicht bedroht, dann wird sie zu einer Gelegenheit zu entspannen.

Bevor Karen aus dem Krankenhaus in ihre Windhorse-Wohnung zog, entschloss ich mich, selbst eine der dreistündigen Schichten durchzuführen, die bald so wesentlich in ihrer Behandlung werden sollten. Normalerweise sah ich Karen für unser tägliches Treffen im Krankenhaus, doch an diesem Abend entführte ich sie, statt sie im Zimmer zu treffen, für drei Stunden aus dem Krankenhaus. In den vergangenen Monaten hatte sie es nur selten verlassen. Wenn das Personal Zeit hatte, sie bei einem Ausgang zu begleiten, hatte sie Schwierigkeiten gemacht, indem sie versuchte, wegzulaufen, oder sich weigerte, zurückzukehren. Ich dachte, es wäre interessant, ihr mein Büro zu zeigen, wo sie mich nach ihrer Entlassung regelmäßig treffen würde. Doch wir waren beide hungrig, weshalb wir zuerst in ein Lokal in der Nähe meiner Praxis gingen, wo ich oft in den Pausen zwischen zwei Therapiestunden eine Mahlzeit einnahm.

Karen war hocherfreut, geradezu ausgelassen. Doch schnell kam sie in eine Übererregung. Sie eilte an die Bar, setzte sich auf einen Barhokker, zog ihren Rock bis zur Hüfte hoch und begann ohne zu zögern sofort mit den beiden Männern, die rechts und links von ihr saßen, stürmisch zu flirten. Sie erzählte ihnen von erotischen Abenteuern mit ihren eingebildeten Liebhabern. Ich versuchte sie zu überreden, am Tisch zu sitzen, doch sie hatte keine Lust und die beiden Männer wollten nicht, dass ich mich einmische. Sie fühlten sich nun als ihre Beschützer. »Das ist alles ein Irrtum«, sagte ich mir, als sie ein Glas Bier an die Lippen setzte, zu dem die Männer sie eingeladen hatten. Ich konnte ja nicht mit den Worten herausplatzen: »Sehen Sie, ich bin Arzt und mit dieser kranken Frau direkt aus der Klinik hierhergekommen …« Stattdessen bestellte ich zwei Hamburger und Kaffee zum Mitnehmen und wartete wie eine lästige Anstandsdame, bis das Essen fertig war.

Als es so weit war, musste ich Karen fast herausschleifen. Wir brachten das Essen in meine Praxis, um ein »Picknick« zu machen, sagte ich, um sie zu locken. Sie wurde ruhiger, doch kaum waren wir im Büro, stieg ihre Erregung wieder an. Sie wollte unbedingt alles betrachten, alles anfassen, jede Schublade aufziehen, den Schrank durchwühlen, jeden Stuhl ausprobieren. Dann setzte sie sich auf den Boden, riss die Tüte mit dem Essen auf und fiel über ihren Hamburger her, während der Kaffee über ihr

Kleid schwappte. Plötzlich schaute sie hoch zu mir und sagte: »O Gott, ich fresse ja wie ein Tier! Wie widerwärtig!« Sie begann heftig zu schluchzen und dann zu jammern. Ich saß ihr gegenüber auf dem Boden und sagte mehrere Male: »Das macht doch nichts. Essen wir doch einfach und unterhalten uns – oder auch nicht, wenn Ihnen das lieber ist.«

Der Anblick ihrer eigenen Gier und Wildheit hatte sie erschreckt. »Nie werde ich das schaffen«, sagte sie, »nie komme ich aus dem Krankenhaus heraus!« Ich sagte ihr, sie sei ganz in Ordnung, sie solle sich nur mehr Zeit lassen und vielleicht versuchen, ihren Körper zu entspannen. Sie fragte, wie das geht, und ich empfahl ihr, sanft den Rücken zu strecken, freier zu atmen und langsam zu essen. Ich machte es genauso. Wir saßen mitten im Büro auf dem Boden und aßen. Wir sprachen über die Schichten, die bald auf sie zukämen, und wie schwierig es für sie und ihre Betreuer sein könnte. Aber ich sagte ihr auch, dass sie diese Schichten vermutlich bald hilfreich finden würde. Einer der Leute aus ihrem Team könnte ihr z. B. das Gitarrespielen beibringen – wonach sie sich sehr sehnte. »Kennen Sie irgendwelche Lieder?«, fragte sie mich. Wir sangen leise ein Lied, das wir beide kannten. »Das war wirklich ein Picknick«, bemerkte sie. Als wir fertig waren, half sie mir die Praxis aufzuräumen und ich fuhr sie ins Krankenhaus zurück. Wir gingen noch eine Weile in der klaren Nachtluft spazieren und betraten dann das Gebäude. Für uns beide war es ein ziemlicher Schock, nach diesem nächtlichen Stadtbummel wieder auf der geschlossenen Psychiatrie zu sein.

In den seither verstrichenen Jahren haben das Windhorse-Projekt und seine Ableger viele tausend Stunden Basisbegleitung angeboten. Die Schichten wurden mit vielen verschiedenen Patienten und in jeder Phase der geistigen Verwirrung und Genesung durchgeführt. Die Erfahrungen in den Schichten brachten nicht nur sehr detaillierte Beobachtungen der einzelnen Personen, sondern bestätigten auch die zentrale Sicht von Behandlungen im Windhorse-Stil: Die Schichttherapeuten kümmern sich genauso um den ganzen Haushalt wie um den einzelnen Patienten. Das ist ein Schlüsselprinzip für alle, die Basisbegleitung praktizieren. Die Schichttherapeuten konzentrieren sich nicht nur auf den Patienten, sondern kultivieren ein breites Gewahrsein seines ganzen Umfeldes. Sie kümmern sich um den Lebensraum des Patienten und um die Menschen, die dort leben, auch um Freunde und Familie des Patienten.

Einmal zog ich mir eine schwere Rückenverletzung zu, als ich beim Bau einer Gartenmauer große Steinbrocken hob. Mehrere Tage lag ich flach auf dem Rücken, unfähig, mich zu bewegen, wobei ich große Schmerzen hatte. Weitere vier Wochen konnte ich nicht arbeiten und nirgendswo allein hingehen. Ich war besorgt und deprimiert, dass ich meine Arbeit mit vielen kranken Leuten nicht tun konnte. Aber bald nach der Verletzung kamen die Therapeuten der Windhorse-Gemeinschaft zu Hilfe. Ein Teamleiter trommelte Leute zusammen, die sich jeden Tag in Schichten um mich kümmerten. Natürlich fand ich es spannend, jetzt selbst Empfänger der Art von Pflege zu sein, die ich jahrelang für andere angeregt hatte. Jedes Teammitglied hatte seinen eigenen, persönlichen Stil der Basisbegleitung. Sie befreiten mich behutsam von meiner Fernsehgewohnheit, die beim Liegen auf dem Rücken entstanden war. Manche lasen mir wunderschön vor, wenn ich wegen der starken Schmerz- und Beruhigungsmittel nicht selber lesen konnte. Ich bemerkte, wie geschickt sie ihre Zeit aufteilten zwischen dem einfachen Sein mit mir und dem Sich-Kümmern ums Putzen, Essen einkaufen, Kochen und Regulieren meines Umfeldes. Als klar die Zeit für mich kam, aktiver zu werden, holten sie mich trotz meines Widerstrebens und der Angst, mich zu viel zu bewegen, zu Autofahrten ab, halfen mir beim Aufstehen, beim Auspacken der Lebensmittel und begleiteten mich später auf langen Spaziergängen.

Der Prozess der Genesung im Allgemeinen und von Psychose im Besonderen hängt davon ab, eine Atmosphäre der Einfachheit, Wärme und Würde zu schaffen. Wenn die Teamtherapeuten zusammen all das tun, was es braucht, eine solche Umgebung und Stimmung aufzubauen, beginnt Genesung; *Inseln der Klarheit* sammeln sich und breiten sich aus, man beginnt, sich wohlzufühlen, und ein Vertrauen keimt auf, wieder zu genesen.

Worin besteht nun die Aktivität des Teams? Ganz einfach: im gemeinsamen Einsatz bei der Basisbegleitung. In der konventionellen Psychiatrie bezieht sich der Ausdruck »Behandlungsteam« oft auf »multidisziplinäre« Gruppen, etwa bestehend aus Psychiater, Sozialarbeiter, psychiatrischer Krankenschwester und vielleicht einem Beschäftigungstherapeuten, die sich manchmal über ihre persönliche Arbeit mit einem Patienten austauschen. Oder es ist damit eine lose Gemeinschaft von Therapeuten gemeint, die Menschen mit derselben Krankheit oder im selben Alter behandeln. Die Art von Team, über die wir hier sprechen, ist etwas ganz anderes. Das Behandlungsteam, das Basisbegleitung praktiziert, mit den Patienten *und* miteinander, geht quer durch alle beruflichen Spezialisierungen. In gewissem Sinn ist Basisbegleitung nicht nur Psychotherapie, Sozialarbeit oder Krankenpflege. Sie ist all dies. Jedes Teammitglied ist selber Art multidisziplinär und jedes hat seine eigenen Qualitäten.

Teamtherapeuten haben ihre eigene besondere Kompetenz im Fördern der Einheit von Körper und Geist. Der eine lernt vielleicht gerade Tanzen und ihn interessiert natürlich, wie sich der Patient bewegt und zum Raum in Beziehung setzt, wie eine Person in extremen Geisteszuständen buchstäblich beginnt, seine Lebensbewegungen in einem bestimmten Raum zu choreografieren. Eine andere Therapeutin kann vielleicht nähen, stricken und kreativ mit Stoffen umgehen. Sie kann den versteckten Zugang zum Stricken erschließen, was eine Patientin immer schon lernen wollte. Sie weiß auch, wann genau Stricken in Geistesabwesenheit versinken lässt, statt Achtsamkeit zu fördern.

Jedes Teammitglied besitzt zudem eigene Qualitäten in Energie, Stil, Humor, Intelligenz und auch blinde Flecken. So lässt sich von der besonderen »Chemie« eines Teams sprechen, das verschiedene Menschen zusammenbringt und dem Patienten eine reiche Palette von Lebensstilen, Talenten und sogar exzentrischen Eigenschaften bietet. Als wir einmal ein Team für einen Jugendlichen zusammenstellten, nahmen wir zwei Mitglieder hinzu, die ebenfalls jung und für ihre spielerische Seite bekannt waren. Der Patient hatte seit langem eine Leseschwäche (Dyslexie), weshalb wir dem Team noch einen Studenten der Literatur beifügten, der das Lesen und Schreiben sehr liebte. Ins Team einer jungen Mutter, die wegen der Krankheit von ihren Kindern getrennt war, nahmen wir Eltern, die kleine Kinder besaßen, mit denen sie zusammen sein konnte. Es ist stets sinnvoll und wohltuend, wenn genesende Menschen Gelegenheit zum Umgang mit Kindern haben.

Die Beziehungen, die im Rahmen der Basisbegleitung aufgebaut werden, sind überschaubar, ungekünstelt und frei von allem Psychologisieren, das den Patienten oder andere verletzen oder abhängig machen würde. Aus einer solchen Beziehung entwickelt sich auf natürliche Weise echte Freundschaft zwischen Patient und Therapeut und gegenseitige Fürsorge. Der Patient findet Gelegenheit, sich für andere Menschen zu interessieren und sie kennenzulernen, was ihn von der qualvollen Selbstbezogenheit durch die Krankheit befreit. Das Ergebnis ist ein Gefühl von Leichtigkeit und Frische.

Ein vollständiges Team besteht im Idealfall neben dem Patienten aus einem Teamleiter, einem leitenden Therapeuten, mehreren Teamtherapeuten (Schichttherapeuten) und zwei Mitbewohnern. Gemeinsam bilden sie eine Art erweiterter Familie. Jedes Teammitglied hat eine bestimmte Funktion, doch die Grundlinie all ihrer Aktivitäten sind die klinischen Fertigkeiten der Basisbegleitung.

Alle Teammitglieder betreuen den Patienten und der *Teamleiter* kümmert sich zusätzlich zu den Schichten noch um das ganze Team. Das ist eine Menge Arbeit und erfordert große Sorgfalt und Aufmerksamkeit im Detail. Zu Anfang sucht er oder sie die Teammitglieder und Mitbewohner zusammen, hilft mit der Haushaltsorganisation, leitet die Teamsitzungen, betreut einzelne Teamtherapeuten, ist das wichtigste Bindeglied zur Familie des Patienten und regelt die Einteilung der Schichten. Auch andere Teammitglieder helfen bei diesen Aufgaben, doch ruht natürlich die meiste Verantwortung für das Funktionieren der Arbeit des Teams auf den Schultern des Teamleiters.

Gewöhnlich hat das Team auch einen leitenden Therapeuten, der eine traditionellere Art der Therapie mit dem Patienten durchführt. Wenn ich leitender Therapeut war, wie bei den meisten Windhorse-Projekten, arbeitete ich im Stil der intensiven Einzelpsychotherapie. Darin bin ich ausgebildet und es ist auch das, was ich am sinnvollsten finde.[265] Die Grundannahme dieser Art Psychotherapie ist: Genesung von Psychose ist möglich und stellt sich durch den Katalysator menschlicher Nähe viel leichter ein. Es gibt keine Arznei, die sie ersetzen könnte.

Oft habe ich mich gefragt, ob ein Einzeltherapeut im Team überhaupt notwendig ist. Geht es nicht vielleicht auch ohne; ist er nur ein Luxus? Hat sich die Rolle des Einzeltherapeuten in unseren Teams nur dadurch etabliert, dass ich zufällig diese Ausbildung hatte? Oder gibt es den leitenden Psychotherapeuten nur, weil er sich politisch, medizinisch und juristisch gut macht?

265 Bekannte Vertreter dieser Schule der Psychotherapie sind Dr. Frieda Fromm-Reichmann und Dr. Harry Stack Sullivan. Meine Lehrer waren Dr. Harold Searles und Dr. Otto Will.

Einzelpsychotherapie kann im Rahmen eines Teams eine eigene einzigartige Rolle spielen. Sie ist anders, weil sie nicht nur im Büro stattfindet und der Therapeut nicht der einzige bedeutsame therapeutische Kontakt des Patienten ist. Eingebunden ins Team stützt sich der leitende Therapeut stark auf die Arbeit aller Teamtherapeuten, Mitbewohner und der ganzen Teamgemeinschaft. Der Einzeltherapeut ist nur ein Teil des Behandlungsnetzes.

Zunächst macht der Einzeltherapeut nur Basisbegleitung mit dem Patienten und mag das auch später periodisch fortsetzen. Allmählich lassen sie sich an einem Platz nieder, wo sie ungestört miteinander sprechen können. Im Grunde ist diese Art Einzeltherapie eine spezialisierte Form der Basisbegleitung. Da sie jedoch nicht handlungsorientiert ist, wie eine Schicht, kann sie sich auf andere Dinge konzentrieren, etwa die Beziehungen des Patienten zu den Leuten im Team, oder wie die psychotische Zwangslage zyklisch wiederkehrt und wie der Patient beginnen könnte, sich um seinen Geist kümmern.

Jeder, der zum leitenden Therapeuten wird, bringt seine eigene Ausbildung und Kreativität mit. Entscheidend ist, dass die Einzelpsychotherapie, gleichgültig welche Form man bevorzugt, in den Prinzipien der Basisbegleitung verwurzelt ist. Dann wird sie natürlicherweise in Einklang mit den Aktivitäten des Teams kommen. In gewissem Sinn unterstützt der Einzelpsychotherapeut den Teamleiter; gemeinsam führen und unterstützen sie die Teamgemeinschaft.

Die *Teamtherapeuten* bauen ihre eigenen Beziehungen zum Patienten und untereinander auf (alle haben die Schichtarbeit geübt, ob Fachleute oder Laien, Studenten oder ehemalige Patienten). Aus ihren Erfahrungen in der Arbeit mit Patienten ist die Methode der »Basisbegleitung« entstanden.

Die *Mitbewohner* spielen eine besondere Rolle in dieser Art Gemeinschaft: Sie versuchen nicht, irgendeine Art Therapeut zu sein, und machen auch *keine* Schichten mit dem Patienten. Mitbewohner zu sein ist eine eigene, spezielle Form der Basisbegleitung. Da es herausfordernd ist, einen Haushalt, mitunter im größten Chaos, zu führen, ist es das Beste, wenn zwei Mitbewohner bei einem Patienten leben (unter stimmigen Bedingungen reicht allerdings auch einer). Mehr als jedes andere Teammitglied müssen Mitbewohner ihre therapeutischen Ambitionen entspannen. Dann können sie aufrichtiger und »einfach zuhause« sein mit der Person, die, statt Patient zu sein, schlicht zu einem Menschen wird, mit dem sie zusammen wohnen.

Struktur eines therapeutischen Teams

Das Schema veranschaulicht die *Struktur eines therapeutischen Teams.* Auf dem äußeren grauen Band sind acht Kreise für das Team aus acht Teamtherapeuten (einschließlich Teamleiter und leitenderTherapeut). Sie stehen alle in sich entwickelnden Beziehungen zueinander und bilden einen »Freundeskreis«. Ihre Arbeit der Basis-

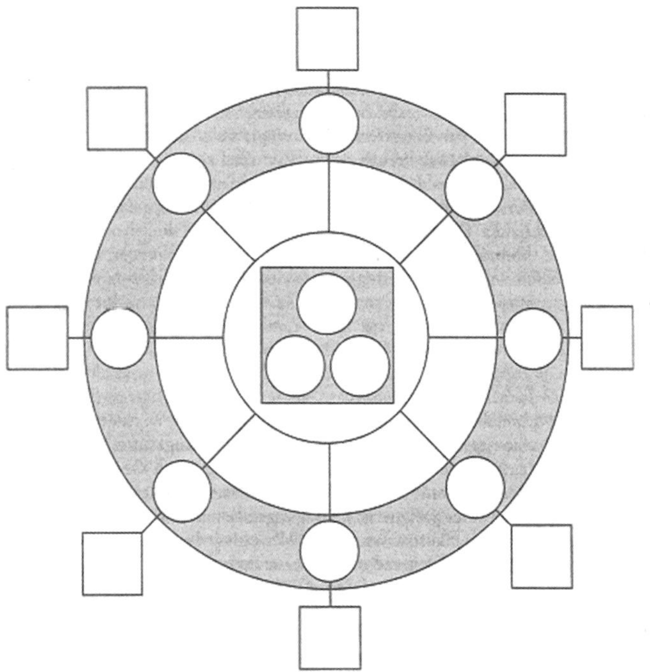

begleitung richtet sich auf das Quadrat in der Mitte, das die therapeutische Wohngemeinschaft darstellt: ein Patient und zwei Mitbewohner. Doch diese Kerngemeinschaft ist noch um einiges größer, denn alle Teamtherapeuten und Mitbewohner nutzen bei ihrer Arbeit mit dem Patienten ihre eigenen Lebensumstände und Verbindungen. Das sind die Quadrate im äußeren Umkreis, die für Wohnung, Familie, Kinder, Freunde, Schule, Arbeitsplatz usw. eines jeden Teammitglieds stehen. So ist das Teamleben für den Patienten wie auch für die Teammitglieder eine wirklich bereichernde Erfahrung. Das Team bildet ein soziales Gewebe, vergleichbar dem eines Stammes oder Clans. Gelegentlich brachte ich einen Windhorse-Patienten mit, wenn ich meine alternde Mutter in der Wohnung besuchte, die wir für ihre Behandlung eingerichtet hatten. Der Patient war ziemlich verblüfft und erheitert, nicht nur weil er einen Abend mit meiner senilen Mutter verbrachte, die ihn für ein Mitglied ihres eigenen Teams hielt, sondern auch weil er sah, wie ich zu ihr und ihrem Team stand.

Die Teamarbeit

Warum dauert eine Schicht drei Stunden? Einfach weil dies genug Zeit gibt für zwei Menschen, wirklich etwas miteinander zu tun. Es ist Zeit genug, die Küche zu putzen, kurz in den Bergen wandern zu gehen, Einkäufe zu erledigen oder gemütlich Mittag zu essen. Und bei einer Krise ist Zeit, sich in die Situation einzufühlen, die beidseitige Fürsorge wieder wachzurufen und andere Teammitglieder zu informieren. Wir haben verschieden lange Schichten ausprobiert. In einer Stunde hat man kaum genug Zeit vertraut zu werden und sich auf den aktuellen Stand zu bringen; man schafft es jedenfalls nur zu reden. In zwei Stunden ist genug Zeit, tatsächlich etwas zu tun, z. B. ins Kino gehen, aber es gibt keinen rechten Anfang und Ende, keine Ruhe, keine Zeit zu sprechen. Alles länger als drei Stunden wird belastend; die Menschen müssen sich voneinander erholen, brauchen Zeit für sich selbst und um die Auswirkungen der Schicht zu spüren. So scheinen drei Stunden ein stimmiger, voller Abschnitt zu sein: eine »volle« Tageszeit, ein Vormittag, ein Nachmittag, ein Abend.

Optimal ist, wenn jeder Teamtherapeut zwei solcher Dreistundenschichten pro Woche mit einem Patienten hat. Diese Zeit und Kontinuität braucht es, damit eine wirkliche Beziehung wachsen kann.

Nun folgt die Darstellung einer Schichtarbeit, die einer Supervisionsgruppe für Basisbegleitung vorgelegt wurde. Die Gruppe bestand aus mir selbst und Mitgliedern verschiedener Teams. Der vortragende Therapeut führt seine »Prozess-Notizen« einer Schicht aus.

Bericht von einer Schicht als Teamtherapeut

Juli, 14 Uhr (nach fünf Monaten Betreuung in der Wohngemeinschaft):

> Paul (der Patient) liegt noch im Bett und weigert sich aufzustehen. Ich erinnere ihn, dass es schon die letzten Schichten so war und er letztes Mal sagte, er wolle versuchen, heute aufzustehen. Er antwortet nicht. So geht es seit zwei Wochen. Er fällt wieder in schweren, unruhigen Schlaf. Ich setze mich und warte etwa 15 Minuten. Er schläft in seinen Kleidern und das Zimmer ist ein Chaos, obwohl wir es vor drei Tagen aufgeräumt haben. Auf dem Schreibtisch liegen seine Gedichte. Offenbar hat er daran gearbeitet. Komisch, dass er so grandiose Gedichte in diesem Chaos schreibt – so muss Rimbaud in seinen schlechtesten Zeiten gehaust haben. Er hat das Foto seiner Mutter aufgestellt – das ist neu!
>
> Ich weiß nicht, ob ich insistieren und ihn wieder aufwecken soll. Ich gehe in die Küche und spreche mit John (seinem Hausgenossen), der gerade von der Schule zurück ist. Wir sind uns einig, dass es Paul okay geht und er schon noch aufwachen und etwas tun wird und ich Geduld haben sollte. Selbst wenn er während einer Schicht schläft, weiß er wenigstens, dass ich in der Nähe bin. Vielleicht sollte ich, meint John, meine Schichten noch später auf den Nachmittag verlegen, wenn es wahrscheinlicher ist, dass Paul auf ist. (Ich war dankbar für die Supervision an Ort und Stelle.)
>
> Ich gehe in den Garten zum Gießen, was dringend nötig ist. John kommt heraus, zupft Unkraut und wir unterhalten uns viel. Wir lachen laut und vermutlich hört uns Paul. Er kommt zu uns, um bei uns zu sein, aber meist sitzt er und schaut uns beim Arbeiten zu. Er ist völlig fertig und genervt; es strengt ihn an, mit uns zusammen zu sein. Dann sprechen wir zu dritt. Paul sagt, es falle ihm schwer, aufzustehen wegen der Medikamente. Es sei ihm übel

beim Aufstehen. Ich räume ein, dass ihn die Medikamente vielleicht in geringem Grad vergiften (im Befund ist sein Blutspiegel aber normal). Ich sage, wir sollten auf der Teamsitzung am Freitag über eine weitere Reduktion sprechen. Er sagt auch, die Stimmen würden ihm schwer zu schaffen machen und ihn erschöpfen.

Er fährt fort, er habe ohnehin nichts mehr, wofür es sich aufzustehen lohne, sein Leben habe keine Richtung mehr. John und ich bringen ihn dazu, mit uns im Garten zu arbeiten. Bei der Arbeit sprechen wir über seine Gedichte und ich frage ihn, ob er gerne meine Hilfe hätte, die Texte durchzusehen, wie wir das sonst oft machen. Er sagt, er würde das gerne wieder angehen – nächstes Mal. Er wird fast romantisch, als er äußert, große Dichtung zu schreiben sei ihm das Wichtigste auf der Welt. Ich erzähle ihm von meinen eigenen kleinen Versuchen und wie schwierig das für mich ist. Er zieht mich auf und meint, ich solle mir vielleicht einen Stundenplan aufstellen. Ich erwidere, ganz so inspiriert sei ich noch nicht, aber vielleicht könne er sich so einen Plan machen und ich würde ihm dabei helfen. Wir sind uns einig, dass die Art des Dichtens, die ihm vorschwebt, wahrscheinlich wirklich einen Plan braucht.

Doch bald schon stört ihn die Idee eines Stundenplanes. Eigentlich müsse er sich für alles Pläne machen, denn im Grunde dürfe er nur dreimal am Tag essen (er nimmt ungern zu) und Sport müsse er treiben, das würde auch auf den Plan gehören. Er zählt noch andere Dinge auf, die er tun muss, und steigert sich, bis er sichtlich deprimiert und erregt ist. Seine Last und Selbstvorwürfe überwältigen ihn. Da sage ich: Genau das, was jetzt (in unserer Unterhaltung) passiert, spielt sich auch sonst in seinem Geist ab. So behandeln die Stimmen ihn. Sie tun erst so, als ob sie ihn aufmuntern wollten, dann kommandieren sie ihn herum und schließlich ärgern sie ihn. Er ergänzt, manchmal seien sie sogar bösartig. Er sei in ständigem Kampf, meine ich, kein Wunder, dass er immer müde sei. Daran sind nicht nur die Medikamente schuld. Es beginnt mit einer gesunden Inspiration, dann greift er sich selbst damit an, genau wie die Stimmen. Wer folgt hier wem?

Auf jeden Fall gibt es einen kritischen Punkt, wo entweder seine Inspiration oder sein Ehrgeiz *oder* seine Stimmen plötzlich zulegen und ins Exzessive eskalieren. Dieser Punkt ist schwer zu bemerken, aber wenn er wolle, könne er darauf achten, sage ich ihm.

Wir gehen dann rein in die Küche, weil er heute beim Vorbereiten des Abendessens hilft. Den letzten Teil der Schicht verbringen wir dort. Als ich gehe, geht auch er bis zum Abendessen in sein Zimmer.

Diskussion zum Bericht

Dieser Bericht stimulierte mehrere Themen in der folgenden ausführlichen Diskussion in der Supervisionsgruppe. Wir alle hatten den Eindruck, dass die Schicht mit viel Einfühlungsvermögen durchgeführt worden war, und ermunterten den Berichterstatter, auf diese Art weiterzumachen.

Zuerst sprachen wir über Pauls Bedürfnis, »produktiv« zu sein, obwohl er 14 Jahre mit Unterbrechungen in Krankenhäusern verbracht und keine nützlichen Fähigkeiten gelernt hatte. Wir sahen seine Suche nach Produktivität als Schlüssel seiner Genesung. Doch vielleicht war er in Gefahr, das Anliegen verkehrt anzugehen? Wollte er produktiv sein, um schnell alles andere zu vergessen und sich ein für alle Mal eine produktive »Identität« zuzulegen? Was gibt einem das Gefühl, produktiv zu sein? Geld? Anerkennung? Die eigenen Ziele verwirklichen? Er ist schon produktiver im Haushalt. Paul möchte all das, aber wann ist genug? Wann wird er je zufrieden sein? Wäre es möglich, dass sich das Team in seinem Tempo, schnell produktiv zu werden, fangen lässt? Es gibt eine Reihe von Schritten, um produktiv zu werden. In der Vergangenheit hatte sich Paul in einer »Produktivitätsmanie« verfangen und vielleicht ist der Wunsch nach Produktivität im Zentrum jeder Manie. (Wir fragten uns, was die Marxisten hierzu sagen würden.) Wir fühlten, es wäre gut, wenn noch ein anderer Teamtherapeut Paul dabei helfen würde, sein Ein-Mann-Rasenmäh-Unternehmen aufzubauen. (Das könnte auch seinem Bewegungsmangel abhelfen.)

Wir spürten, dass sein Bedürfnis, produktiv zu sein, durch viel zu hohe Ansprüche an sich selbst behindert wurde und auch durch den aufrichtigen, frustrierten Wunsch, etwas richtig zu machen und anderen wirklich zu helfen. Seine sich selbst zelebrierenden Gedichte würden dafür nicht ausreichen.

Die Parallelen zwischen Pauls zwischenmenschlicher Welt und seiner privaten Gedankenwelt ließen uns aufhorchen. Die Art, wie er über sich – und zu sich selbst – sprach, schien die Art, wie die Stimmen ihn behandelten, abzubilden oder umgekehrt. Vielleicht lag eine Wechselwirkung vor. Wer weiß, welche archetypische Familiensituation hier wieder inszeniert wurde. Ich erläuterte der Gruppe, was ich bei intensiver Psychotherapie häufig sah: Wie jemand seinen Geist behandelt, als »Ding«, entspricht oft der Art, wie sein Körper (oder sein Leben) von den Eltern, besonders von der Mutter, behandelt wurde. Wo auch immer es begann werden solche Einstellungen zu gewohnten Automatismen mit einem Eigenleben, unabhängig vom Ursprung.

Bei Paul blähten sich vernünftige Ideen völlig übertrieben auf. Sie wurden zu aggressiv gefärbten Energien, die sich gegen ihn wandten, ihn kommandierten, verachteten und ihm das Gefühl gaben, hoffnungslos zu versagen. Aber in seinen Gedichten verziehen ihm die Stimmen irgendwie und hoben ihn in große Höhen. Dann blähte er sich *damit* auf. Wir hielten es für interessant, wie der Therapeut ihn angeleitet hatte, diesen kritischen Punkt der Aufblähung zu bemerken, und fragten uns, ob Paul dazu fähig war oder ob es ihn nur noch mehr frustrieren würde. Einer sagte, auch wenn er es nicht könne, wäre zumindest ein Same gesetzt für ein vermehrtes Gewahrsein der eigenen geistigen Vorgänge in Zukunft.

Wir diskutierten kurz über Zeitplanung an sich. Wir setzen sie viel ein, um Patienten zu helfen, mit ihrem Geist zu arbeiten. Zeit zu planen bringt in Beziehung zu Rhythmen, Zyklen, Zahlen (»Yantra« in hinduistischer Philosophie), zum Zählen, zum Dosieren der Geschwindigkeit, mit der wir Dinge tun und zum Gang der Jahreszeiten.

Konkret fanden wir, dass Paul mehr Wasser trinken sollte. Das würde ihm in dem Wunsch helfen, seine Ernährung auszubalancieren und Medikamentenrückstände auszuspülen. Die Gruppe interessierte sich sehr dafür, dass das lebhafte Gespräch im Garten zwischen Teamtherapeut und Hausgenosse Paul offenbar herauslockte und die Schicht danach so intensiv verlief. Viele hatten Ähnliches bei anderen Patienten erlebt. Wir schlussfolgerten, dass wir alle dazu neigen, uns auf diese Weise wecken und einbeziehen zu lassen, weil das stille Mithören Freude macht.

Unverzichtbare Teamsitzungen

Leute, die sich auf verschiedene Weisen treffen, sind das Gefäß, das Basisbegleitung ermöglicht. Die Treffen sind eine weitere Form der Basisbegleitung, weil sie der Wohngemeinschaft und allen Teammitgliedern dienen. Sie sind Teil der »Arbeit« und bilden das Gewebe der therapeutischen Gemeinschaft im Windhorse-Stil. Die verschiedenen Formen ermöglichen verschiedene Qualitäten der Interaktion zwischen Patient und Therapeut. Der eigentliche Sinn all dieser Treffen ist, eine heilsame Gemeinschaft aufzubauen.

Für die Wirksamkeit eines therapeutischen Teams und der von ihm betreuten Wohngemeinschaft sind mehrere Treffen unverzichtbar. Die folgende Liste dieser Treffen in Stichworten ist eine Art Patentrezept. Wer ein Team vom Windhorse-Typ aufziehen möchte – oder irgendeine mögliche Variante – sollte diese Sitzungen im Auge behalten.

1. Wohngemeinschaftstreffen

Anwesend: Patient, beide Mitbewohner (oder wer sonst noch mit dem Patienten zusammen lebt) und Teamleiter

Dauer: 1 Stunde

Häufigkeit: wöchentlich

Ort: zuhause in der Wohngemeinschaft, z. B. ein Frühstückstreffen

Aufgabe: Ziel dieses Treffens ist es, das harmonische Funktionieren des Haushalts zu unterstützen. Dazu gehören die notwendigen Hausarbeiten, die Beziehungen zwischen den Bewohnern, das Haushalts-Budget, Gästebesuche (Familie, Freunde).

Leitung: Teamleiter

2. Teamtreffen

Anwesend: Patient und alle anderen Teammitglieder (Teamleiter, leitender Therapeut, Teamtherapeuten, Hausgenossen)

Dauer: 1 ½ Stunden

Häufigkeit: wöchentlich (in Krisenzeiten können Sondersitzungen notwendig werden)

Ort: ein vereinbarter Treffpunkt (z. B. ein zentrales Büro oder in der Wohngemeinschaft)

Aufgabe: Dies ist das zentrale Treffen der Gemeinschaft, um zusammenzukommen. Es kümmert sich um die Beziehungen zwischen allen Teammitgliedern, das zeitliche Planen der Schichten, das Entwickeln des Behandlungsplans, die Gesundheit der Teammitglieder und das Planen von Aktivitäten.

Leitung: Teamleiter

3. Teamleiter-Treffen

Anwesend: Teamleiter und leitender Psychotherapeut; bei mehreren Teams alle Teamleiter und leitenden Psychotherapeuten

Dauer: 1–2 Stunden, abhängig von der Gruppengröße

Häufigkeit: wöchentlich

Ort: ein vereinbarter Treffpunkt oder die Wohnung eines Teamleiters

Aufgabe: sich gegenseitig in der Arbeit zu unterstützen, zu supervidieren und die Fähigkeiten der Teamleitung und der Einzelpsychotherapie weiter zu entwickeln

4. Supervisionstreffen

Anwesend: beliebige Kombination von Teamtherapeuten

Dauer: 1 ½ Stunden

Häufigkeit: wöchentlich oder alle vierzehn Tage

Ort: Wohnung eines Teamtherapeuten

Aufgabe: Teamtherapeuten beschreiben und untersuchen (so wie oben) ihre Schichtarbeit

Mögliche zusätzliche Treffen

Zusätzliche Treffen empfehlen sich, wenn mehrere therapeutische Gemeinschaften existieren:

- Gemeinschaftstreffen aller Teamtherapeuten und Patienten
- Mitarbeitertreffen nur der Teamtherapeuten
- Mitbewohnertreffen, wo sich alle austauschen, die mit Patienten zusammenwohnen

Natürlich geht es auf all diesen größeren Treffen viel wärmer zu, wenn sie in den Wohnungen der Teammitglieder abgehalten werden, mit der Möglichkeit zu geselligem Kontakt.

Schichtarbeit sollte innerhalb wie außerhalb des Hauses stattfinden. Hier hat der Teamtherapeut große Flexibilität und Beweglichkeit. Es ist wie bei der leichten Reiterei: Sie kann überall hingehen, rasch umschwenken und schnell auf Notsituationen reagieren. Basisbegleitung kann in jeder Umgebung stattfinden: in der Küche, in den Bergen, im Schulhof, in einem Altersheim, wo der Patient ehrenamtlich arbeitet, sogar im Waschsalon.

Konventionelle Therapeuten mögen diese Art von Arbeit belächeln. Das sei nur wenig mehr als Babysitting, mögen sie sagen. Es erscheint ihnen zu einfach und zu kameradschaftlich, als dass »wirkliche Arbeit« stattfinden könnte. Diese Vorgehensweise ist ihnen nicht professionell genug und benutzt nicht ihre Fähigkeiten des Einzelgesprächs in kleiner Praxis (oder der Gruppentherapie in Großgruppen), wo alles klar definiert ist und man als Therapeut nicht so ausgesetzt oder involviert ist. Ihrer Ansicht nach mangelt es in Schichten der Basisbegleitung an den strengen Grenzen einer »professionellen« Haltung, die darauf achtet, einen klaren Unterschied zwischen Patient und Therapeut zu wahren. Praktikanten und Assistenten in therapeutischer Ausbildung mögen denken, sie könnten bei der Basisbegleitung nicht die »wirkliche Arbeit« kennenlernen.

Solche Therapeuten halten Basisbegleitung für »nichts Besonderes«, für etwas, »was jeder kann«, wobei mit »jeder« Leute ohne Diplom gemeint sind. In gewisser Weise haben sie Recht, denn tatsächlich können viele gut geschulte Menschen diese Betreuung leisten; das ist der große Vorteil. Aber diese gute Schulung ist nicht zu finden in medizinischen Fakultäten, Seminaren für angehende Psychologen oder psychiatrischen Kliniken. Spuren der Basisbegleitung finden sich allenfalls in der Ausbildung von Krankenpflegern. Sie werden zumindest mit der Grundhaltung des Dienens vertraut gemacht und haben keine Angst, sich beim Arbeiten mit Menschen »die Hände schmutzig zu machen«. Nach meiner Erfahrung erlernen Krankenpfleger oder -schwestern die Prinzipien der Basisbegleitung schneller als andere.

Ist Basisbegleitung also eine Art höherer Krankenpflege? »Ja«, denn sie beinhaltet auch eine wirkliche Pflege des Geistes. In unserer Gesellschaft wird psychologische Betreuung mit der Arbeit von akademischen Spezialisten gleichgesetzt. Diese brauchen dem Patienten nie zu zeigen, wie sie selbst spazieren gehen, essen, mit Geld umgehen, feiern, körperlich arbeiten, mit Freunden, Kindern und Tieren umgehen oder andere Dinge tun. Sie sprechen nur mit ihnen – über Vergangenes, Gegenwärtiges und Zukünftiges. Viele denken, alles außer solchen Gesprächen sei nur Krankenpflege oder bloße Fallbetreuung, jedenfalls etwas Geringeres, als psychologische »Einsichten« zu vermitteln oder in vermeintlichem Wissen Medikamente zu verschreiben.

Doch die Arbeit der Basisbegleitung erfordert mehr als bloßes Wissen und Gespräche. Sie fordert uns als ganze Menschen, wer wir *sind* und *wie* wir mit der Welt umgehen. Gute Basisbegleitung braucht das Kultivieren einer Menge tieferer klinischer Fähigkeiten. Es ist mehr als ein geschultes »Zeit verbringen« (obwohl gerade das mitunter verlangt ist und nicht leicht fällt). Kurz gesagt: Basisbegleitung ist nichts anderes, als jeweils in aller Einfachheit genau das zu tun, was für den Genesenden jetzt unmittelbar relevant ist – vom Begleiten bei Spaziergängen bis hin zu Gesprächen, die klassischer Psychotherapie ähneln.

Tausende von inspirierten Versuche wurden schon gemacht, von Psychose genesende Personen mit einer größeren heilenden Familie zu umgeben; sie sind der natürliche Ausdruck menschlicher Fürsorge und Weisheit. Aber fast immer fehlte ein Verständnis des genesenden Geistes und der heilenden Übungen, die notwendig sind, um ihn zu stabilisieren. Ich kenne viele Beispiele, wo eine von den Kliniken enttäuschte Familie kurzentschlossen einen Krankenpfleger oder Studenten engagierte, der mit dem Patienten wohnen und ihn betreuen sollte. Doch zeigt sich, dass solche Situationen den Anforderungen eines wirklich heilenden Zuhauses in keiner Weise entsprechen. Sogar in Geel gab es, wie man weiß, Tragödien in einigen unzureichend betreuten Pflegefamilien.

Eine Wohngemeinschaft, die wirklich therapeutisch sein möchte, muss verstehen, dass Arbeit mit dem genesenden Geist letztlich bedeutet, die sogenannten »Inseln der Klarheit« zu erkennen, wertzuschätzen und direkt mit ihnen zu arbeiten. Aus der Sicht der Basisbegleitung sind sie Türen möglicher Genesung. Sie sind Momente der Weite und Entspannung, in denen Dinge verstanden werden und es Freude macht zu leben. Sie treten plötzlich auf oder allmählich. Wer nicht auf sie eingestellt ist, verpasst sie leicht. Werden sie übersehen, enttäuscht oder behindert, wird alles schlimmer.

Beispiel für das Verhindern von Inseln der Klarheit

Ich möchte ein Beispiel für das Verhindern solcher Inseln der Klarheit geben, das im heutigen System nicht ungewöhnlich ist. Der Vater eines Jungen, der in einer Landesklinik an der Ostküste untergebracht war, berichtete mir (ich kannte die ganze Familie), dass sich der Zustand seines Sohnes rasch verschlechtere. Kurz zuvor habe er eine dreiwöchige Periode relativer Klarheit gehabt. Er hatte ein Flickwerk verschiedener Medikamente eingenommen, die man ihm entzog, da sie seine Verwirrung steigerten. Beim Entzug trat hohes Fieber auf, das mit Antibiotika behandelt wurde, und seine Verwirrung »klärte sich spontan«. In dieser Klarheit verlor die verwirrte »andere« Welt ihre Macht. Er sagte: »Ich habe das Gefühl, wieder zu mir zu finden«. Er war nicht mehr so tief absorbiert, öffnete sich den Menschen und wollte aktiver werden. Als trainierter Sportler sehnte er sich nach Bewegung im Freien. Da er aber schon weggelaufen und »suizidgefährdet« war, musste er in der geschlossenen Abteilung bleiben. Man unterwarf ihn einem strengen Verhaltenstraining, wo er sich jedes »Privileg«, wie Ausgang an die frische Luft, durch bestimmte, vereinbarte kooperative Verhaltensweisen verdienen musste. Er flehte, entlassen zu werden – nach Hause, in eine Übergangseinrichtung, irgendwohin. Die Ärzte wichen keinen Zoll ab von ihrem Programm und ließen den Jungen nicht raus. Er wurde tieftraurig, machte sich Vorwürfe, bekam Angst vor der Zukunft und dann brach die Psychose wieder aus, stärker als zuvor.

Jetzt versuchte der Junge zu fliehen, sobald er nur merkte, dass die Tür zum »Sicherheitstrakt« nicht abgeschlossen war. Hinderte man ihn mit Gewalt daran, wurde er manchmal tätlich. Immer strenger überwachte ihn das Personal und er wurde ins Zimmer oder in eine Isolationszelle gesperrt oder an vier Punkten festgebunden, und dies viele Tage lang. Die Behandler waren überzeugt, dass er zum nächsten Glied in der Kette weitergereicht werden sollte, zu einer als »Endstation« berüchtigten Landesklinik.

Der Vater war niedergeschlagen, weil niemand die dreiwöchige Chance genutzt hatte, seinem Sohn mehr Freiheit, Freundschaft und Schulung zu gewähren. Wir besprachen, wie man den Jungen ermutigen und dafür sorgen könnte, nicht auch die nächste Chance zu vertun. Es war möglich, privat seine Betreuung zu verbessern, etwa durch Schichten der Basisbegleitung direkt bei ihm im Krankenhaus. Das würde auch das überarbeitete Personal entlasten. Wir diskutierten, ob man einen externen Berater suchen sollte, der die Situation betreuen, die Wünsche des Jungen hören und ihn beim Personal vertreten könnte. Wir erörterten, ob ihn seine Eltern aus dem Krankenhaus nehmen könnten, um eine geeignete Betreuung zu Hause zu organisieren oder eventuell sogar eine neue Windhorse-Wohngemeinschaft in Boulder zu gründen.

Notwendige Eigenschaften

Jeder Genesende, der seiner Psychose entrinnen will, braucht unbedingt, dass man seine wachen Augenblicke als entscheidende Chancen erkennt und ernst nimmt. Doch ist es weit üblicher, dass man diesen Momenten mit Unglauben und Misstrauen begegnet oder sie überhaupt ignoriert. Die Übungen in Basisbegleitung wurden entwickelt, um Hindernisse im Wahrnehmen von Momenten der Genesung zu beseitigen, das Auftreten dieser Inseln zu fördern und sich ihnen eingehend zu widmen, wenn sie auftreten.

- Definition von Basisbegleitung

Basis-Betreuung heißt diese Methode, weil sie sich um die grundlegendsten Aspekte des Seins kümmert: der Synchronisation von Körper, Umgebung und Geist durch Ausrichten der Aufmerksamkeit und Schärfen der Wahrnehmung in gewöhnlichen, alltäglichen Aktivitäten. Sie ist wahre *Betreuung*, weil es das Ziel und die Ausbildung des Therapeuten ist, dem Patienten treu zu dienen. Er kümmert sich um ihn im heiklen, tastenden Drama der Genesung. Dienen in diesem Sinne bedeutet zu verschiedenen Zeiten Wärter, Begleiter, Gefährte, Aufpasser, Eskorte, Führer, Ermutigender, Koordinator und manchmal ein Freund zu sein. Wesentlich ist, dass auch wir beim Praktizieren von Basisbegleitung mit dieser Haltung lernen, wie wir mit dem eigenen Geist umgehen können, was echte Wechselseitigkeit möglich macht. Eigentlich alle, die Basisbegleitung üben, finden heraus, dass sie tiefere, hilfreichere, verständnisvollere Freunde auch für andere geworden sind. Das verwundert nicht, denn die Eigenschaften der Basisbegleitung sind einfach die Eigenschaften echter Menschlichkeit.

Ans Erlernen der Basisbegleitung gehen wir am besten mit einem »Anfänger-Geist« heran, wie ein Schüler, egal wie viel Erfahrung wir schon im Begleiten von Menschen haben; also keine aufgesetzte Naivität, sondern offen sein, von der betreuten Person zu lernen, und bereit, die Quelle geistiger Gesundheit zu entdecken.

Die Eigenschaften der Basisbegleitung können in Phasen besprochen werden, die aufeinander aufbauen.

- Präsentsein

Mit jemandem zu sein, dessen Gesundheit Sie fördern wollen, braucht Ihre volle Präsenz. Präsenz ist hier eine Mischung aus Ruhe, Wachheit und Lebenskraft. Um diese Präsenz schenken zu können, müssen Sie, wie bald klar wird, auf bestimmte Art an der eigenen Gemütsverfassung arbeiten. Es bedeutet nicht, zwanghaft die ganze Zeit achtsam zu sein oder den Geist überhaupt nicht abschweifen zu lassen. Wenn Sie mit jemandem allein sind, der erregt in seiner »Trance« vertieft ist, wird Ihr Geist viel mehr als sonst wandern mit starken, rohen Emotionen, als ob die Geschwindigkeit des Geistes des Patienten ansteckend wäre.

Stellen Sie sich zum Beispiel für ihre Betreuung einen Mann vor, der allein im Zimmer ist und fast die ganze Zeit zu Boden starrt. Gelegentlich zuckt er, als ob er einem Schlag ausweichen wollte, murmelt etwas, das einem unsichtbaren Wesen gilt, und schaut Sie an, als ob Sie ein Fremder wären. Etwas arbeitet in ihm, wie in einer Qual etwas herauszufinden. Alles was Sie sagen, wie vorsichtig Sie auch sind, sieht er als bedrohliche Einmischung, vor der er sich noch tiefer in seine Gedankenwelt flüchtet. Er weiß, dass Sie da sind, doch ist sich nicht sicher, ob Sie der sind, für den Sie sich ausgeben, oder ob Sie selbst wissen, wer Sie sind. Er bleibt meist im Zimmer und möchte nicht das Haus verlassen – aus Furcht, Agoraphobie, Gleichgültigkeit – wer weiß?

Nehmen wir an, das sei der Patient, bei dem Sie Basisbegleitung üben. Wenn Sie mehr Zeit mit solch einer Person verbringen, werden Sie sich unweigerlich fragen, was eigentlich mit ihr los ist, wie Sie helfen können, wie Sie sein sollen oder ob Sie überhaupt da sein sollten. Jedenfalls leidet sie sichtlich und Sie sind ein Teil des Ganzen.

Präsent zu sein bedeutet nicht unbedingt, innerlich schön ruhig zu sein, sondern zu bemerken, wenn der Geist wandert und unverzüglich in die aktuelle Umgebung zurückzukehren. Es ist wie das »Zurückkommen zu sich selbst« in einem der farbigen Räume des Raum-Gewahrseins: Wir kehren zum Körper und seiner Schwerkraft zurück, zur Struktur und Eigenschaft des umgebenden Raumes und zu der geistigen Aktivität in kontinuierlicher Interaktion mit der Umgebung. Der Schlüssel ist Flexibilität: das »Wegsein« bemerken und immer wieder zurückkommen, wie ein Tanz. Hierdurch entwickelt sich Nicht-Haften in Bezug auf die eigenen gedanklichen Prozesse; wir praktizieren »Meditation in Aktion« – was zum Entspannen des Geistes dazugehört.

Aufmerksam und entspannt zugleich zu sein bedeutet, unaufdringlich zu sein. Anders ausgedrückt: Nimm dir Zeit! Das ermöglicht es dem anderen, ebenfalls präsent zu sein. Du hörst vielleicht nur zu, aber gleichzeitig kannst du dir deiner eigenen Präsenz und deiner Fürsorge für den anderen bewusst sein. Er quält sich, aber du versuchst nicht unbedingt, ihm den Schmerz abzunehmen. Du fügst einfach deine Präsenz seiner gequälten Präsenz hinzu. Und wenn du gut auf die gesamte Umgebung eingestimmt bist, wird deine Präsenz ihn nicht bedrängen und ihm nicht zur Last fallen. Stattdessen entsteht das Gefühl, sich abzulegen und unbedeutend zu sein. Das »I Ging«, das »Buch der Wandlungen«, stellt dies im Bild des »Sich-Hinkauerns« dar, wo man einen anderen vom Boden aus stützt.

- Sich für andere Austauschen

Wenn wir präsent sind mit jemandem, der leidet, wie der Mann allein im Zimmer, zeigt sich in unserem Geist immer wieder reflexartig eine gedankliche Abwehr: »Ich bin anders. Er ist krank, nicht ich. Er fühlt sein Leid und ich meines. Er ist in extremem Autismus gefangen und ich bin Zeuge.« Zu dieser Abwehr kommt es unabhängig davon, ob wir geschulte

Therapeuten sind oder nicht. Doch sie hält nicht lange stand; natürlicherweise bricht sie zusammen und wir identifizieren uns mit dem Schmerz des anderen. Dann aber versuchen wir erneut, aus einer Art Furcht, durch weitere Gedanken unsere Verschiedenheit zu bestätigen und zu stärken. Michaux nennt das eine exzessive »Reorientierung«, wo man sich selbst in seiner Umgebung definiert, aber im Grunde *gegen* seine Umgebung. Das exzessive Denken führt schlussendlich zu steigender Geschwindigkeit und Ungeduld, die sich dann in der therapeutischen Aggression der Anstaltsmentalität zeigen.

Das Problem ist, dass diese Schranken zwischen wer-ist-krank und wer-ist-nicht-krank ein wahres Erleben von Empathie verhindern. Es kann sich anfühlen als wäre das eigene Herz dem Patienten gegenüber erstarrt, man fühlt sich kalt in seiner Gegenwart, spürt den eigenen Körper nicht oder fühlt sich irgendwie undurchdringlich. Dann entdeckt man, dass dies genau das ist, was der Patient fühlte, als er so unerreichbar und »aus dem Kontakt« zu sein schien. Hier geschieht etwas, das über Empathie hinausgeht, eine Art spontaner »Austausch« von Gemütsverfassungen.

Diese Art, sich einer anderen Person zu öffnen, ist nichts Magisches oder Pathologisches. Es ist Teil unserer natürlichen Anlagen, Erfahrungen zu haben, wo wir uns mit der Umgebung vereint fühlen und uns nicht als getrennt und verschieden absondern müssen. Doch manchmal wird diese Erfahrung von der Furcht gefärbt, die Individualität, berufliche Rolle oder das »therapeutische Ego« zu verlieren.

Es bedarf einiger Anstrengung, die eigene Empathie ganz zuzulassen und die Samen des eigenen Mitgefühls zu nähren. Wir sind zwar von Natur aus zu tiefem Mitgefühl befähigt, doch nutzen wir das Mitgefühl nicht immer, besonders nicht, wenn wir jemandem begegnen, der in seiner Gedankenwelt feststeckt. Wenn Windhorse-Therapeuten die klinische Praxis der Basisbegleitung lernen, üben sie daher die formelle Praxis, die das »Austauschen von sich selbst und anderen« genannt wird. Viele Heiler haben Methoden gelehrt, die Schranken der Empathie aufzulösen, um das Leid eines Patienten tiefer zu spüren.[266] Zahlreiche spi-

266 Sich in die Krankheit eines Leidenden einzufühlen ist ein Grundprinzip der meisten traditionellen Heilsysteme. Siehe Mircea Eliade, Schamanismus und archaische Ekstasetechnik, Frankfurt: Suhrkamp 1975.

rituelle und psychologische Traditionen betrachten dies als den Ort, wo Mitgefühl geboren wird.

Eine bekannte Übung der buddhistischen Tradition in Mitgefühl ist das »Aussenden und Aufnehmen« (Tibetisch: Tonglen). Zunächst wird eine Weile die formelle Sitzmeditation achtsamen Gewahrseins praktiziert. Dann nehmen wir eine Haltung von Wärme und Gesundheit gegenüber anderen ein, die in Leid oder Bedürftigkeit sind – wir selbst mit eingeschlossen. Dieses Gefühl wird zusammen mit dem Ausatem »ausgesendet«. Beim Einatmen nehmen wir die Gefühle von Dunkelheit, Einsamkeit, Hitze und Klaustrophobie von einem oder vielen Leidenden in uns auf. Beim Ausatmen lassen wir aus unserem Körper und Geist gesunde, heilende Kräfte ausströmen mit einem Gefühl von Frische, Helligkeit und Freundschaft. Das ist eine komplexe Übung von mindestens zwanzig Minuten, die von Menschen praktiziert wird, die ein gewisses Niveau in der Meditation von achtsamem Gewahrsein erreicht haben. Am besten ist es, diese Übung unter Anleitung von kompetenten Lehrern durchzuführen. Doch die vollständigen Anleitungen und der Kommentar sind auch schriftlich erhältlich.[267] Die Übung gilt als Kronjuwel der Lehren im Mahayana-Buddhismus, um Mitgefühl im eigenen Geistesstrom zu erwecken.[268]

Diese Übung des »Aussendens und Aufnehmens« wird nicht direkt in Gegenwart eines Patienten praktiziert. Allmählich entwickelt sich aber bei kontinuierlichem Üben eine alles durchdringende Haltung der Sympathie und Resonanz für den Patienten. Sein Leid wird erahnt und die reflexartige Abwehr kann aufgelöst werden. Vielleicht verstehe ich seine Gefühle von Aggressivität dann als Reaktion auf die Furcht vor mir. Oder ich fühle, dass ihn die große Sorge quält, die Sören Kierkegaard für *die* Sorge aller Geistesgestörten hält: »Man weiß nicht, ob das eigene Leid eine Geisteskrankheit oder eine Sünde ist.«[269]

267 Zur Praxis des Mitgefühls und des Austausches siehe »Der Große Weg des Erwachens – Grundlagentexte des Mahayana-Geistestrainings«, Norbu Verlag, 2009, insbesondere der Kommentar von Jamgön Kongtrül, S.85–151.

268 Shantideva, Bodhicaryāvatāra, deutsche Übersetzungen: »Die Lebensführung im Geistes der Erleuchtung«, Theseus Verlag, 2004, oder »Anleitung auf dem Weg zur Glückseligkeit«, O.W. Barth Verlag, 2005.

269 Karl Jaspers, Allgemeine Psychopathologie, Berlin: Springer 1973.

Dieser Austausch, den wir in unserem eigenen Wesen erfahren, mag bewusst oder unbewusst auch von anderen Menschen in der Umgebung des Patienten gespürt werden. Wenn wir Mitglied eines Teams sind, wird es sehr deutlich, dass auch andere Teamtherapeuten in den Austausch mit dem Patienten eintreten. Besonders bei Teamsitzungen, wo alle da sind, treten verschiedene Teammitglieder in Resonanz zu verschiedenen Aspekten der geistigen Gesundheit und grundlegenden Intelligenz des Patienten. So können sie ihn vertreten oder ihm helfen zu sprechen. Teamsituationen lassen den Austausch vollständiger und multidimensional werden.

Wirklicher Austausch ist eine wache, aufweckende Erfahrung und sollte nicht damit verwechselt werden, sich mit dem Patienten »verrückt zu machen« oder eine Art mediales »Channeling« zu betreiben oder in eine Verquickung der beiderseitigen Gesundheit einzutreten. Therapeutischer Austausch ist ein bewusster Prozess, der entsteht, weil man allmählich die umfassende Intention entwickelt hat, die Barrieren »aufzugeben« und den anderen »einzulassen«. Das geschieht bei vollem Bewusstsein unseres Tuns. Wenn es dann geschieht, lässt es sich nicht festhalten. Austausch führt nicht zu Faszination oder mentaler Abhängigkeit, da die echte Übung des Austausches wie beim Ausatmen auf dem Loslassen und Ausweiten der Klarheit basiert. Durch diese Art sanften Kontaktes kann sich eine weiche Stelle im Patienten und in uns selbst eröffnen.

• Nach Hause bringen

Wenn ein erster, klarer Kontakt mit dem Patienten erlebt wird, können wir uns, auch ohne größere Kommunikation, einfach gemeinsam im Haushalt umtun. Das könnte man den weltlichen Aspekt der Basisbegleitung nennen. Vielleicht räumen wir gemeinsam sein Zimmer auf oder ich tue es noch allein, bis er imstande ist, mitzumachen.

In dieser Phase der Basisbegleitung verbinden wir uns weiter mit dem Patienten durch erdende häusliche Aktivitäten. Das ist keine künstliche Arbeit. Einen Haushalt, eine Wohngemeinschaft oder ein Zeltlager zu führen ist keine therapeutische »Arbeitsbeschaffung«, sondern einfach das, was getan werden muss. Es verkörpert den Kernsatz der Windhorse-

Arbeit, das ökologische Grundprinzip allen Zusammenlebens: »Räume hinter dir auf!«

Zuerst arbeiten wir und der Patient gemeinsam – das kann Wochen oder Monate dauern. Wenn wir so Seite an Seite arbeiten, tun wir das nicht mit der Einstellung eines Supervisors oder Lehrers, der für ein Kind oder einen Geistesgestörten einspringt. Wenn ausgemacht ist, dass der Patient den Teppich saugt, dann gehört diese Aufgabe in unsere Schicht, für die beide verantwortlich sind. Beide tun, was sie können: Kann der Patient nur wenig leisten, übernehme ich den größeren Teil. Wenn er das meiste saugt, gehe ich ihm dabei zur Hand und leere zum Beispiel den Staubsaugerbeutel oder räume neben ihm auf. Vielleicht trinken wir eine Tasse Tee zusammen, wenn die Aufgabe erledigt ist. Dabei können wir uns unterhalten oder einfach schweigend sitzen.

Nach Hause bringen ist der Ausdruck der Basisbegleitung für die Synchronisation von Körper und Geist. Er spiegelt die Einsicht, dass Synchronisation jetzt gerade erfolgen kann, bei jeder Tätigkeit, in diesem Moment. Deshalb sind reale Aktivitäten des Lebens die Basis jeder Therapie, die Geist und Leben vereinen möchte. Sie sind der Anker in der emotionalen Flut der Gedankenwelt. Für den Patienten braucht es die Aktivierung aller Sinne, um sein Denken wieder zu erden und um mittels dieser natürlichen »Bremsen« das System geistigen Tempos, in dem er gefangen ist, zu verlangsamen. Für den Therapeuten bedeutet es, wach und aufmerksam den eigenen Körper und Geist zusammenzuhalten: Worte und Taten sind in Harmonie. Es ist ein Gefühl, »aus einem Stück« zu sein in der Basisbegleitung. Meine Aufgabe, mein Leben und meine Arbeit sind gleich, aus einem Stück; nichts Besonderes, aber meine Arbeit und meine Art zu leben sind verwoben. Eine buddhistische Metapher lautet:

> »Tue deine Arbeit mit anderen so, als würdest du für dich selbst kochen.«[270]

Das erweist sich auch als das beste Gegenmittel für den »Burnout« der Therapeuten.

270 Chögyam Trungpa, Creating an Environment of Sanity, The Naropa Institute Journal of Psychology, 2 (1983).

- Sein Lassen

Der springende Punkt hier ist, alle Hoffnung auf Ergebnisse aufzugeben: auf Heilung, auf eine heilende Beziehung, sich gut zu fühlen, wenn der Patient Genesung ausstrahlt, sich als talentierter Therapeut zu fühlen, auf Dankbarkeit des Patienten oder seiner Familie. Oder das Gegenteil: Das ist ein hoffnungsloser Fall, nichts wird sich tun, die Therapie ist nutzlos, ich tauge nichts. All das kann kommen und gehen, sogar in einer einzigen Dreistundenschicht. Nichts davon ist wichtig für das Verhalten der Basisbegleitung. Diese Gedanken und Gefühle sind Begleiterscheinungen des Arbeitens mit Menschen. Sie können in die Arbeit integriert werden, nicht etwa, weil es sinnvolle Kommentare unseres Tuns wären, sondern weil sie Teil einer größeren Situation sind. Die Arbeit mit einem Patienten beinhaltet Fortschritte und Rückschritte. Es lässt sich nicht einfach sehen, ob die Behandlung gut ist oder nicht. Es gibt keine »gute« oder »schlechte« Therapiesitzung. Sie sind wie Jahreszeiten, die ständig wechseln, oder wie eine Ehe, die keinen Stillstand kennt.

Sein lassen bedeutet, eine Art Anpassung zu praktizieren, ohne zu versuchen, den Gang der Dinge zu beeinflussen, bis er dem entspricht, was ich mir vorstelle. Diese Einstellung ist so weit und so ruhig, dass alles akzeptiert werden kann. Es ist eine nicht verurteilende Offenheit für alles, was im Geist des Patienten und in einem selbst geschieht. Manchmal wird dies auch »Gleichmut« genannt. Wenn Basisbegleitung auf diese Art geübt wird, zeigt sich in der Beziehung zwischen uns und dem Patienten eine neue Qualität: Gelöstheit und Entspannung übertragen sich.

- Mitnehmen

Vielleicht sind ein oder zwei Monate in Ihrer Arbeit mit dem Patienten vergangen, allein mit ihm in seinem Zimmer. Momente, wo sich beide als Kameraden fühlen, stellen sich ein und eine Ahnung, mehr unternehmen zu wollen. Jahre der Krankheit hatten eine Verarmung des Lebens zur Folge und der Patient fühlt sich zwischen der abgeschlossenen Gedankenwelt und der verlockenden Außenwelt hin- und hergerissen. Laden Sie ihn nach draußen ein.

Sie brauchen keine besonderen Ereignisse zu arrangieren; nehmen Sie ihn einfach ein wenig mit in den Reichtum Ihres eigenen Lebens. Die Schicht, die Sie zusammen verbringen, ist nicht nur für den Patienten, sondern auch für Sie selbst. Die Zeit kann für Dinge genutzt werden, die Sie selbst gerne tun oder erledigen müssen. Wenn Sie den Wunsch haben, in eine Ausstellung im Museum zu gehen oder an einer Sportveranstaltung teilzunehmen, laden Sie ihn ein, mitzukommen. Wenn Sie während der Schicht Ihr Kind von der Schule abholen oder einkaufen oder Bücher in die Bibliothek zurückbringen müssen, können Sie gemeinsam gehen. Falls Sie ein Picknick mit Freunden planen oder mit einem anderen Teammitglied Geburtstag feiern wollen, ist vielleicht auch der Patient willkommen.

Wird das zu eng, um sich wohl zu fühlen? Verletzt das Verbringen von Zeit mit dem Patienten eine ungeschriebene Regel über das Trennen von Arbeit und Freizeit, von Beruf und Privatleben? Aber wessen Interessen sollte eine solche Regel eigentlich vertreten? Wenn Sie jemanden mitnehmen, ist das nicht im Interesse von irgendjemand Bestimmten; es ist viel spielerischer. Ist es Ihnen peinlich, in Gesellschaft von jemandem gesehen zu werden, der offensichtlich eingeschränkt ist? Nun, auch das ist Teil der Basisbegleitung. In der Zeit, als Sie mit dem Patienten in seinem Zimmer arbeiteten, weil er es nicht verlassen konnte, waren Sie auf eine Weise Gast in seinem Zuhause. Wenn er jetzt seinen Radius erweitern kann, können Sie ihm die Erfahrung anbieten, Gast in ihrem Zuhause zu sein.

- Wahrnehmen

Bei der Arbeit der Basisbegleitung lassen sich Inseln der Klarheit leicht und sicher wahrnehmen (sie sind nicht zu vermeiden) und zudem zeigt sich die gesamte Geschichte der geistigen Gesundheit des Patienten. Denn so wie eine Krankengeschichte hat er auch eine Gesundheitsgeschichte.[271] Sie besteht aus den markanten Erfahrungen im Leben, in denen das sich entwickelnde Verlangen nach Gesundheit deutlich wird. Es sind ver-

271 Edward Podvoll, The History of Sanity in Contemplative Psychotherapy, The Naropa Institute Journal of Psychology, 2 (1983).

gangene, historische Momente, die jetzt durch entsprechende Aktivitäten der Basisbegleitung kultiviert werden können. Es gibt sieben Arten dieser markanten Erfahrungen, die den Gesundungswillen zeigen, mit denen jeder Basisbegleiter vertraut sein sollte, da sie in die Gesundung oder in weitere Krankheit führen.

Der Patient hat Zeiten der *Abscheu*, wenn er sich seinem Leben entfremdet fühlt und ihm wie übel wird durch die Art, wie er lebt. Er wacht auf und wird sich seiner Lage bewusst. Er ist krank und erschöpft von der unaufhörlichen Tagträumerei und dem Teufelskreis der gewohnten Muster. Er nimmt die eigene geistesabwesende Absorption deutlicher wahr und ist womöglich deprimiert. Doch intelligent unterscheidet er, was gesund und was ungesund ist, und dies kann zur treibenden Kraft einer Änderung werden. Teammitglieder sollten Patienten in solchen Momenten der Klarheit unbedingt unterstützen, denn sie sind wie das Aufwachen »am Morgen danach«. Wenn der Ekel nicht als intelligente Antwort auf die momentane Verfassung erkannt wird, kann er in suizidale Selbstverachtung umschlagen. Genauso können in der Gesundheitsgeschichte alle Inseln der Klarheit leicht in Verwirrung und Verzweiflung pervertiert werden, wenn sie nicht als Chancen zukünftiger Gesundung erkannt werden.

Der Patient sehnt sich, seine hemmende, fortwährende Selbstbezogenheit *zurückzulassen*. Er möchte weiterkommen. Deshalb hat er in der Vergangenheit schon viele Versuche gemacht, sich zu transformieren in etwas Anziehenderes, Mächtigeres, wie durch eine Wiedergeburt. Auch jetzt hat er vielleicht noch eine materialistische Vorstellung von Heilung als etwas, das ihn für immer verwandelt.

Er hat ferner den Wunsch nach *Selbstdisziplin*, wieder eine gewisse Kontrolle über Geist und Körper zu gewinnen. Aus vergangenen Erfahrungen hat er gelernt, dass dies gut für ihn wäre. Vielleicht war er mal ein ganzes Jahr lang diszipliniert täglich schwimmen; er achtete auf sich und fühlte sich bei allem lebendiger. Aber es gelang ihm nicht, diese Disziplin fortzuführen, und nun hat er sogar vergessen, dass es möglich ist.

Er sehnt sich, *mitfühlend zu handeln*. Es mag nicht so aussehen, aber es bekümmert ihn sehr, dass er in seiner Selbstabsorption das Interesse für andere verloren hat. Sein Mitgefühl und die Fähigkeit, sich und andere auszutauschen, sind wie eingefroren. Bedauern und Frustration über den Verlust dieser menschlichen Grundeigenschaft sind ein kräftiges Zeichen der Einsicht, auch wenn ein Fixieren auf diesen Verlust dazu führt, sich als geringer als jeder Mensch zu fühlen.

Es gab Zeiten im Leben, wo er zu großer *Genauigkeit* fähig war. Jetzt macht sein wild wandernder Geist ihm das unmöglich und er bemerkt erschreckt, zu wie vielen Fehlern diese Ungenauigkeit führt. Hilft man ihm aber, achtsam dem wild schweifenden Geist auf der Spur zu bleiben, kann er in die Genauigkeit zurückfinden.

Er hat *Mut*. In der Vergangenheit ist er Verlust und Verzweiflung mutig begegnet und auch jetzt ist er in seiner Gedankenwelt täglich mit Furcht und Strafe konfrontiert und lässt sich davon nicht unterkriegen. Wenn andere seinen Mut und Sinn für Humor unterstützen, wird er nicht das Vertrauen verlieren und sich nicht der Psychose überlassen.

All dies wird bei der Basisbegleitung deutlich und wir können die Impulse der Einsicht und Wachheit, die im Chaos der Krankheit auftreten, wertschätzen. Schon das bloße Wahrnehmen und Wertschätzen ist ein wichtiges Ereignis, um weitere Inseln der Klarheit zu kultivieren.

• Energie finden

Selbst in Zeiten, in denen der Genesende am stärksten in seiner anderen Welt feststeckt, hat er Impulse von Energie, die sich auf reale Objekte in seinem Leben richten. Eingekapselt im Wahn konnte John Perceval dennoch dem »Ruf« einer attraktiven Frau nicht widerstehen. Stets bleibt eine kleine Verbindung mit der konkreten Wirklichkeit, über die eine Person auf der Ebene einfacher Sinneswahrnehmungen kontaktiert werden kann. Auch jemand, der jahrelang in sich zurückgezogen und psychotisch depressiv war, wird sich unweigerlich zu dem Vogel hingezogen fühlen, der auf seinem Fenstersims landet.

Vielleicht raucht er geistesabwesend. Aber wenn ihm eine Zigarette aus feinem Tabak angeboten wird, verlangsamt er und kostet das Aroma. Beim Essen ist er im Allgemeinen abgelenkt und achtlos, doch wenn die Mahlzeit liebevoll zubereitet und serviert wird, bewundert er die Farben der Speisen und macht Bemerkungen, wie gut sie schmecken. Kleidung interessiert ihn nicht im Geringsten, aber wenn er ein frisch gebügeltes Hemd anzieht, freut er sich am weichen Stoff auf seiner Haut.

Er scheint unerreichbar für die Umwelt zu sein, doch wenn Musik gespielt wird, vor allem live, kann er nicht anders – er wird in den Rhythmus hineingezogen. Es gibt immer etwas, womit man arbeiten kann, solange es etwas Konkretes ist.

Immer findet sich ein emotional anregender Kontaktpunkt mit den Sinnen. Darin erlebt der Patient etwas Sanftes und Gutes in der Welt. Ein Schlüssel zur Basisbegleitung ist, eine heilsame Umgebung zur Verfügung zu stellen, die sein Interesse, seine Neugier und Freude an Energien, Farben und Raum weckt. Auch wenn die gewöhnlichen Wege der Kommunikation unterbrochen sind, können wir immer mit den Hinweisen auf Energie in den Sinnen arbeiten. Versuchen Sie aber nicht, jemanden zu »wecken« (ein häufiger Fehler); wir gehen nur auf die spontan auftretende Wachheit ein. Das ist überraschend genug.

- Sich einlassen

Es kommt der Punkt, wo Sie die persönliche Verantwortung erhöhen müssen, d. h. der Genesende übernimmt Verantwortung in Bereichen, wo er für sich selbst sorgen kann. Letztlich ist er allein verantwortlich, für seinen Geist zu sorgen, und es ist eine der Freuden für Basisbegleiter, wenn der Patient dies allmählich versteht. Doch anfangs braucht er Hilfe dabei.

Wer sich einlässt, findet Zugang zu Gefühlen, diszipliniert, engagiert, produktiv und nützlich zu sein. Der Patient ist keine Disziplin oder harte Arbeit gewöhnt. Möglicherweise steckte er jahrelang fest im Müßiggang der Kliniken mit Dauermedikation. Er weiß nicht, wie beginnen, wann pausieren und wann aufhören. Wenn Sie mit ihm arbeiten, wird Ihnen ein besonderer Energiezyklus auffallen, der typisch für von der Psychose Genesende ist.

Es gibt da zunächst ein Zögern, eine neue Aktivität zu beginnen, zum Beispiel gemeinsam zu malen: eine Art autistische Weigerung, ein Insistieren, das alles gleich zu bleiben hat, die Furcht, in eine Falle gelockt zu werden, oder einfach nicht einverstanden sein. Dann zeigt sich die Unfähigkeit zu beginnen, selbst wenn er es möchte: eine besondere Trägheit, wie beim Loskommen von Medikamenten, ein Fehlen einfachster Kenntnisse, etwa in Bezug auf die Malutensilien, eine Art Scham oder die Angst, kritisiert zu werden. Hat er dann in die Tätigkeit hineingefunden, erlebt er wilde Begeisterung oder ein sofortiges Gefühl von Versagen. Aber wenn Sie bei ihm bleiben, gibt es schließlich die Möglichkeit, die Aktivität zu vollenden.

All dies kann in einer einzigen Dreistundenschicht erlebt werden. Das Geschick und die Kunst der Basisbegleitung wenn es darum geht, dass der Patient sich auf Disziplin einlässt, bestehen darin zu wissen, wann wir insistieren und wann wir nachgeben.

Was sich in der Regel – hoffentlich – entwickelt, ist, dass sich für den Patienten mit jedem Therapeuten eine besondere Form disziplinierten Tuns herauskristallisiert, die sie beide mögen und miteinander erkunden. Da hatten wir schon unterschiedlichste Aktivitäten wie Kochen, Wandern, Blumenstecken, Kampfsport, Kalligraphie, Musik, Töpfern, Fremdsprachen lernen, Arbeiten mit Kindern oder Sterbehilfe. Man kann sich auch einfach gegenseitig vorlesen.

- Freundschaft entdecken

In der Intimität der Basisbegleitung entwickeln sich unvermeidlich freundschaftliche Gefühle. Man lernt die energetische Qualität der anderen Person schätzen, und freut sich, zusammen zu sein, gemeinsame Interessen zu haben und gemeinsam etwas zu unternehmen. Es braucht Zeit, bis eine Freundschaft entsteht, und es scheinen auch gewisse Pflichten damit verbunden zu sein. Das Wichtigste aber für die Basisbegleitung ist die sich entwickelnde Atmosphäre des Vertrauens, in der die Wahrheit gesagt und auch gehört werden kann, selbst wenn sie unangenehm ist. Wenn nun tatsächlich Freundschaft entsteht, kommt eine Zeit, wo dem Patienten die Beziehung zu Ihnen wichtiger ist als die Ansprüche der »anderen Welt«.

Dieses Gefühl von Freundschaft, das zwischen Ihnen und dem Patienten entsteht, ist vermutlich der umstrittenste Aspekt der Basisbegleitung. Bedeutet Freundschaft, dass die andere Person dir immer zur Verfügung steht? Wie besitzergreifend darf sie sein? Ist das eine Schein-Freundschaft mit zeitlicher Beschränkung, Stundenplan und eventuell Bezahlung für die Dienste? Hindert sie den Therapeuten, therapeutisch zu sein? Hindert sie den Patienten, so krank zu sein, wie er es manchmal braucht? Bedeutet Freundschaft, sich immer gut benehmen zu müssen? Hemmt sie einen, Irritation und Ärger ehrlich auszudrücken und Grenzen zu setzen? Birgt die Freundschaft der Basisbegleitung nicht das Risiko unkontrollierbarer, leidenschaftlicher Impulse?

Diese und weitere Fragen beschreiben, was wir im Windhorse-Projekt das »Therapeut-Freund-Dilemma« nannten. Heutzutage werden Therapeuten meist gewarnt, sich auf irgendetwas wie Freundschaften mit Patienten einzulassen. Sie tragen aus medizinisch-rechtlicher Sicht das Stigma »unschicklicher Vertrautheit«. Daher fühlten wir uns beim Windhorse-Projekt verpflichtet, diese im Rahmen der Behandlung auftretende Art der Freundschaft genau zu untersuchen. Wir luden auch die Patienten ein, sich an der Diskussion zu beteiligen, wann immer sie auftauchte: bei Schichten, Teamtreffen, Gemeinschaftstreffen usw. Es zeigte sich, dass diese Diskussionen über das wahre Wesen von Freundschaft zu den fruchtbarsten von allen gehörten.

Wir entdeckten, wie viele verschiedene Bedeutungsebenen und Reifegrade im Erleben von Freundschaft es gibt und wie viel man aus einem offenen Dialog darüber lernen kann. Bald reagierten Teamtherapeuten und Patienten ungemein sensibel auf dieses Thema und wir stellten fest, dass sich alle, von den Jüngsten bis zu den Ältesten, damit beschäftigten, wie man Freunde gewinnt, Freunde behält und sich als wahrer Freund verhält. Offenkundig ist dies nicht nur eine Frage in der Basisbegleitung, sondern ein allgegenwärtiges Anliegen menschlicher Beziehungen.

Es kann Ihnen in einer Schicht passieren, dass Sie freundschaftliche Gefühle empfinden und sich fragen: Bin ich eigentlich Therapeut oder Freund? Für einen Moment sind Sie ratlos, als müssten Sie eine der beiden Rollen oder Identitäten annehmen. Wenn Sie Basisbegleitung praktizieren, werden Sie merken, dass all Ihre Ideen und Meinungen über Freundschaft in Frage gestellt werden. Es kann sogar Momente der Unsicherheit und Paranoia geben. Patienten wie auch Therapeuten haben sie als denkwürdige Momente beschrieben, da sie plötzlich zu einer Chance werden, die Natur ihrer Freundschaft zu ergründen, was an ihr wesentlich ist und was nicht.

- Lernen

Für den Therapeuten gibt es bei dieser Art zu arbeiten auf persönlicher Ebene viel zu lernen. Alles Zögern, Zurückhalten, Festhalten an einem selbst oder der eigenen »Position« wird gespiegelt. So wird die Arbeit der Basisbegleitung ein Mittel für den eigenen Weg, ein offenerer Mensch zu werden. In diesem Sinne arbeiten Sie ebenso sehr an sich selbst wie mit dem Patienten. Und das kann sehr wichtig für ihn sein. Er erkennt, dass Genesung nicht einseitig ist: Sie können sich nicht zurücklehnen und ihn bei seiner Reise beobachten, sondern Sie selbst machen ebenfalls eine Reise und streckenweise lernen Sie vielleicht mehr von ihm als er von Ihnen.

Auf organische Weise scheinen Patienten, die Basisbegleitung erhalten haben, diese Fähigkeiten zu lernen. Gegen Ende der Behandlung fragen sie oft, ob sie selbst Basisbegleitung ausüben dürfen. Es ist immer sehr lehrreich, wenn ein Patient mit diesen Fähigkeiten experimentiert und Basisbegleitung mit einem der Teammitglieder praktiziert. Das kann ohne weiteres vorkommen, wenn ein Teammitglied krank wird.

Viele Menschen haben den Geist der Basisbegleitung begriffen, ohne dass sie die Vielzahl der klinischen Handlungen geübt hätten. Wahrscheinlich liegt das daran, dass diese Fähigkeiten nur eine Erweiterung der Eigenschaften sind, mit denen Menschen von Natur aus füreinander sorgen. Manfred Bleuler – nach lebenslanger Erfahrung in der Betreuung von Leuten, die von der Psychose genesen, – drückte den Geist der Basisbegleitung prägnant aus, als er sagte, es gäbe nur *drei therapeutische Maßnahmen, die wirklich nutzen*:

- die Gemeinschaft der Menschen erweitern, mit denen sie zu tun haben
- den Grad persönlicher Verantwortung erhöhen
- ihnen helfen zu entspannen[272]

272 Manfred Bleuler, Some Results of Research in Schizophrenia, Behavioral Science, 15 (1970). Die Liste der Veröffentlichungen von Bleuler zum Thema Schizophrenie und Psychose ist beeindruckend lang und interessant. Der zitierte Artikel erschien aber offenbar nur auf Englisch.

Diese Grundsätze erfassen meines Erachtens gut den einfachen, direkten Charakter des Arbeitens mit Basisbegleitung.

Übung zur Teambildung

In den letzten Jahren gab es zahlreiche Windhorse-Variationen, etwa Teams im eigenen Zuhause des Patienten, Zusatzteams zum Aufstocken ambulanter Versorgung und sogar ein Gruppenhaus für mehrere Patienten. Es hat sich als gute Übung mit vielen praktischen Implikationen erwiesen, die Prinzipien des Arbeitsteams und der Basisbegleitung auf *alle* Arten therapeutischer Situationen anzuwenden.

Einmal wurde ich telefonisch von einer Familie konsultiert, die weit entfernt in einem anderen Teil des Staates lebt. Eine Tochter im Teenageralter war mit einem akuten psychotischen Schub vor kurzem eingeliefert worden. Sie hatte sich von ihrem Freund getrennt und war die drei Wochen danach sehr zurückgezogen, schlaflos und dann erregt. Ihr Geist wurde immer wilder und sie erlebte Visionen von göttlichen Wesen, die sie erst glücklich machten, aber später demütigten. In der Klinik bekam sie starke Medikamente. Sie fand das Krankenhaus schrecklich und wollte unbedingt zu ihrer Familie zurück – zu ihren Eltern und mehreren Brüdern und Schwestern, denen sie sehr nahe war. Doch die Behandler im Krankenhaus dachten anders. Sie verordneten eine langfristige Behandlung mit Elektroschocktherapie in einer weit entfernten Klinik. Die Familie war hin- und hergerissen zwischen dem Gefühl, es würde ihr zu Hause besser gehen, und dem Gefühl furchtbarer Angst, gegen die Anordnungen der Ärzte zu verstoßen.

Gemeinsam mit einem der Windhorse-Teamleiter traf ich das Mädchen und ihre Eltern für einen ganzen Beratungstag in meiner Wohnung. Nur mit Mühe hatten sie das Krankenhaus bewegen können, sie wenigstens für einen Tag freizugeben. Beim Treffen wurde mir schnell klar, dass es sich hier um eine sehr wohlwollende Familie mit tiefer Fürsorge füreinander handelte. Ungewöhnlich war, dass es in derselben Gegend eine große Verwandtschaft gab, die dem Mädchen ebenfalls helfen wollte. Wir besprachen ausführlich, wie einzelne Familienangehörige ihre Zeit mit dem Mädchen verbringen und ihm dadurch helfen könnten. Wir machten sogar die Übung, uns ihr Zuhause als therapeutische Wohngemeinschaft mit mehreren Familienangehörigen als Team vorzustellen. Wir besprachen einige Grundsätze der Basisbegleitung und wie sie in dieser besonderen Situation anzuwenden wären. Schließlich einigten wir uns auf folgenden Plan: Sie würden das Mädchen aus dem Krankenhaus holen und schrittweise ihre Medikamente absetzen unter der Leitung eines neuen Therapeuten, der einer Betreuung zuhause aufgeschlossen war.

Zuhause setzten sie diesen Plan um. Ihre Genesung wurde nur dadurch erschwert, dass sie schwer von den Medikamenten loskam, deren Wirkung wechselte. Zuerst bewirkten sie Dumpfheit und Müdigkeit, jetzt aber machten sie sie ängstlich und unruhig. Als der neue Therapeut zögerte, die Mittel zu reduzieren, entschloss sich die Familie in einer Art Teamsitzung selber die Dosis zu verringern. Da schon die erste Reduktion zu einer offenkundigen Besserung führte, war nun auch der Therapeut mit einem langsamen Entzug einverstanden. Innerhalb weniger Monate konnte sie wieder die Schule besuchen und es ging ihr gut.

Eine andere Übung, das Bilden eines Teams zuerst in Gedanken durchzuspielen, praktiziere ich in Seminaren für Therapeuten, die diese Form der Behandlung lernen möchten. Als Erstes schildert einer der Therapeuten der Gruppe einen Patienten, mit dem er gerade arbeitet. Dann helfe ich dem Therapeuten ein Behandlungsteam zusammenzustellen, indem ich Leute unter den Seminarteilnehmern aussuche. Natürlich lässt sich diese Übung auch bei Nicht-Therapeuten und überall dort anwenden, wo Menschen sich überlegen, ob sie mit einer Betreuung beginnen sollen.

Das Vorstellen des Patienten vor der Gruppe geschieht nicht im selben Stil wie bei üblichen »Fall«-Präsentationen. Der Patient wird direkt vorgestellt, ohne die üblichen Randbemerkungen eines Therapeuten über die Diagnose, was verkehrt lief, wer schuld ist und wie das Problem zu lösen wäre. Ein Beispiel: Eine Therapeutin will eine jungverheiratete Frau vorstellen, mit der sie fast ein Jahr lang wöchentlich gearbeitet hatte. Da diese Form der Fallvorstellung für Therapeuten neu ist, erklärte ich ihr, wie sie die Patientin beschreiben könne. Drei Kategorien sind dabei zu beachten: Körper, Geist und Rede.[273]

Was den *Körper* betrifft, wird ein konkretes Bild vermittelt: der Körperbau der Patientin in allen Einzelheiten, Haltung, Gang, Haar, Augen, Typus, Kleidung, Ernährung, körperliche Aktivitäten, Allgemeinbefinden, häusliche Verhältnisse und so weiter.

Was den *Geist* betrifft: Wie geht sie mit ihrem Geist um? Wie stark ist ihre Zwanghaftigkeit, ihre Fähigkeit, Geistesbewegungen mitzubekommen, der Grad der Identifikation mit Denkmustern, ihre Fähigkeit, aus Tagträumen zurückzukommen, ihre Fähigkeit, natürlicherweise auftretende Lücken im Denken zu bemerken? Was tut sie, um den Geist zu entspannen, welches Verhältnis hat sie zu Phasen der Geistesabwesenheit? Welche Gewohnheiten pflegt sie, den eigenen Geist zu beeinflussen? Und dergleichen mehr.

Was die *Rede* betrifft (die Dimension der Interaktion): Wie kommuniziert sie mit anderen? Welche Energie und Qualitäten sind beim Sprechen zu beobachten? Wie genau drückt sie sich aus? Wie reagiert sie auf Emotionen und deren Ausdruck? Wie nimmt sie Anteil an anderen? Welche Qualität haben ihre Beziehungen? Welche Empfindungen ruft sie beim Therapeuten hervor? Wie hat sich deren Beziehung entwickelt?

Es ist dieselbe Methode der Vorstellung wie bei den erwähnten klinischen Supervisionsgruppen. Diese Art der Präsentation dient dazu, es zu erleichtern, sich hineinzuversetzen – der Therapeut in den Patienten und die Gruppe in den Patienten wie auch in den Therapeuten.

Ein weiteres Beispiel: Die Therapeutin beendete ihre Vorstellung mit den Worten, diese Präsentation habe ihr Gefühl bestärkt, mit der Patientin in einer Sackgasse zu sein. Die heftigen Fressattacken mit Erbrechen des Essens seien im Lauf des Jahres schlimmer geworden und die Gesundheit der Patientin sei ernstlich gefährdet. Sie sei extrem abgemagert und habe keine Energie mehr. Auch werde sie immer depressiver und fürchte, die kurze Psychose, die sie vor Jahren durchgemacht habe, könne wiederkommen. Dies alles fühlte sich so an, als baue sich hier eine »Grenzsituation« auf. Patientin und Therapeutin mochten einander aufrichtig,

273 Bonnie Rabin and Robert Walker, A Contemplative Approach to Clinical Supervision, Journal of Contemplative Psychotherapy, 4 (1987).

doch ihre Begegnungen waren steif und ungesund geworden. Die Patientin lehnte stationäre Behandlung mit aller Kraft ab, aber genau darauf würde es hinauslaufen, wenn keine Änderung einträte.

In der Übung gingen wir davon aus, die Patientin sei einverstanden, in ihrer Behandlung von einem Team unterstützt zu werden. Unsere Idee war, mit ihr in ihrem eigenen Zuhause zu arbeiten, wo sie mit ihrem Mann lebte. Da sie jetzt arbeitsunfähig war, gab es Zeit für zwei Schichten pro Tag. Wir würden ihr eine dreimonatige Probezeit der Teambehandlung vorschlagen. Da die Therapeutin selbst keine Zeit hatte, die Teamleitung zu übernehmen, wählte ich jemanden unter den Seminarteilnehmern, der schon als Teamleiter ausgebildet war. Ich selbst spielte die Rolle eines Beraters für Therapeutin und Teamleiter. Dann suchten wir Freiwillige unter den Zuhörern und bildeten ein Team mit sechs weiteren Personen. Vor den Zuhörern setzte sich das neugeborene Team und diskutierte offen einige Ideen zur Basisbegleitung. Ich fragte dann alle Teammitglieder einzeln, was für Aktivitäten sie sich mit der Patientin in einer Dreistundenschicht vorstellen konnten.

Eine Frau, die einen Kindergarten leitete, sagte, sie könnte die Patientin dorthin einladen, um gemeinsam in der Nähe der Kinder zu sein. (Aus der Vorstellung wussten wir, dass die Patientin große Angst hatte, wegen der hormonellen Nebenwirkungen ihrer Unterernährung nie Kinder haben zu können. Doch war sie gerne mit Kindern zusammen – da konnte sie sich am besten entspannen.)

Eine andere Frau, die gut über Naturkost Bescheid wusste, sagte, sie würde mit der Patientin bestimmte Speisen zubereiten und kochen, die keine Gewichtszunahme verursachen und dennoch ihren Körper aufbauen. (In der Vorstellung war klar geworden, dass die zunehmende Schwächung der Patientin mit ihrer Furcht, zuzunehmen, beginnt und von ihrem zähen, heimlichen Stolz, dünn zu sein, aufrechterhalten wird.)

Der Teamleiter sagte, er würde die Patientin bei seinen Schichten gelegentlich zu Wanderungen in den Bergen nahe bei ihrem Haus mitnehmen. Ich antwortete, wahrscheinlich sei nicht allen klar, was Spaziergänge in den Bergen mit Basisbegleitung zu tun haben, und er möge dies doch bitte anhand seiner Erfahrungen ausführen. Er beschrieb, wie er der Patientin, wenn sie in sich vertieft und ohne Bezug zur Außenwelt sei, etwas Interessantes zeigen würde, eine winzige Kaktusblüte oder einen weiten Ausblick. Er würde in ihrem Tempo neben ihr gehen oder sie die Wanderung anführen lassen. Wäre sie im überregten Zustand, würde er häufiger stehenbleiben und sie bitten, auf ihn zu warten, oder sie könnten sich still an einen Bach setzen und dem Strömen des Wassers zusehen (eine alter Rat aus der tibetischen Medizin).

Diese Art des Wanderns würde ihr den Sinn für die Landschaft eröffnen. Er könnte auch ihren Mann mitnehmen oder auch mal mit ihm alleine wandern gehen! Er verstünde seine Aufgabe so, dass die Betreuung auch den Mann einbeziehe, also sein Wohlergehen und seine Stärke zu Hause und sein weiteres berufliches Fortkommen. (Die Patientin hatte früher täglich Sport getrieben, doch jetzt fühlte sie sich zu schwach und blieb meist im Haus. Sie hatte nur noch Interesse am Sport, weil sie dadurch abnehmen konnte.)

Ein anderes Teammitglied, das so wie die Patientin Informationstechnik studierte, sagte, es würde mit der Patientin diese gemeinsamen Interessen ausloten. Eine andere Frau meinte, sie könne der Patientin die ersten Bewegungen des Tai Chi Chuan beibringen und vielleicht auch eine enge Freundin der Patientin mit einbeziehen.

Die Therapeutin selbst sagte, sie habe dadurch genug Freiheit, mit der Patientin diese Sucht nach einer veränderten Geistesverfassung anzuschauen – das »High« der Gewichtslosigkeit, das Erleben der Schwerkraft verändern, »unsichtbar« werden – alles, was sie offenbar durch Manipulieren des Essverhaltens produziere.

Die Teammitglieder hatten allesamt das Gefühl, dass bei den ersten Schichten Haushalt und erdende Tätigkeiten im Vordergrund stehen sollten, und man erst später in Richtung einer gemeinsamen Disziplin gehen würde. Aus diesem Blickwinkel bedeutet Basisbegleitung nicht nur, einer anderen Person zu helfen, sondern ihr auch die Mittel zu geben, sich selbst zu helfen.

Einen Monat danach sprach ich zufällig mit der Therapeutin über die Patientin. Sie sagte, alles habe sich geändert. Sie träfen sich jetzt zweimal die Woche, aber kaum jemals in ihrer Praxis. Sie gingen spazieren und führten ihre Gespräche im Freien, gewöhnlich an einem Bach sitzend, der durch die Stadt fließt. Die Fallpräsentation mit Diskussion über Teambildung und Basisbegleitung hatten die Therapie befreit, ohne dass es jetzt ein Team bräuchte. Sie und die Patientin waren viel freier im Umgang miteinander und weniger deprimiert über ihre Beziehung. Die Patientin plante, ehrenamtlich mit Kindern zu arbeiten, und die Therapeutin wollte sie dabei unterstützen.

Die vielen Spielformen der Basisbegleitung und teamähnlicher Behandlung ermöglichen es jedem von uns, darüber nachzudenken, wie wir sie in unserer eigenen Erfahrung anwenden könnten. Wie hätten wir John Perceval geholfen, wenn wir ihm im Krankenhaus begegnet wären, als er um seine Entlassung kämpfte? Wie hätten wir unsere Zeit genutzt, falls wir mit John Custance in dem Hotel gespeist hätten, von dem aus er seine Streifzüge nach Ostberlin unternahm? Hätten wir Donald Crowhurst etwas zu bieten gehabt, wenn wir ihm in der Taverne an der brasilianischen Küste, wohin er einen heimlichen Abstecher gemacht hatte, in die Arme gelaufen wären? Oder Henri Michaux als kleinem Jungen (vor dem Entschluss ins Leben zu gehen), der den ganzen Tag im Zimmer saß und Sprechen und Essen verweigerte?

Doch die wichtigste Frage ist, wie wir mit diesem Wissen einen Angehörigen unserer eigenen Familie unterstützen können, der gerade von einem psychotischen Leiden befallen wird oder sich auf dem Weg der Genesung befindet?

7. Ein therapeutisches Zuhause gründen

Vor Ihrer Tür – der Wunsch nach einem Zuhause

Die Auswirkungen der psychiatrischen »De-Institutionalisierung«, die Anfang der 1960er Jahre begann, wurden erst 30 Jahre später in vollem Maße sichtbar. Chronisch kranke Patienten wurden aus den Landeskliniken entlassen und auf antipsychotische Dauermedikation gesetzt. Die lokalen psychiatrischen Dienste sollten sich um sie kümmern und die medikamentöse Einstellung anpassen. Die psychiatrischen Dienste waren überflutet und bekamen zudem nie ausreichende Mittel, um die aus langjährigen Klinikaufenthalten zurückkehrenden »Veteranen« angemessen zu betreuen. Kein psychiatrischer Dienst war finanziell dieser Aufgabe gewachsen. Als die Zahl der Entlassenen stieg, verschlechterte sich die Situation so sehr, dass ihre Betreuung oft in kaum mehr bestand, als monatlich Medikamente zu verschreiben. Man weiß, dass viele dieser Patienten im Heer der drei Millionen Obdachlosen aufgingen, die in den 90er Jahren in den USA auf der Straße lebten.

Aber sie gingen nicht direkt aus den Kliniken und sozialpsychiatrischen Diensten auf die Straße. Die meisten Entlassenen versuchten erst, nach Hause zurückzukehren, in ihre Ursprungsfamilie. Das war zu erwarten. Wer mit Menschen in psychiatrischen Kliniken spricht, wird ständig den Refrain hören: »Ich will nach Hause!« Zuweilen scheint es für sie keine Rolle zu spielen, wie dieses Zuhause ist und unter welch schrecklichen Bedingungen sie dort leben mussten. Manchmal scheint es sie auch gar nicht zu beirren, dass sie dort nicht erwünscht sind oder mit dem Versuch, zuhause zu leben, bereits scheiterten und wieder ins Krankenhaus mussten.

Kürzlich sprach ich mit einer jungen Frau, die ein Jahr auf der Langzeit-Station eines großen Landeskrankenhauses verbracht hatte, über ihre mögliche Entlassung. Ihre Familie war auseinandergebrochen: Ihre

Mutter lebte mit einem anderen Mann zusammen in einer Situation extremer häuslicher Gewalt. Ihr Vater war Alkoholiker und fast schon obdachlos. Sie nahmen nie Kontakt mit ihr im Krankenhaus auf und besuchten sie nur ein einziges Mal, als der Sozialarbeiter darauf bestand. Trotzdem wünschte sich die Patientin nur eins: entlassen zu werden und bei Vater oder Mutter zu wohnen.

Ich behandelte einen Jungen, der schon zehn Jahre in Untersuchungshaft und Jugendpsychiatrie lebte. Fortwährend träumte er davon, zu seinen Eltern zurückzukehren, obwohl sie beide schon gestorben waren. Er wusste recht gut, dass dies eine Art Wahn war, aber er konnte nicht anders, als sich das familiäre Zuhause zurückwünschen.

Eine Frau mittleren Alters, der es im Moment in einer Übergangseinrichtung recht gut geht, hat regelmäßig Anfälle von Heimweh, in denen sie nach Hause zurückkehren möchte, um mit ihrer schwer gestörten, misshandelnden Mutter zusammenzuleben. Glaubt sie wirklich, für ihre Mutter sorgen zu können, die sie eigentlich nicht haben will? Ist ihr dringender Wunsch, nach Hause zurückzukehren, die leidvolle Spiegelung einer wahnhaften Bindung an die Mutter? Nein, sagt sie, sie gehöre einfach nach Hause. – Dieser Wunsch, zur eigenen Familie zurückzukehren und dort zu leben, hat etwas Zeitloses und Natürliches.

Klar, die Idee vieler an Psychose Leidender, zum Genesen nach Hause zurückzukehren, ist ein mächtiges Drama. Vermutlich ist dies besonders stark bei Klinikpatienten, die den Kontrast erfahren zwischen dem Leben in der Anstalt und der vermeintlichen Freiheit zu Hause. In diesem Sinne ist die Rückkehr nach Hause ein archetypisches Ideal für jeden, der sich aus irgendeinem Grund gefangen fühlt. Doch bei Menschen im psychotischen Chaos steckt in der Vorstellung, zu Hause zu genesen, mehr gesunde Weisheit als nur der Wunsch, von qualvollen Umständen frei zu sein.

Zum Zeitpunkt, als John Perceval im Sanatorium Brisslington eingeliefert wurde, hatte er schon jahrelang nicht mehr zu Hause gelebt und grollte seiner Familie heftig, dass sie ihn eingesperrt hatte. Doch selbst inmitten der größten Verwirrung, wo jeder um ihn herum drei oder vier Identitäten besaß, war sein Blick auf »Zuhause« fixiert.

»Mein aufrichtiges Verlangen, mein innigstes Gebet zu dem Gott, der, wie ich mir einbildete, im Innern zu mir sprach, war: ›Oh, bringe mich heim! Oh, bringe mich nach Ealing [dem Sitz der Familie].‹ Ich weiß einfach nicht, was ich hier soll. Alles ist so neu, so fremd, so verwirrend. Wäre ich nur vierzehn Tage, eine Woche, drei Tage in der Bibliothek in Ealing, ganz allein, so wüsste ich schon, was ich zu tun habe – wie ich handeln soll! Ständig waren meine Brüder, Schwester und Mutter in meinen Gedanken. Meine ewige Sehnsucht war, bei ihnen zu sein. Fast alles Extravagante, das ich mir leistete, fast alles Leid, das ich mir bewusst zufügte, geschah mit dem Ausblick, mich auf wunderbare Weise in ihrer Mitte wiederzufinden oder sie bei mir zu haben.«[274]

Erfahrungen von Familien

Etwa 70 Prozent der Menschen, die wegen geistiger Krankheit in Intensivbehandlung waren, versuchen, nach Hause zurückzukehren. Längere oder kürzere Zeit bleiben sie bei ihren Familien. Mehr als ein Drittel aller chronisch Geisteskranken leben bei ihren Familien; eine Untersuchung in Kalifornien ergab, dass mehr als 50 Prozent bei Verwandten leben. Wenn Patienten zu ihren Familien zurückkehren, ist das Ergebnis oft chaotisch, mitunter sogar tragisch. Die Familien sind fürchterlich unvorbereitet für die Art Haushalt, die es braucht. Nur wenige Informationen über die Probleme, die auf sie zukommen, wurden ihnen mitgeteilt, vor allem, weil die Fachleute des Gesundheitswesens selbst nicht wissen, wie sie Familien vorbereiten sollen.

Das Buch »A Family Affair«[275] sammelt die Erfahrungsberichte von Familien mit solchen Problemen. Diese Zusammenstellung von Elternerfahrungen aus erster Hand wurde vom Verband »National Alliance for the Mentally Ill« (Bundesvereinigung für geistig Gestörte) unterstützt und

274 John Perceval, Perceval's Narrative: A Patient's Account of His Psychosis, Hrsg. Gregory Baresen (Palo Alto: Stanford University Press 1961).

275 The Group for the Advancement of Psychiatry, A Family Affair: Helping Families Cope with Mental Illness (New York: Brunner/Maze 1986).

schildert repräsentativ die Schwierigkeiten, die entstehen, wenn chronisch Geisteskranke in ihrer Familie betreut werden. Das Buch schließt mit der Feststellung, dass die Psychiater weder über die Probleme der Familien informiert sind, noch darin ausgebildet, wie man ihnen begegnet. Eine Familie berichtet, ihr Sohn »wurde in den vergangenen … fünf Jahren mindestens sechsmal aus dem Krankenhaus entlassen und wieder eingeliefert. Jedes Mal rieten ihm die Ärzte, nicht nach Hause zu gehen, aber niemand zeigte eine Alternative auf. Also kommt er halt nach Hause«.[276] Eine andere Familie sagt:

> »Unser Sohn wurde missbraucht, vernachlässigt und aus der Klinik entlassen, obwohl er nicht imstande war, für sich selbst zu sorgen. Er musste selbst eine Bleibe finden. Aber unweigerlich wurde er wieder an die Luft gesetzt, weil er nachts auf ist und tagsüber schläft. Als das mehrere Male passiert war, holten wir ihn zu uns, gegen den Rat der ›Experten‹, die uns immer sagen, wir sollten ihn auf keinen Fall zu uns nehmen, auch nicht bei minus 20 Grad und wenn er am Verhungern ist. Diese Menschenfreunde erklären meinem Mann und mir, es werde mit unserem Sohn niemals besser werden, solange wir ihn nicht definitiv der Gosse überlassen.«[277]

Eine der Reaktionen der Psychiater war, dass solche Familien kontinuierliche »Familientherapie« bräuchten, obwohl jeder weiß, wie teuer und schwer das zu finden ist. Eine Erhebung unter Psychiatern besagt, dass 85 Prozent von ihnen nicht daran interessiert sind, mit chronisch Geisteskranken und ihren Eltern zu arbeiten. Alle Familien fühlen sich in ihrem besonderen Kampf um die Bildung einer therapeutischen Wohngemeinschaft allein gelassen und begrüßen die Möglichkeit, ihre Probleme mitzuteilen. Aber sie finden, dass die professionelle Psychotherapie für die Bedürfnisse einer Familie einfach nicht »praktisch« genug ist. Mehr und mehr schließen sie sich Selbsthilfegruppen an, wo das Überleben im Vordergrund steht.

276 Ebd., 57.
277 Ebd., 57.

Die Familien leben in der Furcht davor, dass die Patienten plötzlich aufhören, ihre Medikamente zu nehmen, was die meisten nach einiger Zeit zu Hause oder in der eigenen Wohnung auch tun. Die Familien fühlen sich machtlos und überwältigt von Verantwortung, wenn der Patient das Haus verlässt. Sie fühlen sich unfähig, den Kranken ins Familienleben zu integrieren. Meist übersteigt es schon ihre Fähigkeiten, ihn dazu zu bringen, selbst seine Körperpflege zu übernehmen, sein Zimmer zu putzen, im Hause zu helfen, die Mahlzeiten mit der Familie einzunehmen, sich weniger in sich selbst zu verkriechen und mehr Rücksicht auf andere zu nehmen. Sie verlieren den Mut angesichts der Gewohnheit des Patienten, tagsüber zu schlafen und die ganze Nacht aufzubleiben. Sie sorgen sich darüber, dass er die Gesellschaft obdachloser Patienten sucht, Straßendrogen und Alkohol zu sich nimmt und kein echtes Interesse an Gesundung zeigt.

In vielen Fällen, in denen der Patient zu Hause wohnt, verschlechtert sich die Lebensqualität in der ganzen Familie dermaßen, dass die Gesundheit aller Beteiligten bedroht ist. Situationen, wo Gereiztheit in Gewalt umschlägt, sind nicht selten. Familienmitglieder erleben oft unentrinnbare Schuldgefühle wegen ihres Wunsches, der Patient möge doch bald wieder krankenhausreif werden oder sterben. Sie sind hin- und hergerissen zwischen ihrer Liebe für den Patienten – für den Menschen, der er einst war oder wieder werden könnte – und ihrem Wunsch, ihn los zu sein und wieder normal leben zu können. Das Buch »Is There No Place on Earth for Me?«[278] berichtet über das Leben einer solchen Familie und bringt viele Beispiele, wie ein Patient und seine Familie sich subtil oder offen gegenseitig quälen.[279]

Die Familien hoffen, warten und wirken darauf hin, dass die Gesundheitsbehörden die nötigen Mittel zur Verfügung stellen: Tagesheime für ambulante Betreuung, Programme zum Überprüfen der Arzneimitteleinnahme, Entwickeln neuer, wirksamerer Medikamente, Freizeitprogramme außerhalb des Hauses, um nicht dauernd ihre Familien zu belasten. Es braucht Rehabilitation, Ausbildungsförderung und Arbeitsvermittlung, sowie mehr und besser ausgebildete Psychiater, die sich von chro-

278 Gibt es nirgends auf der Erde einen Platz für mich?

279 Susan Sheehan, Is There No Place On Earth For Me? (New York: Vintage Books 1983).

nischer Geisteskrankheit nicht abschrecken lassen, und es braucht mehr Zuschüsse von Bund und Ländern und bessere Krankenkassenleistungen. Nicht zuletzt warten die Angehörigen darauf, dass mehr Möglichkeiten der Unterbringung und Behandlung geschaffen werden, wo der Patient außer Haus lebt, die Familie sich aber durch ihr Verständnis, ihre energische Mithilfe und ihre Fürsorge weiter nützlich machen kann.

So war es unvermeidbar, dass viele psychiatrische Koryphäen den Wert der Deinstitutionalisierung wieder in Frage stellten und für langfristigen Aufenthalt in geschlossenen Anstalten plädierten.[280] Die allgemeine Resignation der Psychiater in Bezug auf Pflege und Behandlung schwerer Geisteskrankheiten spiegelt sich in dem alarmierenden Zuwachs an psychiatrischen Kliniken in unserem Land. Zum Beispiel:

> »In Denver boomt der Bau psychiatrischer Kliniken. Zu einer Zeit, wo der einzige andere Boom der Stadt in der Anzahl der Bankrotte besteht, stellt man uns eine Vermehrung der psychiatrischen Betten im Bereich der Metropole ums Doppelte, wenn nicht das Dreifache in Aussicht. Nicht nur wetteifern große Krankenhausketten um die besten Bauplätze, sondern, um die sinkenden Belegzahlen auszugleichen, stocken auch die existierenden Polikliniken ihre Psychiatriebetten auf, … denn die sind meist profitabler als normale Krankenbetten.« [281]

Gleichzeitig geht man wieder zunehmend zur Behandlung mit Elektroschocks über. Lithium, einst als die Wunderdroge zur Behandlung manisch-depressiver Psychosen gepriesen, ist nun doch weniger wirksam als erwartet und scheint der »bilateralen Elektrotherapie« unterlegen zu sein, die als »stimmungsstabilisierend«[282] angesehen wird.

Immer wieder hört man, dass Familien durch die Kosten wiederholter Aufenthalte eines Angehörigen in psychiatrischen Privatkliniken fi-

280 L. Bachrach and H. Lamb, What Have we learned from Deinstitutionalization?, Psychiatric Annals 19 (Jan. 1989), 1.

281 G. Mizner, The Psychiatric Hospital Boom, Colorado Psychiatric Society Newsletter, Juni 1988.

282 G. Sachs and J. Rosenbaum, Options Needed to Treat Bipolar Affective Disorder. Psychiatric Times, August 1989.

nanziell am Rande sind, wobei der Patient, wenn die Mittel aufgebraucht und die Leistungen der Krankenkassen ausgeschöpft sind, entweder nach Hause entlassen oder in eine Landesklinik überwiesen wird. Außer für den Krankenhausaufenthalt von Jugendlichen (eine psychiatrische Wachstumsindustrie) lässt sich eine volle Deckung der Kosten für chronische Patienten durch die Krankenkassen – wegen ihrer Überbeanspruchung – kaum noch erreichen.

Mehr als ihnen bewusst ist, werden Patienten und Familien mit finanziellen und Kassenproblemen konfrontiert, die denen der Obdachlosen im Allgemeinen ähneln, wo eine komplizierte Bürokratie der Verordnungen und Regeln herrscht, die auf dem Prinzip der »Abschreckung« aufgebaut ist.[283] All die berüchtigten Hürden, die den Erhalt von Beihilfen, Arbeitsunfähigkeitsrenten und anderen Unterstützungen erschweren, sollen bewusst oder unbewusst die Antragsteller entmutigen und von Krankheit und Obdachlosigkeit »abschrecken«, als würde es sich um willkürlich abstellbare Laster handeln. Man muss vermuten, dass die Haltung dahinter der schlecht verhüllte Wunsch ist, Kranke zu »bestrafen«. Es ist das Wiederauferstehen der immer wiederkehrenden Überzeugung, die bereits John Perceval entdeckte, Menschen in der Psychose müssten »erniedrigt« werden, damit die Behandlung Erfolg habe.

Noch problematischer für die betroffenen Familien ist, dass die meisten Patienten bei alten Eltern wohnen, die immer weniger in der Lage sind, für ihre Kinder zu sorgen. Mindestens drei Untersuchungen zeigen, dass 85 Prozent der versorgenden Eltern Ende 50 oder 60 sind.[284] Manchmal betrachten Eltern ihr Leben mit dem Patienten als eine ihnen auferlegte Bürde, als ihr »Kreuz, das sie tragen müssen«. Einige Beispiele für ihre Probleme:

»Das unlösbare Problem, was aus unserem Sohn werden soll, wenn wir tot oder zu schwach sind, plagt mich und meinen Mann unaufhörlich. Die jetzigen staatlichen Einrichtungen sind inakzeptabel, eine Betreuung zu Hause existiert nicht oder ist

283 Jonathan Kozol, Rachel and Her Children: Homeless Families in America (New York: Fawcett Columbine 1988).

284 Housing Shortage [or the Mentally Ill in Colorado], Veröffentlichung der Colorado Alliance for the Mentally Ill, Dezember 1987.

viel zu teuer. Allein schafft er es nicht, und wir befürchten, dass er gleichgültigen, skrupellosen Leuten in die Hände fällt. Wir ändern gerade unser Testament im Sinne eines Treuhandfonds, der gewährleisten soll, dass er nach unserem Tod entsprechend gepflegt wird. Aber wie wir sicherstellen können, dass er *Leute findet, die ihn lieben* und wirklich für ihn sorgen, das wissen wir nicht. Das ist unser Dilemma.«[285]

»Wir machen uns Sorgen, was aus ihm wird, wenn wir einmal tot sind. Die einzige Zukunft, die sich für ihn abzeichnet, ist, dass er das restliche Leben in der Psychiatrie verbringt – wenn er das Glück hat, einen Platz zu finden – oder in einem Gefängnis. Die Gesellschaft hat uns mit ihrer Einstellung, die Kranken ihren Angehörigen und Freunden zu überlassen, keinen guten Dienst erwiesen. Das bedeutet, dass sich die Fachleute der Verantwortung entziehen und die Last Menschen aufbürden, die völlig unerfahren und unvorbereitet im Umgang mit geistig instabilen Menschen sind.«[286]

Was passiert, ist, dass andere Mitglieder der Familie (meist Geschwister, aber auch Onkel und Tanten) die Pflege des Patienten »erben«. Viele dieser Verwandten wissen schon Jahre im Voraus, welche Verantwortung auf sie zukommt, aber bei anderen steht der Patient plötzlich vor der Tür, wenn sie es am wenigsten erwarten. Sie müssen dann Entscheidungen über die Art der Pflege treffen: Was ist das Beste für den Patienten, für die Familie, welche Therapie ist wirksam und was ist noch erschwinglich? Oft endet es damit, dass sie selbst mit dem Patienten leben mit denselben Problemen, die schon seinen Eltern das Leben schwer machten. Auch sie suchen dann Hilfe in Selbsthilfegruppen, um mit den Schwierigkeiten fertig zu werden, als Brüder und Schwestern eine therapeutische Wohngemeinschaft einzurichten.[287]

Diese nächste Generation der Pfleger aus der Familie hat immer – obwohl sie entschlossen ist, nicht dieselben »Fehler« wie die Eltern zu machen – das unbehagliche Gefühl, die von ihnen gewährte Hilfe reiche

285 The Group for the Advancement of Psychiatry, A Family Affair, 44.

286 Ebd., 47.

287 M. Moorman, A Sister's Need, New York Times Magazine, September 1988.

doch nicht aus und man leite sie nicht genügend an, wirkliche Behandlung zu Hause anzubieten. Daher sind sie mehr und mehr an alternativen Möglichkeiten interessiert.

Krisen im therapeutischen Haushalt

Höchstwahrscheinlich wird unser eigenes Zuhause – wenn nicht jetzt, so doch in Zukunft – einmal als therapeutische Wohngemeinschaft gebraucht. Vielleicht gibt es Angehörige mit psychischen Belastungen, alt werdende Eltern, gebrechliche Ehegatten, kranke Kinder oder Freunde, die einen sicheren Hafen brauchen. Jedes Mal müssen die Strukturen des Haushaltes angepasst werden. Der Zusammenhalt aller Mitbewohner erfährt eine Belastungsprobe und alle Beziehungen miteinander werden beeinflusst. Doch wenn diese Gastfreundschaft und Großzügigkeit auf gute Weise geschenkt werden kann, wird es das Leben eines jeden im Haus oder nahebei bereichern.

Ich habe erlebt, wie selbstverständlich sich Mütter oder Schwiegermütter, die in einer Familie aushelfen, wo gerade ein Enkel geboren ist, auch um den Haushalt kümmern. Sie kochen, putzen, mildern den Stress und muntern alle auf. Sie sind nicht aufdringlich und lassen den jungen Eltern Zeit für sich selbst. Sie gehen ans Telefon, helfen das Baby wickeln und arrangieren Blumen. Sie kaufen ein und helfen bei der Bewirtung von Freunden und Nachbarn. Manchmal richten sie sogar ihre eigenen Ruhestunden nach den Schlafbedürfnissen des Babys. Genau das zeigt den Geist der Basisbegleitung und die Atmosphäre, die eine therapeutische Wohngemeinschaft entstehen lässt.

Wenn Ihre Familie in die kritische Situation kommt, für jemanden sorgen zu müssen, der sich von einer Psychose erholt, so gibt es eine Reihe von Maßnahmen, die das therapeutische Potenzial des Haushalts optimal aktivieren.

Der Schlüssel zum Aufbau einer heilenden Umgebung sind, wie ich bei Windhorse-Projekten und vielen anderen therapeutischen Wohngemeinschaften feststellte, die *Mitbewohner*. Sie leben mit dem Patienten zusammen und erleben mehr als jedes andere Teammitglied die volle Bandbreite der Emotionen, die bei den Betreuern eines von Psychose Genesenden ausgelöst werden. Es gibt keine Probleme und Konflikte, die Familienmitglieder mit ihren Patienten erleben, denen nicht auch Mitbewohner, natürlich in geringerem Umfang, begegnen würden. Hausgenossen haben ein tiefes Verständnis für die Schwierigkeiten einer Familie, die unter ähnlichen Bedingungen lebt und ähnliche Gefühle dem Patienten gegenüber entwickelt. Eltern von Patienten und Hausgenossen verstehen sich schnell. Oft entwickeln Verwandte des Kranken bei längeren Besuchen in einem Windhorse-Haushalt ein besonders enges Verhältnis zu den Mitbewohnern.

Eine typische, besonders anspruchsvolle Erfahrung kennen alle Familienmitglieder und alle mir bekannten Hausgenossen, die mit Patienten zusammenleben: Der Patient wird vermisst. Er geht spazieren und kommt nicht zurück. Oder er wirft nach einem Streit die Tür hinter sich zu und bleibt die ganze Nacht weg. Oder er trifft sich außer Haus mit Freunden, die Alkohol trinken und Drogen nehmen, und lässt sich mehrere Tage nicht sehen. Wer dann gerade mit dem Patienten zusammenlebt, erlebt Angst, manchmal sogar Panik. Man findet ihn nicht und fragt sich, ob er sich selbst oder anderen etwas antut. Vielleicht wissen Sie aus Erfahrung, dass er selbstmordgefährdet war oder aggressiv oder ohne Bezug zur Wirklichkeit. Auf jeden Fall ist er irgendwo da draußen und leidet. Seine bloße Abwesenheit macht Angst. Will er das? Bestraft er mich oder will er mich manipulieren? Ist er so unwissend oder rücksichtslos, dass er meine Gefühle nicht mitbekommt, unfähig sich in mich hineinzuversetzen? Gedanken voller Selbstzweifel verfolgen uns, ob wir das Richtige tun. Sollen wir die Polizei rufen, seinen Therapeuten, seinen Freund oder nur abwarten? Wir selbst und andere Verwandten oder Mitbewohner des Patienten müssen Entscheidungen treffen. Vielleicht liegen auch Schuldzuweisungen in der Luft – jemand oder eine unangemessene Umgebung seien schuld an dem gefährlichen Verschwinden des Kranken. Die Zweifel mehren sich: Bin ich in der Lage, eine therapeutische Wohngemeinschaft zu führen? Beeinträchtigt diese Arbeit nicht eher mein persönliches Wachstum und meine Entwicklung, da ich mich dauernd um den Patienten, sein Wohl, seine Sicherheit und manchmal sogar um sein Überleben kümmern muss? Lohnt sich all diese Zeit und Kraft? Und was ist eigentlich Genesung, gibt es so etwas überhaupt? Wenn er so einfach ausreißt – wie »wahr« sind dann die Inseln der Klarheit?

Wenn solche Krisen im Zusammenleben wiederholt auftreten, werden wir uns auch fragen, ob es moralisch zu rechtfertigen ist, so viel Energie und Fürsorge allein *einem* Menschen zu schenken. In Wirklichkeit zweifeln wir unsere eigenen Erfahrungen mit den Inseln der Klarheit des Patienten an: die Realität seiner geistigen Gesundheit, die Möglichkeit, gewahr zu sein, die Augenblicke von Wärme und Offenheit füreinander.

In Windhorse-Wohngemeinschaften reagiert das Team auf eine Krise, wo der Patient vermisst wird, indem es die Schichtarbeit *auch in Abwesenheit* des Patienten fortsetzt. Das Team betreut weiter den ganzen Haushalt, besonders aber die Hausgenossen, die freie Zeiten ohne Sorgen brauchen, um sich vom Wachehalten-Müssen zu Hause auszuruhen. Die Teammitglieder können verhindern, dass ein Zuhause in der Krise völlig auseinanderfällt, was sonst häufig der Fall ist. Es ist erstaunlich, wie schnell ein Behandlungsfeld in einer Krise degenerieren kann. Die Teammitglieder werden sich in ihren Schichten der Küche annehmen und für Mahlzeiten sorgen. Sie ermöglichen es den Hausgenossen, sich zu entfernen, und übernehmen sogar ihre Hausarbeit oder sprechen einfach mit ihnen. Allgemein gilt, dass die Wohnung bei Abwesenheit des Patienten nicht leer gelassen wird. Sie sollte so unterhalten werden, dass sich der Patient bei seiner Rückkehr willkommen fühlt. Eine Krisensitzung des Teams kann einberufen werden und bei Bedarf kann die Wohnung als zeitweiliger Stützpunkt des Krisenstabs dienen.

All dies ist auch in einem Zuhause möglich, wo ein Patient nur mit seiner Familie lebt. Das Krisen-Motto »Übernimm den Haushalt« gilt dann für Freunde, andere Verwandte oder vielleicht Helfer aus einer Unterstützergruppe. Im Allgemeinen geraten Familien, die sich allein um einen Patienten kümmern, leicht in Isolation. Sie schämen sich ihrer Situation, sind von Sorgen um den Kranken absorbiert und sondern sich von Freunden ab. Aber es braucht genau das Gegenteil. So wie sie dem Patienten großzügig ihre Wohnung geöffnet haben, könnten sie auch sich selbst gegenüber wohlwollend sein und Hilfe von außen einladen. Wenn ein therapeutisches Zuhause funktionieren soll, braucht es einfach direkte Hilfe, nicht nur in der Krise, sondern laufend.

Der *Teamleiter* ist die Schlüsselfigur für diese Hilfe. Er übersetzt die Prinzipien der Basisbegleitung in die besondere Situation im Haus, sucht freiwillige Helfer und leitet sie an, wenn sich die Familie kein bezahltes Team leisten kann. Er beraumt die notwendigen Sitzungen an und leitet sie, zumindest das Treffen aller Mitbewohner, macht einen Plan für die Aktivitäten mit dem Patienten, wirkt bei der Aufstellung eines Haushaltsbudgets mit und hält die Verbindung zum Psychiater oder sozialpsychiatrischen Dienst. Er erkundigt sich und informiert die Familie über die Medikamente und eventuelle Nebenwirkungen. Hier könnte das offizielle Gesundheitssystem aktiv werden, indem es Teamleiter zur Verfügung stellt, die in solchen Situationen mit den Familien arbeiten.

Es braucht Teamleiter oder andere Personen in dieser Funktion auch aus dem einsichtigen Grund, dass es für gewöhnlich eine schon seit langem bestehende Verstrickung zwischen Patient und Familie gibt. Nichts bringt das deutlicher zum Ausdruck als eine Krise. Ärger, Schuldgefühle, Scham, Angst, Hoffnungslosigkeit und Depression sind häufige Gefühle bei Eltern, die allein sind in ihrem Kampf, eine therapeutische Wohngemeinschaft zu führen. Sie wissen nicht, wann sie nachgeben und wann sie eine klare Linie ziehen sollen »Bis hierher und nicht weiter«. Sie sprechen ständig über »klare Grenzen«, und »strenge Liebe«. Sie gehen durch Phasen, wo sie sich von einer bestimmten Behandlungsphilosophie angezogen fühlen und sie einige Zeit ausprobieren, um dann wieder zu wechseln. Die eine Woche ist es Verhaltenstherapie, dann ist es Behandlung mit Medikamenten und die Woche drauf eine Art Familientherapie. Sie schwanken zwischen dem Behandeln des Patienten als »Krankheit« oder als eine reale Person, die Hilfe im Alltag benötigt.

Im Windhorse-Ansatz heißt es: *Die Wohnung ist für alle da.* Dieses Motto kann auch auf jede Familie angewendet werden, die allein mit einem Patienten lebt. Gemeint ist, dass das Zuhause dem Wohl aller Mitbewohner dient, nicht nur dem Patienten. Das ist besonders in Windhorse-Haushalten zu bemerken, wo auch Kinder leben und wo in den Haushalts- und Teamsitzungen auch über die Gesundheit der Kinder, ihre Hausaufgaben, Freunde, Zuwendungen und Mithilfe im Haushalt gesprochen wird. *Für alle* bezieht auch die anderen Teammitglieder mit ein, einschließlich ihrer Familien. So kann die Lebenskrise eines Teammitglieds Vorrang in einer Teamsitzung haben, wo der Patient dann genauso seine Fürsorge ausdrücken und Hilfe anbieten kann. Das Leben der Hausgenossen bedarf ständiger Aufmerksamkeit. So wie Familienangehörige mit einem Patienten brauchen Mitbewohner und ihr Umfeld das stimulierende Interesse des Teams für ihre Beziehungen zu Freunden, ihren Beruf, ihre Ausbildung und ihr Bedürfnis nach Rückzug und Urlaub. Der Schlüsselpunkt ist, dass eine therapeutische Wohngemeinschaft wie jeder andere Haushalt ein wohltuender, gesunder Ort sein sollte, wo sich leben und arbeiten lässt.

Trotz aller Familien-Verstrickungen, deren Zentrum Hoffnung und Furcht für den Patienten sind, *sollte diese Haltung eines vollständigen Gewahrseins der Umwelt die Kultur eines therapeutischen Zuhauses durchdringen.* Wenn eine Familie diese Arbeit allein auf sich nimmt, akzeptiert sie nicht nur gewisse »Grenzen« in der Wohnung, sie passt sich nicht nur vorübergehend ein wenig an, um gewisse Opfer im Aufnehmen der kranken Person zu bringen: *Ihr Zuhause ist kein normales Zuhause mehr.*

Damit eine therapeutische Wohngemeinschaft Erfolg hat, muss sie sich als therapeutisches Zuhause verstehen und anerkennen. Und ein therapeutisches Zuhause ist sehr umfassend: Es dient dem Schutz und Wohl der gesamten Familie. Wenn dieses Prinzip kompromittiert wird, bedeutet das nicht nur mehr Leid für den Patienten, sondern zugleich verliert er die wertvolle Möglichkeit, sein Gewahrsein immer weiter auszudehnen. *So ist Gewahrsein für die Umwelt nicht nur das Mittel für geistige Gesundheit zu Hause, sondern die grundlegende Heilmethode, die der Patient braucht.*

In der therapeutischen Familie wie auch in der erweiterten Familie einer Windhorse-Gemeinschaft gibt es viele Gelegenheiten, Gewahrsein für die Umwelt zu wecken und zu schärfen. Wenn eine Familie einen von der Psychose Genesenden aufnimmt, kümmert sie sich zunächst um seine Grundbedürfnisse. Doch allmählich wird klar, dass es eine Art Übereinkunft braucht, dass sie gemeinsam ein »therapeutisches Zuhause« bilden, was kein Krankenhaus ist und auch nicht einfach ein Ort für mehrere Leute. Sie müssen vereinbaren, einander und sich selbst »nicht zu schaden«. Auch scheinbar private Verhaltensweisen und Gewohnheiten haben Auswirkungen auf alle, wie dauerndes Rauchen und Kaffeetrinken, Alkohol- oder Drogenkonsum, die Nacht zum Tag zu machen und ähnliche Handlungen mit selbstzerstörerischer Komponente. Wer auch immer so handelt, beeinträchtigt die Gesundheit seiner Mitmenschen.

Es sollte klar sein, dass viele Handlungen des Selbstmissbrauchs oder Übergriffe gegen andere möglicherweise einer quälenden »Langeweile« des Patienten entspringen. Nach einer kürzlich durchgeführten Untersuchung, in der von Psychose Genesende zu ihrem Leben interviewt wurden, »war ihr Hauptleiden die Langeweile – die sie als weit problematischer einstuften als psychotische Symptome«. Das häufige Einnehmen von Aufputschmitteln und Rauschdrogen und das exzessiv lange Schlafen sind Folgen eines als leer und uninteressant empfundenen Lebens.[288] Diese Langeweile wird durch antipsychotische Medikamente verstärkt, selbst wenn nur wenig mehr als die minimale Dosis eingenommen wird. Als »Dauermedikation« oder zur »Prophylaxe« verstärken sie nicht nur die Langeweile, sondern führen auch zu Angstattacken und untergründiger Unruhe. Wenn viele Patienten sagen, sie »müssen« ihre Medikamente reduzieren, versuchen sie eigentlich, die aufgestauten Auswirkungen der Langeweile zu beseitigen, wo sie sich lethargisch, träge und ohne Antrieb fühlen.

Diese Art Langeweile lässt sich nur durch einen Bündniswechsel in Richtung Gesundheit angehen, von dem der ganze Haushalt erfasst wird. Jeder in der Wohngemeinschaft muss auf seine eigene Art geistige Gesundheit kultivieren. Sie können ein erfülltes Leben führen, auch jenseits des Zusammenlebens mit dem Patienten. Allzu häufig benutzen Familien die zeitaufwendige Sorge für das Wohl des Patienten als Entschuldigung, ihre eigene Entwicklung zu vernachlässigen. Das erzeugt Ressentiments – auf beiden Seiten. Auch die Familienmitglieder sollen die therapeutische Wohngemeinschaft als Chance nützen, ihr eigenes Leben zu verbessern, etwa indem sie sich anders ernähren, verhalten und bewusst mit ihrem Geist arbeiten (siehe Kapitel 5). Es kann ihnen nutzen, sich mit der Praxis der Basisbegleitung vertraut zu machen (Kap. 6). Das Ziel ist nicht, die Angehörigen zu Therapeuten zu machen – das ist eine Haltung, die sie aufgeben sollten –, sondern zu guten Mitbewoh-

288 Richard Warner, Recovery from Schizophrenia (Boston: Routledge and Kegan Paul 1985).

nern. Das Ziel ist nicht so sehr, eine krankentaugliche Wohnsituation zu schaffen als die Grundlage einer erwachten sozialen Struktur.

> »Das Jetzt Ihrer Familie ist diese Grundlage. Darauf können Sie weiterbauen. Betrachten Sie Ihr Heim als heilig. Dadurch werden Sie den häuslichen Situationen mit Gewahrsein und Freude begegnen, statt die Empfindung zu haben, Sie seien dem Chaos ausgeliefert. Es mag so aussehen, als seien Geschirrspülen und Kochen völlig weltliche Tätigkeiten. Aber wenn Sie in jeder Situation Gewahrsein anwenden, üben Sie Ihr ganzes Sein, so dass Sie sich weiter öffnen können, statt Ihr Leben zu begrenzen … Die Vision von Shambala wurzelt in der Erde, der wirklichen Erde, die Früchte hervorbringt, der Erde, die Ihr Leben nährt.«[289]

In der Tradition des Zen-Buddhismus ist die Wichtigkeit, häusliche Tätigkeiten mit Gewahrsein zu verrichten, bestens bekannt. In den tiefgründigen philosophischen und psychologischen Werken des großen Zen-Patriarchen Dogen Zenji finden sich Beschreibungen, wie man für eine Küche sorgt – wie man sie einrichtet, wie man die Kochlöffel saubermacht und aufhängt.[290]

Wenn eine Familie zelten geht, lösen sich viele Dinge, die zu Hause Schwierigkeiten machen, plötzlich auf, selbst wenn ein Familienmitglied psychisch leidet. Jeder muss sich einzeln und gemeinsam auf die Elemente von Erde, Wasser, Feuer, Wind und Raum einstellen. Alle diesbezüglichen Wahrnehmungen können ausgedrückt werden. Die direkte Konfrontation mit den Elementen aktiviert auf natürliche Weise Achtsamkeit. Das ständig wechselnde Wetter, das einfache Leben und die gemeinsam verbrachte Zeit stehen im Kontrast zum gewohnten Alltag. Für kurze Zeit kümmert man sich gemeinsam um den Zeltplatz. Jeder übernimmt wie von selbst seinen Teil beim Feuermachen, Holzsammeln, Kochen, Wasserholen, Saubermachen – und alle helfen sich gegenseitig. Es entsteht eine Ahnung von natürlicher Ordnung, wo jeder das tut, was es

289 Chögyam Trungpa, Das Buch vom meditativen Leben. Die Shambala-Lehren … , München: Scherz, 1988.

290 Aus dem Tenzo Kyokun, zitiert in Charlotte Jako Beck, Everyday Zen (San Francisco: Harper & Row 1989).

braucht. Die meisten Familien haben bei ihrer Rückkehr das Gefühl, fester zusammengewachsen zu sein, auch wenn das Abenteuer nur wenige Tage gedauert hat.

Die Aktivitäten beim Gründen und Unterhalten eines Zuhauses sind einzigartige Hilfen, den Bündniswechsel in Richtung geistige Gesundheit vorzunehmen. Sie spielen eine entscheidende Rolle, um von Psychose zu genesen, denn sie bieten Gelegenheit für Arbeit, Entspannung, Freundschaft und Kunst. All diese Aktivitäten werden zu Mitteln, Geist und Körper zu synchronisieren, »Himmel und Erde zu vereinen« oder, wie John Percevals Merkspruch der Genesung lautete, »den Kopf mit dem Herzen zusammenzuhalten«. Aus dieser Sicht ist der Haushalt ein Mikrokosmos menschlichen Handelns, der ein Heilkreis im ursprünglichen Sinn des Wortes »Hospital« werden kann.

Wenn wir unsere grundlegende geistige Gesundheit und Intelligenz nutzen, kann unser Zuhause der richtige Ort für die Genesung sein. Falls die häusliche Umgebung gut ist, ist sie der beste Platz, um von einer Krankheit zu genesen, so wie es heißt, sie sei der beste Ort, um geboren zu werden und zu sterben. In diesen Zeiten strahlt das Zuhause die Unmittelbarkeit eines therapeutischen Haushaltes aus. Das ist die Basis der Genesung: das Element Erde.

Ich habe gehört, dass in ländlichen Gebieten Japans viele Patienten, die zu Hause gepflegt werden, in die großen psychiatrischen Pflegeheime zurückkehren. Wenn alte Eltern die Pflege ihrer chronisch kranken Kinder nicht fortsetzen können, wenn sie sich, wie es üblich ist, an ihre gesunden Kinder wenden, um die Bürde an sie abzugeben. Da aber die meisten jungen Leute auf der Suche nach besseren Bedingungen in die Städte abgewandert sind, kehren die Patienten in die Krankenhäuser zurück.

Dasselbe spielt sich wahrscheinlich in vielen ländlichen Gegenden ab. Selbst in den Städten sind Familienangehörige oft nicht verfügbar, um Kranke zu pflegen. Die Aufgabe ist ihnen zu schwierig und sie finden zu wenig Hilfe. Teilweise fehlen ihnen das Selbstvertrauen, ein therapeutisches Zuhause aufzubauen, und sogar das Wissen, dass so etwas überhaupt möglich ist.

Deshalb veranstalte ich gelegentlich Seminare mit Fachleuten und Laien im Gesundheitswesen, wo es darum geht, wie man einen gewöhnlichen Haushalt in ein therapeutisches Zuhause verwandelt. Die Hauptübung besteht darin, dass in den Kleingruppen jedes Mitglied sein eigenes Zuhause schildert oder das Heim eines Verwandten, um dann zu besprechen, wie es in ein therapeutisches Zuhause transformiert werden könnte für jemanden, der jetzt oder in Zukunft Pflege braucht. Unter Berücksichtigung der bereits dargestellten Prinzipien – Momente der Genesung bemerken, Gewahrsein der Umwelt kultivieren, Team zur Basisbegleitung bilden – versuchen sie, eine häusliche Situation zu entwerfen, die den Bedürfnissen der Gesamtfamilie entspricht.

Eine der Diskussionen drehte sich um eine alte Großmutter, die ihr Gedächtnis und die Orientierung verlor, aber stur selbstständig sein und in ihrer Wohnung bleiben wollte. Sie zog sich immer mehr zurück und vereinsamte und hatte Anfälle von Paranoia, wo sie glaubte, man werde sie plötzlich aus ihrem Haus werfen, wenn sie einkaufte oder schlief. Der Enkel, der ihren Fall vortrug, wurde zum fiktiven Teamleiter. Seine Schwester und eine befreundete Kollegin von ihr konnten Schichten übernehmen. Zum Team kamen noch eine ältere Freundin der Großmutter und ein Freund aus der Kirche. Wir stellten uns in der Gruppe vor, wie ihr Zuhause gestaltet werden könnte und wie ihr ein solches Helferteam das Leben erleichtern könnte.

In einem anderen Gespräch versuchten wir, eine Wohngemeinschaft für das autistische Kind eines Teilnehmers zu bilden. Das Zuhause, das in der Vorstellung entstand, ähnelte dem Haushalt einer Familie in dem Buch »Son Rise« (Das Aufgehen des Sohnes), wo ein autistisches Kind erfolgreich in einer therapeutischen Wohngemeinschaft betreut wurde.[291] So kann man auch die Möglichkeiten für einen halbwüchsigen Delinquenten besprechen, der keine andere Wahl hat, als nach Hause zurückzukehren.

Die Idee bei dieser Übung ist, etwas zu wagen, etwas auszuprobieren und sich ungeahnter Möglichkeiten bewusst zu werden. Wir können mit dem Gedanken beginnen: »Wenn mein … an einer Psychose erkranken oder sonst ein Unglück erleiden würde und ich Gelegenheit hätte, statt eine Institution zu nutzen, kreativ die Pflege zu Hause zu gestalten – was würde ich tun?«

291 Barry Kaufman, Son Rise (New York: Warner Books 1976).

»Haus der Freundschaft« – ein alternatives Krankenhaus

Was kann getan werden für die Behandlung der großen Mehrzahl intelligenter Menschen, die an Psychose leiden und die *nicht* in einer Klinik untergebracht werden sollten, aber *auch nicht* in ihrer Familie oder allein leben können? Mit dieser Frage sah ich mich im Jahr 1988 konfrontiert. Es war ähnlich wie damals, als Karen aus der Klinik entlassen wurde und ich eine Alternative für ihre Behandlung in einer Wohngemeinschaft schaffen musste. Diesmal jedoch handelte es sich darum, eine therapeutische Gemeinschaft für eine ganze Gruppe zu bilden, und zwar mit so geringen Kosten wie nur möglich. Natürlich interessierte es mich sehr, was man mit dem Anwenden der Windhorse-Prinzipien im öffentlichen Sektor erreichen könnte.

Das Naropa-Institut, vertreten durch mich, machte Fr. Phoebe Norton, Leiterin des psychiatrischen Dienstes in Boulder County, ein Angebot. Das Institut wollte die vierzehnjährige Zusammenarbeit mit dem Dienst weiter ausbauen. Jedes Jahr absolvierten Studenten der psychotherapeutischen Abteilung des Instituts ihr einjähriges klinisches Praktikum im sozialpsychiatrischen Zentrum. Wir baten bereits seit einigen Jahren alternative Betreuung im Windhorse-Stil für Menschen an, die sich auf dem Weg der Genesung von schweren geistigen Krankheiten befanden. Das hatte viel Energie und Enthusiasmus freigesetzt, uns noch mehr auf soziale Aktivität einzulassen. Unsere Idee war, noch mehr sozial engagierte Therapeuten auszubilden. Frau Norton sah schnell, wo die Gemeinde Boulder Unterstützung brauchte: Es gab Leute, die keine psychiatrische Akutbetreuung mehr brauchten und denen ein längerer und zugleich teurer Krankenhausaufenthalt schaden würde, bzw. bereits geschadet hat. Dazu gehörten all die sogenannten »Drehtür-Patienten«, die zwischen Krankenhaus und Zuhause pendeln und ein Dilemma für jeden psychiatrischen Dienst sind.

Die mögliche Lösung bestand darin, gemeinsam ein alternatives Behandlungszentrum zu gründen, das später als »Haus der Freundschaft« bekannt wurde. Es entstand aus einer ungewöhnlichen, wenn nicht einzigartigen Zusammenarbeit öffentlicher und privater Institutionen.

Frau Norton war mit dem Windhorse-Stil der Therapie vertraut, da sie im Kuratorium der »Maitri Psychological Services« mitgewirkt hatte (so wie ich zu den Beratern des psychiatrischen Dienstes in Boulder gehörte). Sie schlug vor, die Behandlung im Gruppenwohnheim nach denselben Prinzipien der Heimpflege und Teambetreuung aufzubauen, wie wir sie bereits entwickelt hatten. Wir hatten Übung im Bilden von therapeutischen Wohngemeinschaften für Einzelpatienten, wie aber sieht das bei einer Patientengruppe aus? Wie war der Behandlungsansatz zu erweitern? Wie sollte das finanziert werden, ohne Kosten fürs Zentrum oder fürs Institut? Wie sollten wir genug Personal allein mit freiwilligen Helfern finden?

Zum Bearbeiten dieser Fragen bildeten wir ein Team, einen Arbeitsausschuss. Wir entschieden uns für eine Kombination aus Behandlungs- und Ausbildungseinrichtung: Fünf Therapeutenteams würden mit fünf Patienten in einem großen Haushalt arbeiten, der zugleich jungen Absolventen ihr einjähriges Praktikum ermöglicht. Das Organisations- und Planungsteam traf sich einmal im Monat und nach weniger als einem Jahr wurde das »Haus der Freundschaft« eröffnet. Mr. Jeffrey Fortuna, der älteste Teamleiter des Windhorse-Projekts, wurde fürs erste Jahr zum Leiter des »Hauses der Freundschaft« gewählt. Ich wurde der Berater für die Behandlungen und Supervisor in Psychotherapie. Fünf Patienten und zwei Mitbewohner lebten in dem Haus und arbeiteten mit einem Stab von dreißig Teamtherapeuten.

Die Vereinten Nationen hatten 1988 zum »Jahr der Obdachlosen« erklärt, um die Aufmerksamkeit der Weltöffentlichkeit auf die wachsende Zahl der Heimatlosen zu lenken. Durch diesen Umstand wurden verschiedene Organisationen wie magnetisch von unserem Projekt angezogen. Zuerst kauften wir ein altes, vierstöckiges Backsteinhaus und zwar mit Bundesmitteln, die dem psychiatrischen Zentrum durch den Stewart-McKinney-Act zum Erstellen von Obdachlosenheimen zur Verfügung gestellt wurden. Das Institut für Umweltgestaltung (School of Environmental Design) der Universität von Colorado, das mit der Amerikanischen Architektenvereinigung im Bundesprogramm »Suche nach Unterkunft« (Search for Shelter) zusammenarbeitet, entwarf umsonst Renovierungspläne für uns. Die Renovierungen wurden dann von freiwilligen Arbeitern mit gestifteten Baumaterialien ausgeführt und finanziert von der

HAVEN-Habitat for Humanity Foundation (Stiftung für menschenwürdiges Wohnen) für die Unterbringung von Obdachlosen. Das war ihre erste Hilfe für chronisch Geisteskranke. Die Swanee Hunt Foundation stellte das Startkapital zum Ausbilden des Personals. Alle Ausgaben des Hauses der Freundschaft, wie Gehälter der acht wichtigsten Mitarbeiter, Lebensmittel, Einrichtung, Unterhalt usw., wurden durch Zuwendungen der Medicaid Bundeskasse und des Colorado Foster Care an die in dem Haus lebenden Patienten gedeckt. Das Naropa-Institut stellte die unbezahlten Praktikanten, die praktisch die gesamte Wohngemeinschaft betreuten. Weitere Ehrenamtliche aus anderen Abteilungen des Instituts, Teilnehmer am Ausbildungsprogramm für Psychologen und ältere Studenten anderer Institute stießen im Lauf der Zeit zur Hausgemeinschaft hinzu. So wurde das Haus der Freundschaft durch den überraschenden Zusammenschluss vieler Mithelfer gegründet.

Dieses Team wurde der »leitende Ausschuss« des Hauses. Es gab so viele Schwierigkeiten, wie plötzliche Änderungen der Landesfinanzierúng, Kompetenzprobleme, Widerstand der Nachbarn, Baugenehmigungen, Auflagen der Versicherungen, dass ich mir von einer Sitzung auf die nächste nie sicher war, ob aus dem Haus wirklich etwas werden würde.

Nach intensiver Suche wählten wir fünf Teamleiter und zwei Hausgenossen und stellten sie fest an. Jetzt mussten noch die fünf Patienten ausgesucht werden, die hier leben würden. Der Leiter und ich interviewten gemeinsam etwa ein Dutzend Personen, die wir einer langen Liste möglicher Patienten entnahmen. Alle waren Obdachlose in dem Sinne, dass sie in den letzten zehn bis zwanzig Jahren kein Zuhause außerhalb der Heime und stationären Einrichtungen hatten, in die sie immer wieder zurückgekehrt waren. Wir besuchten sie in den örtlichen Einrichtungen für akut und chronisch Kranke, wo sie sich gerade aufhielten. Einige waren in geschlossenen Abteilungen, andere hatten freien Ausgang, doch alle waren »unfreiwillige« Patienten, denen die Gerichte Behandlung verordnet hatten. Einer kam aus der Einzelzelle, um mit uns zu sprechen.

Die Interviews gehören zu den ergreifendsten, die ich je hatte. Wir boten den Patienten eine Qualität der Betreuung an, für die es für Menschen in ihrer Lage so gut wie kein Vorbild gab. Wir hüteten uns, ihnen die Idee des »Hauses der Freundschaft« allzu verlockend darzustellen, da wir keine hohen Erwartungen wecken wollten, die wir dann enttäuschen würden, falls sie nicht akzeptiert wurden. Wir wussten nicht einmal, ob das alles funktionieren würde! Es war sehr schwierig, diesen zukünftigen Patienten den Plan und den Behandlungsansatz des Hauses zu erklären (wir wünschten, wir hätten eine Zeichnung mitgebracht). Im Lauf der Jahre waren alle Patienten misstrauisch gegen institutionelle Behandlung jeder Art geworden. Einige von ihnen konnten gar nicht richtig hören, was wir sagten, oder dachten, es sei ein Traum oder Scherz. Eine Frau, gezeichnet von jahrelangem Autismus, schwankte von Sekunde zu Sekunde in ihrem Interesse an dem Haus, und ging mehrfach durch die Tür herein und hinaus. Aber zwei Worte waren ausreichend, damit sich alle mit der Idee des Hauses verbinden konnten: Ein »Team« von Leuten, das ihnen hilft das Notwendige zu tun, und ein langfristiges »Zuhause« als Umgebung, in der sie leben können.

Schwere, Dauer und Diagnose der Krankheit waren nicht ausschlaggebend. Was mich in diesen Gesprächen am meisten interessierte, war das Potenzial jedes Patienten, ein Bündnis mit der Gesundheit einzugehen, denn das war ja schließlich die Chance, die wir im Haus der Freundschaft anboten. Wir achteten auf Lücken in ihren ansonsten festen Denkprozessen. Wir befragten sie nach Erfahrungen mit Inseln der Klarheit und suchten nach Hinweisen auf eine mögliche Körper-Geist-Synchronisation. Erstaunt sahen wir, wie sich ein Mann, der sonst bei allem geistesabwesend und krankhaft abgelenkt war, fein und sorgfältig eine Zigarette drehte. Wir sprachen mit den Patienten darüber, was sie brauchten, um ihr Leben zu bewältigen, und was für Probleme sie im Krankenhaus hatten. Wir versuchten, ihre natürliche Wärme für andere Menschen zu berühren, und stellten uns vor, selbst als Teammitglieder mit ihnen zu arbeiten. Eine Frau, die während des ganzen Interviews aufgeregt die Füße schwang, hatte plötzliche Anflüge von Ausweitung und war unfähig, länger als ein paar Sekunden bei einem Thema zu bleiben. Sie fand es bemerkenswert, dass wir ihr vollständig folgen und ausgelassen mit ihr lachen konnten, um dann wieder auf den eigentlichen Punkt des Gesprächs zurückzukommen. Sie sagte: »Es ist toll, mit Euch Typen zu sein. Aber wie macht ihr das? Bringen sie euch das in diesem ›Haus‹ bei?«

Im Austausch mit den Patienten versuchten wir die Qualität der Fürsorge zu zeigen, die sie im »Haus« erfahren würden. Alle sagten, die zu nehmenden Medikamente (in beträchtlichen Mengen und verschiedenen Kombinationen) seien ungesund für sie und würden die Intelligenz mindern. Wir erläuterten ihnen, dass wir uns damit seit vielen Jahren befassten und es unser langfristiges Ziel sei alle Medikamente zu reduzieren und schließlich abzusetzen. Sie meinten dann immer, das sei ein wertvoller Traum. Am Ende kam es bei allen Interviewten zu tiefen, intimen Momenten.

In dem Monat zwischen der Auswahl der fünf Patienten und dem Einzug ins »Haus« begannen wir schon mit Schichten der Basisbegleitung in den Kliniken, wo sie sich aufhielten. Die Teamleiter und Praktikanten der jeweiligen Teams besuchten sie und stellten sich vor. Gleichzeitig begannen wir das Ausbildungsprogramm für Mitarbeiter, das darin bestand, den Mitbewohnern, Teamleitern und Praktikanten zu vermitteln, was wir beim Windhorse-Projekt gelernt hatten.

Am ausgemachten Tag zogen alle fünf ausgewählten Patienten ins »Haus« ein. Sofort gab es Schwierigkeiten, da sich vier von den fünfen aggressiv weigerten, ihre Medikamente zu nehmen. Außerdem herrschte allgemeine Verwirrung, was die Küchenbenutzung, Raucherecken, Regeln und dergleichen betraf, und alle fürchteten schon, wir hätten uns gründlich übernommen. Die Mitbewohner waren frustriert und erschrocken. Neun Uhr abends rief ich bereits die Krisensitzung der Gemeinschaft ein, an der die Patienten, Mitbewohner und Teamleiter teilnahmen. Wir trafen uns im Dachgeschoss des Hauses in einem großen, offenen Raum mit Licht vom Himmel über uns. Wir saßen auf Kissen auf dem Boden, weil es für diesen Raum noch keine Möbel gab. Jetzt gab es keine Hilfe mehr von außen. Wir waren auf uns gestellt, eine Gruppe Fremder, vielleicht sogar ein »Narrenschiff«. Es herrschte eine Atmosphäre der Unruhe, Irritation und Angst.

Ich leitete die Sitzung, da mich die Patienten und das Personal schon als eine Art »Ältesten« betrachteten. Ich hielt es für unumgänglich, dass sich alle auf das besinnen, was sie für sich selbst wollten, um wieder Boden unter die Füße zu bekommen und wieder Inspiration für das Zusammensein zu finden. Ich hieß alle willkommen in der neugeborenen Gemeinschaft und sagte, unser Zusammensein beruhe auf dem gegenseitigen Vertrauen, dass etwas Wertvolles aus unserer Zusammenarbeit entstehen werde. Ich erinnerte alle daran, dass wir gerade eine Gemeinschaft aus dem Nichts aufbauten. Unsere Gemeinschaft begann genau hier, mit all den Vorstellungen, Unannehmlichkeiten und Ängsten. Das alles sei Teil unserer Gemeinschaft und der Grund, auf dem wir aufbauen würden. Es sei keine beliebige Gemeinschaft auf der Suche nach dem Gruppengeist, sondern eine »heilende Gemeinschaft«, die dem Leben eines jeden von uns dienen solle.

Ich erinnerte daran, dass wir uns nicht in einer üblichen Klinik befänden und etwas völlig Neues tun wollten. Wörtlich: »Wir haben noch keine Regeln und Grundsätze aufgestellt, weil wir diese Arbeit als Gemeinschaft tun wollen, wo *jeder* sagen kann, was er will und braucht. Niemand kann uns das abnehmen. Wir müssen uns einfach gemeinsam durch jedes Hindernis hindurcharbeiten. Nur so kann unser Versuch einer therapeutischen Gemeinschaft gelingen.«

Ich rief den Patienten ins Gedächtnis, was sie in den Interviews gesagt hatten: Was sie sich am meisten wünschten, sei das Reduzieren oder Absetzen ihrer Medikamente, da sie diese als Gefahr für ihre Gesundheit erlebten. Ich sagte, wir würden *alle* die Medikamente und ihre Wirkungen studieren. Das sei nicht nur die Aufgabe pharmazeutischer Experten, von denen keiner die Mittel aus persönlicher Erfahrung kennt. Ein wirkliches Verständnis der Medikamente und wie man nicht von ihnen abhängig wird, könne nur entstehen, wenn jeder seine eigenen Erfahrungen einbrächte. Wir alle hofften, unsere Gemeinschaft so gestalten zu können, dass eine allmähliche Reduktion der Medikamente erfolgen könne. Ich versprach ihnen, dass dies eine hohe Priorität im Haus haben würde. Auch bat ich alle Anwesenden, Geduld miteinander zu haben. Es sei für alle von uns schwierig, so als würden wir ein Zeltlager inmitten eines tosenden Sturms aufschlagen.

In den nächsten Tagen wurde die Struktur der therapeutischen Gemeinschaft funktionstüchtig. Sie setzt sich aus fünf Teams im Windhorse-Stil zusammen, eines für jeden der fünf Patienten. Ein wesentlicher Unterschied zu Windhorse besteht darin, dass es sich um fünf *ineinandergreifende* Teams handelt, wie auf dem folgenden *Schema vom Haus der Freundschaft* zu sehen ist.

Jedes Team besitzt seinen Teamleiter (Kreis mit Kreuz), der die Aktivitäten des Teams in der Basisbegleitung koordiniert. Er ist zugleich auch der leitende Einzeltherapeut für den Patienten eines anderen Teams. Jeder Praktikant bzw. Freiwillige dient in zwei verschiedenen Teams. Jeder

der beiden Mitbewohner (Kreise im Zentrum) gehört allen Teams an. Alle notwendigen Sitzungen (ganze Gemeinschaft, Teams, Haushalt, Teamleiter, Supervision) finden im Haus statt. Wie schon beim Windhorse-Projekt ist bei allen Entscheidungen Konsens erforderlich, außer in Notfällen.

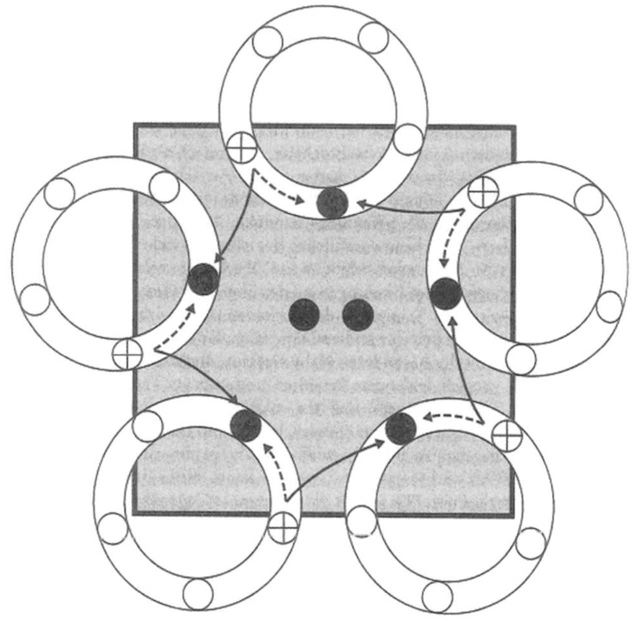

Jeder Patient hat mindestens eine dreistündige Schicht Basisbegleitung pro Tag. Ursprünglich war geplant, jedem Patienten auch dreimal die Woche Einzelpsychotherapie anzubieten, doch aufgrund unseres sehr beschränkten Budgets wurde das auf zweimal die Woche reduziert. Obwohl ich Bedenken hatte, ob zweimal die Woche ausreichen würde, fragte ich mich wieder einmal, ob individuelle Psychotherapie überhaupt notwendig sei. Nachdem ich die Teamleiter sechs Monate lang in ihrer Einzeltherapie-Arbeit supervidiert hatte, war ich mir sicher, dass es die richtige Entscheidung war, diese Art Therapie ins Behandlungskonzept aufzunehmen. Es wurde mir klar, dass es sich hier um eine Frage der »Bindung« handelte.

All unsere Patienten hatten in ihren zwischenmenschlichen Beziehungen viele Jahre lang nur dürftige Bindung erlebt, wenn überhaupt. Jetzt, hier im »Haus«, gab es Bindung auf der Ebene der Gemeinschaft, des Haushalts, des Teams und der Schichten der Basisbegleitung. Individuelle Psychotherapie ist noch eine andere Dimension der Bindung. Seit langem bin ich mit der besonderen Nähe vertraut, die entstehen kann zwischen dem Therapeuten und einem Patienten, dessen Geist in großem Aufruhr ist. Ich weiß, dass ein solcher Therapeut intensive Gefühle für den Patienten entwickelt, von ihm träumt, sich ihm unter Umständen zu intensiv widmet, sich für ihn alleinverantwortlich und sogar unwohl fühlt, wenn der Patient nicht weiterkommt. Was immer die sogenannte Gegenübertragung auf den Patienten sein mag: Ich wollte, dass es einen Menschen in der Gemeinschaft gibt, dem das Wohl des Patienten ein so tiefes Anliegen ist.

Man könnte die Geschichte dieser Gemeinschaft so sehen, dass sie fast wöchentlich von einer Krise in die nächste ging. Eine andere Sicht der Dinge ist, dass fast jeder Patient im ersten Jahr, wenn auch in unterschiedlichem Maß, einen Bündniswechsel in Richtung Gesundheit vollzog.

Therapeutische Gemeinschaften brauchen Bindung

Ein Leben lang habe ich in heilenden Gemeinschaften der einen oder anderen Art mitgearbeitet und bin immer noch verblüfft über die weite Spanne in Bedeutung und Stil, die da möglich ist. Mein Vater war praktischer Arzt und seine Praxis nahm das ganze Erdgeschoss unseres Hauses ein. Zu meinen ersten Erinnerungen gehört, wie ich mit Patienten und ihren Kindern in seinem großen Wartezimmer und im Garten davor spielte. Unser Kühlschrank enthielt meist Lebensmittel, die Patienten meinem Vater gegeben hatten. Manchmal bezahlten ihn arme Leute auf diese Weise. Meine Mutter half ihm im Büro, und als ich älter wurde, assistierte ich ihm mitunter bei einfachen Verrichtungen. Es gab sogar ganz hinten in der Praxis einen »Ruheraum«, wo sich Patienten von kleineren chirurgischen Eingriffen erholten oder einfach ausruhten. Später wurde dies mein Schlafzimmer, wenn er nicht benötigt wurde. Das Ganze war eine Art Familienkrankenhaus.

Seit meiner Ausbildung bis heute habe ich in zahlreichen Umfeldern gelebt und gearbeitet, die »Gemeinschaften« sein wollten, das heißt mehr als bloße Ansammlungen von Leuten, die überleben und es aushalten wollen. Ob es sich um die Abteilungen des Bellevue-Hospitals oder luxuriöse psychiatrische Zentren handelte, ihnen allen lag jeweils ein Modell zugrunde, eine unbewusste Ideologie, wie eine echte Gemeinschaft auszusehen hatte. Jede Gemeinschaft, ob pädagogisch, therapeutisch oder kontemplativ orientiert, schien insgeheim zu wissen, dass die Summe größer ist als ihre Teile und dass die Gesamtwirkung mehr als die Kombination der Beteiligten ist – vergleichbar etwa der Kraft einer großen Bibliothek. Jede Gemeinschaft verfügte über einen »Bindungsfaktor«, der in der Ausrichtung auf eine Art Selbst-Kenntnis bestand, und jede integrierte eine Form von Praxis, um diese hervorzubringen. Doch von besonderer Bedeutung ist hier natürlich meine Beteiligung an Gemeinschaften, die sich bewusst als »heilende« oder »therapeutische« Gemeinschaften bildeten. Aufgrund meiner Kindheitserfahrungen sah ich therapeutische Gemeinschaften immer unter dem Blickwinkel eines »Familienkrankenhauses«.

Die Idee »therapeutischer Gemeinschaften« als spezialisierte Form von heilenden Gemeinschaften entstand in England und Schottland nach dem Zweiten Weltkrieg. Es war der damals beste Versuch, der Herausforderung der Anstaltsmentalität zu begegnen, welche die existierenden Kliniken verkrüppelte. In den zwanzig Jahren darauf entstand eine Fülle von Behandlungszentren, die sich »therapeutische Gemeinschaften« nannten. Alle hielten sich für eine »therapeutische Gemeinschaft«, wenn bloß regelmäßig eine große Gemeinschaftssitzung stattfand.

Der Gründer der Bewegung therapeutischer Gemeinschaften, Dr. Maxwell Jones, bedauert diese Degeneration der Bewegung. Die Aushöhlung ihrer Werte und Methoden schreibt er allein der heimtückischen Neigung zum Missbrauch therapeutischer Macht zu.[292] Als ich Gelegenheit hatte, bei Jones zu lernen, befragte ich ihn über die Gemeinschaft des

292 Maxwell Jones, In conversation with Maxwell Jones, The Bulletin of the Royal College of Psychiatrists 8 (1984).

Windhorse-Projektes. Nach seinem Dafürhalten war alles in Ordnung, nur war er entsetzt, dass wir noch keine periodische Sitzung der gesamten Gemeinschaft eingerichtet hatten; eine Sitzung, die nach den Prinzipien gemeinsamer und rotierender Leitung und anderen typischen Grundsätzen, die die Voraussetzung für ein »offenes System« bilden, abläuft.[293] Er war einverstanden, dass wir langsam anfingen, meinte aber, es müssten unbedingt mehr Gemeinschaftstreffen stattfinden.

Als wir mit dem Haus der Freundschaft begannen, bauten wir ein wöchentliches Treffen der gesamten Gemeinschaft in den Behandlungsansatz ein. Sechs Monate später konnten wir ein zweites wöchentliches Gemeinschaftstreffen hinzufügen. Aber es braucht mehr als Treffen, Strukturen und Pläne, um eine heilende Gemeinschaft zu bilden. Das ist nur der *äußere* Aspekt. Auch nach *innen* braucht man starke »Bindungsfaktoren«.

Spirituelle Bindung

Der wichtigste dieser inneren Faktoren ist die spirituelle Bindung. Das ist in vielen Kulturen seit Tausenden von Jahren bekannt. Christliche »Kirche« bedeutet buchstäblich »Gemeinschaft« (Gemeinschaft des Herrn). In Indien dienten die verschiedenen Formen des Hindu-Ashrams als Modell gemeinsamen Lebens. Die monastische Tradition des Buddhismus gibt präzise, auf spiritueller Praxis beruhende Anweisungen für das gesunde Funktionieren von Gemeinschaften.

Jeder Besucher der Ruinen der großen Pueblo-Gemeinschaft der geheimnisumwitterten Anasazi-Indianer im Chaco Canyon National Monument in New Mexico erkennt, was das für eine außergewöhnliche, blühende Gemeinschaft von zwölftausend Leuten gewesen sein muss. Alle Straßen des Anasazi-Reiches führten zum Chaco. In der großartigsten Siedlung, heute Pueblo Bonito, konnte man sechshundert Räume identifizieren, in denen die Menschen vierhundert Jahre lang in relativem Frieden die Idee einer großen Gemeinschaft in die Tat umsetzten. Was wussten sie in dieser Hinsicht und welche Gemeinschaftserfahrungen vermittelten sie ihren modernen Pueblo-Nachfahren, den Zuni-,

293 Maxwell Jones, The Process of Change: From a Closed to an Open System in a Mental Hospital (Boston: Routledge and Kegan Paul 1982).

Hopi- und Pueblo-Indianern? Riesige, unterirdische rituelle Versammlungsplätze, die sogenannten Kivas, von denen einige Raum für Hunderte von Menschen boten, waren das Zentrum jeder Siedlung im Canyon. Was immer die geheime Anasazi-Praxis gemeinschaftlicher Zeremonien auch war (heute noch streng von den Hopi-Indianern gehütet) – sie fand zweifellos in den Kivas statt. Die Zahl und unterschiedlichen Größen der im Chaco gefundenen Kivas lassen darauf schließen, dass diese Menschen wahrscheinlich mehr Gemeinschaftstreffen abhielten als jedes andere Volk der Erde. Gemeinschaft war untrennbar mit dem spirituellen Leben des Volkes verbunden.

Es scheint ein universelles Bedürfnis nach wahrer Gemeinschaft zu geben. Wohin man blickt, lässt es sich erkennen. Sogar kleine Kinder träumen davon, einer idealen oder utopischen friedlichen Gemeinschaft anzugehören. Als wir mit den künftigen Patienten des Hauses der Freundschaft sprachen, berührten wir unversehens diese Sehnsucht beim Beschreiben unseres Konzepts von einem »Zuhause«. In den Begriffen des Umweltprinzips der »Vereinigung von Himmel und Erde« (Kapitel 5) stand »Zuhause« für diese Menschen für »Himmel«. Eine ganze Reihe älterer Philosophen und neuerer Psychologen hat auf diese Sehnsucht hingewiesen. Für den Philosophen Friedrich Hegel kann die Authentifizierung spirituellen Bewusstseins *ausschließlich* in Gemeinschaften stattfinden und bezeugt werden. Heute sagen viele Autoren, es handle sich um eine grundlegende Sehnsucht des Menschen, die in unserer modernen Gesellschaft weitgehend ignoriert werde. Und dieser Bruch habe erheblich zur gegenwärtigen Umweltkrise beigetragen.

Im Haus der Freundschaft bedeutet Spiritualität allerdings nicht, mit Geistern zu spielen. Unsere Patienten haben mehr als genug von solchen Spielen. Es gibt kaum chronisch Geisteskranke, die nicht von Geistern, die sie führen, loben oder angreifen, heimgesucht wurden oder werden. (Auf einem Spaziergang fragte eine Patientin einmal ihren Einzeltherapeuten in aller Naivität: »Haben Sie irgendwelche Geister?« Der Therapeut erwiderte, er sei sich keines Kontaktes mit Geistwesen bewusst. Sie war sehr überrascht. Sie selbst hatte eine wunderbare Beziehung zu etwas, was wahrscheinlich die kindliche Vorstellung des »guten Kameraden« war, und bot dem Therapeuten an, ihm beizubringen, wie man solche Kontakte herstellt. Ihrem Gefühl nach fehlte ihm etwas.) Als Gemeinschaft stellen wir uns auf jede Art von Spiritualität ein.

Aber die Spiritualität im Haus der Freundschaft, die wir fördern, ist nicht körperlos, ätherisch, metaphysisch, überirdisch. Die Spiritualität einer Gemeinschaft, die versucht, produktiv und kreativ zusammenzuleben, ist sehr irdisch. Sie hat damit zu tun, dass man sich die Erde miteinander teilt und gemeinsam bearbeitet. Ich habe das bereits als häusliche Praxis der Fürsorge für den Haushalt und der Basisbegleitung geschildert. Sie wird dort (Kapitel 6) zwar unter den Aspekten der Synchronisation von Körper und Geist, der Achtsamkeit und der Beruhigung des Geistes beschrieben, doch ist ihre letztendliche Wirkung das Zähmen der Ichbezogenheit. Genau das brauchen unsere Patienten, denn die Wurzel ihrer Unfähigkeit liegt in Ichbezogenheit, Geschwindigkeit des Denkens und manischem Bewusstsein, was sie während des ganzen Heilungsprozesses sehr verletzlich macht.

In der buddhistischen Tradition ist das Auflösen der Identifikation mit einem vermeintlichen Ich die Grundlage von allem, was man »spirituell« nennen könnte. Obwohl dies eine sehr persönliche Entwicklungsreise ist, kann sie in der Gruppe kultiviert und geschützt werden. An diesem Punkt treffen sich therapeutische Gemeinschaft und Spiritualität. Der Materialismus des Ichs – mit Territorialverhalten, Besitzstreben, Sucht nach Bestätigung, Selbstbezogenheit, Selbstschutz des Menschen und schließlich Größenwahn – ist die größte Gefahr für die Genesung des Patienten wie auch für ein harmonisches Zusammenleben. Persönliche Territorialansprüche zu entspannen und sich für das Erleben von anderen zu öffnen ist eine Frucht echter Gemeinschaft. Daher ist eine Spiritualität, die eine Welt der Erfahrung jenseits der Grenzen des Ichs anerkennt und sich darauf bezieht, die grundlegende individuelle und kollektive Voraussetzung wirklicher Gemeinschaft. Wenn sich die Scheuklappen des Ichs allmählich weiten, wird die Welt der Sinne mehr geschätzt mit der Möglichkeit, die Heiligkeit und Würde des gewöhnlichen Lebens zu entdecken. Dies ist in meiner Erfahrung *die* stärkste Medizin, um von Psychose zu genesen, und eine Hauptinspiration, sich mit geistiger Gesundheit zu verbünden.

Arbeiten, Üben und Studieren als weitere Bindungsfaktoren

Es zeigt sich im Windhorse-Projekt wie im Haus der Freundschaft, dass noch drei andere Bindungsfaktoren erforderlich sind, um die spirituelle Reise einer Gemeinschaft zu ermöglichen: Arbeit, Praxis und Studium. Das sind auch die Grundsätze im Naropa-Institut, wenn wir zweimal im Jahr eine Gemeinschaft der Praxis des Raumbewusstseins in den Bergen bilden (von zehn Tagen bis zu drei Monaten). Die Gemeinschaft praktiziert die Meditation der Räume in fünf Farben des Maitri-Raumbewusstseins (Kapitel 5). Das Gemeinschaftsleben soll jedem Teilnehmer Gelegenheit zum Erkunden seiner Beziehung zum Raum geben, ein Gewahrsein der Umwelt stimulieren und als Modell für therapeutische Gemeinschaften dienen. Aus den dort gemachten Erfahrungen haben wir geschlossen, dass Arbeit, Praxis und Studium für die Gesundheit jeder therapeutischen Gemeinschaft notwendig sind.

Arbeit bezieht sich auf alle häuslichen Aufgaben, die das Funktionieren jeder Art von Unterkunft ermöglichen. (So mussten zwei Teamleiter mitten in einer Supervisionssitzung plötzlich aufstehen, um sich einer überlaufenden Toilettenschüssel anzunehmen.) Das Warten der Unterkunft geht jeden an. Personal und Patienten sind in gleicher Weise verantwortlich für häusliche Aufgaben.

Üben ist das Mittel, mit dem eigenen Geist und den Emotionen zu arbeiten, so dass die Erfahrung von Akzeptanz und Güte der eigenen inneren Welt entsteht (*maitri* genannt). Liebevolle Güte entsteht natürlicherweise aus der Übung der Meditation von Achtsamkeit und Gewahrsein. In dem Maße, wie sich die Erfahrung von Maitri in der Übung von vielen Mitgliedern der Gemeinschaft entwickelt, durchdringt sie allmählich die gesamte Gruppe. Das ist ein besonders wichtiges Antidot gegen die Neigung zur Anstaltsmentalität. Wie bereits erwähnt, ist es für Patienten nicht notwendig (und für manche auch nicht ratsam), diese Übung auszuüben. Wesentlich aber ist, dass ausreichend viele Mitarbeiter Maitri *tatsächlich* praktizieren. Alle Tätigkeiten der Basisbegleitung dienen dazu, die Erfahrung von Maitri auszustrahlen.

In gewissem Sinne ist Basisbegleitung an sich schon eine spirituelle Übung, um den Prozess der professionellen Verfestigung in »Heiler« und »Kranke« abzuschwächen. Der ursprünglich geplante Name für die

Gemeinschaft war »Maitri-Haus«, doch meinten einige unserer Geldgeber, das könne nach religiöser Bekehrung klingen. Schließlich waren wir alle einer Meinung, dass der Name »Haus der Freundschaft« das Maitri-Prinzip liebevoller Güte voll abdeckt und zugleich die kreative Spannung unterstreicht zwischen formeller Therapie und echter Freundschaft zwischen Patienten und Therapeuten, auf der jede Windhorse-Gemeinschaft beruht.

Da die Gemeinschaftstreffen das *sine qua non* jeder Gruppe sind, die den Namen therapeutische Gemeinschaft verdient, ist eine weitere Form der Übung, den eigenen Geist während der Gruppentreffen einigermaßen stabil zu halten. An den Treffen teilzunehmen kann unangenehm sein, besonders wenn man geistig und körperlich von Ablenkung und Unruhe erfüllt ist. Lernt man aber, sich bei den Treffen wohlzufühlen (ob Wohngemeinschaft, Team usw.), wird man allmählich erfahren, wie viel Freude in einer Gemeinschaft möglich ist. Trotzdem kennt jede therapeutische Gemeinschaft die Schwierigkeit, Patienten und Mitarbeiter zur Teilnahme an diesen Sitzungen zu bewegen. Im Haus der Freundschaft tun wir alles, um die Leute zu ermuntern, am Treffen der ganzen Gemeinschaft teilzunehmen. Wir laden sie vor und sogar noch während der Sitzung wiederholt ein, wirklich zu kommen. Wir »schleifen« sie aber nicht mit, belohnen sie nicht für ihre Teilnahme und bestrafen sie nicht wegen Abwesenheit, wie das in vielen anderen Gemeinschaften die Regel ist. Wenn Patienten nicht zu den Treffen mitkommen, stimmt etwas nicht. Was hält sie von den Sitzungen ab? Die Treffen sind vielleicht einfach nicht interessant, oder die Patienten werden nicht ausreichend einbezogen. Vielleicht sind sie zu geradlinig, zu eng der Tagesordnung folgend, zu ernst, nicht spielerisch genug, nicht persönlich genug oder Patienten werden zur Rechenschaft gezogen. All dies vermittelt Patienten das Gefühl, das, was sie beitragen, sei nicht wertvoll genug und ihre Anwesenheit sei vielleicht eher eine Last.

So laden wir im Haus der Freundschaft weiterhin alle ein, zu den Treffen zu kommen als Orte, wo jeder gehört wird und wo das Zentrum und die Peripherie der Gemeinschaft frei miteinander kommunizieren können, wo niemand versucht, jemanden zu ändern oder zu zwingen, und wo Blockaden der Gemeinschaft offengelegt werden können. Letzten Endes sind es sein Bedürfnis zu verstehen und seine Neugier, die einen Patienten bewegen, am Gemeinschaftstreffen teilzunehmen. Kürzlich fand im Haus die alljährliche Ablösung der Praktikanten und Volontäre statt. Ein solcher Übergang, wo alte Beziehungen enden und neue geknüpft werden müssen, ist eine schwierige Phase von Gemeinschaften, die auch Ausbildungsfunktionen haben. Aber bei unserem ersten großen Gemeinschaftstreffen zum Begrüßen der neuen Teammitglieder kamen alle Patienten ohne Ausnahme und waren präsenter und aufmerksamer denn je. Sie wollten die neuen Gesichter und Menschen sehen. Sie waren neugierig und wie magnetisch angezogen von einer Art Gemeinschaftsliebe.

Wenn alle Beteiligten an einem Treffen teilnehmen, sei es das einer einzigen Familie, eines Teams oder mehrerer Teams, kommt es vor, dass plötzlich allen ihre gegenseitige Abhängigkeit bewusst wird. Jeder fühlt sich für die Gesundheit der anderen verantwortlich und spürt erneut die grundlegende Güte im Kern aller Menschen. Nur das ist es, was letztlich Menschen dazu bringt, in einer therapeutischen Gemeinschaft mitzuwirken.

Studium bezieht sich auf intellektuelle oder Einsicht vermittelnde Aktivitäten, wie sie in klinischen Supervisionsgruppen betrieben wird. Aber das Studium der therapeutischen Gemeinschaft selbst ist am interessantesten. Täglich lernen wir mehr über das Wesen und die Mittel der Gemeinschaft. Es hört nicht auf: Gemeinschaft ist stets Prozess, eine fortschreitende Arbeit – sich entwickelnd, auf Hindernisse treffend, sich verwickelnd.

Eine unserer ständigen Studien ist, wie wir mehr GewahrseinsÜbung im Haus einführen können. Eines Tages brachten einige Praktikanten ein Glöckchen ins Gemeinschaftstreffen mit und regten an, jeder solle, wenn das Glöckchen läute, zu reden aufhören und ein paar Sekunden schweigen. Auf die Idee waren sie durch einen Workshop gekommen, wo sie diese in einer vietnamesischen Zen-Gemeinschaft gebräuchliche Übung kennengelernt hatten. Wir versuchten das mehrere Sitzungen. Die Maßnahme hatte tatsächlich den Effekt, den Denkfluss der Gemeinschaft zu stoppen und eine Pause mitten in hitzigen Diskussionen zu erzeugen. Aber niemand mochte das Glöckchen; es machte uns ängstlich.

Wie versprochen studierten Mitarbeiter und Patienten die Wirkungen der Medikamente gemeinsam. Kein anderes Thema interessierte die Patienten so sehr wie dieses! Ihr Hauptanliegen in Bezug auf Gesundheit war vor allem das Wohlbefinden, frei von Medikamenten zu sein. Mehr als alles andere regte das Thema Medikamente ihre Intelligenz und ihren Wissensdurst an. Zugleich ist forcierte Tabletteneinnahme wie kein anderes Thema in der Lage, einen tiefen Keil in die Gemeinschaft zu treiben und Patienten und Mitarbeiter zu spalten. Eines Abends gab ich, ausgehend von meinen Erfahrungen, der Gemeinschaft einen Überblick über die Folgen der Einnahme von antipsychotischen Medikamenten. Zuvor hatten alle Mitarbeiter und Patienten den Abschnitt bei »Dr. Caligari« über das Reduzieren solcher Medikamente gelesen. Die anschließende Diskussion aber war erschreckender als ich erwartet hatte, und für zwei Wochen weigerten sich phasenweise fast alle Patienten, ihre Pillen zu nehmen. Wir bildeten eine Arbeitsgruppe, die für jeden einzelnen Patienten im Haus einen Plan zur Reduktion seiner Medikamente entwarf, einschließlich eines Plans mit Zielen, die es zu verwirklichen galt, um mit einem schrittweisen Entzug zu beginnen.

Uns war klar, dass die Patienten, wenn sie von sich aus und ohne Hilfe ihre Tabletten absetzten, dies gewöhnlich mit dem Wunsch taten, sich »besser zu fühlen«. Befreit von der Sedierung, würden sie mehr »sie selbst« sein können. Doch wenn unsere Patienten solche Alleingänge versuchten, verloren sie in der Regel genau dann die Kontrolle über ihren Geist, wenn sie begannen, sich besser zu fühlen. Für so manche sind die Energie und Geschwindigkeit, die beim Entzug frei werden, mehr als sie bereits verkraften können. Schließlich kamen alle zu der Überzeugung, dass ein sorgfältig geplanter Entzug unter den richtigen Bedingungen und mit Unterstützung des Teams der einzig vernünftige Weg war, die Mittel zu reduzieren. Drei Patienten versuchten einen sehr langsamen Entzug, und der Konflikt um die Medikamente beschäftigte die Gemeinschaft von da an nicht mehr.

Natürliche Rangordnung

Den Begründern zufolge sollte eine »therapeutische Gemeinschaft« ein idealer demokratischer Prozess sein, was dem letzten Bindungsfaktor, der natürlichen Rangordnung, wenig Raum ließ. Keine Gemeinschaft kann ohne die Anwesenheit von Lehrern oder Ältesten überleben, welche die Weisheit der Gemeinschaft weitergeben und andere zu Lehrern ausbilden. So bleiben die Praktiken einer Gemeinschaft am Leben und haben eine Kontinuität über das Leben der Lehrer hinaus. So wie die Anwesenheit eines kompetenten Teamleiters der Katalysator eines einzelnen therapeutischen Zuhauses ist, so ist verantwortliche Leitung auch in größeren therapeutischen Gemeinschaften unersetzlich. Die Kontinuität der Behandlung im Windhorse-Stil und von Projekten wie dem Haus der Freundschaft ist ganz von fähigen Teamleitern abhängig. *Es ist meine Überzeugung, dass im ganzen Bereich geistiger Gesundheit nichts höhere Priorität hat als das Ausbilden neuer Teamleiter.*

Es ist unmöglich, das Ausmaß der Hingabe zu vermitteln, die Mitarbeiter in die Gründung des Hauses der Freundschaft fließen ließen. Natürlich tragen die Hausgenossen die schwerste Last. »Vielleicht fragen sich die Hausgenossen, was sie eigentlich sind: Therapeuten, Freunde oder vielleicht selber Patienten! Sie sind ja nicht nur in ihrem Privatleben zu Hause dauernd den Patienten und Therapeuten ausgesetzt, sondern auch ihr Berufsleben liegt völlig offen und wird ständig begutachtet.«[294] Abgesehen von ihrem täglichen Stress müssen sie – manchmal ganz allein und gegen jedermanns Vergesslichkeit – die wichtige Übertragung schützen, dass das Haus tatsächlich ein Zuhause und kein Krankenhaus ist. Es ist ein Zuhause für die Hausgenossen ebenso wie für die Patienten, und wenn Mitglieder der Gemeinschaft das Haus betreten, sollten sie sich erinnern, dass es kein Krankenhaus, keine Schule und kein Club ist, sondern dass sie im Zuhause eines anderen Menschen zu Gast sind.

Heilung von Psychose ist möglich: Das strahlende Leuchten der Genesung

Gegenwärtig vermitteln alle Publikationen, ob populärwissenschaftlich oder akademisch, eine Hoffnungslosigkeit, was Genesung von der Psychose angeht. Sie wird als unheilbare Krankheit betrachtet, obwohl mehrere Untersuchungen zeigen, dass zwanzig Jahre nach ihrer Entlassung aus den

294 Jeffrey Fortuna, Therapeutic Households, Journal of Contemplative Psychotherapy 4 (1987).

Landeskrankenhäusern 20–50 Prozent der Patienten im Leben Fuß gefasst haben (oft mit Dauermedikation) und keiner Pflege bedürfen.[295] Das sind nicht gerade ermutigende Zahlen, aber die Erfahrungen mit dem Windhorse-Projekt und dem Haus der Freundschaft legen nahe, dass Genesung viel unmittelbarer erreichbar ist, als man allgemein annimmt.

Im ersten Jahr gab es im Haus der Freundschaft zahlreiche Probleme. Besonders erwähnenswert sind mehrere Vorfälle von extremer Wut und aufflackernder Gewalt gegen das Personal. Die Polizei wurde gerufen und zweimal musste ein Patient die Gemeinschaft verlassen und für kurze Zeit ins Krankenhaus. Einige Patienten hatten umgekehrte Schlaf-Rhythmen und erfreuten sich zur Bestürzung der Mitarbeiter eines heimlichen Nachtlebens, zu dem auch viele Nächte gehörten, die mit furchtbaren, albtraumgleichen Kämpfen im Reich der Hölle gefüllt waren. Häufig erlebten die Hausgenossen dadurch den Konflikt, mit den Patienten entweder als normale Zimmergenossen auf Augenhöhe zu leben oder ihnen mit Autorität Grenzen im Verhalten zu setzen. Eine Zusammenfassung der ersten sechs Monate berichtet:

> »Die Kommunikationsabläufe bleiben ein geladenes Thema, doch zugleich treiben langsam ein vitales Lernumfeld und ein sicheres, stabiles Zuhause ihre Wurzeln. Die Ausbildung sozial engagierter Therapeuten mit Spezialkenntnissen in der umfassenden Betreuung von schwer Gestörten wird mit zunehmender Präzision ausgeführt. Die Patienten finden in ihr neues Gemeinschaftszuhause hinein mit einem neuen Gefühl von persönlicher Würde und des Wertschätzens zwischenmenschlicher Beziehungen. Sie beginnen, einander mit mehr Fürsorge zu begegnen, und zeigen lange vernachlässigte mitfühlende Impulse. Sie erwachen zunehmend in ihre gegenwärtigen Lebensumstände. Zugleich erfahren sie flüchtige Ahnungen der Möglichkeit, in ein sinnvolles Leben hinein zu genesen.«[296]

295 Courtney Harding, G.W. Brooks, T. Ashikaga und J. Strauss, The Vermont Longitudinal Study, Bd. I und II, American Journal of Psychiatry 144, no. 6 (1987).

296 Jeffrey Fortuna, The Friendship House, Journal of Contemplative Psychotherapy 6 (1989).

Wie kann man die »Erfolgsquote« der Arbeit im Haus der Freundschaft bestimmen? Wie lässt sich bei Menschen, die mindestens 15 Jahre, oft gegen ihren Willen, in psychiatrischen Einrichtungen gelebt haben, »Heilung« definieren? Sicher gab es Fortschritte. Obwohl einer der Patienten nach zwei Monaten einmal ins Krankenhaus zurück musste, blieben nach einem Jahr alle fünf Patienten, die beim Eintritt per Gerichtsurteil behandelt wurden, als freiwillige Patienten. Alle waren durch richterlichen Beschluss verpflichtet, Medikamente zu nehmen. Jetzt braucht keiner mehr welche. Kein Patient hatte es bisher länger als sechs Monate in einer anderen Einrichtung ausgehalten; nach einem Jahr möchte hier keiner mehr weg. Während die ständig steigenden Kosten in den meisten therapeutischen Einrichtungen von 300 Dollar pro Tag im öffentlichen Sektor bis zu 1000 Dollar in manchen Privatkliniken mit oft sehr mäßiger Betreuung betragen, belaufen sie sich im Haus der Freundschaft für jeden Patienten auf etwa 86 Dollar täglich. Überdies sind fünf teure Patientenbetten in Krankenhäusern durch den Umzug der Patienten ins Haus der Freundschaft frei geworden und stehen anderen akut kranken Patienten zur Verfügung. Demnächst beginnen wir mit Umbauten. Es kommen zwei weitere Schlafzimmer, ein großer Versammlungsraum und eine Freiterrasse hinzu. Auch ist das psychiatrische Zentrum daran interessiert, dass eine andere therapeutische Gemeinschaft vom gleichen Muster die Arbeit aufnimmt.

Betritt man das Haus tagsüber, so trifft man vielleicht auf ein Kind, das im Aufenthaltsraum spielt oder fernsieht, während es auf Vater oder Mutter wartet, die an einer Teamsitzung teilnehmen. Die Atmosphäre ist meist leicht und weit. Es gibt jetzt weitaus mehr Veranstaltungen mit Kochen im Freien und Picknicks als Krisensitzungen.

Meine eigenen Beobachtungen des vergangenen Jahres zum Prozess der Genesung der Patienten sind schwieriger zu beschreiben und werden denen, die sich auf Statistiken verlassen, um geistige Gesundheit zu dokumentieren, wenig helfen. Der allgemeine Gesundheitszustand aller Patienten hat sich gebessert (nur rauchen alle noch zu viel). Seit ihrer Ankunft im Haus kleiden sich alle Patienten besser, lächeln leichter, sind mehr an ihrem Leben interessiert und sind weiser, was Alkohol- und Drogenkonsum betrifft. Sie haben mehr Freunde und haben etwas über das Leben in Gemeinschaft gelernt. Sie haben einen langen Weg zurückgelegt von damals, als sie einander ablehnten, bis jetzt, wo sie rücksichtsvollere, gütigere Menschen sind. Ihr Sinn für Humor ist zurückgekommen und leichter ansprechbar. Gewöhnlich liegt ein wacher Glanz in ihren Augen und man hat Lust, ihnen zuzulächeln.

Was den Umgang der Patienten mit ihrem Geist betrifft, so fällt extrem auf, dass sie nicht mehr so in ihrem Geist gefangen sind. Sie sind besser imstande, die Eskalation von Vorstellungen und Emotionen aufzulösen. Wenn sie doch zu sehr in ihre Gedankenwelt verstrickt sind, kommen sie schnell heraus, als wären sie plötzlich befreit von einer fixen Idee. Kein einziger nimmt seine Gedankenwelt so ernst wie früher.

Wie viele Menschen konnten jemanden bei seiner allmählichen, mühsamen Genesung von Psychose beobachten? Es scheint ziemlich selten zu sein. Die meisten modernen therapeutischen Einrichtungen sind nicht die Umgebung für solche Beobachtungen. So kommt es, dass wir heißblütig Vorurteile über die Unmöglichkeit von Genesung vertreten. Doch wer das Privileg hat, jemanden zu kennen, während er sich der Psychose entwindet und mit geistiger Gesundheit verbündet, dem geht es, als würde er dem Erblühen einer Blume zuschauen. Es berührt zutiefst. Wie Eltern, die ihr Kind trösten, das aus einem schlimmen Albtraum erwacht, empfindest du zarte Gefühle und etwas wie ein Mysterium. Du siehst, und dann erinnerst du dich, wie die Macht des Geistes dich selbst, im eigenen Leben, in verwirrter, aber völlig überzeugter Wahrnehmung der Wirklichkeit einsperren kann. Du fühlst die eigene Zerbrechlichkeit.

Aber nachts, wenn du allein beim aufwachenden Kind sitzt, ist es auch friedlich und freudig, denn: Es ist zurückgekehrt.

Es mag sich an dir festklammern, aber es ist weiser geworden; es fragt sich, ob es nur einen anderen Traum betreten hat. Sein Zögern ist greifbar. Nur deine Gegenwart macht die Lage erträglich. Das lässt den Wunsch entstehen, alles zu tun, um seine Wachheit zu schützen. Wenn es geschafft und der Albtraum durchbrochen ist, blickst du vielleicht wieder aufs Los der Menschen und fühlst erneute Wertschätzung für die Kraft der Genesung, die uns allen innewohnt.

Schlusswort und Überblick

Die Absicht dieses Buches ist, unsere Kultur zu mehr mitfühlender Fürsorge für die geistig Kranken zu bewegen. Mehr oder weniger geht dies uns alle an, denn Wahnsinn kann jeden befallen. Wer einen Geist hat, kann geisteskrank werden. So lange es Egozentrik gibt, gibt es die Möglichkeit der Egomanie. Zudem kann jeder geistig erkranken, wenn er nicht gut für den Geist sorgt. Wenn wir nicht wissen, wie wir den Geist schützen können, bleibt die Möglichkeit heftiger geistiger Störungen. Es kann gefährliche Auswirkungen haben, wenn wir ständige Ablenkung und Geistesabwesenheit kultivieren. Die Konzentration wird unstabil und plötzlich finden wir uns zwischen den Fängen der »Gedankenwelt« gefangen.

Das Innere dieser extremen Geisteszustände zu erahnen, öffnet den Weg zum Verstehen und zu einer empathischen Antwort.

John Perceval zeigte auf, dass Wahnsinn, was immer er sonst noch ist, ein absichtliches Eingreifen in das empfindliche Gleichgewicht geistiger Kräfte beinhaltet. Wahre Genesung hängt in gleicher Weise vom Willen ab und braucht großen Mut, Anstrengung und das Freisetzen mitfühlender Impulse. Für Perceval war sein Engagement im Patientenschutz die wahre Erfüllung des Heilungsweges.

John Custance frönte den biologischen Grundlagen seiner Faszination und Manie. Er erforschte sie und erlangte psychospirituelle Kraft. Er trieb sich in die Höhen und Tiefen des Wahnsinns, indem er versuchte, die Energien extremer geistiger Geschwindigkeit zu zähmen.

Donald Crowhurst zeigte einen scheinbar unstillbaren Drang zur Selbsttransformation. Er wollte ein anderer werden als er war, und dabei war ihm letztlich keine Höhe, Weite oder Größe genug – eine Art psychospiritueller Krebs.

Henri Michaux entdeckte die eigentliche »Wunde« des Wahnsinns, welche die Energien des Unter-Geistes entfesselt, um alternative Wirklichkeiten, Über-Wirklichkeiten und kosmische Wirklichkeiten zu schaffen. Er entschleierte die furchtbaren psychischen Energien der Psychose.

Immer wieder das spontane Aufleuchten innewohnender geistiger Gesundheit aufzudecken wird zum Fundament der Genesung. Darauf bauen eine neue Art des Behandelns und ein frischer Ansatz der intensiven Fürsorge für Körper und Geist in der Psychose auf.

Die für diesen Ansatz notwendigen Fähigkeiten zu erlernen, insbesondere die Methoden der *Basisbegleitung*, lässt menschliche Nähe zum Katalysator der Genesung werden. Das Geheimnis solcher Nähe kann erlernt und geübt werden; es ist die Übung des »Austausches«.

Durch sie fühlen wir uns ermächtigt, geistige Gesundheit in die eigenen Hände zu nehmen und uns nicht nur auf »Experten« zu verlassen, um den Wahnsinn zu vertreiben. Wenn wir verstehen, wie wichtig die Umwelt ist, kann ein gewöhnliches Zuhause ein natürlicher Ort der Heilung werden. Dies kann große, wohltuende Folgen für alle an so einem Projekt Beteiligten haben: Die Güte, die jedem von uns innewohnt, wird geschätzt und genährt.

Diese Darstellung von geistigem Zusammenbruch und Genesung weist auf eine allgemeingültige Regel für den Geist hin: Es braucht geistige Disziplin, wie Präsent-Sein, Im-Jetzt-Sein, Achtsamkeit, um den Geist gesund zu erhalten. Den Geist zu schützen ist so wichtig wie die eigenen Augen zu schützen – und das ist keine Frage der Psychologie oder Spiritualität. Unser Geist ist kostbar, und letztlich ist er in unserer eigenen natürlichen Verantwortung. Sogar mitten im Sturm psychotischer Erregung oder in Katastrophen können wir lernen, standzuhalten und die eigene Würde zu wahren. Das ist, zusammen mit sanfter menschlicher Begleitung, der Schlüssel zur Genesung.

Teil 3

Spätere Ausführungen

A. Psychotherapie mit einem Verständnis von Shunyata

Psychotherapie als Ausdruck der spirituellen Reise aufgrund der Erfahrung von Shunyata[297]

Obwohl die Praxis intensiver Einzelpsychotherapie viele Jahre das Zentrum meines Lebens bildete, schrieb ich in der Erstausgabe dieses Buches kaum etwas dazu. Psychotherapie war auch ein wesentlicher Bestandteil meiner Arbeit im Windhorse-Projekt und dabei fand meine besondere Vorgehensweise kontinuierlich zur Reife. Doch beim Schreiben war es mir zunächst viel wichtiger und dringlicher, das »Rezept« und die Technik der Windhorse-»Umfeld-Therapie« weiterzugeben, denn sie waren das Hauptanliegen und direkte Ergebnis der buddhistischen Übung und Studien von mir und meinen Kollegen.

Außerdem gab es das berufspolitische Problem, dass Psychotherapie mit schwer gestörten Patienten zunehmend verschwand aufgrund des weitverbreiteten Glaubens, die sogenannten »antipsychotischen Medikamente« hätten persönliche Therapie unnötig gemacht. Doch einige Jahre später bat mich die Windhorse-Gruppe, einen Beitrag zur Ausbildung neuer Psychotherapeuten zu schreiben. So entschloss ich mich, die Weisheit der besonderen Linie, in der ich ausgebildet war, mitzuteilen und einige grundlegende Hinweise zu geben, die mir umso klarer wurden, je mehr sie mit intensiver buddhistischer Meditation integriert wurden.

Diese Möglichkeit, einen Anhang für die Neuauflage zu schreiben[298] macht mich sehr glücklich, denn dies ist endlich der richtige Ort, meine Wertschätzung, meinen Dank und tiefen Respekt gegenüber all jenen

297 Der Ausdruck Shunyata beschreibt die nicht-fassbare, prozesshafte Natur des Seins, »leer« von einem stabilen Wesenskern. Siehe Chögyam Trungpa, Glimpses of Shunyata (Halifax, Nova Scotia: Vajradhatu Publications, 1993).

298 Beide Anhänge wurden 13 Jahre später geschrieben, im Jahr 2003, nach 12 Jahren der Meditation in Zurückziehung.

auszudrücken, die mich ausgebildet und inspiriert haben, um mit Menschen zu arbeiten, die im Wahn verloren sind. Von all diesen Lehrern bin ich am dankbarsten Dr. Harold F. Searles, dessen Arbeit und wesentliche Lehren ich auf den folgenden wenigen Seiten, so gut ich kann, darstelle.

Körper, Rede und Geist der Psychotherapie: Umwelt, Beziehungen und subtile Energien

Anfänge

Stets gab es in der Geschichte starke Ausdrücke mitfühlender Fürsorge für Menschen, die von geistigen Störungen erfasst wurden. Doch erst Anfang des zwanzigsten Jahrhunderts haben diese Inspiration und Energie zu einer intimen, persönlichen Behandlung geführt, die heute als die psychoanalytische Bewegung bekannt ist. Ihr anhaltendes Erbe ist das Entwickeln der Fähigkeiten intensiver Psychotherapie, die sich für eine Weile ausbreitete, heute aber offenbar einer verwirrenden Vielzahl von Kurzzeittherapien Platz gemacht hat, von denen keine die Tiefe und Disziplin hat, um Leuten zu helfen, die wahnsinnig sind oder im Begriff sind, es zu werden.

Deshalb möchte ich einige Prinzipien der Psychotherapie besprechen und zeigen, wie sie sich zur Übung der Achtsamkeits- und Gewahrseinsmeditation verhalten und wie ein Verständnis der beiden Vorgehensweisen es möglich macht, dass die Energie des Mitgefühls unsere heilenden Traditionen aufs Neue belebt.

Sigmund Freud und seine frühesten Schüler arbeiteten bis zu einem gewissen Grad mit Menschen in extremen Geisteszuständen; sie dachten sogar an Behandlungsgemeinschaften, auch wenn wir sehr wenig über sie wissen. Eugen Bleuler und Carl Jung vom Burghölzli-Spital in Zürich versuchten psychotherapeutische Behandlungen direkt in den psychiatrischen Stationen der Klinik. Ende der 1920er Jahre wurde bei Berlin das kleine psychoanalytische Krankenhaus »Tegel« unter der Leitung von Ernst Simmel eröffnet, den Freud manchmal im Sommer besuchte. Eine meiner ersten psychoanalytischen Supervisorinnen, Dr. Edith Weigert, die sich damals in Ausbildung befand, erzählte uns vom »Tegeler Idyll« und wie sie als Studentin mit Freud einen stillen Spaziergang in der ländlichen Umgebung gemacht habe – schweigend, weil Freud bereits an Kehlkopfkrebs litt und seine Stimme sorgfältig für Patientengespräche schonte. Für mich schien »Tegel« immer so etwas wie das Sanatorium in Thomas Manns »Zauberberg« zu sein.

Wie Thomas Mann flohen auch Edith Weigert und ihr Mann in den 1930er Jahren vor der sich abzeichnenden Katastrophe aus Deutschland in die Vereinigten Staaten, nach Washington, D. C. Dort begegneten sie einer anderen Emigrantin aus Berlin, einer Frau, die in mehr als einer Hinsicht im eigentlichen Herzen der Behandlung derer steht, die an Psychosen leiden, Dr. Frieda Fromm-Reichmann. Es kam zu einer engen Zusammenarbeit zwischen ihnen, wozu später mehrere Studien der manisch-depressiven Psychose gehörten. Aber wichtiger war: Fromm-Reichmann verwandelte das Chestnut Lodge Hospital, am Rande von Washington D. C., von einem Sanatorium für Alkoholentzug in ein weltbekanntes Zentrum für intensive Psychotherapie für Menschen mit extremen Geisteszuständen. Dr. Harry Stack Sullivan aus dem benachbarten Baltimore, der sich ebenfalls um den Aufbau einer Behandlungsstation für Psychotiker im Sheppard Pratt Hospital bemühte, kam häufig nach Chestnut Lodge, um dort zu lehren und zu beraten. Fromm-Reichmann wurde stark von seinen Vorstellungen und seiner Arbeit beeinflusst.[299]

Die Genannten gehörten zu den Gründungsmitgliedern des sich damals bildenden Instituts für psychoanalytische Ausbildung in Washington. Es blieb die einzige solche Stätte unter dem Einfluss von Therapeuten, die intensive Psychotherapie mit schwer gestörten Patienten praktizierten. Dies gab der Ausbildung eine besondere Note und wie einer meiner Lehrer dort zu sagen pflegte (auf Sullivans prägenden Einfluss anspielend): »Wir alle haben ein bisschen Ire in uns.« Tatsächlich galt das Institut bei der Mehrzahl orthodoxer Psychoanalytiker als abtrünnig.

299 Eine ausführliche, sehr anschauliche Darstellung von Leben und Werk Frieda Fromm-Reichmanns in Chestnut Lodge gibt Gail Hornstein: To Redeem One Person Is to Redeem the World (New York: The Free Press, 2000). Siehe auch Fromm-Reichmann, Principles of Intensive Psychotherapy (Chicago, University of Chicago Press, 1950, 1960).

Fromm-Reichmann selbst wurde wegen ihrer psychoanalytischen Behandlung psychotisch Kranker scharf angegriffen.

Trotz ihrer fast legendären Freundlichkeit und Hilfsbereitschaft war sie auch hart und energisch. Kurz nach ihrem Medizinstudium in Deutschland zog man sie im Ersten Weltkrieg zur Armee ein, wo sie in einem Feldlazarett an der Front Soldaten mit Kopfwunden behandelte.

In Chestnut Lodge lebte sie in einem kleinen Häuschen auf dem Grundstück des Krankenhauses, sodass sie mit ihren Patienten in der eigenen Wohnung arbeiten konnte. Diese hingebungsvolle Güte hat mich stets beeindruckt. Sie kommt in ihrer Bemerkung zum Ausdruck, dass sie beim Arbeiten mit Patienten das Gefühl habe, sie lade Gäste in ihr Wohnzimmer ein.

Als ich 1963 meine persönliche Psychoanalyse bei Dr. Harold Searles begann, war er leitender Therapeut in Chestnut Lodge. Sein Büro war im selben Häuschen, in dem Fromm-Reichmann gewohnt hatte, und mir war bewusst, dass die ersten eineinhalb Jahre meiner Analyse in ihrem Schlafzimmer stattfanden!

Obwohl ich Frau Fromm-Reichmann, die Mitte der 1950er Jahre starb, nie begegnet bin, fühle ich mich ihr sehr verpflichtet. Als ich 1962 junger Assistent in der Psychiatrie an der Stanford Universität war, hatte ich einen Supervisor, der in Chestnut Lodge unter Fromm-Reichmann gearbeitet und gelernt hatte. Er gab mir ihren Artikel »Über Einsamkeit«, der mich wegen seiner Demut, Zivilcourage und des fehlenden Fachjargons tief berührte. Der Aufsatz gefiel mir so gut, dass er mir noch einen anderen gab, von Harold Searles: »Das Bedürfnis, andere verrückt zu machen«. Diesmal beeindruckte mich die Furchtlosigkeit, jeden Aspekt des eigenen Geistes in den Dienst des therapeutischen Prozesses zu stellen. Genau diese Art Mut wünschte ich zu lernen, um mit meinem eigenen Leben zu arbeiten und es erfüllender zu gestalten. Als ich im Jahr darauf nach Washington, D. C., umzog, um Hirnforschung am National Institute of Mental Health zu betreiben, schrieb ich Searles und bat ihn, bei ihm eine Analyse machen zu dürfen.

Während dieser ganzen Zeit hatte ich kaum das Gefühl, Menschen wirklich helfen zu können, trotz Ausbildung und dem medizinischen Familienerbe. So dachte ich, das Labor sei der beste Platz für mich. Doch nach etwa zwei Jahren Analyse mit Searles entwickelte sich genug Vertrauen in mir, so dass ich mich vor dem dreißigsten Geburtstag entschloss, den Sprung zu wagen und Student am Washingtoner Psychoanalytic Institute zu werden. Ein Jahr später schloss ich mich dem Therapie-Team im Chestnut Lodge Hospital an. Aus der Analyse bei Searles wurde dann eine Lehranalyse, die sieben Jahre dauerte. Diese Periode war eine Art Lehrzeit für mich, in der ich die Kunst und Wissenschaft der Psychoanalyse übertragen bekam. Dr. Otto Will, mein Hauptsupervisor in Chestnut Lodge (ich folgte ihm später als Mitarbeiter, als er Leiter des Austen Riggs Centers wurde), hatte Lehranalysen bei Harry Stack Sullivan und Frieda Fromm-Reichmann absolviert und galt allgemein als der aktive Halter ihrer psychoanalytischen Tradition.

Zu dieser Zeit war das Arbeiten in Chestnut Lodge ein totales Eintauchen in intensive Psychotherapie. Viermal pro Woche sah ich sechs stationäre Patienten, zweimal wöchentlich gab es Gruppensupervision, zweimal wöchentlich Fallkonferenzen, zusammen mit therapeutischer Arbeit, Supervision und Studium im Rahmen der Ausbildung am psychoanalytischen Institut. Während der neun Jahre Arbeit im Chestnut Lodge war die intensive Psychotherapie von Menschen mit akuter und chronischer Psychose im Zentrum meines Lebens.

In Chestnut Lodge und den wenigen anderen Krankenhäusern, wo intensive Einzeltherapie möglich war, wurde die Patientenbetreuung meist zwischen individuellen Psychotherapeuten und »verwaltenden« Therapeuten aufgeteilt. In Chestnut Lodge diente diese Aufteilung der strikten Trennung von Funktionen und Verantwortungen (wie auch der Konflikte, die zwischen ihnen entstanden). Die Absicht war, den Einzeltherapeuten von den täglichen, weltlicheren Anliegen des Patientenlebens im Krankenhaus freizuhalten. Mit anderen Worten: Die Psychotherapie war am wichtigsten und der eigentliche Heilfaktor; von den administrativen und pflegerischen Tätigkeiten auf Station erwartete man nur, einen guten Rahmen zu schaffen, in dem die Einzeltherapie möglichst reibungslos stattfinden konnte.

Beim Windhorse-Projekt hat der Psychotherapeut keinen solchen Luxus – oder besser gesagt keine solche Abschirmung von den irdischen Qualitäten des Patientenlebens. Sicher ist der Teamleiter stärker als die anderen mit dem Verwalten des Haushalts und des Teams befasst, aber der Haupttherapeut ist nie befreit von diesen Tätigkeiten und Entscheidungen. Natürlich gibt es in einem Windhorse-Team eine natürliche Hierarchie: Doch obwohl der individuelle Psychotherapeut die Leitung hat, gefolgt vom Teamleiter, dann den Teamtherapeuten und schließlich den Mitbewohnern, weiß jeder genau, dass die ganze Therapie-Situation von der Arbeit der Mitbewohner abhängt.

Das Windhorse-Team ist ein Netzwerk von Individuen, alle in ihrer eigenen spezifischen Beziehung zum Patienten, deren Gesamtheit das therapeutische Zuhause erschafft. Der Psychotherapeut macht einfach seinen Job. Doch welche Rolle er oder sie auch immer spielen mag – die Prinzipien der »Basisbegleitung« sind das Fundament der Arbeit aller Beteiligten (siehe Kapitel 6).

Einladung

Im Vergleich zur intensiven Psychotherapie bei Windhorse wirkt normale Psychotherapie verborgen, technisch und allzu exklusiv. Natürlich werden Gründe für diese Exklusivität genannt, wie die »Reinheit der Übertragung« zu bewahren, wovon in der psychoanalytisch orientierten Psychotherapie so viel abhängt, wie es heißt. Doch im Fall der Windhorse-Therapie, beim Arbeiten mit Menschen in extremen Geisteszuständen, sind es Bodenkontakt, Offenheit und aufrichtige Kommunikation, von denen die transformierende Kraft ausgeht.

Bemerkenswert ist vor allem die Qualität der Offenheit. Zum Beispiel dürfen Teamtherapeuten bei Teamsitzungen neugierig den Psychotherapeuten befragen; sie können auch Vorschläge machen, welche Probleme angesprochen werden sollten. Und jeder weiß, dass andere Teammitglieder mitunter für den Patienten wichtiger werden können als der bestellte Psychotherapeut, ohne dass eine Konkurrenzsituation daraus entstünde. Oder der Therapeut/die Therapeutin bezieht plötzlich ein anderes Teammitglied in einer Art Co-Therapie mit ein. Einmal geriet einer unserer Patienten, der sich bis dahin sehr gut entwickelt hatte, in eine akute Krise, wo er sich in einer Welt der Halluzinationen verlor, unerreichbar, ohne jeden Kontakt, aber in einer Atmosphäre drohender Gewalt. Der Teamleiter (Jeffrey Fortuna) war beim Patienten. Hilflos und niedergeschlagen rief er mich an, ob ich irgendwie helfen oder einen Rat geben könnte. Da mir nichts einfiel, ging ich in die Wohnung des Patienten hinüber.

Der Patient kauerte in einer Ecke seines Betts in einem wüsten Zimmer und kommunizierte nur mit unsichtbaren Welten und Wesen. Jeff und ich versuchten mit ihm zu sprechen – vergebens. Möglicherweise bedrohte ihn unser beider Anwesenheit und trieb ihn noch weiter zurück in seine undurchdringliche Gedankenwelt. Ich erinnere an den Moment, wo ich einfach aufgab. Ich blickte zu Jeff und es fiel mir auf, dass ich schon einige Zeit über nichts als Arbeit mit ihm gesprochen hatte. Da wir im Augenblick praktisch unter uns waren, so gut wie allein, begann ich mit ihm über sehr persönliche Dinge zu reden: mein Leben, sein Leben, unsere Beziehungen. Irgendwie gingen wir ganz im Gespräch auf und kümmerten uns nicht um den Patienten – er konnte teilnehmen, wenn er wollte, und falls nicht, war es auch recht. Wir genossen die Unterhaltung zutiefst und mussten manchmal laut lachen. Welche Erleichterung, sich nicht mehr so intensiv zu bemühen, etwas vom Patienten zu wollen! Das Gespräch wurde immer interessanter, sexy, provozierend, klatschend und humorvoll. Wer kann schon widerstehen, da zu lauschen? Allmählich hörte uns der Patient zu. Vielleicht fand er unsere Welt interessanter als die, in der er gerade steckte, vielleicht war er nur neugierig auf unsere Leben oder einfach eifersüchtig – wer will das wissen? Ganz langsam, ohne den geringsten Versuch unsererseits, ihn zu animieren, schaltete er sich in unsere Unterhaltung ein. Das war keine besondere Leistung von uns, aber der Patient machte die ungewohnte Erfahrung, aus seiner Gedankenwelt aussteigen zu können, ohne unverschämt oder gewalttätig zu werden.

Eigentlich ist diese Geschichte nur eine Variation des Themas Basisbegleitung, was einer der vielen Gründe ist, weshalb ein Windhorse-Psychotherapeut – auch ein potentieller – idealerweise erst die Kunst der Basisbegleitung erlernen sollte. Das Herz aller Basisbegleitung ist die Übung »sich und andere auszutauschen« (Tonglen, siehe S. 368). Sie ist nicht leicht und braucht etwas Anstrengung. Manchmal kommt das recht natürlich, manchmal erscheint es unmöglich. Es bedeutet, das Festhalten zu lockern am eigenen Territorium, Rechthaben und Berufsstolz, wie auch an der eigenen Autorität und sogar am Bedürfnis nach Gesundheit und Wohlbefinden und dafür die Depression, Panik, Abneigung, Verlassenheit und Verwirrung des anderen anzunehmen. Das ist *wirkliches* Bezogensein. Und es gibt kein weiteres Motiv dahinter, keine Absicht, den anderen zu manipulieren oder zu gängeln. Es werden keine Grenzen oder Barrieren niedergerissen. Es ist ein Sich-Öffnen für eine frei fließende, sich gegenseitig durchdringende grundlegende Menschlichkeit – das ist mit »authentischer therapeutischer Freundschaft« gemeint.

Natürlich ist diese Art des »Austausches« bei den meisten von uns nicht sehr stabil und muss entwickelt werden. Das geschieht schnell, wenn man die grundlegende angstfreie Klarheit in sich entdeckt. Aber es kann auch ganz einfach praktiziert werden. Ein Meister dieser Art von Meditation pflegte zu sagen: »Wenn jemand sagt: ›Deine Tasse ist mir im Weg‹, schiebe ich eben die Tasse zur Seite.« Das sagt alles. Die Metapher der Tasse bedeutet, dass wir in unseren zwischenmenschlichen Beziehungen ständig Gelegenheit haben, nachzugeben, fixe Vorstellungen von uns selbst und wie wir sein wollen, aufzugeben, wie auch die unzähligen kleinen Territorien preiszugeben, mit deren Verteidigung wir unser Leben verbringen. Das heißt, wir befreien uns aus dem Gefangensein darin, wer Recht, Unrecht oder Schuld hat, so dass wir dahinter erkennen können, was der andere wirklich braucht.

Was in der Beziehung zwischen Patient und Therapeut geschieht, ist der Treibstoff oder die Energiequelle von Therapie. Natürlich erforschen wir auch ein wenig die Vergangenheit, die persönliche Geschichte. Leute sprechen nur allzu gern von ihrem Leben; sie sind fast besessen davon, festzustellen, wie sie so geworden sind. Das scheint Orientierung zu geben, den Schlüssel zum Identitätsgefühl. Egal worüber gesprochen wird, es findet ein ständiger Strom der Interaktion zwischen Patient und Therapeut statt, bewusst und unbewusst. Sobald man jemandem erzählt, wer man ist oder war – von Eltern, Erfolgen und Misserfolgen, Liebeserfahrungen, Träumen der letzten Nacht –, fließt inmitten des Ganzen, zwischen den Zeilen, hinter den Worten, ein weiterer Strom unbewusster Kommentare. Wir bemerken ihn kaum, so beschäftigt sind wir, die Reaktionen des Zuhörers im Voraus zu erahnen und uns darauf einzustellen. Im Hintergrund bewerten wir die eigenen Worte und Gedanken als gut oder schlecht, gesund oder ungesund, und projizieren dann im Nu all diese kleinen Urteile auf den anderen und schreiben sie ihm zu.

Sogar in den einfachsten Formen der Kommunikation gibt es die Möglichkeit, subtilere Ebenen zu beobachten. Es ist ein Aspekt der intensiven Psychotherapie, diese Bereiche der Beobachtung zu erschließen oder zumindest zum Beobachten einzuladen. Wenn das geschieht, führt dies zu immer größerer Präzision im Sehen des eigenen Geistes in Beziehung und zugleich findet ein allmähliches Schärfen der äußeren Sinneswahrnehmungen und der allgemeinen Intelligenz statt.

Schon in den Anfängen des psychoanalytischen Experiments luden die ersten Therapeuten ihre Patienten ein: »Sie sind vollkommen frei, alles zu sagen, das Ihnen in den Sinn kommt.« Genau diese Offenheit, sozusagen Gastfreundschaft, wurde zum Merkmal intensiver Psychotherapie. Der Therapeut sollte diese Einladung immer wieder einmal mit Worten und Gesten wiederholen.

Bekanntlich hat dies zur Technik der »freien Assoziation« geführt. Sie wurde zuerst zum Untersuchen von Träumen angewendet, die naturgemäß nicht direkt angegangen werden konnten und sich nur mittelbar durch unzensierte spontane Rede erschlossen. Dann erwies sie sich als nützlich beim Erforschen aller undurchsichtigen psychischen Phänomene, Symptome aller Art, Ängste, Zwänge, Süchte und dergleichen. Irgendwann wurde freies Assoziieren einfach eine Standardmethode der Psychotherapie.

Meine eigene Erfahrung hiermit als Patient war ungemein lebendig. Zuerst erschien es mir eine unmögliche Last, alle Gedanken, die mir in den Sinn kamen, ohne Rückhalt, ohne Zensur oder Glättung auszudrücken. Bestenfalls konnte ich kleine Bruchstücke von all dem äußern, mit gelegentlichen Ausbrüchen wie: »Das ist lächerlich – was mache ich hier?« Aber Searles blieb immer geduldig, drängte mich höchstens mal sanft fortzufahren und konnte offenbar mit allem, was ich sagte, auch winzigen Kleinigkeiten, etwas anfangen. Manchmal konnte ich mich der Technik nicht überlassen; ich konnte nicht in diesen Unsinn loslassen und mein System geriet ins Stocken und ich verfiel ins Schweigen. Ich musste mich fragen, was der Grund dieses Widerstands war. Manchmal war es nur einfach eine Ablehnung des gesamten Prozesses, der mir einfach zu peinlich war, um etwas zu äußern. Doch meist – und in größerer Tiefe – dachte ich damals, hatte es damit zu tun, die völlige Banalität meines Geistes auszuhalten. Was sich da zeigte war langweilig, trivial, ermüdend, uninteressant, ja sogar krankmachend – kreisende, unnütze Anliegen. Jeder Gedanke, den ich anschaute, erschien als eine Art der Selbstrechtfertigung, als ein Vergleichen mit anderen, subtile Versuche, mich in besserem Licht zu sehen und zu schützen. »Ich dieses«, »Ich jenes«, »mein« und »mir«! Letztlich erschien der gesamte Denkprozess von Eitelkeit getrieben, mit dieser endlosen Haltung des »Ich kann so nicht weitermachen«. Wahrscheinlich ist dies der Ursprung mancher Arten des Verstummens (Mutismus). Irgendwann verlor ich jede Achtung vor meinem begrifflichen Denken.

Dann gab es Zeiten, wo es leicht ging. Ich schwätzte drauflos mit einem fast manischen Genuss an Banalität, und fühlte mich entspannt mit dem ganzen Gedankensystem, so inkonsequent, leer und irgendwie grandios humorvoll es war.

Einige Jahre später, als ich mit Achtsamkeitsmeditation begann, entdeckte ich all dies in weit größerem Detail. Welche Überraschung! Da waren wieder dieser zerbrechliche Stolz und die Selbstgerechtigkeit hinter der ganzen Show. Doch die Methode, diesem unvermeidlichen Phänomen zu begegnen, war diesmal eine völlig andere.

Wenn sich jemand in extremen Geisteszuständen wie Psychose befindet, unter dem Druck rasend schneller Assoziationen oder im Zustand dauernder achtloser Ablenkung, wird die Methode der freien Assoziation nutzlos sein. Doch die Einladung zu der Offenheit, sich frei zu äußern, bleibt in der Atmosphäre spürbar und bildet einen Freiraum, in dem man entspannen kann.

Die Einladung findet ihr wesentliches Gegenstück in der Art wie der Therapeut mit seinem eigenen Geist arbeitet. Die Übung besteht darin, allem, was ausgedrückt wird, zuzuhören, ohne es einzuordnen oder darin diese oder jene Bedeutung zu diagnostizieren. Es ist ein komplementäres Loslassen aller Urteile über das Gehörte, wobei reflexhafte Versuche, Bedeutung zuzuschreiben, entspannt werden. Das ist die ideale Art, jemandem zuzuhören, der seinen Traum von letzter Nacht erzählt. Man kann zuhören, ohne zu analysieren und zu interpretieren, mit bloßer, nackter Empfänglichkeit, die fast traumartig ist, während die eigenen Assoziationen zu den Traumbildern spontan kommen und gehen. Dies müssen Therapeuten für gewöhnlich erst üben, bevor sie diesen Grad von Entspannung erreichen, dass sie nicht mehr antworten müssen. Es ist hilfreich, Leuten, die ihre Träume erzählen, einfach zuzuhören, ohne den Versuch, etwas daraus zu machen. Einfach mit ihnen zu sein und die Gestaltungen der Träume und die Qualität der Emotionen, die ihnen die Energie geben, wahrzunehmen.

Die Gastfreundlichkeit der Einladung ist die Basis der Beziehung in intensiver Psychotherapie: eine Begegnung auf der gewöhnlichsten aller Ebenen. Sie kommt *vor* aller Diagnose, Untersuchung, Analyse oder sogar vor dem Drang, nützlich oder hilfreich zu sein. Aus dieser Einfachheit können Vertrauen und gegenseitige Achtung entstehen. Die grundlegende Ebene des Bezogenseins (vielleicht eine Kombination aus »Präsentsein« und »Sich für andere Austauschen«, siehe S. 365–369) ist eine der Bedeutungen von Harry Stack Sullivans berühmtem Spruch: »Wir alle sind schlichtweg mehr Mensch als anderes.«

Emotionen

In der Psychotherapie mit Menschen, die wenig Kontrolle über den Geist haben und ihren Emotionen ausgeliefert sind, kann bereits das Erkennen und klare Abgrenzen einer Emotion der erste Schritt zu der Entdeckung sein, dass man überhaupt mit dem Geist arbeiten und ihn zähmen kann. Es gibt unzählige Ansichten und Theorien, wie Therapeuten im Verlauf einer Psychotherapie mit dem Ausdruck von Emotionen beim Patienten umgehen sollten. Doch praktisch hängt für den Gang der Therapie alles davon ab, wie der Therapeut mit den *eigenen* Emotionen umgeht, gleichgültig, was für Vorstellungen er hat. Laut Sullivan und Fromm-Reichmann können wir besonders beim Arbeiten mit schwer gestörten Menschen nicht nur gefühllose Gesprächspartner oder wohlwollende Zeugen sein – wir müssen uns voll engagieren.

Vitalität

Searles macht seinen eigenen Standpunkt sehr deutlich:

> Nur im Bereich des Fühlens fand ich Lebendigkeit und Interesse, und auf der Basis vieler Jahre persönlicher Erfahrung mit Gedanken und Persönlichkeitsstrukturen als Verteidigung gegen spontane

Emotionen reagierte ich auf sie als im Grunde unveränderlich und lebensfeindlich.[300]

In meiner eigenen therapeutischen Arbeit mit ihm hatte er anscheinend Geduld mit allem, was ich sagte. Doch sobald ich zu sehr in Begriffen war oder distanziert von dem, was ich sagte, machte er mich darauf aufmerksam. Er ermunterte mich in keiner Weise, Emotionen auszudrücken oder zu entladen, und schien sie auch nicht höher zu schätzen als irgendetwas anderes. Er erschien mir unermüdlich darin, Abwesenheit von Gefühlen aufzudecken sowie ein unstimmiges Gefühl und den möglichen Mangel an Mut, mit der ich Emotionen vor mir selbst oder vor ihm verbarg.

Er hat aus seinem Umgang mit Emotionen aber nie eine allgemeine Technik abgeleitet. Er sagte nur: »Beim Arbeiten mit chronisch schizophrenen Patienten [oder sonst jemandem][301] stelle ich stets fest, dass die Offenheit des Therapeuten für Gefühle jeder Art der Schlüssel zur Situation ist.[302]

In diesem Sinn ist die gesamte Skala der Gedanken und Emotionen des Therapeuten, Wachheit oder Trägheit, Interesse oder Desinteresse, Trauer oder Freude, Hoffnung oder Furcht und dergleichen, die Palette, die er oder sie ununterbrochen durchgeht. Sie ist die Quelle von Energie und Vitalität in der Beziehung.

Auf einer subtileren Ebene zeigt sich oft, dass die eigenen emotionalen Erfahrungen, plötzliche geistige Szenen und Körperempfindungen genau das sind, was in den Äußerungen des Patienten fehlt – als wären sie von dessen Bewusstsein getrennt und würden nur vom Therapeuten erlebt. Dasselbe geschieht auch in umgekehrter Richtung. Das ist ein Beispiel für den kontinuierlichen Strom von Ebbe und Flut im Austausch zwischen Therapeut und Patient und Menschen allgemein.

Wer dieses stille, doch allgegenwärtige Phänomen eines kaum bewussten Austausches oder freien Flusses von Gefühlen erkennt, wird der Fähigkeit des Therapeuten, seine eigenen Emotionen wahrzunehmen und zu akzeptieren, die allerhöchste Priorität geben. Searles schlussfolgerte:

300 Harold F. Searles, Einführung, Collected Papers on Schizophrenia and Related Subjects (New York: International University Press, 1965), S. 26.

301 Einschub des Autors

302 Searles, ebd.

»Je mehr ich zu der Überzeugung gelange, dass ich ebenso wie meine Mitmenschen eine im Grunde liebevolle, konstruktiv ausgerichtete Person bin, nicht im Grunde übelwollend und destruktiv, desto freier fühle ich mich im Austausch, ob ich meinen Patienten nun subjektiv liebevoll oder subjektiv übelwollend begegne.«[303]

Unnötig zu sagen, dass diese Einstellung ein gewisses Vertrauen erfordert: Vertrauen, dass man das beste Wohl des anderen im Herzens hat, gleichgültig, was man sagt. Ein Vertrauen, dass man dem Leid des anderen mitfühlend zugetan ist und dass es die eigene Absicht ist, so ungeschickt oder ungeeignet sie sich auch ausdrückt, Gelegenheit zu geben, dass dieses Leiden gehört und womöglich gelindert werden kann. Ich glaube, das ist, was Fromm-Reichmann meinte, als sie sinngemäß sagte: Es gibt im Grunde keine technischen Fehler – es gibt nur Fehler des Herzens.

Die Beziehung, die in intensiver Psychotherapie entsteht, ist nicht so sicher und von beruflicher Anerkennung geprägt wie die, die in einer kurzen Beratung durch eine wohlwollende erfahrene Person entsteht, wo der Patient voller Respekt und Dank für unser Interesse ist. Aber vielleicht wünscht sich der Therapeut, es wäre so, oder glaubt, es solle so sein. Natürlich geht jeder Therapeut durch Phasen, wo er einfach eine harmonische Beziehung wünscht. Das kann ein Problem werden, und wird es meist auch. Solche Sicherheit gibt es in keiner intensiven, langdauernden Beziehung egal welcher Art. Sobald Patienten freier sprechen und uns genauer kennen, sagen sie womöglich Dinge, die uns konsternieren und verletzen. Vielleicht wollen sie uns damit bestrafen oder besiegen oder einfach aufwecken.

Viel bedrohlicher für den Verlauf einer Therapie ist eigentlich das Zurückhalten solcher Emotionen. Searles wandte sich sofort jeder unausgedrückten oder versteckten, gegen ihn gerichteten negativen Emotion zu. Unter *negativ* verstehe ich Emotionen, die einer grundlegenden Aggression entstammen, wie Abneigung, Rachsucht, Verachtung, Tükke oder Neid. Searles meinte, der Therapeut solle sich zunehmend seiner Neigung bewusst werden, eine heimliche Komplizenschaft mit dem Patienten aufzubauen, solche Emotionen zu ignorieren und keine »Pro-

303 Ebd., S. 25.

bleme« zu machen, um den Mythos des therapeutischen Bündnisses zu wahren. Searles hatte ein scharfes Auge für derlei Tendenzen, denn ihm war klar, dass das Versäumnis, diese Gefühle anzusprechen, vielleicht die wichtigste Einzelursache für therapeutischen Misserfolg und verkrampfte, leblose Therapie ist.

Technisch mag das nicht so leicht sein. Wenn der Therapeut drängt, diese Emotionen ans Licht zu holen, oder zu früh aktiv wird, kann das die gegenteilige Wirkung haben und die Wut des Patienten tiefer ins Dunkel treiben. Manchmal hielt ich Searles vor, er sehe Aggression, wo gar keine sei, und ich überlegte, ob er vielleicht paranoid sei, von Natur oder absichtlich. Dann schoss er einmal die Bemerkung zurück: »Das Problem mit Ihnen ist, dass Sie nicht paranoid genug sind!« Mehr als alles andere, das ich kenne, erschütterten diese Worte eine gewisse Naivität oder kindliche Unwissenheit, die mich offenbar vor der Wut und der Kritik anderer Menschen isoliert hatte. Vielleicht war dies die erste Ahnung einer scharfen paranoiden Intelligenz, die mir zur Verfügung stehen würde.

Bei Gefühlen der Leidenschaft oder Liebe fühlte Searles keine solche Unmittelbarkeit. Sie finden ohnehin ihren Ausdruck, wenn der Therapeut offen dafür ist. Jedenfalls waren für Searles, auf einer primitiven Stufe undifferenzierter Emotion, Liebe und Hass eins, und »jedes intensive, offenherzige Bezogensein ist in Wirklichkeit Liebe.«[304] In seiner langjährigen Arbeit mit chronisch an Psychose Leidenden entdeckte er Folgendes:

> »Erschreckend ist die Intensität des Hasses, den man bei langer Arbeit in sich selbst und im Patienten entdeckt. Noch beeindruckender aber ist für mich die Macht der grundlegenden Liebe, die sich unweigerlich offenbart, wenn beide den Mut aufbringen, trotz Angst und Verzweiflung weiter vorwärts zu gehen.«[305]

304 Ebd., S. 26.
305 Ebd., S. 26.

Leichtigkeit

Es ist verblüffend, wie die meisten von uns an Emotionen festhalten und sie auch dann noch hegen, wenn sie uns schon verschlingen. Als würde ihre Schwere und Ernsthaftigkeit uns versichern, dass wir lebendig sind und noch existieren! Wenn wir aber in der Psychotherapie mit der Intensität der Emotionen arbeiten, wird die Qualität der Leichtigkeit schließlich wichtiger. Die ist auf einer subtileren Ebene des emotionalen Geistes. Auf der groben Ebene sehen wir, wie Emotionen den Geist in grenzenlose Ablenkung davontragen können, während auf subtilerer Ebene Emotionen als präzise und klar erlebt werden können. Um das zu sehen, braucht es ziemliche Genauigkeit und Schnelle. Das heißt, wir müssen uns üben, die Energie von Emotionen wahrzunehmen, noch bevor sie den Geist in Besitz nehmen.

Allgemein braucht es Zurückgezogenheit und meditative Übung, damit sich die subtileren Aspekte des Geistes offenbaren, und zugleich gilt es, eine nicht schwankende Aufmerksamkeit zu entwickeln, wie auch den Mut, solche Beobachtungen anzustellen. In dieser Diskussion geht es aber um zwischenmenschliche Beziehungen, weshalb wir direkt in die Struktur der Psychotherapie schauen sollten, um herauszufinden, wie sich darin das Beobachten des subtilen Geistes üben lässt. Anders gesagt: Wie lassen sich die Präzision und Klarheit meditativer Übung in das zwischenmenschliche Feld der Beobachtung bringen?

Dieser ganze Bereich sollte meiner Meinung nach ein Feld ständigen Forschens sein für jeden, der Psychotherapie betreibt. Ich möchte nur kurz zwei allgemeine Aspekte erwähnen: äußere und innere Disziplin. Die äußere Disziplin beinhaltet die gewöhnlichen Instruktionen, die ein Therapeut seinem Patienten allmählich gibt, etwa sich an die vereinbarten Stunden zu halten, pünktlich zu beginnen und aufzuhören, das Honorar zu zahlen (falls vereinbart) und der Kontinuität der Sitzungen Priorität über fast allen anderen Ereignisse im Leben einzuräumen (wie Beruf, Krankheit oder familiäre Probleme).

Die äußere Disziplin mag auch den Rat beinhalten, nicht blind Emotionen an anderen abzulassen, die eigentlich in die therapeutische Beziehung gehören, oder sich nicht in Diskussionen der eigenen Therapie mit anderen zu verlieren, und natürlich: aufrichtig zu sein und so weiter – alles Dinge, die bewirken, dass die Beziehung stärker und konzentrierter wird. Das ist von mehr als nur praktischem Belang: Solche Richtlinien bilden einen Rahmen, in dem eine gewisse innere Festigkeit erlebt werden kann. Damit eine Therapie Erfolg hat, muss die Qualität einer mutigen Geisteshaltung entwickelt werden, so dass der Patient die Anstrengung aufbringen kann, direkt die eigenen Mängel statt immer die Fehler der anderen anzuschauen. Schließlich braucht es sogar eine Art wilder Entschlossenheit, um sich von Suchtverhalten oder ablenkenden Halluzinationen abzuwenden.

Wie es auch bei jedem anderen Aspekt der Psychotherapie zu sein scheint, wird solche Disziplin nur durch das tatsächliche Verhalten des Therapeuten wirklich übertragen. Der Therapeut kommuniziert ihre Bedeutung durch die Stärke seiner eigenen Disziplin, wobei er sich selbst an dieselben Details der Regeln gegenseitiger Achtung hält. Dies alles verstärkt die gemeinsame Verpflichtung zusammenzuarbeiten und gibt Vertrauen in die Wirksamkeit dieser Arbeit.

Searles eigene Disziplin in der intensiven Psychotherapie war bei seinen Patienten geradezu legendär. Eines Morgens fuhr ich zu seiner Praxis (in einem normalen Bürohaus), kam aber nicht hinein, weil Feuerwehrleute nahe beim Eingang einen Brand löschten. Ein Polizist sagte mir, das Gebäude sei fast völlig evakuiert, doch ich wusste: Searles war da und wartete auf mich wie verabredet. Als die Stunde zur Hälfte um war, drangen einige Rauchschwaden durchs Fenster – und beide brachen wir in Gelächter aus.

Lachen und allgemein ein guter Sinn für Humor sind gute Beispiele für den Aspekt der inneren Disziplin. Zunächst muss ich erwähnen, dass ich vor meiner Arbeit mit Searles nie mit jemandem so viel und laut gelacht habe wie mit ihm. Das scheint im Widerspruch zu stehen zu dem Wert, den er auf äußere Disziplin legte. Doch genau diese starke Disziplin erlaubte große Spontaneität und Leichtigkeit. Jedenfalls mussten wir beide mitunter dermaßen lachen, dass ich nach Luft schnappte, um was zu sagen, und er fast am Lachen erstickend meinte: »Reden Sie nur weiter!« Und dann fingen wir wieder an zu lachen.

In den Jahren drauf war ich weit davon, Searles' beharrlicher Disziplin in der Psychotherapie zu entsprechen, doch die Freiheit zu lachen und meine Weigerung, ja sogar Unfähigkeit, Heiterkeit und Humor zu unterdrücken – manchmal zur Qual meiner Patienten – haben mich nicht verlassen.

In dieser Kombination von Disziplinen – der äußeren Disziplin eines Rahmens, der gegenseitigen Respekt und standfeste Verpflichtung zur Arbeit fördert, und der inneren Disziplin aus Humor, Leichtigkeit und Kontinuität – finden wir die Bedingungen, uns im Beobachten der subtilen Ebenen des Denkens und Fühlens zu üben.

Auf diese Weise wird es möglich, das unstete, quecksilbrige Wesen der Emotionen wahrzunehmen und zu schätzen. Das steht im Kontrast zu seinem vertrauteren Gegensatz: der Schwere der Emotionen, die sich verdichten, sobald es irgendein Festhalten gibt, sie ausbeutet, sich mit ihnen identifiziert. Dann wird die Emotion schmerzhaft – eine Störung, die Wellen von Gedanken und Selbstbezogenheit entfesselt.

Welcher Patient empfand zum Beispiel keine verwirrenden Gefühle der Liebe oder Leidenschaft für den Therapeuten (falls die Behandlung positiv verlief)? In gleicher Weise, welches Kind fühlte kein Liebesklopfen für eine sanfte Erzieherin oder ein Kranker für eine Krankenschwester, ja sogar ein Sterbender für einen einfühlsamen Sterbebegleiter?

Solch plötzliches Verliebtsein ist nichts Ungewöhnliches; es verwandelt die ganze Welt in helles Licht und kann sogar den Schleier einer chronischen Depression zerreißen. Aber kaum beginnen wir, daran festzuhalten und darin zu schwelgen, schleicht sich ein Hauch von Schmerzen ein. Denn Verliebtsein wird zur Forderung nach Anerkennung, Bestätigung, Besitz, Konsum, wiederholtem Konsum. Und schon drohen Betrug und Verlust. Auf diese Weise kann jede Emotion ansteigen und abklingen, ohne irgendeinen Grund und ohne Spuren zu hinterlassen.

Im Verlauf intensiver Psychotherapie können Patient und Therapeut das ganze Spektrum und Repertoire innewohnender Emotionen füreinander erleben. Es gibt also viele Gelegenheiten, diese subtileren Qualitäten zu beobachten. Es ist das Gleiche wie in jeder Situation, wo Menschen eng zusammenleben. Ein älterer Mönch sagte einmal über das Leben in einer kleinen Gruppe in einem langen Retreat: »Einen Tag liebst du sie, am nächsten Tag ist Hass da. Was soll's!«

Obwohl es viele Spielarten grundlegender Aggression gibt, ist ihre subtile, reine Qualität scharf, durchdringend, brennend, unentrinnbar. Sie kehrt wieder und wieder zurück, so wie das Stechen und die Hitze eines Schlages ins Gesicht noch Tage und sogar Wochen zurückkehren, sobald die Erinnerung auftaucht. Zorn gibt keine Ruhe. Er verlangt Aufmerksamkeit und ist ständig wach. Obsessive Rachegedanken sind seine Lebenslinie. Wenn wir vom Zorn erschöpft sind, geben sie dem Feuer neuen Glanz.

Eine gewisse Dumpfheit, Emotionslosigkeit, Gleichgültigkeit und Taubheit gegenüber jedem Eindringen ins Innere nennt man die Emotion der Unwissenheit oder mangelnden Gewahrseins. Wenn Therapeuten mit Patienten konfrontiert sind, die in diesem Stil, sich auf die Welt zu beziehen, verwurzelt sind, werden sie oft von wiederholten Gewaltfantasien gegenüber dem Patienten bedrängt. Sie wollen etwas tun, um den Patienten aus Lethargie und Faulheit zu wecken und um sich selbst vor dem Gefühl zu retten, nutzlos zu sein. Wenn umgekehrt Patienten diese Ignoranz im Therapeuten spüren, sind sie geneigt, irgendetwas Unverschämtes zu tun, um ihn aus seinem professionellen Stupor heraus zu schockieren, so dass er etwas fühlt.

Wahrscheinlich ist Eifersucht oder Neid die hinterhältigste aller Emotionen. Man bemerkt sie so schwer, weil man sie nur extrem ungern zugibt. Sie ist peinlich, deshalb leugnet man sie bis zur letzten Minute. Wenn uns jemand darauf aufmerksam macht, sind wir für einen Moment wie vernichtet, erschlagen, fühlen uns unterlegen und häufig ist reflexhaftes Antworten ein heimtückisches Zurückschlagen. Es ist sehr schade, dass wir so übertrieben und stolz reagieren, wenn unsere Eifersucht offengelegt wird. Denn unsere Unfähigkeit, sie zu erleben, ist ein riesiger blinder Fleck in unserer Wahrnehmung. In Bezug auf spirituelle Übung heißt es, dass ein Versagen, die eigene Eifersucht wahrzunehmen und ihre Folgen zu sehen, jeden Fortschritt zerstört. Mir schien, dass Searles hier vorangehen und den Zugang zu Eifersucht und Neid in sich selbst eröffnen musste. Einmal teilte ich ihm meine Resignation, ja Verzweiflung mit, keinen weiteren Wandel durch die Therapie bewirken zu können. Da sagte er, das sei in Ordnung für ihn, denn wenn ich all die Fortschritte machte, die ich mir erhoffte, würde er immer neidischer auf meine Gesundheit werden, so dass er nicht weiter mit mir arbeiten könne.

War dies das erste Mal, dass ich direkt jemandes Neid auf mich verspürte oder das Bedürfnis, jemanden neidisch zu machen? Ich weiß es nicht, ich kann mich nicht entsinnen. Aber was das für ein Paradox für mich war! So lange hatte ich mich wie ein Kind gefühlt im Vergleich zu seiner emotionalen Robustheit und Courage!

Neid und Eifersucht sind schwer wahrzunehmen, weil man ihre Existenz einfach nicht wahrhaben will. Stolz ist schwer wahrzunehmen, weil er durch seine Allgegenwärtigkeit fast unsichtbar ist. Er ist überall. Wenn wir nur genau genug hinschauen, scheint er hinter jedem Gedanken und jeder Handlung am Werk zu sein. Wir können den ganzen Tag in heiterer Zufriedenheit mit uns selbst verbringen und die leiseste Kränkung lässt alles zusammenstürzen. Den Rest des Tages verbringen wir dann damit, uns selbst vor uns selbst zu rechtfertigen und polieren unser Selbstbewusstsein mit Tagträumen wieder auf, wo wir über den Beleidiger triumphieren. Aber damit nicht genug: Nachts im Traum geht es weiter. Das war vielleicht Freuds erste große Entdeckung über die Funktion der Träume: Sie versuchen unermüdlich, alle tagsüber erlittenen Ich-Kränkungen und Verletzung unseres Stolzes ungeschehen zu machen und umzukehren.

Verletzter Stolz scheint ein primärer Impuls zu sein, der alle reflexhaften Muster auslöst, die wir zur Verfügung haben, um uns zu verteidigen. Stolz ist zudem sehr geschickt: Wir können auf sozusagen alles stolz sein, auf Fehler genauso wie auf Tugenden. Alles scheint geeignet zu sein, unser leicht verletzliches Ichgefühl zu sichern, zu stützen oder zu verherrlichen. Auf einer eher mikroskopisch feinen Ebene herrscht unbeschreibliche Furcht, ohne diesen Bezugspunkt des Ichgefühls zu sein.

Ich betone die Emotion des Stolzes hier so sehr, weil es sich als äußerst schwierig erwiesen hat, mit ihm zu arbeiten oder ihn in intensiver Psychotherapie auch nur anzusprechen, und auch weil er eines der größten Hindernisse ist, von anderen zu lernen. Er sperrt uns in den Käfig unserer eigenen Weltsicht. Stolz schneidet uns von anderen ab, verschließt unser Herz und verwandelt sanftes Zugewandtsein und Liebe in etwas Bedrohliches. Wenn Stolz in Arroganz und Herrschsucht eskaliert, ist das oft ein Maß dafür, wie sehr sich jemand von Terror und Vernichtung [durch Verlust des sicheren Ichgefühls] bedroht fühlt.

Seine schwersten und besonders zerstörerischen Wirkungen zeigt Stolz in den vielen Formen von Ich-Wahn und Größenwahn, und sie alle entspringen demselben subtilen, schnellen Muster. Ein Gefühl des körperlichen oder geistigen Wohlbefindens, das nur Sekundenbruchteile aufblitzt, zu einem Gefühl von Überlegenheit degeneriert, wenn wir versuchen, es festzuhalten, uns darauf zu stützen und es zu verschönern.

Aber des Therapeuten eigener Stolz könnte der subtilste und gefährlichste von allen sein. Es ist wohlbekannt, wie sich Stolz bei Heilern aller Art einschleichen kann. Mit wachsender Erfahrung im Lindern von Leid bekommt man Respekt und beachtlichen persönlichen Einfluss, was im Heiler die Neigung aktiviert, sich von Stolz täuschen zu lassen. Bei Psychotherapeuten zeigt sich das in dem Stolz, den Geist anderer zu verstehen und zu wissen, was für sie das Beste ist, mit dem vermeintlichen Vorrecht, anderen den eigenen Willen oder Verschreibungen aufzuzwingen.

Hier wird die sogenannte »Anstaltsmentalität« geboren (siehe Kapitel 1), wo es keine wirkliche Therapie mehr gibt. Der Therapeut ist unfähig, jeden Augenblick neu vom Patienten zu lernen, und obwohl beide weiterhin funktionieren mögen, sind sie ohne Kontakt, voneinander isoliert.

Basis, Weg und Frucht der Psychotherapie

Von Verzweiflung, durch Verständnis der Leere und Austausch, zur mitfühlenden Aktivität der Basisbegleitung

Einsamkeit

Es gilt zu erkennen und wertzuschätzen, was für ein großes Potential der tiefen Erfahrung von Einsamkeit in jeder heilenden Beziehung, oder einfach in jedermann innewohnt. Das ist das Vermächtnis von Frieda Fromm-Reichmann in einer Sammlung von Notizen »Über Einsamkeit«, an denen sie jahrelang gearbeitet hatte, ohne sie zu vollenden. Man fand sie nach ihrem Tod im Schreibtisch.[306]

Heute, vierzig Jahre, nachdem ich so bewegt und inspiriert von der ersten Lektüre dieses Werkes war, verstehe ich es auf neue Weise. Das Erforschen der Tiefe und Vielfalt von Einsamkeit führt zum Ursprung

306 Dexter M. Pullard, Hrsg., Psychoanalysis and Psychotherapy: Selected Papers of Frieda Fromm-Reichmann (Chicago: University of Chicago Press, 1959).

von Wahnsinn und kann zugleich ein Quell der Einsicht und des Mutes sein.

Fromm-Reichmann beobachtete in ihren Patienten einen tiefen Abgrund der Einsamkeit, in dem eine natürliche, instinktive Sehnsucht nach Intimität, ob mit Begierde oder unabhängig davon, durch Fehlschläge so erschöpft worden war, dass sie resigniert in völliger Isolation lebten. Sie war überzeugt, dass dieser Zustand von Nahezu-Nichtsein in gewöhnlicher Sprache nicht mitzuteilen war, dass es aber dennoch die Grundaufgabe eines Psychotherapeuten sei, sich mit seinem Wesen für all die Verzweiflung und Angst zu öffnen, die von solch einer Person ausgeht, um dadurch einen kostbaren und verletzlichen menschlichen Kontakt aufzubauen, zu nähren und zu schützen. Das war ihre persönliche »Einladung« an Therapeuten.

Aber diese »Öffnung« im Therapeuten ist, wie Frieda Fromm-Reichmann notiert, nicht leicht zu bewirken, da sich der Therapeut vor dem Erkennen der letztendlichen Einsamkeit in sich selbst fürchtet. Beim Besprechen der notwendigen Fähigkeiten für Basisbegleitung (siehe Kapitel 6) habe versucht, diese therapeutische Öffnung im Abschnitt über »Sich auf den anderen Einlassen« zu beschreiben. Dort verwendete ich das Wort *Empathie*, weil es den hier gemeinten Erfahrungen am nächsten kommt. Aber das Wort Empathie reicht hier nicht aus, denn es hat zu viele Bedeutungen und impliziert häufig nicht mehr als »Sympathie«, was der Feinheit und tief persönlichen Qualität der Erfahrung nicht gerecht wird.

Wenn Sie Sterbende betreuen, beginnen Sie vielleicht die Angst zu bemerken, die die andere Person möglicherweise erlebt. Sie können diesen Prozess anstoßen, indem Sie zuerst die eigene Angst bemerken bei der Vorstellung Ihres eigenen Todes oder bei einem leichten Anflug von Angst, mit dem Tod im selben Raum zu sein. Stunden später aber erleben Sie ein Gefühl von Leid oder Niedergeschlagenheit, der ganz der Ihre ist. Ihre Erfahrung ist anders als alles, was sie erwartet haben. Sie hatten sich vielleicht vorgenommen, sich dem Sterbenden zu öffnen, aber dann geht es tiefer und Sie geraten vielleicht in eine persönliche Krise mit Übelkeit oder Überdruss. Sie finden sich in einem Kampf oder Konflikt, ob Sie einfach weiter an diesem flüchtigen Dasein festhalten sollen, oder loslassen, aufgeben und aussteigen. Das ist jenseits der gewöhnlichen Bedeutung von Empathie; das Leid ist Ihr eigenes geworden – jenseits von Erspüren und Praktizieren mit Vorstellungen.

Sicher sind dabei die eigenen Projektionen im Spiel, aber sie sind zugleich Teil der Gesamtsituation und können nicht so anders sein als die Erfahrungen der anderen Person. Unsere Projektionen erweisen sich als gar nicht so persönlich. Im Abschnitt über »Präsent Sein« als Fähigkeit der Basisbegleitung haben wir akzeptiert, dass wir ein Teil des Umfeldes von Leid sind. Beim »Sich für andere Austauschen« gehen wir weiter und lassen unseren Herzensgeist auf seine eigene, persönliche Art mitschwingen, ohne die aufsteigenden Empfindungen abzuwehren. So wird unsere Öffnung zu einem Akt der Furchtlosigkeit.

Die Erfahrung, »aus dem Kontakt« zu sein (siehe Kapitel 6), ist grundlegend für das Gefühl von Entfremdung und »anders als menschlich« zu sein, das so viele einsame Menschen erleben. Es ist im Zentrum wahrer »Depression« als feste Überzeugung, dass keine Änderung möglich ist – unvorstellbar, dass dies je ein Ende finden könnte. Ihre Ursache ist meist solch eine Mischung von Emotionen – Liebe und Hass, Annäherung und Zurückweisung –, dass man wie gelähmt ist. Wir haben vielleicht anfangs einen liebenden Impuls, so einer verlorenen Person zu helfen, tun aber alles, um solche Gefühle nicht selber zu erfahren. Das »therapeutische Ich« oder das »Ich des spirituellen Lehrers« weist sie tief zurück. Trotzdem: Wenn wir in engem Kontakt mit jemandem sind, der so abgeschnitten ist, werden wir sie fühlen – oder die Folgen unseres Widerstands – das eine oder das andere.

Ein extremes Beispiel für eine solche Sackgasse in zwischenmenschlichen Beziehungen ist der Autismus (siehe Index). Während einiger Jahre in Chestnut Lodge war ich der Therapeut eines Mannes in den Dreißigern, der im Alter von zweieinhalb Jahren plötzlich mit der bis dahin normalen Entwicklung aufhörte und sich in einen undurchdringlichen, alles abweisenden, nicht zu beeinflussenden Zustand zurückzog. Aber seine innere Welt war keineswegs karg oder sinnarm. Schrittweise und voller Schmerzen setzte er sich gegen die Beharrlichkeit jahrelanger Geheimhaltung durch und enthüllte mir seine reich bevölkerte Welt. Sie war gefüllt mit magischen Kreationen, meist nichtmenschliche Kreaturen, Ungeheuer oder Urgeschöpfe, mit denen er unaufhörlich auf verschiedenste Weise zusammenlebte. Jedes Wesen kannte er seit seiner

Kindheit und hatte für sie einen (für mich) unaussprechlichen Namen. Sein Medium für Gespräche mit dieser Privatmenagerie waren die Wetterbedingungen. Stundenlang stand er tagsüber im Freien, völlig vertieft ins »Lesen« von und Kommunizieren mit Wolkenformationen, bis seine Beine anschwollen und Geschwüre entwickelten.

Eigentlich war sein Geist wie leer geworden, projiziert in den Himmel, von wo alle vorstellbaren Kreationen von Begleitern erschienen – das unendliche Schauspiel seines verdrehten, aber unwiderstehlichen Drangs nach Intimität.

Brücken zueinander

Selbstverständlich sind wir zu allen Arten empathischen Austausches fähig: mit Zuständen von Angst, Hass, Freude, sogar mit Manie und darin mit dem tiefen Strom zügelloser Ausgelassenheit, Selbst-Ausdehnung und universalem Verbundensein. Aber wie ist es mit dem Schmerz, kontaktlos zu sein, ohne Verbindung, unerreichbar, auf ewig ungeliebt und unfähig zur Liebe, unfähig, das Leid eines anderen zu spüren, weil man so mit dem eigenen beschäftigt ist? Wir begegnen da dem besonderen Gefühl der Degradierung; so fühlen sich oft jene, die unerreichbar für uns scheinen, oder – in geringerer Ausprägung – einfach »Einzelgänger« sind.

Wie Frieda Fromm-Reichmann erkannte, tun wir unser Möglichstes, um zu vermeiden, dass die scheinbar fremden Gefühle eines anderen in uns eindringen. Das ist eine seit langem geübte Gewohnheit in uns allen. Deshalb braucht es bewusstes Bemühen, sie zu überwinden. Wir mögen dabei eine ungewollte Last auf uns nehmen oder in uns hineinnehmen. Deshalb ist es als erstes nötig, dass wir die Intention wecken, dies zu tun: Wir müssen es wollen. Dann lernen und üben wir die Kunst des Uns-Einlassens, das »Sich für andere Austauschen«.

Obwohl diese Übung zunächst nur mit Vorstellungen arbeitet, wird sie recht bald unangenehm, besonders für Leute aus therapeutischen Berufen. Sie befürchten, etwas falsch zu machen und nicht die rechte »professionelle Distanz« zu wahren. Doch im Lauf der Zeit gewöhnen wir uns daran, mehr von uns zu geben. Dies führt zum Erblühen weitgehend unbewusster empathischer Prozesse und wir freuen uns, eine Brücke zu jemandem in Leid zu bauen und die ersten Schritte auf ihn zuzugehen.

Diese Übung würde uns unsinnig oder bestenfalls als psychologischer Trick erscheinen, wenn all das nicht bereits in uns ablaufen würde, ohne dass wir dessen völlig bewusst sind. Die Übung, sich für den anderen auszutauschen, beruht auf einem ständigen Rhythmus: ein natürliches Anfluten und Abebben von Vorstellungen, Gedanken und Gefühlen, das sich unbewusst fast die ganze Zeit zwischen uns abspielt, wahrscheinlich seit frühester Kindheit.

Für mich war Harold Searles ein Meister im Aufzeigen dieses gewöhnlichen und zugleich subtilen Austausches zwischen Menschen. Fast in jeder Sitzung unserer siebenjährigen gemeinsamen Arbeit machte er mich auf dieses Phänomen aufmerksam. Ich begann zu verstehen, dass diese wechselseitige Beeinflussung durch Emotionen unausweichlich war, gleichgültig, wie sehr ich mich gegen die dauernden Angriffe auf meine Privatsphäre sträubte (vielleicht hat es darum volle sieben Jahre gedauert!).

Normalerweise geschah dies auf ganz gewöhnliche Weise. Wenn ich zum Beispiel sagte: »Ich fühle mich krank heute«, antwortete er bald: »Sie fühlen sich krank, sprechen aber nicht davon, dass meine Stimme schwach ist, weil ich so viel huste.« Oder ich sagte: »Ich bin zu verwirrt, um jetzt zu sprechen«, und er fragte: »So verwirrt wie ich vor Beginn unserer Sitzung, als ich nicht den richtigen Schlüssel fand, um die Tür zur Praxis zu öffnen?« Als es mir einmal so schien, als könne ich nichts fühlen beim kurz zurückliegenden Tod meines Vaters, wunderte er sich, wie gefühlsarm er selbst wohl erscheine, weil er mir nicht sein Beileid ausgesprochen hatte.

Manchmal empfand ich leichten Schwindel bei dieser Vermischung der Gefühle … dann wieder war es ein Genuss, wie ein Schwimmer im Meer der Wechselseitigkeit, wo es keine Einsamkeit gibt.

Unser Leben ist längst nicht so privat, wie wir gerne tun. So sehr wir auch denken, einzigartig, isoliert oder selbstgenügsam zu sein, sind wir doch durchlässig und leicht zu entern. Wir sind eigentlich eine große Vielzahl. Die anflutenden und abebbenden Bewegungen zwischen uns und allem in unserer Umgebung zeigen, wie lebendig und offen wir sind für unsere Welt, in stetem subtilem Austausch mit allem und jedem um uns herum. Einmal, als ich mich besonders stark überschwemmt fühlte, schrieb ich:

Dein Körper gehört nicht dir,
er gehört der Welt,
die alles durchdringt und erfüllt:
das Wetter und die Luft,
den Atem und die Pollen,
Dampf, Wasser, Säfte,
wie auch Spurenmetalle,
Kristalle und Sonnenstürme,
langsame Wellen der Schwerkraft,
Myriaden von Würmern und
subatomaren Teilchen,
Infraschall-Geräusche,
sogar Gedanken,
Wünsche und
die Stimmungen
von anderen …

Ein erhöhtes Bewusstsein von Durchlässigkeit wird häufig bei halluzinogener Vergiftung erlebt, als würden der Welt feine Kanäle der Kommunikation geöffnet, zu uns hinüberzukommen. Manchmal spürt man das auch in der Liebe, in schwerem Kummer oder bei einer besonders intensiven Erkenntnis, wie es Goethe manchmal erlebte: »Es gibt kein Außen und kein Innen. Alles draußen ist drinnen, alles innen ist außen.« Solche Erfahrungen treten auch während der Psychotherapie auf und so begannen einige Therapeuten die Vorstellung einer festen oder einzigartigen Identität in Frage zu stellen. Sie verstanden allmählich, dass Einsamkeit auch einer gewissen Hintergrund-Trauer über den Verlust eines einzigartigen, kontinuierlichen Selbstgefühls entspringen konnte. Harry Stack Sullivan, Kollege und Lehrer von Fromm-Reichmann, veröffentlichte eine vielschichtige Kontemplation über das Wesen des Selbst: »Die Illusion persönlicher Individualität«. Er kommt darin zu dem Schluss, unsere Überzeugung von einer einzigartigen Identität sei »die Mutter aller Illusionen«.[307]

307 Harry Stack Sullivan, The Collected Works of Harry Stack Sullivan (New York: W.W. Norton)

Nachdem Frau Fromm-Reichmann im Kontakt mit ihren Patienten den Strom des Austausches und der Wechselseitigkeit bemerkte, versuchte sie mit purer empathischer Willenskraft, die Brücke zu denen zu schlagen, die nicht im Kontakt waren. Sie erforschte ihre eigene Einsamkeit und fand darin eine Quelle der Energie, sie geduldig in neue Ebenen der Kommunikation zu verwandeln.

Ihr Schüler Harold Searles setzte die Entwicklung fort, indem er zeigte, dass »Gegenübertragung« – d. h. die persönliche neurotische Antwort des Therapeuten auf die Projektionen des Patienten auf ihn, die normalerweise als therapeutisches Hindernis aufgefasst wird – selbst ein besonderes Mittel ist, um eine Brücke zu denen zu schlagen, die nicht im Kontakt sind. Zum Beispiel:

> Es ist äußerst wichtig, dass der Therapeut fähig wird, seine eigenen Fantasien zu akzeptieren, den Patienten, ob Mann oder Frau, wie ein Baby zu nähren, denn sonst kann es der Patient nicht in der Tiefe lernen, sein eigenes Bedürfnis zu akzeptieren, andere zu nähren – die ursprüngliche Grundlage allen Gebens. [308]

Es gibt eine Dimension unseres Lebens, wo wir in dauernder symbiotischer Beziehung mit unserer Welt und anderen leben. Das meiste, was passiert, wenn wir zusammen sind, geschieht wie in einer unsichtbaren Atmung zwischen uns, in einer unterbewussten Schicht, die in frühester Kindheit entwickelt wurde. Obwohl diese Freiheit der Wechselseitigkeit scheinbar von anderen Realitäten überlagert ist, bleibt sie offen und wirkt. Searles machte aufmerksam darauf, wie diese symbiotische Ebene des Bezogenseins in intensiver Psychotherapie als verschiedene oszillierende Phasen auftaucht. Sie bewegt sich unter anderem zwischen zusammenfließender Liebe und Fürsorge und widerstrebendem, schmerzhaftem Akzeptieren der vollen Spanne von Emotionen der Phase ambivalenter Symbiose. Diese Phasen zeigen sich ebenfalls klar in jeder längerfristigen intimen Beziehung und manchmal sogar in sehr kurzen, aber bedeutungsvollen Begegnungen.[309]

308 Searles, Collected Papers, S. 540.

309 Siehe »Phases of Patient-Therapist Interaction in the Psychotherapy of Chronic Schizophrenia«, in: H. F. Searles, Collected Papers.

Unser Beschäftigtsein mit der Einzigartigkeit unserer eigenen so wertvollen Identität ist ein »Schutz gegen die unbewusste Angst zu erkennen, dass menschliche Existenz weitgehend auf symbiotischer Ebene gelebt wird«, derer wir nur unterschwellig gewahr sind. Dieses symbiotische Wahrnehmen ist trotz der Abwehr »unser sensitivstes und verlässlichstes Organ zum Wahrnehmen der Welt. Denn sie spiegelt nicht nur eine auf Distanz gesetzte Welt, sondern führt dazu, dass wir durch Prozesse der Introjektion und Projektion – in zu bewältigender Steigerung – die sich von Moment zu Moment wandelnde Welt, in der wir uns bewegen, buchstäblich schmecken und uns mit ihr vermischen.«[310]

Was ich auf den vorherigen wenigen Seiten zu schildern versuchte, ist ein besonderer Ausdruck von Mitgefühl, wie er sich in der scheinbar esoterischen Praxis der intensiven Psychotherapie mit Menschen in extremen Geisteszuständen entwickelt hat. Psychotherapie als solche mag inzwischen in Auflösung begriffen sein – aber die Erfahrung des Mitgefühls und das Bedürfnis, ihm Ausdruck zu geben, wird immer ein Grundelement der menschlichen Natur bleiben.

In der meditativen Tradition des Buddhismus wurde das »Sich für andere Austauschen« immer als der schnellste und direkteste Weg verstanden, praktiziert und erfahren, um die Grundnatur des Mitgefühls zu entwickeln und zu erfüllen. Das wird möglich, wenn wir das nutzen, was immer schon da ist: das spontane Anfluten und Abebben im Austausch miteinander, die naturgegebene Infrastruktur des Mitgefühls. Wir brauchen sie nur in den Dienst der Fürsorge für andere zu stellen. Dann wird sie zur reinen, ichlosen Stütze von allem, was wir Basisbegleitung oder Psychotherapie nennen. Shantideva, ein indischer Lehrer aus dem 8. Jahrhundert, sagte:

Wer sich selbst und alle andern Lebewesen
schnellstens schützen möchte,
sollte dieses heilige Geheimnis leben:
sich selbst für andere austauschen.

310 Harold F. Searles, »Concerning the Development of an Identity«, Countertransference and Related Subjects (New York: International University Press, Inc., 1979).

Klärung

Eine anhaltende psychotherapeutische Beziehung ist ein äußerst fruchtbarer Boden, um das Geistestraining des »Sich selbst für andere austauschen« zu praktizieren. Die Frucht solchen Übens wird sich unweigerlich in Einsichten zeigen, sowie in der Art, wie der Therapeut sich sprachlich ausdrückt und in direkte Kommunikation tritt. Es gibt viele verschiedene Formen und Kategorien therapeutischer Rede, aber hier möchte ich eine besondere Qualität der Rede beschreiben, die als direkte klinische Anwendung aus dem Geistestraining des Therapeuten hervorgeht.

Emotionen, selbst so komplexe wie Einsamkeit, sind die eigentliche Energie von Beziehungen und sie provozieren und motivieren einen großen Teil unseres Sprechens als Therapeuten, sind aber nicht einfach anzusprechen. Bei Emotionen, wie sie bei streitenden Paaren auftreten, fragt man sich manchmal voller Zweifel, welche Emotion wirklich ist. Mitunter entdeckt man, dass Emotionen einander problemlos ersetzen können. Manchmal verdrängen Emotionen einander mit Leichtigkeit in ständigem Wechsel. Eine Emotion kann eine andere ersetzen oder sie überlagern. Auch kann eine Emotion gewohnheitsmäßig genutzt werden, um sich gegen das Auftauchen einer anderen zu schützen, und so weiter. Da Emotionen so flüchtig, beweglich und unbeständig sind, aber immer wiederkehren, ist es kein Wunder, dass sie Leid verursachen. Das ist die rätselhafte Doppelnatur der Emotionen: Einerseits sind sie Vitalität, andererseits Leid.

Auf einer weniger globalen Ebene kann der Therapeut zumindest eine allgemeine Interpretation oder ein Prinzip für den Umgang mit Emotionen bieten: Wenn wir von schmerzlichen, störenden Emotionen frei werden möchten, dann gibt es nur den einen Weg, genauso bereit zu sein, auch angenehme loszulassen. Die Bemühung muss einfach symmetrisch sein. »Interpretation« ist vielleicht nicht der richtige Ausdruck; es ist eine Art Interpretation oder Beschreibung dessen, wie Geist und Emotionen sind und wie sie arbeiten. Offenbar kommen nur sehr wenige Menschen von selbst zu diesem Verständnis.

Dieses Prinzip mag dem gesunden Menschenverstand sofort einleuchten, doch die Gewissheit, dass es stimmt, und damit das Bemühen, es anzuwenden, entstehen erst, wenn die meditative Erfahrung reift. Sie folgen dem Entdecken der innewohnenden Qualität von Gelassenheit, Gleichmut, oder Unparteilichkeit. Dazu gehört unter anderem, keine Vorlieben für »gute« Gedanken im Gegensatz zu »schlechten« Gedanken zu haben, die eigenen Belange nicht über die Belange anderer zu stellen, Gedankenruhe nicht mehr zu schätzen als Ströme von Gedanken, und nicht einmal Gesellschaft lieber zu haben als Alleinsein. All dies ist Ausdruck eines weiten Geistes, einer Größe des Geistes.

Solche Weite und Gelassenheit entwickeln sich allmählich in uns auf der schrittweisen Reise der Meditation. Aber manchmal können schon zu Anfang Ahnungen dieses Gleichmutes auftauchen, wenn es nicht den Hauch eines Widerstands gibt beim Entstehen von Gedanken oder Gefühlen und wenn es beim Erscheinen eines Gedankens keine Faszination gibt, ihn festhalten zu wollen. So ist der Geist frei, offen und frisch. Wenn ein Therapeut eine solche Haltung der Lockerheit und des Nichthaftens an Emotionen (zuvor »Leichtigkeit« genannt) vermittelt, dann braucht kaum erwähnt zu werden, dass er sich nicht in Spekulationen über eine bestimmte Emotion verliert: sie zu analysieren, ihre Herkunft, Bedeutung zu suchen, und dergleichen. Er unterlässt alles, was die Emotion noch wichtiger erscheinen lässt und sie verfestigt. Besonders wenn man eine Emotion mit Erinnerungen oder Erwartungen verbindet, wird sie fester und beständiger, und ihre Klarheit wird getrübt. Einfaches Wahrnehmen und Nichtfesthalten scheinen in praktischer Hinsicht zu genügen.

Eine andere praktische und wirksame Art der Begegnung kann »Klärung« genannt werden: ein direktes Treffen vom Geist des Therapeuten mit dem Geist des Patienten durch das Medium der Sprache. Die Übung drückt zugleich die rätselhafte Doppelnatur der Emotionen wie die gleiche Natur aller Geisteszustände aus und ist auch eine Brücke des Verstehens. Sie ist einfach, leicht darzustellen und erweist sich als höchst freigebige Handlung. Zuerst hört der Therapeut/die Therapeutin mehr oder weniger tief in sich hinein, bis ein Geschmack von der Vielfalt der Emotionen entsteht, die eine Person erfahren kann. Zugleich wird er oder sie sich vielleicht eines Konflikts zwischen diesen Emotionen bewusst, Quelle von Verwirrung und Leid für den Patienten. Der Therapeut assimiliert diesen Konflikt und macht ihn vorübergehend zu seinem eigenen. Er identifiziert sich mit dem Dilemma des Patienten. Er kann durch

Erinnerung oder Imagination eine ähnliche Situation im eigenen Leben »fühlen«, die denselben Kreis von Emotionen erzeugt. Der Patient beschreibt etwa jähe Zurückweisung durch eine geliebte Person, oder Frustration bei der Pflege eines dementen Elternteils oder den vergeblichen Kampf gegen irgendeine Sucht … und der Therapeut mag denken: »Ja, ich kenne diesen Teufelskreis.« So wird ein rhythmischer Austausch initiiert durch die Bereitschaft des Therapeuten, das Leid der Person als eigenes anzunehmen.

Ähnlich ist der Therapeut in der Lage, die Beschwerden einer zornigen Person zu akzeptieren als bis zu einem gewissen Grad echt, stets ein Körnchen Wahrheit enthaltend. Der Therapeut versucht nicht, sich durch technische Dialektik dagegen zu schützen, sondern fühlt die Ursache der Wut der Person. So entsteht ein rhythmischer Austausch und der Therapeut kann nun das Gute teilen, das in ihm oder ihr ist: Güte, Geduld, Mut oder Humor.

So spielt der Therapeut dem Patienten genau die Gefühle zurück und benutzt oft dessen eigene Worte und Bilder, wodurch er die Konfliktzone der Emotionen, die der Patient durchmacht, an die Oberfläche holt. Selbst wenn nichts davon neu für den Patienten ist, gewinnt er dadurch einen Überblick. Der Therapeut beschreibt dann allein in einer Art Monolog, was er vom Kampf der Impulse, in die sich der Patient verstrickt fühlt, wahrgenommen hat. In diesem Sinn lässt sich die Übung des Tonglen auf die sich gegenseitig durchdringenden Bewegungen einer Beziehung übertragen, in klinischen wie in gewöhnlichen Situationen.

Das mag Zeit beanspruchen; der Therapeut wird wohl mehr Worte sagen als bei anderen Gelegenheiten. Es ist einer der ungewöhnlichen Momente, wo er sagt, was er im Sinn hat, ohne eine Antwort zu erwarten. Der Patient hört einfach mehr oder weniger entspannt der Stimme des Therapeuten zu, vielleicht mit einer gewissen Wertschätzung für die Synthese, die dieser gerade versucht. In diesem Zuhören kann der Patient erleben, dass er völlig aus dem Konflikt heraustritt, eine Insel der Klarheit.

Die Zusammenfassung kann eine direkte Beschreibung sein oder auch kreativer, je nachdem wie inspiriert sich der Therapeut fühlt. Vom einfachen Playback bis zum empathischen Kraftakt ist alles möglich. Im Grunde macht es keinen allzu großen Unterschied.

Der Therapeut nimmt eine Position ein, vertritt diese dann mit offenen Worten, wobei er sich tatsächlich damit identifiziert, zuerst die eine Seite und dann die andere Seite des Konfliktes der widerstreitenden Emotionen. Er tut das auf gleiche Weise, umsichtig, ohne Partei zu ergreifen, ohne irgendein Gefühl, eine Seite sei falsch oder richtig. Er zieht keine Schlüsse aus dem Ganzen und bittet auch den Patienten nicht, Schlüsse zu ziehen, denn für den geht es nur um die Erfahrung, vollständig gehört und gefühlt zu werden und dass sein Kampf angenommen wird. Nach meiner Erfahrung ist dies das direkteste und effektivste Vorgehen für Therapeuten, Licht in eine sich entwickelnde »emotionale Grenzsituation« (siehe Kapitel 4) zu werfen oder eine drohende »psychotische Zwangslage« (siehe Kapitel 3) aufzulösen.

In einer emotionalen Grenzsituation erzeugt jemand eine Sackgasse für sich selbst, indem er sich in einem Wirbelwind hohen geistigen Tempos und eskalierender Gedanken verfängt. In der Zwangslage verfestigt sich das zunehmend, so dass man weder vor noch zurück kann. Tatsächlich lassen sich aber viele dieser Situationen leicht entspannen durch die Haltung von Ausgeglichenheit und Leichtigkeit in der »Klärung«, da sie Offenheit wie auch Sanftheit vermittelt.[311]

311 Am Ende von Kapitel 6 über Basisbegleitung frage ich: »Wie hätten wir John Perceval geholfen, wenn wir ihm im Krankenhaus begegnet wären, als er um seine Entlassung kämpfte?«. Als ich Kapitel 1 (»Percevals Mut«) nochmals gründlich durcharbeitete und mir wieder das literarische »Sich für andere Austauschen« vergegenwärtigte, das so wichtig für das Schreiben des Kapitels gewesen war, fand ich, dass ich in etwa Folgendes hätte sagen können:

»Das Leben, zu dem Sie in diesem Irrenhaus gezwungen werden, ist schwer genug, aber das Leben, das Sie gefangen im Konflikt Ihrer Emotionen führen, ist ebenfalls schwer. Deshalb denke ich, dass das Heilprogramm, das Sie mir vorschlugen, eigentlich wirklich zutreffend, mutig und das Beste ist, worauf Sie sich konzentrieren können.

Einerseits möchten Sie sich »läutern«, sich reinigen, damit Sie weiterhin die natürlichen Gefühle von Freiheit und Wohlergehen erleben können. Sie sehnen sich von ganzem Herzen danach. Dazu gehören auch die Freiheit von Schuldgefühlen, die Sie oft plagen, und ein Gefühl von Einklang oder Harmonie zwischen Körper und Geist, zwischen Absichten und Handlungen. Sie hatten schon mehrmals in Ihrem Leben erste Eindrücke von diesen Möglichkeiten, besonders aber während Ihrer Krankheit.

Außerdem »wollen« Sie die Erfahrung von Harmonie und wollen sie hervorbringen. Sie meinen, es bräuchte dafür große Anstrengung und forcieren sich. Dabei haben Sie entdeckt, dass Sie sich manchmal einfach in Offenheit und Freiheit »hineinwerfen« können, wobei Sie Ihre gewöhnliche Selbstkontrolle und Selbstkritik plötzlich loslassen und in die Spontaneität springen, zwanglos, nackt, ohne Heuchelei und Ziele, in fast kindlicher Unschuld. Diese Offenheit ermöglicht Ihnen auch, das Leid anderer Menschen zu fühlen. Sie möchten ihnen helfen und fühlen sich traurig und froh zugleich. Wahrscheinlich sind es Erlebnisse dieser Art, die Sie veranlassen, solche Zustände als »neue Natur« zu bezeichnen, denn sie scheinen so vollkommen verschieden von Ihrem bisherigen Leben zu sein.

Aber Sie »wollen« diese Reinheit und Harmonie mit solcher Macht, dass Sie sogar Ihre Gesundheit, Ihr Leben dafür opfern wollen. So stark sind Ihr Wollen und Ihr Verlangen. Deshalb ist eine Hälfte der Stimmen, die zu Ihnen spricht, ein getreuer Spiegel Ihrer Wünsche. Sie schmeicheln, locken, verführen, bitten, fordern – alles Stimmen der Leidenschaft und des Verlangens, die zu Ihnen zurückkommen.

Andererseits leiden Sie darunter, diese »neue Natur« nicht verwirklichen zu können, und erkennen, dass Gefühle von Selbstbezogenheit, Eitelkeit, Stolz und Selbstgefälligkeit Ihrer Freiheit im Weg stehen; gleichermaßen stark aber den anderen Gefühlen entgegengesetzt. Es ekelt Sie vor diesen Gefühlen. Wut und Selbstverachtung entzünden in Ihnen den Drang anzugreifen und zu zerstören. Da Sie so natürlich nicht Ihre Ideale von Freiheit und Reinheit leben, sehen Sie jedes Hindernis als Versagen, und jedes Versagen sehen Sie als etwas, das bestraft werden muss. Wenn Sie das Bedürfnis haben zu ruhen, nennen Sie es Faulheit; wenn Sie sich an angenehmen Empfindungen erfreuen, nennen Sie es Hedonismus und Scheinheiligkeit – so gibt es keinen Ort zu entspannen. Sie scheinen sich zu fürchten, dass jedes Vergnügen oder sogar Entspannung zur Schwäche verführen und ein Hindernis für die Reinheit werden.

Deshalb beschwören Sie das, was Sie für Ihren stärksten und zuverlässigsten Wesenszug halten, der die Quelle Ihres Selbstwertgefühls und auch Ihres geheimen Stolzes ist: Sie nennen es »strikte Moralität«. Sie halten sie für Stärke und Nüchternheit – was es auch ist –, doch in Gestalt von Askese, Fasten, Schlafentzug und dergleichen benutzen Sie es als Mittel der Selbstbestrafung. Das treibt Ihren Geist in wildes Aufbegehren. Deshalb sage ich: Diese »strikte Moralität« und nicht etwa Scheinheiligkeit ist das wirkliche Hindernis für Ihre Läuterung. Was in all dem offensichtlich fehlt ist die Qualität von Freundlichkeit und Barmherzigkeit sich selbst gegenüber.

Da Ihre Selbstbeobachtung so genau und scharf ist, sehen Sie Versagen sehr schnell und mit großer Ungeduld, als hätten Sie den Drang, ein ohnehin leidendes Kind zu schlagen. All dies ist die andere Hälfte der auftauchenden Stimmen, die höhnen, drohen, zürnen, hassen – ein getreuer Spiegel Ihres Selbstekels.

Deshalb deutete ich vorhin an, dass mir Ihr Heilprogramm Sorgen macht. Obwohl es inspiriert ist und wirklich gute Ideen enthält, sorge ich mich, dass Sie zu ungeduldig sein werden und bei jedem Aspekt von Ihnen, der Korrektur braucht, Ihrem Hang zur Selbstkasteiung erliegen. Das fällt Ihnen leicht. Schwerer wird es sein, und diesen Versuch möchte ich Ihnen vorschlagen, länger bei diesem Selbstekel zu bleiben, ihn bewusst zu erleben, wenn er auftaucht, ohne ihn ändern zu wollen, einfach sanft mit ihm zu sein, ohne zu richten oder zu strafen.«

Wohl kaum hätte ich all dies in der konkreten Situation zu Perceval sagen können oder wollen. Es hätte von so vielem abgehangen, wie vom Grad seiner Erregung oder Empfänglichkeit, der Art unserer Beziehung und dergleichen. Sicher wäre es eine Leistung gewesen, ihn zu überzeugen, mit dem Schmerz in seinem Geist zu arbeiten, statt sich dauernd mit dem von außen zugefügten Leid zu beschäftigen. Doch habe ich diese Klärungs-Übung genutzt, um zu verdeutlichen, was meiner Meinung nach das Kernproblem jeder Art Psychose ist: der Drang, sich zu läutern und zu reinigen, inmitten von Empfindungen, durch und durch schmutzig

Der Klärungsprozess gestaltet sich von selbst, sobald wir mit den Emotionen, die der andere ausdrückt, sympathisch mitschwingen. Das bedarf einiger Übung. So kann ein Therapeut, um den Vorgang zu erforschen, mehre Male pro Woche eine Klärung versuchen. Wenn er darüber hinaus mit dem Klärungsprozess experimentiert und ihn tatsächlich als Übung nutzt, dann entwickeln sich seine oder ihre Fähigkeiten zu mitfühlender Einsicht immer weiter und tiefer.

Zurückziehung

Es gibt eine subtile Dimension der Einsamkeit, die sich als Quelle der Kraft oder Stärke erweist. Bevor Einsamkeit in ihre katastrophale Form ausartet, die, wie Fromm-Reichmann sagt, den Geist aus dem Gleichgewicht bringt oder zu den weniger extremen Gefühlen von Selbstanklage und Verzweiflung führt, tritt ein Übergangszustand auf, in dem Einsamkeit eine ruhige Würde besitzt. Man könnte diese Qualität »Alleinsein« nennen oder die Fähigkeit, allein zu sein, oder Freiheit von Furcht im Alleinsein. Wenn wir dies in uns selbst oder bei anderen – selbst bei Kindern – sehen, haben wir meist eine Ahnung von einer gewissen Charakterstärke.

Als Hermann Hesses Roman »Siddhartha« in den 1950ern auf Englisch erschien, schien er den damaligen Jugendlichen und folgenden Generationen eine neue Vision der Reife zu eröffnen. Auf seiner Reise durch die Einsamkeit wird der junge Siddhartha zur Verkörperung der Möglichkeiten menschlicher Charakterstärke. Seine oft wiederholte Aussage: »Ich kann denken. Ich kann fasten. Ich kann warten.« ist der volle Ausdruck seiner dämmernden Reife.[312]

»Ich kann denken« bedeutet: Ich sehe klar und deutlich alles, das in meinem Geist passiert. Was immer da erscheint, kann mich nicht erschüttern oder kontrollieren. »Ich kann fasten« bedeutet: Ich kann Unbequemlichkeit und Einsamkeit ertragen. Ich kann einfach mit wenig leben. Ich kann Härten aushalten und sogar asketische Selbstdisziplin. »Ich kann warten« bedeutet: Ich habe ein Gefühl von Stille, nacktes Sosein,

zu sein, überrannt von Versuchungen. Das wird ein unaufhörlicher Kampf, der Hintergrund aller Erscheinungen von Wahnsinn.

312 Hermann Hesse, Siddhartha, Frankfurt, Suhrkamp Verlag, S. 55.

vollständig in sich, eine Geduld jenseits von Bedürfnissen nach Unterhaltung und Babysittern.

Dies alles ist die Bereitschaft, einsam zu sein und sich der Erfahrung von Zurückziehung zu stellen. Stets wurde gesunde Einsamkeit auf genau diese Weise erforscht und kultiviert. Die alchemistische Transformation des Leidens an Einsamkeit in das Vertrauen des *Alleinseins* ist eine der grundlegenden Aufgaben im Prozess der Menschwerdung. Wo wir dieses Verhalten finden, finden wir das Merkmal eines spirituellen Lebens. Der Katalysator, um diese Transformation zu ermöglichen, war immer der geschützte Bereich der traditionellen Kulturen, die das Wissen und die Methoden bewahren, uns durch die Konfrontation mit der Einsamkeit zu führen. Überall nennt man das die Übung der »Zurückziehung«: sich zu lösen aus der Komplexität weltlicher Verstrickungen und einzutreten in die Einfachheit, wo wir dem eigenen Gesicht begegnen.

Doch der Drang zur Zurückziehung entsteht nicht aus kulturellen oder religiösen Vorschriften und Erwartungen, oder aus persönlichem Ehrgeiz. Die spirituelle Tradition stellt nur die Gelegenheit und Energie zur Verfügung. Das authentische Bedürfnis nach Zurückziehung kommt aus einem einsamen Ort in uns selbst, der uns zu bestimmten Zeiten im Leben ruft, um gehört und beantwortet zu werden. Nackte Momente des Alleinseins treten ganz unerwartet auf – überall, zu jeder Zeit – als Erfahrungen von innerer Ruhe, unbeweglich. Es kann am Ende eines langen, erschöpfenden Ausfließens einer Emotion sein, als hätten wir uns ausgeleert. Oder es ereignet sich, wenn das tiefe Vertrauen in eine scheinbar unerschütterliche Freundschaft plötzlich zusammenbricht, oder wenn sich das Tempo und die ständige Geschäftigkeit unseres Geistes plötzlich als sinnlos erweisen, oder wenn es unüberhörbar klar wird, dass das Lebensende naht. Meist sind das Augenblicke jäher Hoffnungslosigkeit und doch haben sie etwas Leuchtendes.

Einsamkeit auf der Suche nach sich selbst erinnert daran, dass eine ganze Dimension unseres Seins, die eigentlich ganz nahe ist, wahrgenommen und erkannt werden will. Aber kaum bekommen wir eine Ahnung von ihr, haben wir das Gefühl, es sei ein gefährlicher Ort, den wir lieber ausblenden. Oder wir lassen uns von unzähligen, höchst interessanten Dingen ablenken. Doch vielleicht fehlen uns einfach das Vertrauen, die Vorbilder und die Anleitungen, wie wir vorgehen können.

Am Anfang braucht es Bereitschaft, einsam zu sein, zu tun, was zu tun ist, allein zwischen Himmel und Erde zu stehen – ausgesetzt, offen und tapfer. Das hat nichts mit Überleben in den Elementen zu tun, mit Visionen oder mit Bewährungsproben. Es bedeutet, kontinuierlich in seiner Verletzlichkeit zu bleiben, mit Angst vertraut zu werden, in sich hineinzuschauen, zerbrechlich, aber ausdauernd, horchend, wartend.

In der ersten Retreatzeit erlebt man vielleicht die Einsamkeit aller Elemente: die ganze Welt der Bäume, des Himmels, der Steine – alles ist ungeheuer einsam, herrlich in seiner Einsamkeit.

Bald jedoch wird die Einsamkeit alltäglicher: kochen und putzen, das Essen riechen und schmecken, Brennholz vorbereiten – alles geschieht mit größter Genauigkeit. Einsamkeit wird als elegante Einfachheit empfunden.

Eine tiefe Einsamkeit zeigt sich, wenn alles im eigenen Geist zu einer schnellen Folge von Ursachen und Bedingungen wird, eine nach der anderen, während der Geist selbst leer ist, mit Ausnahme eben der ständigen Zaubertricks des raschen Erscheinens und Verschwindens. Unser naher Freund ist dann ohne wirkliche Substanz, kaum wert, noch mit ihm zu sprechen. Wir können nicht sagen, dieses Alleinsein habe Würde – es ist von allen solchen Merkmalen entkleidet. Solche Trostlosigkeit hatten wir nicht erwartet. Es ist der Zeitpunkt, die Instruktionen und den Mut der Retreat-Lehrer anzurufen und an ihrem Alleinsein teilzuhaben.

Es ist natürlich hoffnungslos zu versuchen, dass es einem gut gelingt und man ein glückliches Ende findet. Selbst die kleinste Bewegung in diese Richtung erzeugt mehr Verwirrung. Und es gibt niemanden auf der Welt, den man dafür tadeln könnte. Niemals war die »Wahrheit des Leidens« klarer, und doch führt dies nicht zu Verzweiflung oder Niedergeschlagenheit. Das wäre so, als wären wir deprimiert wegen des zweiten Gesetzes der Thermodynamik. Zeitweise zeigt sich tiefe Entspannung, wo wir allem nachgeben, was im Geist erscheint, aber an nichts festhalten. Disziplin braucht dann keine Anstrengung, denn der einzigartige Geschmack des Alleinseins führt spontan zur Meditation zurück. Irgendwie ist es diese Mühelosigkeit wert, dass man sie feiert.

Gegenseitigkeit

Die Reise des Entdeckens grundlegenden Alleinseins kann zum Gefühl der Verbundenheit mit allen Lebewesen führen. Dies ist so wahr, wie es sich paradox anhört. Wer sich umschaut und sieht, wie sehr andere gegen Einsamkeit kämpfen, der sieht auch das Leid, das noch vor ihnen liegt.

Wenn die Verzweiflung der Einsamkeit transformiert oder auch geläutert ist, ins Heldentum des Alleinseins, wird sie zur Energiequelle, die es möglich macht, sich für andere auszutauschen, ohne sich dessen bewusst zu sein, einfach, weil die uns innewohnende mitfühlende Natur erblüht. Hieraus entwickelt sich eine Geschmeidigkeit des Verstehens: Man sieht spontan, was es zur Linderung des Leidens anderer braucht, und kennt in schöpferischer Einsicht die nächsten praktischen Schritte.

Die Aktivität, die wir Basisbegleitung nennen, ist eine der natürlichen Früchte. Vermutlich erleben alle aufmerksamen Eltern diesen Instinkt. Mein Vater begleitete verzweifelt die unergründlichen Schwierigkeiten meiner ersten Schuljahre. Bis zum Alter von neun Jahren schien ich unfähig zu lernen, hatte Probleme beim Lesen und fühlte mich durch mein Versagen gedemütigt und isoliert. Dann begriff er entweder das Problem oder beschloss einfach, es persönlich anzugehen und zu erforschen. Jedenfalls war es ein Akt von einfacher Basisbegleitung, Intuition und Geschick.

Seine Arztpraxis im Erdgeschoss unseres Hauses machte es ihm möglich, zwischen den Terminen, immer wenn er eine Pause hatte, in die Wohnung der Familie hochzukommen. Er schien dabei keinen besonderen Plan zu verfolgen; eines Tages begann er einfach damit. Wenn ich nach dem Abendessen am Schreitisch saß und angeblich meine Hausaufgaben machte, kam er herein, setzte sich neben den Schreibtisch mir gegenüber und las in einem dicken medizinischen Buch, das er sich mitgebracht hatte. Das überraschte mich: Er war einfach da und lernte neben mir. Das machte er mehrere Male am Abend für einige Wochen, vielleicht Monate. Nach zehn Minuten, mitunter einer halben Stunde, ging er wieder hinunter an seine Arbeit. Wir redeten kaum, saßen nur da und lernten unseren Stoff. Er sagte, das sei die beste Gelegenheit für ihn ein wenig zu lesen, wofür er sonst keine Zeit habe. Manchmal schlief er vor Müdigkeit ein.

Durch diese Visitationen wurde ich mit meinen Problemen konfrontiert. Vorher konnte ich nie ruhig am Schreibtisch sitzen bleiben, noch hatte ich je versucht, meine dauernde Unruhe, Abgelenktheit und Frustration zu bezähmen. Jetzt gab es kein Entkommen. Wenn er neben mir saß, versuchte ich, mich nicht so viel zu bewegen, und sah, wie wenig ich mich konzentrieren konnte. Ein Sinn für Selbstdisziplin zeigte sich. Mir wurde klar, mit was ich zu arbeiten hatte, und lernte, ganz allmählich, auf dem Stuhl zu bleiben, so wie er – und wurde ein rechter Schüler. Noch heute steigt manchmal, wenn der Geist sprunghaft umherwandert, ein unaussprechliches Gefühl der Präsenz und Stabilität auf, inmitten meiner Einsamkeit.

Es ist wohl unausweichlich, dass die ersten guten Erfahrungen eines Kindes mit Basisbegleitung einen warmen Ort erzeugen, der es leicht macht, alle späteren Erfahrungen von Basisbegleitung zu akzeptieren. Offenheit und Vertrauen in diese Form gemeinsamen Lernens machen es leichter, sich für sie zu öffnen, wenn sie in späteren Lebensphasen nützlich, sinnvoll oder dringend wird. Es macht einen frei, mit Lehrern, Tutoren, Trainern, Betreuern und spirituellen Mentoren in Beziehung zu treten. So beruht unsere Fähigkeit, Hilfe von anderen anzunehmen, sehr auf unseren frühen Begegnungen mit Basisbegleitung. Es sind Schlüsselereignisse der Gesundheitsgeschichte unserer Entwicklung (siehe Anhang B).

Egal, was sonst in der Basisbegleitung geschieht: Wesentlich ist, die Prinzipien und Methoden zum Stabilisieren von Körper und Geist zu vermitteln. Das ist keine Sache des Intellekts und kann nicht aus Büchern gelernt werden. Es wächst durch menschliches Vorbild, menschliche Übertragung und Wärme. Es ereignet sich auf mehreren Ebenen zugleich, wenn der natürliche Fluss wechselseitiger Durchdringung, gelenkt durch die Übung des Sich-für-andere-Austauschens, und das volle Verstehen symbiotischen Bezogenseins zusammenwirken. Vielleicht macht dies die Beobachtung von Harold Searles verständlicher, dass Psychotherapeuten den Mut finden, viel tiefer mit alten Leuten zu arbeiten, wenn ihnen die Unvermeidlichkeit des eigenen Todes vertraut wird.

> »Wir werden uns solcher Arbeit mutiger stellen, je mehr wir beispielsweise überzeugt sind, dass nur ein einziger Moment

tiefempfundenen Bezogenseins, in der eigenen Person und zwischen Personen, subjektiv zeitlos, ewig ist und mehrere Jahrzehnte eines Lebens als nicht-ganzer Mensch aufwiegt.«[313]

Die Linie von Frieda Fromm-Reichmann, Harold Searles und anderen Analytikern versuchte, die Fähigkeiten zu menschlicher Übertragung von Gesundheit in ihrem vollem Umfang in der sehr spezialisierten Therapieform des intimen Arbeitens mit schwer gestörten Menschen zu erforschen. Grundlegend für all ihre Entdeckungen war das lebendige Prinzip, dass solche einzigartigen menschlichen Beziehungen, von Anfang bis Ende, ein gegenseitiges Entdecken von Therapeut und Patient sind: ein gemeinsame Reise, frei vom persönlichen Wahnsinn zu werden. Eine Weise, dies auszudrücken, ist folgende:

> »Wäre der Autor ein sterbender Patient, in Psychotherapie, so könnte ihm der Therapeut, neben der Hilfe angesichts des kommenden Todes, keinen größeren Dienst erweisen, als ihn wissen zu lassen, dass ihre Beziehung auch dem Therapeuten hilft, sich besser einzustellen auf den eigenen Tod, der unweigerlich auf ihn zukommt, so wie er jetzt, etwas früher, zum sterbenskranken Patienten kommt.« [314]

Wir haben den Kreis geschlossen: Zunächst flossen das Wunder und die Energie der Psychoanalyse in die Praxis der Psychotherapie. Jetzt kehren sie, unter Beibehaltung ihrer ursprünglichen Inspiration, in Form der Basisbegleitung zurück. Auf diese Weise kann die ursprüngliche Intention und Brillanz intimer menschlicher Fürsorge in die Bereiche der Betreuung von Kindern, Ausbildung, Altenpflege und Sterbebetreuung hineinfinden und allgemein allen sozialen Diensten eine tiefere Dimension verleihen.

313 »Schizophrenia and the Inevitability of Death«, in Collected Papers, S. 512.

314 Ebd., S. 510.

B. Das Arbeiten mit der Biografie geistiger Gesundheit

Einleitende Bemerkungen

Die Geschichte unseres Leidens und des Gefangenseins in den Bedingungen, die auf uns einwirken, scheint unwiderstehlich; wir können kaum anders, als zu meinen, darin läge die Wahrheit, die unsere Existenz gestaltet. Das ist verständlich, denn es ist eine natürliche Tendenz des »Ego«, Fehler in anderen zu finden, und fast alle therapeutischen Glaubenssysteme bestärken uns darin.

Daher blieb die Geschichte der geistigen Gesundheit im Dunkel, wurde übersehen oder für allzu naiv gehalten. Doch habe ich bei meiner Windhorse-Arbeit entdeckt, dass es eine bemerkenswerte Wirkung hat, meine Aufmerksamkeit wie auch die aller anderen auf die Gesundheitsgeschichte zu lenken: der feste Griff der neurotischen Identität lockert sich.

Die Schlüsselereignisse im Erleben von Gesundheit zu verstehen ist ein Paradigmenwechsel vom Fixieren auf vergangenes (und gegenwärtiges) Leid in eine offene Sicht grundlegender Güte. Der »Gesundheitstrieb«, der alle Erfahrungen von Inseln der Klarheit hervorbringt, ist so gesehen der stärkste aller Triebe, die unsere Absichten und Verhaltensweisen steuern, und wird hiermit – als unsere Fähigkeit, für andere zu sorgen –, an den ihm gebührenden Platz gehoben.

In meinen Windhorse-Behandlungen und Lehraktivitäten ist die Gesundheitsgeschichte die Basis aller klinischen Fallbeschreibungen, der Führer, um ein Behandlungsprogramm der Basisbegleitung aufzustellen, und das Mittel, um ein Behandlungsteam aufzustellen. Dies wurde jedoch in der ersten Ausgabe (S. 211–213) so knapp beschrieben, dass es kaum brauchbar ist. Deshalb wird die ursprüngliche, komplette Darstellung der Gesundheitsgeschichte nun als Anhang aufgenommen, da sie praktikabel sein muss, um praktiziert zu werden.

Gesundheitsgeschichte

Beim Arbeiten mit Menschen lernen wir zwei Arten psychologischer Lebensgeschichte kennen. Die eine ist die Geschichte von Leid, Entmutigung, verpassten Gelegenheiten, gestauten enttäuschten Hoffnungen und den Folgen nicht umgesetzter Handlungen in Beziehungen. Solch eine Geschichte der Neurose hat einen starken Einfluss, der die psychotherapeutische Beziehung besetzen und lahmlegen kann, was dazu führt, dass endlos analysiert und nach dem Ursprung der verhinderten Entwicklung geforscht wird. Zugleich findet sich, eingebettet in die Neurosengeschichte, eine andere Art Geschichte, die fein und wenig greifbar ist, was ihr Erforschen erschwert: die Biografie geistiger Gesundheit. Damit eine gesunde Entwicklung in der therapeutischen Beziehung beginnt, müssen beide, Therapeut wie Patient, nun ein Bündnis mit der Gesundheitsgeschichte eingehen. Dieser Bündniswechsel gelingt eher, wenn wir die biografischen Schlüsselereignisse im Entwickeln von geistiger Gesundheit identifizieren und klären können.

Betrachten wir Psychotherapie als das Ausrotten oder Auflösen einer Krankheit, schauen wir stets nach Anzeichen der Krankheit, um sie bewusstzumachen und hindurchzugehen. Implizit lautet die biografische Frage dabei stets: »Wo sind die Dinge falsch gelaufen?« Diese Art psychischer Geschichte beinhaltet eine begrenzte Vorstellung von Psychotherapie, die eine bestimmte Art von Beziehung auferlegt. Das Spektrum kann von der gemeinsamen Suche nach etwas Schuldigem bis hin zu feinen Formen der Paranoia reichen.

Die Perspektive der Psychotherapie wurzelt letztlich in der immer wieder auftauchenden Frage: Was ist eine gesunde geistige Entwicklung? Die meisten psychologischen Theorien sind arm an Vorstellungen darüber, was eigentlich Gesundheit ist, und gehen oft kaum über Ideen von Anpassung und Überleben in einer komplexen Welt hinaus.

Zugleich gibt es durchaus das Entwickeln psychischer Gesundheit, ja sogar strahlender Gesundheit. Paradoxerweise lässt sich die Gesundheitsgeschichte sogar innerhalb der biografischen Geschichte der Neurose erahnen. Das Entwickeln geistiger Gesundheit zeigt sich besonders deutlich in Erinnerungen an die Vergangenheit und deren Auswirkungen in der Gegenwart, *wie* Leute mit ihren Geisteszuständen umgehen. Andere Fragen zur Vergangenheit werden dann bedeutsam: Welcher Art von Training braucht es, um mit dem eigenen Geist zu arbeiten? Woher kommt es? Und wo fehlt es im eigenen Leben?

Gedankenrasen

Hier könnte ein kurzes, gewöhnliches Beispiel nützlich sein. Spricht man mit einem Mann im Stadium beginnender manischer Erregung, sind all seine Gedanken, Geschichten, Anekdoten, Erinnerungen und Pläne hektisch. Der Druck seiner Worte füllt jeden Moment von Zweifel und Überlegung; sie ufern immer weiter aus in unzählige Verästelungen. Es ist schwer zu folgen und bedrückend zuzuhören. Irgendwann gestehen wir das ein, woraufhin häufig eine Lücke im Gedankenstrom des Patienten auftritt. Seine momentane Verwirrung wird deutlich durch die Frage: »Wo war ich?« Damit kommt es zu einer ziemlich gequälten Rückkehr zum eigentlichen Punkt, und die Eskalation beginnt von neuem.

Dieses natürliche Ereignis kommt von dem Gefühl, zu weit ausgeschweift zu sein im Tagtraum: ein plötzliches Erwachen gefolgt vom Kampf, welcher Weg jetzt einzuschlagen ist. Das Ganze geschieht sehr schnell und meist bemerken wir es erst danach.

Das obige Beispiel stammt aus der Psychotherapie eines geübten Musikers. Seine musikalische Praxis hatte sich im Verlauf der Therapie so gefestigt, dass er vom Blatt spielen konnte, obwohl er zugleich einem komplexen Strom störender, selbstverurteilender, doch faszinierender Gedanken folgte. Die musikalische Disziplin, die ihm erlaubte, das geistige Wandern zu unterbinden, wuchs allmählich auch in andere Bereiche seines Lebens hinüber. Das spontane Zurückkommen aus dem Gedankenrasen wurde in den psychotherapeutischen Sitzungen häufiger und länger. Er erkannte, dass er schon immer, auch als Kind, eine latente Fähigkeit besessen hatte, Gedankenmuster loszulassen. Von da an begann er, die Quelle seines Schmerzes mitzuteilen, und entwickelte zu gleicher Zeit etwas Vertrauen, dass er seinen Gedankenprozessen nicht ausgeliefert war. Er war jetzt in der Lage, den Druck einer gedanklichen Kettenreaktion als direkte Erinnerung zu nutzen. Dadurch gelang es ihm besser, Tagtraum und Wirklichkeit zu unterscheiden. Er bemühte sich jetzt bewusst, zum Gesprächsthema zurückzukehren, und fand den Mut, direkt mit seiner zwanzig Jahre alten Neigung, in manische Zustände zu verfallen, zu arbeiten. Das ist ein Beispiel für die scharfe, intelligente Qualität geistiger Gesundheit, die sich jeden Moment manifestieren kann, selbst mitten in psychopathologischen Zuständen.

Obiges Beispiel zeigt, dass man sich von dem impulsiven Druck der gedanklichen Kettenreaktionen – der pathologischen Wurzel manischer Realitätsverleugnung und -vergessenheit – befreien kann. Man kann lernen, mit zunehmender Genauigkeit Tagtraum und Realität zu unterscheiden, und kann das Bemühen und den Mut freisetzen, stets zum Punkt zurückzukehren. Erfahrung zeigt, dass dies zum Entwickeln von Geduld führt.

Zurück zur Biografie der Neurose. Es zeigt sich, dass Symptome oder Störungen Versuche sind, etwas zusammenzubringen und kohärente Beziehungen zwischen Ursachen und Wirkungen in den auseinanderklaffenden Erfahrungen des eigenen Lebens herzustellen. Solch eine Geschichte ist oft voller Angst, Schuldgefühle, Schuldzuweisungen und Aggression und erinnert an die Geschichte von sich bekriegenden Völkern, wo ein Krieg unerbittlich den nächsten anstößt in einem endlosen Kreislauf von Kränkung und territorialer Rache. Der Faden der Geschichte webt eine Vielzahl von Erinnerungen zusammen mit Erklärungen, warum ein Ereignis einem anderen folgt und wie man wurde, wie man ist. Manchmal machen Therapeuten dasselbe und nehmen die Schablone ihrer jeweiligen Entwicklungstheorie, um einen Faden durch die Biografie zu knüpfen, so wie im Traum, wo sich auftauchende Traumbruchstükke zu einer vermeintlich logischen und zu erwartenden Traumgeschichte zusammensetzen.

Die Geschichte der von Neurose geprägten Erfahrungen kann wie ein vollständiges Tuch erscheinen, das alle Erfahrungen abdeckt. Die Geschichte der Erfahrungen von Gesundheit wirkt hingegen episodisch, flüchtig und zart. Sie ist die Geschichte der Wachheit, Würde und Geduld, weshalb verzweifelte Menschen oft ihre Kontinuität verlieren. Um die Gesundheitsgeschichte wahrzunehmen, brauchen wir die Neugierde und das Bemühen, feiner hinzuschauen. Wenn sich Therapeuten direkt an die Wachheit des anderen wenden und neugierig auf die Geschichte ihrer Gesundheit sind, entsteht eine andere Art von Beziehung, die nicht auf Abhängigkeit, Hoffnung oder Erinnerungen beruht, sondern auf gegenseitiger Wertschätzung und Vertrauen.

Es entsteht die Frage, *wie* die Geschichte der Gesundheit zu erzählen ist und worauf man achten soll. Doch geht es weniger darum, was der Therapeut sucht oder aufspüren möchte. Wichtiger ist, was er erkennt. Es gibt bestimmte Zeichen und Schlüsselerlebnisse, die im Leben anderer für Wachheit und geistige Gesundheit stehen. Aber sie sind eigentlich erst wahrnehmbar, nachdem der Therapeut sie in sich selbst erfahren und identifiziert hat. Erst dann kann man in den Erfahrungen eines anderen die innewohnende Gesundheit wahrnehmen. Genau deshalb sind persönliches Üben und das Meditieren in Achtsamkeit und Gewahrsein so zentral für die Entwicklung des Psychotherapeuten. Nur indem wir die Natur unseres Geistes studieren und die Erfahrung von Wachheit im eigenen Leben untersuchen, können wir sie in anderen wahrnehmen und schätzen. Meditationspraxis ist der direkteste, geradlinigste Weg, das zu tun. Es ist ein Prozess des Sich-Einfühlens, der einen sensibler für psychische und zwischenmenschliche Erfahrungen werden lässt. Sich auf diese Weise in der Geschichte geistiger Gesundheit zu üben, könnte als zusätzliche Belastung der psychotherapeutischen Beziehung erscheinen, aber das trifft nicht zu. In Wirklichkeit ist es der erste, notwendige Schritt, die innewohnende Gesundheit des anderen voll in den Blick zu bekommen.

Mit dieser Art zu üben entwickelt sich eine natürliche Neugier auf die geistige Gesundheit im anderen, und wir fühlen uns von ihr angezogen. Zuerst entdecken wir bei uns, dann im anderen, einen innewohnenden Wachheitstrieb. Er blitzt erst nur undeutlich auf, produziert aber allmählich enorme Neugier. Er erweist sich schließlich als ebenso stark und allgegenwärtig wie alle Triebe, die von Freud und seinen Schülern, von Ethologen und Verhaltensforschern beschrieben wurden.

Doch während die meisten anderen Triebe persönliche Sicherheit, Selbstrechtfertigung oder Genuss anstreben, ist der Wachheitstrieb ein Drang, den ständigen Kreislauf der Rechtfertigung des Selbst und der selbsterhöhenden Tagträume zu durchbrechen und jenseits davon zu kommen. Der subtilste Aspekt der Gesundheitsgeschichte ist, wie man mit diesem Trieb arbeitet. Anzeichen für diesen Wachheitstrieb finden sich in den verwirrtesten und schlimmsten psychischen Krankheiten wie auch in leichten Neurosen. Es ist des Patienten Wahl, ob er ihn entwikkeln möchte, und der Therapeut hat die Möglichkeit, diese Entwicklung zu fördern und zu bestärken.

Wir wundern uns immer, wenn wir sehen, wie Menschen in tiefster Verzweiflung, eingesperrt in eine Welt der Halluzinationen, sich in Krisensituationen, die alle betreffen, plötzlich dem Griff des Wahns entziehen – etwa wenn im Krankenhaus ein Feuer ausbricht. Manchmal bedarf es eines solchen starken Weckimpulses, um den Schlaf der Verwirrung zu durchdringen. Aber auch in weniger dramatischen Krisen sehen wir, wie viele Menschen trotz eigener Not geistesgegenwärtig handeln, ja sogar, das »Beste« von sich zeigen. Irgendetwas ermöglicht ihnen, die Bezogenheit auf sich selbst sofort aufzulösen und richtig, sogar weise zu reagieren.

Zeichen der Gesundheit

Typische Zeichen der Gesundheitsgeschichte eines Patienten lassen sich im Entstehen wie auch in der Jetzterfahrung jeder Neurose und Psychose aufspüren. Man kann sie in mehrere Kategorien einteilen, doch sei angemerkt, dass sie nicht von Konzepten über Beziehungen oder Theorien der Entwicklung abgeleitet sind, die auf die Psychotherapie übertragen werden. Auch haben sie nichts mit einer Technik oder empfohlenen Strategie zu tun. Diese Sicht ergibt sich aus direkter klinischer Erfahrung und die Kategorien sind von einer Vielzahl klinischer Erfahrungen von Patienten in den Phasen der Genesung abgeleitet. Interessanterweise hat bereits die Tatsache, dass der Therapeut Anzeichen der Genesung wahrnimmt, sei es im Lebenslauf oder im Moment selbst, die subtile Wirkung, die psychotherapeutische Beziehung zu einem Bündnis für Gesundheit zu machen.

Überdruss

Zuerst zeigt sich Überdruss: eine grundlegende Entfremdung und Gefühle der Übelkeit angesichts von dem, wie man lebt. Das kann nur einen Augenblick oder aber Jahre dauern. Man fühlt sich krank und müde von den dauernden Tagträumen, den im Nu erzeugten Erwartungen und

Ängsten und den endlosen Wiederholungen der gewohnten Muster des Denkens und Handelns.

Das dauernde Kreisen in Alkoholabhängigkeit und anderen Süchten pflegt folgendermaßen abzulaufen: Exzess → Reue → Autoaggression → Verzweiflung → Exzess. Dieser Kreislauf wird allgemein in der Psychopathologie von Suchtkrankheiten erlebt. Einfach gesagt, sind die »Hauptbeschwerden« des Patienten allgemein Selbstaggression und Selbstverachtung wegen der destruktiven Exzesse beim Essen, Trinken oder bei irgendeiner »tierischen« Ausschweifung. Doch ist dies nur die Hülle der »Hauptbeschwerde«. Wenn sie anhält, geht die Kette fast sofort mit Reue, Läuterungsversuchen und der dringenden Bitte um Vergebung weiter.

Der innere Aspekt der sogenannten Hauptbeschwerde aber ist tatsächlich Überdruss mit dem kreisförmigen Wesen der Situation: endlose Wiederholungen, übelerregendes Kreisen. Überdruss artet in Autoaggression aus und die Kettenreaktion setzt sich fort.

Sieht man beide, die äußere und innere »Hauptbeschwerde«, nebeneinander, zeigt sich die Intelligenz des ursprünglichen Überdrusses. Der Patient sagt auf die eine oder andere Weise: »Ich habe das satt, weil ich es durchschaue.« Aus Sicht der Gesundheitsgeschichte ist nun die Frage: »Was durchschaut er?«

Der Ekel hängt damit zusammen, wie man mit dem eigenen Geisteszustand arbeitet. Dabei findet ein echtes Unterscheiden statt, das einen Augenblick der Klarheit braucht, ein wahrnehmbares Zeichen aktiver Intelligenz. Ein Gefühl der Verzweiflung mag auftauchen, aber sie ist nur eine Spielart des Verdrängens der Einsicht, dass die Dinge anders sein könnten.

Die Fähigkeit zu unterscheiden, dass etwas im eigenen Leben anders sein könnte, bedeutet, dass schon etwas anderes erahnt wird. Wo und wann ist das passiert? Und wie lässt sich das umsetzen? Vielleicht war es in der Beziehung mit dem Großvater, einem Lehrer oder mit sich selbst in einem bestimmten Schuljahr. Die Einsicht mag feine oder unbewusste Unterscheidungen beinhalten, was gesund ist und was nicht, und tritt häufig am Höhepunkt der Neurose selbst auf.

Ein unaussprechliches Schuldgefühl kann sich entwickeln, weil man nicht fähig ist, dieser gesunden Vision gemäß zu leben. In solchen Momenten schaute John Perceval in den Spiegel und verletzte sich selbst mit dem Wort *Scheinheiliger*, dessen Echo sich später in seinen Halluzinationen zeigt.[315] Solcher Überdruss kann in einem Augenblick der Klarheit auftreten, degeneriert aber leicht in Verzweiflung und Selbstverachtung, die in eine nihilistische Einstellung zum Wert des Lebens münden. Auf diese Weise kann jedes Schlüsselerlebnis und jeder Moment der Wachheit der Gesundheitsgeschichte in ein aggressives Drama verkehrt werden. Hier sitzt die eigentliche Perversion: sich von der grundlegenden Intelligenz abkehren. Doch mit der Hilfe des Therapeuten braucht die Situation nicht so weit zu gehen.

Es ist das Gefühl von Überdruss, das einen für gewöhnlich zum Psychotherapeuten führt. Sehr früh in der psychotherapeutischen Beziehung – meist im anfänglichen Bündnis für Gesundheit – kann das deutlichere Unterscheiden von dem, was gesund und was ungesund ist, die Form einer symbolischen Handlung annehmen: Rauchen aufgeben, plötzlich mit dem Nägelkauen aufhören oder versuchen, zwanghaftes Masturbieren einzuschränken. Das ist umso wahrscheinlicher, wenn der Patient eine Ahnung davon bekommen hat, dass diese Aktivitäten sinnlos sind und etwas von Absorption oder Trance an sich haben.

Jenseits des Ichs

Vom Moment des Überdrusses an tritt eine Sehnsucht auf, über das Ich hinauszuwachsen. Sie kann einen Augenblick dauern, oder zwischen zwei Sätzen auftauchen, oder mehrere Monate anhalten. Doch sind es die momentanen Erfahrungen, die den Keim und das Muster für die längeren Verhaltensweisen und pathologischen Symptome bilden. Dies ist einer der wichtigen Beiträge, den die kontemplative Psychotherapie anbieten kann: Indem wir die Muster und Neigungen des Geistes verstehen, erweitert sich unser Verständnis der Pathologie und der vielen spontanen Genesungsversuche erheblich. Einer dieser spontanen Versuche ist der Drang, jenseits des starren Ichgefühls zu gelangen.

Es ist ein faszinierender, nach allen Seiten offener Moment. Ein Patient stellt in einer Krise zum Beispiel fest: »Ich weiß nicht mehr, wer ich

315 John Perceval, Perceval's Narrative, A Patient's Account of His Psychosis, Hrsg. G. Baresen (Stanford, Kalif.: Stanford University Press, 1961).

bin. Früher wusste ich es, jetzt nicht mehr.« So etwas kann passieren vom Schock beim Erwachen aus einem manischen Gelage, von psychotischem Wahn oder von einem Traum. Auch in depressiven Momenten hört man oft: »Ich kenne mich nicht mehr. Ich habe mich selbst verloren.«

Versuchen wir herauszufinden, wer dieses Ich wirklich ist oder war, entsteht gewöhnlich sofortige Verwirrung, gefolgt von abstrusen Vermutungen. Dann macht der Patient zähe Versuche, eine zusammenhängende Geschichte zu konstruieren, die das Wesen dieses Ichs illustrieren soll. Nietzsche nannte das den Hauptzwang der westlichen Menschen. Ein Gefühl der Unsicherheit und des nebulösen Zweifels unterminiert jede Bemühung um ein konsistentes Identitätsgefühl. Aber wir vergessen, dass solche Versuche prinzipiell scheitern müssen. Kein Wunder, dass das Syndrom der »Identitätskrise« zu solch einer verbreiteten Vorstellung wurde. Der anscheinend reflexhafte Versuch, ein Ich zu konstruieren, besteht aus einer Serie deutlicher Gewohnheitsmuster, die ein momentanes Gefühl von Sicherheit geben, und doch bleibt ein nagender Zweifel an dieser Kreation. Manchmal kann er so stark werden, dass es zu hektischen Versuchen kommt, ihn zu besiegen, sein altes Selbstbild zu behaupten oder auf ein neues Bild von sich aufzuspringen. So etwas gehört zur neurotischen Adoleszentenkrise Heranwachsender.

Wie energisch das Bemühen auch sein mag, das Gefühl eines Zentrums oder Ichs zu festigen oder zu idealisieren, sei es durch Identifikation, Projektion oder Verdrängung – die Unzufriedenheit bleibt. Unbehagen oder Einsamkeit stellen sich ein, nicht nur, weil man seinem Idealbild nicht zu entsprechen vermag, sondern auch, weil es ein klares Gewahrsein gibt, mehr zu sein als dieses Bild. Man spürt, dass die Grenzen dieses Idealbildes nicht nur falsch und willkürlich sind, sondern zudem die eigene Gesundheit einengen und verhindern. Das Gefühl kann eskalieren, bis man das falsche Ich als Monster empfindet. Doch selbst das kann sich abrupt auflösen, etwa im Fall des Verliebtseins, wo sich unser Gefühl in einem Moment ändern kann.

Eine der Hauptursachen der Psychose liegt im Wunsch, das Ichgefühl zu transzendieren. Man hat die enorme Hoffnung, frisch und geläutert aufzuerstehen aus einem verlassenen, deformierten Selbst. Dies führt zu unbewussten geistigen Manipulationen, mit denen die frühere Identität abgelegt und ein neues Selbst erfunden wird.

Doch auch im Geisteschaos der Psychose kann sich eine echte und wache, obgleich flüchtige Vision des Selbst einstellen, frei von den Grenzen der Identität, bevor sie vom gierigen Verlangen nach einem gereinigten Ich der Lust oder Macht deformiert wird. Solche Menschen glauben manchmal an eine fantastische Wiedergeburt durch völliges Loslassen, Sich-fallen-Lassen und Hinter-sich-Lassen, als ob sie das Ich, das Alkohol, Gewalt oder Rückzug begehrt, aushungern wollten. Damit schließt sich eine andere Form des Kreises, den wir bereits beim Alkoholiker sahen mit ständigem Saufen, einsichtsvollem Bereuen und wieder Saufen. Selbstmord wäre natürlich die letzte große Perversion der Sehnsucht, das Ich hinter sich zu lassen.

Viele der sogenannten »mystischen Erfahrungen« in Psychosen oder anderen Extremzuständen werden auf ähnliche Art abgetrieben. Sie fühlen sich an wie ein »Erwachen« und das begleitende psychische Feuerwerk wird als Beweis der eigenen Außergewöhnlichkeit gewertet. Halluzinogene Erlebnisse verlaufen ähnlich: Zunächst wird kurz das Potenzial jenseits vom Ich erlebt und die trügerischen Machenschaften der dauernden Rückorientierung auf ein Ich werden durchschaut, doch dann entartet die Erfahrung häufig in Arroganz und Paranoia.[316]

Die konventionellen psychologischen Modelle des »Ich« gehen von einer Identität aus, die sich Stück für Stück in der ganzen Kindheit und Jugend bildet, um einen wie ein Gefährt durchs Leben als Erwachsener zu tragen. Die Sicht der Gesundheitsgeschichte ist anders: Sie enthüllt die Suche nach Identität als eine sich fortsetzende Krise (oder Unsicherheit). Im Erwachsenen kann sie als existentielle Angst wahrgenommen werden. Im Kind zeigt sie sich im Gefühl von Verletzlichkeit oder von Bedrohung des körperlichen Überlebens. Die kontinuierliche Krise entsteht nicht dadurch, dass man es nicht schafft, eine ausreichend stabile Identität aufzubauen, sondern weil man wahrnimmt, dass sie ein instabiler Zustand ist, eine Täuschung, die ständig auseinanderfällt. So zeigt die Geschichte der Neurose die Angst, Selbstbezogenheit und Verlegenheit beim Fabrizieren des Ichs, während die Geschichte geistiger Gesundheit die Klarheit der Wahrnehmung hinter der Angst betont.

316 Henry Michaux, The Major Ordeals of the Mind and Countless Minor Ones (New York: Harcourt Brace Jovanovich, Inc., 1974).

Erste Anzeichen einer Sehnsucht, das Ich zu transzendieren, oder ein Drang, neu zu beginnen, können durch Erfahrungen des Einklangs von Körper und Geist ausgelöst werden. Menschen in krankhaften Geisteszuständen, sogar gebeutelt von Selbsthass, berichten, wie sich die nihilistische Depression auflöst in Momenten, wo sie »ganz im Tun aufgehen«. Gewöhnliche alltägliche Erfahrungen, besonders aber künstlerische Tätigkeiten, können den Blick freilegen in Bereiche jenseits ummauerter Ich-Territorien, jenseits des Zögerns, das Identifikation auferlegt. Solche Einblicke regen die eigene Neugier weiter an.

Drang zu innerer Disziplin

Nach Überdruss oder Selbstekel und der folgenden Sehnsucht, die konditionierte Persönlichkeit zu transzendieren, entwickelt sich in der Regel der Wunsch zu handeln, um das Leben auszurichten und zu klären: das Bedürfnis, Überflüssiges zu entfernen und sich aufs Wesentliche zu begrenzen, wie das Ausdünnen und Beschneiden eines wuchernden Baumes. Die Bewegung geht ganz natürlich in diese Richtung und hat den Geschmack frischer Energie. Damit kommt der Drang zu *Einfachheit und innerer Disziplin*. Das kann einfach sein, dass wir zunächst den Tag besser planen oder regelmäßig einen Therapeuten aufsuchen. Es kann auch ein Moment sein, wo wir plötzlich vor dem Arbeiten den Schreibtisch aufräumen. Der Drang nach innerer Disziplin kann sich im Lauf einer langen Zeit entwickeln oder momentan auftreten.

Aus Sicht der Gesundheitsgeschichte interessieren den Therapeuten besonders die Einzelheiten dieser Erfahrungen innerer Disziplin, die im Leben des anderen aufgetreten sind. Es gibt zwei Gründe, weshalb die Geschichte der inneren Disziplin so genau sein sollte. Erstens gilt es herauszufinden, was die andere Person unter innerer Disziplin versteht und wie ihre bisherige Beziehung dazu war. Zweitens interessieren uns die Einsichten über das Zusammenwirken von Körper und Geist, die durch Erfahrungen von innerer Disziplin entstanden sein können.

Jeder scheint eine grundlegende Neugier zu besitzen, wie der Geist funktioniert, und die können wir sogar in Zeiten extremen Desinteresses oder völliger Abgelenktheit stimulieren. Wenn wir gemeinsam das Wesen innerer Disziplin erforschen, entdeckt der Patient häufig, dass er schon mehr gelernt hat, als er dachte. Die Übung innerer Disziplin mag die Fähigkeit geschärft haben, auch kleinere Momente der subjektiv erlebten Zeit wahrzunehmen. Und genau diese Qualität der Genauigkeit könnte den Weg zur Gesundung eröffnen.

Oft steht eine bestimmte Episode innerer Disziplin im Vordergrund. So trieb eine Frau jahrelang durchs ganze Land und wanderte von einer Quelle der Unterhaltung zur anderen, bis ihre Ziellosigkeit in Verzweiflung und Selbstmordgedanken endete. Da erinnerte sie sich an ein Jahr in ihrem ansonsten nutzlosen College-Leben, wo sie jeden Tag schwimmen ging. Es war keine besonders aufregende Erinnerung, doch hatte diese tägliche Disziplin ihrem Leben Ausrichtung gegeben, mit dem Gefühl, »gut für sich zu sorgen«. Folglich hatte sie damals auch ordentlicher studiert und den Eindruck gehabt, sie entwickle sich. Zurückweisung durch einen Partner machte allem ein Ende. Ihre Feststellung: »Hätte ich nur diese Energie wieder!« erwies sich als Hinweis auf die Genauigkeit und Energie, die ihre einfache Disziplin gefördert hatte. Aus Phasen solcher inneren Disziplin berichten Menschen oft von einem Gefühl der Würde, nicht unbedingt, weil sie glücklich waren, sondern weil sie das Gefühl hatten, etwas richtig zu machen und im Rest ihres Lebens klarer ausgerichtet waren.

Jedes noch so weltliche Bemühen um innere Disziplin trägt in sich den Drang, mit dem eigenen Geisteszustand zu arbeiten, indem wir unser körperliches und geistiges Tun verbinden oder synchronisieren. Ob Sport, Überlebenstraining, künstlerische Tätigkeit, Kochen, Briefmarken sammeln – alles kann zu einer fein unterscheidenden Disziplin werden, die unsere Sinne schärft und zusätzliche Lebendigkeit mit Wertschätzen der Sinneserfahrungen freisetzt.

Die Geschichte, wie jemand innere Disziplin und das »Sich-Einfinden« erlebt, gibt uns wichtige Hinweise, um mit Leuten zu arbeiten. Wie steht jemand zu innerer Disziplin? Welche Erfahrungen hat er mit Anstrengung? Empfindet er eine Art Hassliebe für innere Disziplin? Was hat er daraus gelernt, um sich aus Tagträumen zu lösen und den Geist zu zähmen? Wie weitet er das auf andere Bereiche aus? Bei welchen Lehrern hat er gelernt und wie waren sie? Diese Erfahrungen können direkt mit der therapeutischen Beziehung verwoben werden. Die innere Disziplin in der Beziehung wird dann selbst zum Vorbild dafür, wie man mit seinen

Geisteszuständen und Situationen im Leben überhaupt arbeiten kann. Wenn sich der bereits erwähnte Musiker in manischem Zustand schon aufregte über die einfachste Tagesstruktur, die seine Energien ausrichten würde, sagte er: »Es ist zu schwer für mich. Das schaffe ich nicht.« Als ich ihn fragte, was er seinem jungen Musikschüler antworten würde, der den gleichen Zweifel schon hundertmal geäußert hat, erwiderte er: »Ich würde ihm sagen: Fang noch mal von vorne an und versuch es langsam, ganz langsam.« Sein eigener Rat wurde bald zu einer nützlichen Leitlinie in seiner Psychotherapie.

Aber jede Disziplin kann zu einem Dienst an der Neurose entarten und all die Möglichkeiten der Flucht, des Vermeidens und tranceartiger Abwesenheit eröffnen. Die Selbstdisziplin kann in eine Tätigkeit verkehrt werden, die Körper und Geist trennt, wodurch der Geist ohne Verankerung und außer Kontrolle ist, frei zu halluzinieren. Aus dieser Sicht begleitet eine gewisse Neugier die für uns relevante Geschichte der Neurose: Wie und in welcher Situation brach die innere Disziplin zusammen? Warum entartete sie? Wie ging das Gefühl der Würde verloren?

Mitgefühl

Die Geschichte der Sehnsucht nach mitfühlendem Handeln ist kontinuierlich präsent im Leben unserer Patienten. Dieses Mitgefühl ist der Schlüssel zu jeder Form psychotherapeutischer Arbeit. Allgemein können wir beobachten, wie Mitgefühl entsteht, wenn Wärme zu sich selbst entwickelt wird, doch die meisten unserer Patienten sind gerade in diesem Bereich unterentwickelt. Meist haben sie im Lauf der Jahre viel Selbsthass aufgebaut. Trotzdem manifestieren sie den Drang, Mitgefühl zu zeigen, selbst in Momenten äußerster Verzweiflung, nur sind sie nicht fähig, das zu bemerken. Eine alte Dame, mit der ich seit mehreren Monaten arbeitete, sagte: »Ich drehe mich ständig um ich selbst; andere scheinen mich nicht zu kümmern.« Ich antwortete, dies könne nicht ganz stimmen, weil ich kürzlich gefühlt habe, wie sehr sie sich um mich sorgte.

Bei manchen Krankheitsbildern nimmt die mitfühlende Sehnsucht eine besonders verzerrte Form an, etwa bei den Impulsen, die dem messianischen Größenwahn zugrunde liegen. Eingefrorenes Mitgefühl – ob situativ oder entwicklungsgeschichtlich bedingt – scheint eine widernatürliche Entwicklung zu durchlaufen. Beim Erforschen der Gesundheitsgeschichte beginnt der Therapeut, selbst in den krassesten Symptomen Aspekte innerer Gesundheit zu entdecken. Die Erkrankung braucht also nicht ausgerottet zu werden, sondern wir müssen im Detail mit ihren aktuellen Anzeichen arbeiten, die wir vor allem als Folge des Blockierens intelligenter Impulse verstehen.

Dank der Geschichte innerer Disziplin sollten Therapeut und Patient in der Lage sein, genauestens die sich verkettenden Geisteszustände aufzuspüren, die zum jeweiligen Krankheitsbild führen. Der Therapeut kann in einem Vor und Zurück die präzise, tatsächliche innere Disziplin des Patienten – etwa beim Skifahren – mit diesem Erforschen verweben, so dass sich dieselbe Präzision nun auf die Symptome richtet, wie Angst, Paranoia, Regressions- oder Schlafbedürfnis.

Erkennt ein Therapeut erst einmal, wie reich und fruchtbar die Psychopathologie einer Person ist, stellt sich Entspannung ein, die es ihm ermöglicht, mit Menschen so zu arbeiten, wie sie sind, ohne den leisesten Wunsch, sie zu ändern. Tatsächlich entsteht aus dieser Entspannung ein lebhaftes Gefühl von Wertschätzung für den anderen. Ich entsinne mich so mancher köstlicher Stunden mit einer jungen Frau, die dabei war, von einer Psychose zu genesen. Sie lernte, die Präzision, die sie in ihrer Karriere als Skiwettkämpferin entwickelt hatte, auf die Gedanken zu richten, die sonst außer Kontrolle zu Halluzinationen eskalierten. Und jüngst fand ich mich im angeregten Gespräch mit einem winzigen aber robusten Ex-Jockey, der entschlossen den Ritt durch heftigsten Alkoholismus wagen wollte. Ich fragte ihn, wie er sich im Sattel hält auf einem wilden, fast nicht mehr zu kontrollierenden Pferd. Übrigens sind es genau diese Wertschätzung und reges Interesse, die ein Burnout unmöglich machen.

Genau dieselbe Abfolge – von Mitgefühl zu Wertschätzung und lebendigem Interesse – brauchen unsere Patienten, um echte Gesundheit wiederzufinden. Ich arbeitete einmal mit einer Frau in den Siebzigern, die drei Jahre lang in fortschreitender Depression und Alkoholismus gelebt hatte. Sie war übergewichtig und schlaff, aber immer noch waren ihre frühere Robustheit und Courage als Bauersfrau, die in den Ebenen des Mittleren Westen ein Zuhause aufgebaut hatte, wahrnehmbar. Sie klagte, sie wolle »nur noch sterben«, und sogar, sie sei »bereits tot«. Ihrem

Gefühl nach hatte sie jede Verbindung zur Außenwelt verloren. Nichts berührte sie, nichts bewegte oder inspirierte sie. Farben ließen sie kalt, Vögel waren ihr gleichgültig. Und wenn sie ihren Enkeln beim Spielen zuschaute, war sie entsetzt über ihren Mangel an Gefühlen für die Kleinen. Ihr Geist reproduzierte zwanghaft die folgenden Zwangsgedanken: »Was ist passiert … ich bin ein Ungeheuer … ich verliere den Verstand … ich möchte sterben … ich muss schlafen.« Aber sie litt an schwerer Schlaflosigkeit. Sie saß zuhause auf einem Stuhl und drehte sich in zwanghaftem Denken, fixiert in Tagträumen. Sie, die einst voller Begeisterung unermüdlich gearbeitet hatte, fürchtete ihren Mangel an Energie. Sie war unfähig, sich auf Einzelheiten zu konzentrieren, obwohl sie früher fantastische Flickenteppiche genäht hatte.

In der Psychotherapie tauchte Leidenschaft auf. Dadurch erwachte die Liebe zu ihrem Mann, die über die Jahre aus Furcht und Ambivalenz eingefroren war. Ihre Träume füllten sich mit glühender Wärme für das, »wie sie einmal war«: energievoll, warm, voll kindlicher Freude. Die Träume waren ausgesprochen nostalgisch und provozierten Missfallen an der Art, wie sie lebte. Dann kam die Zeit, als sie begeistert plante, ihren Mann zurückzugewinnen, ihn zu verführen und dem Stumpfsinn und der Beengung zu entreißen, die er sein »Alter« nannte. Parallel dazu entstanden allmählich ein neues Interesse an der Sinnenwelt, Anteilnahme an ihrer Umgebung und dann Einsicht in Aspekte ihrer Depression, die einem Flickenteppich glichen.

Der Verlauf unserer Beziehung zeigte dieselbe Abfolge, die sich später sogar in einer einzigen Therapiestunde zeigen würde. Der Therapieverlauf hatte einige ernste Unterbrechungen. Aber das wiederholte Aufflammen von Leidenschaft, wodurch sie die innere Verarmung hinter sich ließ und sich für Anteilnahme an anderen öffnete, was allgemein mehr Wertschätzung und Lebendigkeit brachte, hatte kumulative Wirkung. Das Wiederfinden der Gesundheit war untrennbar mit dem Wiederfinden ihres Mitgefühls verknüpft.

Der Zusammenhang zwischen Mitgefühl und Genesung wird selten in psychotherapeutischen Schriften erwähnt. Eine auffällige Ausnahme ist Harold Searles. Er spricht von »therapeutischer Hingabe, die allen Menschen gemeinsam ist«. Er sagt:

»Meine Hypothese ist, dass der Patient krank ist, weil seine eigenen psychotherapeutischen Bemühungen derartigen Wechselfällen ausgesetzt waren, dass sie unmäßig intensiv wurden, frustriert durch mangelnde Erfüllung oder gar Wertschätzung. So vermischt sich dieses Streben mit anormal heftigem Hass, Neid und Ehrgeiz.«

Searles geht noch weiter: »Ich kenne keinen anderen bestimmenden Faktor psychischer Krankheit, der in weltanschaulicher Wichtigkeit diesem einen gleichkommt.« Zum Verlauf der Genesung beobachtete er: »Je kränker ein Patient ist, desto dringlicher braucht es für seine erfolgreiche Behandlung, dass er selbst (zum?) Therapeuten wird oder unausgesprochen dafür anerkannt wird, ein Therapeut geworden zu sein, der seinen eigenen, offiziellen Therapeuten behandelt ...«[317]

Wenn diese psychotherapeutischen Bemühungen nicht anerkannt werden, kann ihr plötzliches Aufflammen in Form selbstloser Hingabe vergiftend wirken, weil sie sich so immens ausdehnen. Es kann zu einem wild gewordenen Mitgefühl werden. Das bezieht sich auf die oben erwähnte alte Bauersfrau, die fünfzig Jahre unter dem Muster manisch-depressiver Zyklen litt. Andere Leute erlebten ihre leidenschaftlichen Ausbrüche der Großzügigkeit und Wärme, wo Mitgefühl aggressiv werden konnte, als Last. Das Objekt ihrer Leidenschaft wurde dadurch zum Objekt der Kritik und Zurückweisung. Diese Abfolge von Gefühlen, die sich in einer einzigen Stunde abspielen konnten, war der Keim ihrer psychotischen Depression. Denn jedes Gefühl geistiger Gesundheit und Würde hing bei ihr direkt von ihren mitfühlenden Bemühungen ab.

Natürlich zeigen sich Leidenschaft und Mitgefühl in unzähligen Varianten und jede Form ist völlig individuell. Doch Erfahrung zeigt, dass Menschen gesunden, wenn sie ihr Mitgefühl stärker entfalten. Deshalb ist das Entfalten (oder die Reise) des Mitgefühls in der psychotherapeutischen Beziehung ein so entscheidender Faktor im Erwecken der eigenen Gesundheitsgeschichte.

317 Harold Searles, »The Patient as Therapist to His Analyst«, Countertransference and Related Subjects (New York: International University Press, Inc., 1979).

Umfeld der Klarheit

Psychotherapie kann ein spezialisiertes Umfeld darstellen, wo die Gesundheitsgeschichte ausgesprochen und wertgeschätzt wird. Die eigene aktive Beziehung zu fundamentaler Wachheit oder innewohnender Gesundheit kann genau an diesem Punkt ansetzen. Viele Momente in jeder psychotherapeutischen Begegnung zeichnen sich durch ein Gefühl der Klarheit und völlige Präsenz aus. Aber auch im normalen Alltag ereignen sich solche Momente ununterbrochen. Sogar unsere Träume zeigen den Einfluss dieser grundlegenden Intelligenz. Beim Erwachen aus einem Traum stellen wir häufig fest, dass das Traumgeschehen vollkommen klar, durchsichtig und leuchtend hell war. In diesem Moment sind wir noch jenseits der Reflexion; wir interpretieren und analysieren nicht. Der Traum ist lebhaft und klar, ohne Ausflucht oder Verkleidung; eine nackte Erfahrung von Klarheit, die dann wieder überschattet und vergessen wird.

Diese kaum merklichen Augenblicke der Klarheit werden deutlicher bei den Übungen, die Körper und Geist synchronisieren oder in Gleichgewicht bringen. Ein junger Bergsteiger beklagte sich bitter über die Sinnlosigkeit und Bedrückung in seinem Leben. Sein Leben als Jugendlicher war öde und ziellos, nur beim Klettern fühlte er sich erfolgreich und völlig wach. Welche Probleme ihn im inneren Dialog auch beschäftigten – beim Klettern wurden sie durchtrennt, weil jeder Fußtritt und Haken eine Sache von Leben und Tod war.

In diesem Rahmen beschrieb er, wie er mit der Neigung seines Geistes, ständig abzuschweifen, umging. Die Präzision seiner Freizeitübung schärfte die Fähigkeit, Wechsel und Übergänge im Geist wahrzunehmen. Wenn diese auftraten, erlaubte er sich, sich an die Empfindung zu erinnern, wie sein Körper den Fels umarmte oder der Wind um ihn tobte. Wenn ihm das besonders schwerfiel, ermahnte er sich aufzuwachen mit dem Ruf: »Komm zu Sinnen!« Er sehnte sich nicht nur nach der Begeisterung am Erfolg, sondern auch nach dem Gefühl von Schärfe und Präzision, das bei Angst auftreten kann. Als die Bedeutung dieser Erfahrungen geklärt wurde und er ihren Wert für die Psychotherapie erkannte, wurde er fähig, ihr natürliches und spontanes Auftreten auch in den weniger dramatischen Situationen seines Lebens zu erkennen. Auf gleiche Weise lernte er, das elastische Abschweifen und Zurückkommen von Geisteszuständen zu bemerken.

Aber auch dieses Verlangen nach Klarheit kann perverse Varianten entwickeln. Manche Leute bringen sich in Situationen extremer Furcht, um Momente der Klarheit zu erleben, etwa bei der rituellen Vorbereitung mancher Formen der Selbstverstümmelung oder beim furchtbaren Drama wiederholter Selbstmordversuche.

Es gibt noch subtilere Formen der Entartung, etwa das manische Gedankenrennen, das einen Versuch darstellen kann, jeden Moment von Lücke oder Zweifel zu überdecken, oder den Sprechzwang, der zu einem systematischem Widerstand werden kann, zu den Sinnen oder in die Situation zurückzukehren. Schließlich wird solches Verhalten zur Praxis von Geistesabwesenheit, um veränderte Bewusstseinszustände zu erzeugen. Dies ist vielleicht die tiefste Bedeutung des Wortes *Widerstand*: eine fehlende Bereitschaft oder die Unfähigkeit, innewohnende Gesundheit zu erleben. So kann es sogar zu Schmerz, Neid oder Paranoia kommen, wenn im therapeutischen Umfeld Wachheit erlebt wird.

Die Klarheit des therapeutischen Umfeldes ist wesentlich für die Psychotherapie. Die Qualitäten der Wachheit, Frische, Einfachheit und Würde bilden für Patienten das wichtige Umfeld, Wechsel der Geisteszustände zu beobachten. Diese Art Atmosphäre kann die Provokation sein, die einen zur natürlichen Geschichte der eigenen Gesundheit erweckt.

Mut

Zum Schluss ist es wichtig, über Mut und Geschichte zu sprechen. In seinen Tagebüchern fragt Charles Darwin: »Warum sprechen Psychologen nie von Mut?« Darwin machte während seiner Entwicklung zum biologischen Feldforscher weite Reisen und wurde auch ein wenig Anthropologe. Er gewann den Eindruck, Mut sei der ausschlaggebende Faktor, der Einzelnen und Stämmen das Überleben und die Weitergabe ihrer Kultur erlaube, selbst an den entlegensten Orten und unter extremen Bedingungen der Isolation und Einsamkeit. Darwin waren Furcht, Einsamkeit und Mut wahrlich nicht fremd. Man könnte sagen, dass Mut der Hauptfaktor in seinem Kampf zwischen Vertrauen und entkräftender Neurose war. Dreißig Jahre lang hielt er die explosiven Ausführungen zum nichttheistischen Ursprung der Arten zurück. In dieser Zeit litt er in seinem eigenen Kreislauf von Vertrauen, Angst und Isolation, während er überwältigendes Beweismaterial zusammentrug. Schon vorher beschäftigten sich seine Alpträume mit der Ermordung Gottes, dem Zerstören des Wohlergehens seines Vaters und dem Untergraben der tiefsten Überzeugungen seiner Zeit. Am Ende wurde er tatsächlich genau wegen dieser Dinge öffentlich angegriffen.

Noch bevor er seine unerhörten Bemerkungen machen konnte, entwickelten sich bedenkliche Symptome. Er entwickelte tiefe Abscheu gegen Aggression, speziell die eigene. Mit jedem neuen Grund für Vertrauen in seine Entdeckungen sah er, welche Taten ihnen folgen mussten, und war von Furcht erfüllt, dabei in aggressiven Stolz abzurutschen. Dann brach er jeweils zusammen mit bestrafenden Migränen und erschöpfenden körperlichen Krankheiten unergründlichen Ursprungs. Sein Mut schwankte ständig. Nur durch die Gunst der Umstände und dank seiner tiefen Freundschaft mit einer Gruppe engagierter Naturforscher, die auf der Straße für ihn kämpften, vermochte er durchzuhalten.

Da Erfahrungen von Mut in der Gesundheitsgeschichte so eng mit dem Erleben von Angst verknüpft sind, könnte es nützlich sein, sich die psychologische Struktur der Angst auf der augenblicklichen Ebene anzuschauen. Angst lässt sich besonders gut in den Phasen der Genesung von einer Psychose beobachten, wo man sich so verletzlich und zart fühlt.

Eine junge Frau beschrieb mir lebhaft ihren Kreislauf der Angst, der tagsüber immer wieder auftrat und ihr das »Blut zu Eis erstarren« ließ. Die Angst löste heftige Schüttelfröste aus, mit dem unwiderstehlichen Drang, sich ins Bett zu legen, unter die Decke zu kriechen und zu schlafen. Besonders akut trat dieser Zustand morgens beim Erwachen auf.

Zuerst schilderte sie nur ihre intensive Angst. Als ihre Aufmerksamkeit auf das Wesen dieser Angst gerichtet wurde, beginnt sie eine anfängliche Phase »überwältigender Helligkeit« wahrzunehmen. Dann kommen die Gedanken: »Ich kann nicht weitermachen, ich kann nicht aufstehen.« Sie fühlt sich in »Dumpfheit, Wärme und Behaglichkeit« zurückgezogen. Dann würde sie sich Fantasien der Geborgenheit hingeben, die sie allmählich in einen Traum hüllten. Aus diesem Stadium wieder herauszukommen brauchte quälende Anstrengung, wobei jede Unterbrechung mit Aggression beantwortet wurde.

Allmählich bemerkte sie dieses Schwanken zwischen Helligkeit und Furcht in unterschiedlichsten Lebenssituationen. Sie verstand es als eine Neigung zur Regression, die sich in vielen Jahren psychotischer Krisen gebildet hatte. Die Psychotherapie bestand nun einerseits darin, ihren Mut zu stimulieren, direkt mit ihrer Angst zu arbeiten, und andererseits wurde ihre Umgebung so gestaltet, dass sie mit vielen mutigen Menschen in Berührung kam.

Selbst im Fall anscheinend unumkehrbarer Schädigung ist Mut offenbar nicht nur notwendig, um zu genesen, sondern ist das Wesen der Gesundheit selbst. Da können wir viel vom Fall des Kämpfers Zasetsky lernen. Sein Leben als enthusiastischer Student der Ingenieurwissenschaften wurde vom Krieg unterbrochen, in dem er einen Flammenwerfer an der russischen Front bediente. Dort erlitt er eine tiefe Gehirnverletzung des linken parieto-occipitalen Großhirns. Daraus resultierte eine schwere Invalidität, sein ganzes Leben schien unwiderruflich beeinträchtigt. Gedächtnis, Erkennen und Wahrnehmung – alles war in Mitleidenschaft gezogen. Er lebte in einem »schrecklichen Körper«, den er nicht mehr wahrnehmen konnte.

Eine fast vollständige Aphasie hatte ihn befallen, sodass er seine innere Welt nicht mitteilen konnte, nicht einmal Bruchstücke. Er litt an schweren Anfällen von »Katastrophenreaktion« mit ihrer gewöhnlichen Abfolge von Verwirrung → Angst → Stupor → Gram → Verleugnung → Empörung. Schlimmes Kopfweh und unvergleichliche Schläfrigkeit erschöpften seine Ausdauer. Er sah sich »darauf warten, dass der Albtraum zu Ende sei«, begriff aber schließlich, wie hoffnungslos Warten und Selbstmord waren.

Er sagte sich: »Ich kann nicht bloß warten, dass ich aufwache« und beschloss, »ganz neu anzufangen … ohne eine Vergangenheit … aus kleinen Bruchstücken ein zusammenhängendes Ganzes zu formen … aus dem Nebel auszubrechen … nie aufzugeben«. So fing er an, direkt mit dem Boden seiner Behinderung zu arbeiten. Im Lauf der Jahre entwikkelte er Techniken, die ihm ermöglichten, die Defekte in den neuronalen Kreisläufen teilweise zu umgehen. Sein über 25 Jahre geführtes Tagebuch war selbst eine dieser gewissenhaften Übungen, durch die er weitere Tiefen von Geduld, Durchhaltevermögen und der Möglichkeit eines frischen Neubeginns inmitten der Krankheit fand. Bei alldem war es seine wichtigste Inspiration, »nützlich zu sein … anderen zu zeigen, wie man jenseits von Hoffnungslosigkeit leben kann« und was es heißt, »Mensch zu sein«.[318]

Die psychotherapeutische Erfahrung lehrt uns alle Aspekte von Mut, beim Patienten wie beim Therapeuten. Der Mut des Patienten nimmt viele Formen an, etwa als Bemühung, einen Weg aus der Sucht zu gehen, oder sich von psychoaktiver Langzeitmedikation zu entwöhnen. Auch der Mut des Therapeuten hat viele Seiten, aber der umfassendste Mut ist die Fähigkeit, in Beziehung zu sein jenseits von Erinnerung, Wiederholung oder Übertragung. Wird solch eine Beziehung jedoch nicht von einer Anzahl persönlicher Übungen begleitet, kann es gefährlich werden. Das Extrem wäre therapeutischer Größenwahn und abgeschwächt ein therapeutischer Übereifer.

Wenn der Therapeut selbst die verschiedenen Aspekte von Mut praktiziert, geschieht etwas sehr Interessantes: Mut wird zu einer Qualität der therapeutischen Beziehung, und wenn sich diese auf das ganze therapeutische Umfeld ausdehnt, beginnt sie, die Intelligenz und Gesundheit aller Beteiligten zu stimulieren.

Die psychotherapeutische Praxis lässt den Therapeuten alle Phasen der Entwicklung durchlaufen, vom Überdruss bis zum Mut, genau wie der Patient. Konventionelle Psychotherapien haben versucht, die Geschichte der Neurose oder eines Krankheitsbildes im Detail zu beschreiben. Doch selbst die brauchbarsten Schilderungen, wie die Theorie der »Entwicklungslinien« von Anna Freud, vernachlässigen die Entwicklungslinie des Geistes mit Wachheit, Forschergeist und Neugier.[319]

Echte kontemplative Psychotherapie ergänzt den Ansatz um diese fehlende, aber so wesentliche Dimension, den Geist zu üben und zu studieren. William James hatte dies durch Beobachtungen an Lachgas-Vergiftungen, Psychosen und religiösen Bekehrungen schon verstanden, konnte sein Studium aber nicht weiterverfolgen, da ihm ein Rahmen oder die erforderlichen Übungen fehlten.

318 Aleksander Romanovich Luria, The Man with a Shattered World (Chicago: Henry Regency Co., 1972).

319 Anna Freud, Normalcy and Pathology in Childhood (New York: International University Press, 1966).

> »Die Fähigkeit, die abschweifende Aufmerksamkeit willkürlich zurückzuholen, immer und immer wieder, ist die eigentliche Wurzel von Urteil, Charakter und Willen. Niemand ist *compos sui* – seiner selbst mächtig –, wenn er sie nicht besitzt. Eine Erziehung, die diese Fähigkeit stärkt, wäre ideal. Doch ist es leichter, dieses Ideal zu definieren, als praktische Hinweise zu seiner Verwirklichung zu geben.«[320]

Die verschiedenen Arten kontemplativer Psychotherapie können unser Verständnis vom Geist und von Beziehungen erweitern. Wer in dieser Richtung übt, wird sich natürlicherweise interessieren an der Geschichte aus dem Blickwinkel der Gesundheit, was wiederum das Entwickeln von Mitgefühl stimuliert. Aus Perspektive der Gesundheitsgeschichte wird deutlich, dass der Weg psychotherapeutischen Trainings dem Weg zur Genesung von Krankheit entspricht.

320 William James, Psychology: Brief Course (New York: Dover, 1961), S. 424.

Anhang

Über den Autor

Edward M. Podvoll (1936–2003) war Psychiater und Psychoanalytiker. Er gründete das Institut für Kontemplative Psychotherapie an der Naropa Universität in Boulder, Colorado, und blieb zwölf Jahre lang dessen Direktor. Danach widmete er sich zum Ende seines Lebens für zwölf Jahre intensiver Meditationspraxis in Zurückziehung. Bei seiner Arbeit verband Podvoll wissenschaftliche Gründlichkeit und alte westliche und östliche Heilmethoden, darunter insbesondere die buddhistische Geistesschulung. Außerdem initiierte er das Windhorse-Projekt: therapeutische Gemeinschaften, in denen die von ihm entwickelte Methode der heilenden Wohngemeinschaft um einen Patienten herum praktiziert wird. Dieses Projekt, das den Fokus auf menschliche Zuwendung und das Selbstheilungspotenzial des Patienten legt, hat international große Anerkennung bekommen.

Windhorse Wien

Seit 1994 begleiten wir, die MitarbeiterInnen der Windhorse-Gesellschaft Wien, Menschen in schweren psychischen Krisen. Meist sind dies Menschen, die eine Psychose erleben, sei es als erste Krise oder als wiederholte und längerdauernde Erfahrung von Psychose.

Die Stadt Wien (Fonds Soziales Wien) fördert im Rahmen des Teilbetreuten Wohnens die Begleitung mit einem Beitrag, der einen Großteil der Kosten deckt. Ein Selbstbehalt bleibt, je nach Begleitungssetting, für KlientInnen oder deren Angehörige zu bezahlen.

Wir arbeiten immer im Team. Es gibt zumeist 2 BasisbegleiterInnen.

Wir begleiten unsere KlientInnen 2–3-mal pro Woche für 3 Stunden. In diesen 3 Stunden ist vieles möglich: Haushalts- und Freizeitaktivitäten, gemeinsames Tun, Gespräche und gemeinsames Sein.

Neben der Basisbegleitung bieten wir auch Psychotherapie an. Diese muss vom Klienten oder von der Klientin extra bezahlt werden, kann aber teilweise von der Krankenkasse erstattet werden.

Während der Schwerpunkt der Basisbegleitung im gemeinsamen Tun im Alltag liegt, ist die Psychotherapie dem besseren Verständnis der Krisensituationen und ihren möglichen Lösungen gewidmet. Die Therapiemethoden, die bei uns zur Anwendung kommen, können aus der psychodynamischen Therapie, der systemischen Therapie, der Gestalttherapie oder der Intensiven Psychotherapie in der Tradition von E. Podvoll stammen.

Monatlich findet eine Teamsitzung statt (Klient, Basisbegleiter, evtl. Psychotherapeut). In der Teamsitzung sprechen wir gemeinsam über die gemachten Erfahrungen, die Befindlichkeit, den Verlauf und die sich ankündigenden, zukünftigen Schritte.

Wir beziehen, wo immer möglich, Angehörige in die Prozesse mit ein. Familiensitzungen oder »Offener Dialog« helfen, das Begleitungsprojekt in eine Netzwerkperspektive zu stellen, wobei die vorhandenen und angedachten Kontakte mit Mitmenschen im Mittelpunkt stehen.

Alle MitarbeiterInnen sind darin geschult und sehen es als ihre Übung an, sich kontinuierlich ihren eigenen psychischen Prozessen und denen ihrer KlientInnen und TeamkollegInnen zuzuwenden, um stets gut in Kontakt sein zu können. Dies wird unterstützt von Supervision, Intervision und/oder kontemplativen Mitteln.

Als wesentliche Mithilfe in diesem Gesundungsprozess verstehen wir das Mitwirken von Ex-KlientInnen und erfahrenen Noch-KlientInnen im Rahmen von Peer-Gruppen, die zum einen handlungsorientiert sind und andererseits Möglichkeit bieten zum reflektierenden Austausch. Beide Aktivitäten finden regelmäßig jeden Monat statt.

Unsere MitarbeiterInnen haben eine abgeschlossene psychosoziale Ausbildung (bzw. befinden sich mittendrin) und/oder widmen sich in täglicher Übung der Achtsamkeitsschulung und dem mitfühlenden Austausch, wie sie die Shambhala-Tradition vermittelt.

Kontakt: Windhorse Gesellschaft, Schönbrunnerstr. 45/4, 1050 Wien, Tel: 0043-(0)1–4080706

Mehr Informationen unter: www.windhorse.at

Windhorse Freiburg

Vorbemerkung: Diese kurze Vorstellung des Windhorse-Projektes ist eine Momentaufnahme eines sich stetig entwickelnden Prozesses. Als wir das Windhorse-Projekt in Freiburg ins Leben riefen, wurde schnell klar, dass die im Buch beschriebenen Herangehens- und Arbeitsweisen nur teilweise auf unsere Arbeit übertragbar sein würden. Die Bedingungen hier im Süden Deutschlands sind gänzlich andere, als die der 80-er Jahre in Boulder, USA. Anders als in den USA – damals wie heute – erweckt unser Sozialsystem im Allgemeinen die Erwartung, dass die Kosten für eine Unterstützung auf dem Weg der Genesung vollständig durch gesetzliche Träger übernommen werden sollten.

Dies scheint aus unserer Sicht der Grund dafür zu sein, dass privat finanzierte Windhorse-Projekte mit all ihren Möglichkeiten und Freiheiten eher die absolute Ausnahme in Deutschland sind. Insofern gibt es für eine ambulante Basisbegleitung, mit der im Buch beschriebenen Länge und Häufigkeit der Begleitung, bisher keine Finanzierungsmöglichkeit und sie müsste unentgeltlich geleistet werden.

Wir waren von Anfang an allerdings der Überzeugung, dass die Begleitung von Menschen in herausfordernden Lebenssituationen eine anspruchsvolle Arbeit ist, die angemessen entlohnt werden sollte. Insofern können wir eine lange 24-Stunden-Begleitung durch eine psychotische Krise, wie sie im Buch beschrieben ist und wie sie unserer Erfahrung nach auch sehr hilfreich wäre, bisher so nicht leisten. Dabei stellen sich für uns immer wieder folgende Fragen: »Was genau macht den Windhorse-Ansatz aus? Deckt sich das, was wir gerade tun, noch mit dem Konzept, das Edward Podvoll entwickelt hat?« Unsere Antworten darauf sind vielfältig und im Arbeitsalltag immer wieder andere.

Um ein wenig zu veranschaulichen, wie wir bei Windhorse Freiburg unseren Weg gefunden haben und wie wir versuchen, die »Basisbegleitung« auf der Grundlage der wunderbaren Arbeit von Edward Podvoll umzusetzen, möchte ich das Windhorse-Projekt Freiburg e.V. kurz vorstellen. Wir alle, die schließlich »Windhorse Freiburg e.V.« im Jahr 2010 gründeten, hatten sowohl langjährige Berufserfahrung mit Menschen mit Psychiatrie-Erfahrung, als auch teils sehr persönliche Erfahrungen mit dem Wahnsinn. Wir hatten Mütter, Geschwister oder andere geliebte Menschen mit langjährigen Aufenthalten in der Psychiatrie erlebt oder waren selbst von einer psychischen Erkrankung genesen.

Es gab und gibt Momente, die uns ermutigt haben, Momente, die uns herausgefordert haben und uns dennoch immer wieder gezeigt haben, dass die konsequente Bezugnahme auf die grundlegende Gesundheit heilsam und ermutigend für alle an dem Genesungsprozess Beteiligten ist. Auch sind ein solider, professioneller Hintergrund, Berufserfahrung mit psychisch erkrankten Menschen und der Wille zum Erforschen des eigenen Geistes unserer Erfahrung nach wichtige Voraussetzungen für die Basisbegleitung. Deshalb sind alle BegleiterInnen berufserfahrene Fachkräfte. Zusätzlich fördert und finanziert der Verein Supervisionen und Fortbildungen in anderen psycho-sozialen Techniken sowie Kurse in verschiedenen Arten der Meditation für die Windhorse-BegleiterInnen.

Lotte, eine der GründerInnen von Windhorse Freiburg e.V. und langjährig in der Basisbegleitung tätig, beschreibt ihre Erfahrungen mit der Windhorse-Arbeit so:

»Insgesamt hat die Arbeit von Edward Podvoll mein Verständnis von psychischen Erkrankungen völlig verändert. Podvoll beschreibt den Weg in den Wahnsinn und zurück in die geistige Gesundheit sehr genau und – das ist wichtig – er zeigt, dass Genesung unter bestimmten Bedingungen möglich ist. Das Buch ist für mich ein Wegweiser in einem lohnenden Prozess des Wachstums und der Entwicklung für KlientInnen und BegleiterInnen. Die Windhorse-Arbeit zeigt ganz konkrete Schritte auf, die einfach und dennoch sehr effektiv sind.

Durch die Basisbegleitung kann ich alle Aspekte meines Erlebens und des Erlebens meines Gegenübers würdigen. Es ist ein Prozess, der erforscht und gelebt werden kann. Es ist ein Weg, bei dem sich im Vorwärtstasten gegenseitiges Vertrauen entwickeln kann, da dieser gemeinsame Weg überaus lebendig ist. Das Wahrnehmen und Fördern der Inseln der Klarheit sind für mich die reinste Form der Ressourcenorientierung und eine Quelle von Zuversicht.

Allerdings bestätigt meine Erfahrung die Aussage Podvolls, dass die Windhorse-Arbeit nur gelingen kann, wenn sie frei von einer therapeutisch-deutenden Herangehensweise ist. Offenheit im Kontakt ist ein hoher Wert.«

Was ist für uns »Windhorse«?
Was sind unverzichtbare Elemente dieser Arbeit?

Freundschaft anbieten

Der wohl wichtigste und auch herausforderndste Aspekt der Windhorse-Arbeit ist für uns die tragende, annehmende Beziehung zwischen KlientInnen und BegleiterInnen. Der Prozess der Genesung gelingt nur im Team. Gemeinsam, gleichwertig, verlässlich, furchtlos, vorbehaltlos, ehrlich – unter anderem an diesen Aspekten kann sich die Beziehung miteinander gestalten, damit der Genesungsprozess am ehesten gelingen kann.

Auch wenn wir als BegleiterInnen im direkten Kontakt mit den KlientInnen aufgefordert sind, jeglichen professionellen Habitus fallen zu lassen, bedarf es aus unserer Sicht bezüglich der konkret angebotenen Strukturen einer hohen Professionalität. Wir müssen uns der konkreten Herausforderung bewusst sein, die sich in diesem Augenblick stellt und die eine sehr konkrete, praktische und bodenständige Antwort braucht. Wir müssen erkennen, welche Rolle/n wir in diesem Moment ausfüllen. Es erfordert Erfahrung und Offenheit, je nach Situation, Raum zu geben oder Grenzen zu setzen, Strukturen anzubieten oder mitzutreiben, ein Anker zu sein und sich nicht verwickeln zu lassen, ebenso wie loszulassen und auf das Heilungspotential der KlientInnen zu vertrauen. Und vor allem: Immer wieder Kontakt anbieten, aufbauen und halten, auch wenn Menschen in sich zuspitzenden Situationen unstet und manchmal kaum erreichbar scheinen.

Synchronisation von Körper und Geist

Die Basisbegleitung bezieht sich auf die grundlegendsten und fundamentalsten Elemente des Erlebens von Körper, Geist und seiner Umgebung. Wir versuchen, Impulse zu geben, die es der KlientIn ermöglichen, sich auf reale Objekte im eigenen Leben auszurichten und andere Menschen und ihre Umgebung wahrzunehmen. Der als die Synchronisierung von Körper und Geist bezeichnete Prozess ist für uns das Kernstück der Basisbegleitung. Die Windhorse-Arbeit ist also sehr konkret, alltäglich und erdend und beschenkt alle Beteiligten mit dem Ankommen im Hier und Jetzt und der Wertschätzung des gegenwärtigen Moments.

Systemischer Ansatz, Vielstimmigkeit

Die KlientInnen sind Teil des interdisziplinären Teams, das sich in regelmäßigen Abständen zum Austausch und zur Planung trifft. Das meist wöchentliche Team setzt sich zusammen aus der KlientIn und den BegleiterInnen, die bei Windhorse Freiburg e.V. ein interdisziplinäres Team aus Heilpädagoginnen, Sozialpädagoginnen, Ergotherapeutinnen und Psychologinnen sind. Wir begleiten im Tandem, d.h. es stehen einer KlientIn zwei BegleiterInnen zur Seite.

In größeren Abständen findet ein »großes Team« statt, bei dem alle in die Begleitung involvierten Menschen zusammenkommen. Dies können Angehörige, Freunde, berufliche Betreuer (falls vorhanden), Arbeitgeber, Kunst-, Bewegungstherapeutinnen, PsychotherapeutInnen, Psychiater, Yogalehrerinnen und dergleichen sein.

Windhorse Freiburg e.V. versucht, ein Forum zu bieten, auf dem die verschiedenen, im Genesungsprozess involvierten Menschen die Möglichkeit zum Austausch haben. Es ist inzwischen wissenschaftlich gut untersucht, dass diese Vernetzung zwar eine entscheidende Rolle im Begleitungsprozess spielt, im ambulanten Setting aber häufig nicht ermöglicht werden kann. Wir verwenden deshalb viel Zeit auf die Koordination der verschiedenen Beteiligten und hoffen, damit einen Beitrag leisten zu können, die ambulante Vernetzung zu fördern.

Selbstverantwortlichkeit

Wenn wir psychische Erkrankungen, hier insbesondere Psychosen, als dysfunktionalen Lösungsversuch verstehen, können wir uns den tief verborgenen Themen öffnen, die hinter den sichtbaren Symptomen liegen. Wir können mit unserer Arbeit einen Raum zur Verfügung stellen, in dem alternative und vielleicht bessere Lösungsmöglichkeiten erprobt werden können. Auch wenn wir versuchen, die KlientInnen vom Boden her zu halten, wie es Edward Podvoll ausdrückt, ist es doch auch dieser weite, liebevolle und klare Raum, aus dem heraus wir handeln können und den wir anzubieten haben. Diesen Raum und den Boden zu nutzen, liegt in der Verantwortung der KlientInnen.

Insofern bleibt uns nichts anderes übrig, als die Verantwortung für die eigene Gesundheit und das eigene Leben von Beginn der Begleitung an, an diejenigen zurückzugeben, denen genau das das Schwerste zu sein scheint. Und es kommt uns so vor, als erfordere das genauso viel Mut und Vertrauen von uns, den BegleiterInnen, wie von den KlientInnen.

Um Menschen mit psychischen Erkrankungen in ihrer Selbstbestimmung zu stärken, gehen wir mit unseren KlientInnen ein Vertragsverhältnis ein, in dem sie unsere AuftraggeberInnen sind. Wir müssen deshalb immer wieder miteinander verhandeln, wie dieser Auftrag im Alltag genau lautet und was von wem im Begleitungsprozess geleistet werden kann und soll.

Die Mühe lohnt sich, wie ich finde. In dieser Situation ist es entscheidend, immer wieder klare Ziele zu benennen, den Weg dorthin zu verhandeln und die jeweiligen Ergebnisse offen zu besprechen. Dieses Vorgehen hilft ungemein dabei, langsam Vertrauen aufbauen zu können, dass die KlientIn diese Verantwortung auch schrittweise tragen lernt. Die Möglichkeit, unsere Arbeit über die Teilhabeleistung als »Persönliches Budget« zu finanzieren, bietet die Gelegenheit, dass KlientInnen im Prozess des Gestaltens ihrer Unterstützung in Eigenverantwortung wachsen können.

Wichtige Fragen, die wir uns immer wieder stellen

Unserer Erfahrungen im Laufe der letzten Jahre nach, ist die Motivation der KlientInnen zwar wichtig, aber dennoch kein Garant für das Erreichen der von ihnen formulierten Ziele. Wir fragen uns: Wie lange braucht ein Mensch, um gesunde, für sich hilfreiche Strategien zu entwickeln und anzuwenden? Wann und in welchem Maß kann auf Neuroleptika und andere Psychopharmaka verzichtet werden? Wann ist ein Mensch genesen und worin zeigt sich Gesundheit? Nicht immer lernen Menschen, hilfreiche Strategien im Umgang mit ihrem eigenen Geist anzuwenden, um vollständig ohne Medikamente stabil zu bleiben. In diesem Kontext scheint es uns wichtig, einen meist begrenzten, zeitlichen Rahmen zu vereinbaren. Zum einen ist der Prozess der Genesung für alle Seiten mitunter anstrengend und schmerzvoll, weshalb es hilfreich sein kann, diesen Weg als ein zeitlich begrenztes Projekt anzugehen. Zum anderen steht immer die Eigenverantwortlichkeit aller im Vordergrund. Es sich einfach in einer vertrauten, vielleicht auch entlastenden Situation einzurichten, kann sowohl für KlientIn als auch BegleiterIn ein Hemmnis sein.

Stand 2017 des Windhorse Projektes Freiburg e.V.

Wir begleiten derzeit 14 Menschen mit sehr unterschiedlichen psychischen und teilweise auch geistigen Einschränkungen, deren jeweiliger Unterstützungsbedarf zwischen 1,5 und 10 Fachkraftstunden wöchentlich liegt. Die meisten unserer KlientInnen leben in einer eigenen Wohnung und erhalten Begleitungen im Rahmen eines »Ambulant Betreuten Wohnens«.

Derzeit leben fünf unserer KlientInnen in »inklusiven, therapeutischen Wohngemeinschaften«. Hier wohnen eine KlientIn und eine unterstützende Person in einer gemeinsamen WG. Die Aufgabe der Unterstützungsperson ist hauptsächlich, ein gesundes Gegenüber zu bieten und einen geregelten Alltag zu unterstützen. Zusätzlich finden regelmäßige Begleitungen durch externe Windhorse-Fachkräfte statt.

Teil dieses Teams ist außerdem idealerweise eine PsychotherapeutIn, die im Abstand von ca. 6 Wochen an einem großen Team teilnimmt. Neben der Unterstützung des Transfers von in der Therapie bearbeiteten Themen und dem Umgang damit im Alltag hat dieses Team auch den Aspekt der Vielstimmigkeit im Sinne eines »offenen Dialogs«. Entgegen unserer anfänglichen Befürchtung, KlientInnen könnten sich von den großen Teams – also der Teilnahme aller am Begleitungsprozess Beteiligten – überfordert fühlen, wünschen sich fast alle solche Austausche. Uns scheint offensichtlich, dass alle Beteiligten die Möglichkeit schätzen, alle Stimmen, Meinungen und Vorstellungen gleichrangig zu hören und auch ihre Stimme hören zu lassen, und dies als eine wertvolle Gelegenheit des Wachstums betrachten.

Neben den Einzel-Begleitungen, bei denen der gelingende Alltag und dessen soziale Beziehungen im Mittelpunkt stehen, können sich Windhorse-KlientInnen und BegleiterInnen bei Angeboten wie Yoga, Sport, Kochen, MBSR-Kursen und Ausflügen begegnen.

Abschließend möchte ich unsere Dankbarkeit dafür ausdrücken, dass wir diese Arbeit umsetzen und in die Gesellschaft hineintragen können. Wir freuen uns, die Qualitäten von Achtsamkeit und Wertschätzung sowie die Gewissheit der grundlegenden geistigen Gesundheit in jedem Menschen im Zusammenleben und in der Arbeit mit Menschen mit psychischer Belastung zu stärken. Es ist ein großes Geschenk, grundlegende geistige Gesundheit in allen, den KlientInnen und uns als BegleiterInnen genauso wie in allen anderen Beteiligten, erfahren zu können.

Andrea Rühlemann

Kontakt: Windhorse Freiburg e.V., Klarastr. 81, D-79106 Freiburg, T.: 0049-(0)761-3688 9713

Mehr Informationen unter: www.windhorse-freiburg.de

Index

D

E

F

G

H

I

K

L

M

N

O

P

R

S

T

U

V

W

Z

Weitere Bücher des Norbu Verlags

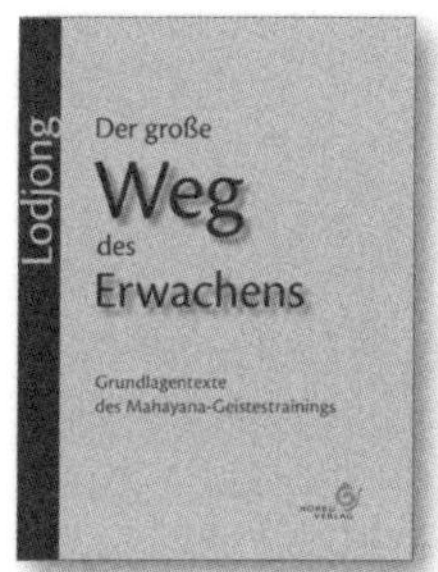

Lodjong
Der große Weg des Erwachens

Grundlagentexte des Mahayana-Geistestraining mit einer ausführlichen Biographie von Djamgön Kongtrül und den Lebensgeschichten der wichtigsten Mahamudra-Linienhalter

gebundene Ausgabe mit Schutzumschlag,
2 Lesebändchen
416 Seiten | € 28,90
ISBN 978-3-940269-02-7

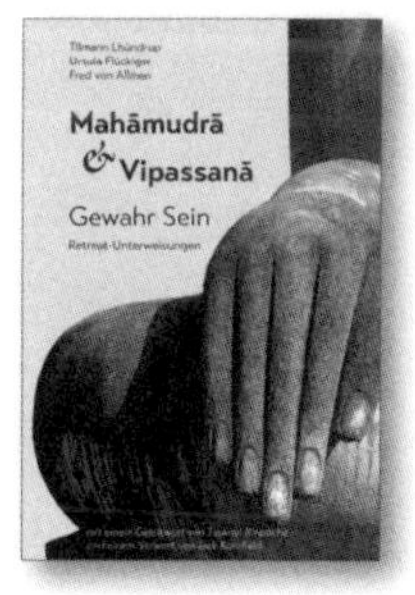

Tilmann Lhündrup, Ursula Flückiger, Fred von Allmen

Mahamudra und Vipassana

Gewahr Sein
Retreatunterweisungen

gebundene Ausgabe,
Lesebändchen
408 Seiten | € 26,90
ISBN 978-3-944885-07-0